AF570588

Frank-M. Staemmler

Relationalität in der Gestalttherapie: Kontakt und Verbundenheit

EHP – Edition Humanistische Psychologie

Hg. Anna und Milan Sreckovic

Frank-M. Staemmler, Dr. Dipl.-Psych., geb. 1951, ist Mitbegründer des »Zentrums für Gestalttherapie« in Würzburg, und dort seit 1976 als Gestalttherapeut, Ausbilder und Supervisor tätig. Er ist Autor bzw. Herausgeber zahlreicher Fachartikel und mehrerer Bücher zu psychotherapeutischen Themen (zuletzt: *Das Geheimnis des Anderen*, 2009; *Das Dialogische Selbst,* 2015; *Kränkungen*, 2016). In diesem Verlag erschienen: *Gestalttherapie im Umbruch,* 2001; *Ganzheitliches Gespräch, sprechender Leib, lebendige Sprache,* 2003; *Aggression, Selbstbehauptung, Zivilcourage,* 2006; *Therapie der Aggression,* 2008; *Was ist eigentlich Gestalttherapie?* 2009; *Kontakt als erste Wirklichkeit,* 2013. Sein Interessenschwerpunkt liegt zzt. auf dem Gebiet der intersubjektiven Beziehungs- und Selbsttheorien sowie deren Umsetzung in die therapeutische Praxis.
Ausführliche Informationen unter http://www.frank-staemmler.de

Frank-M. Staemmler

RELATIONALITÄT IN DER GESTALTTHERAPIE: KONTAKT UND VERBUNDENHEIT

EHP
– 2017 –

www.ehp-verlag.de

Redaktion: Andreas Kohlhage

Bibliografische Information der Deutschen Nationalbibliothek
Die Deutsche Nationalbibliothek verzeichnet diese Publikation in der Deutschen Nationalbibliografie; detaillierte bibliografische Daten sind im Internet über http://dnb.d-nb.de abrufbar.

Dieses Buch ist auch als E-Book erhältlich

Umschlagentwurf: Uwe Giese – unter Verwendung eines Bildes von
Hugo Waschkowski ›Zwei Formen‹, www.hugodesign.de –

Satz: MarktTransparenz Uwe Giese, Berlin
Gedruckt in der EU

print-ISBN 978-3-89797-103-5
epub-ISBN 978-3-89797-494-4
pdf-ISBN 978-3-89797-495-1

Inhalt

1. Persönliches Vorwort

Vor mehr als 40 Jahren habe ich angefangen, als Psychotherapeut zu arbeiten. Einen großen Teil meiner seither vergangenen Lebenszeit habe ich mit meinen Klientinnen und Klienten[1] verbracht. Die Menschen, die ich in meiner Praxis empfangen habe, waren sehr unterschiedlich; es handelte sich um Frauen und Männer, um jüngere und ältere, um solche, die in ihrem Leben eigentlich ganz gut klar kamen, aber in irgendeiner Weise noch etwas für sich verbessern wollten, oder um solche, denen kaum etwas zu gelingen schien und die mehr oder weniger verzweifelt versuchten, den Kopf über Wasser zu halten.

Jede und jeder von ihnen hat mich auf eine bestimmte Weise angesprochen und damit eine Antwort hervorgerufen, die – auch wenn sie in manchen Fällen vom Wortlaut her einer Antwort ähnelte, die ich schon in anderen Fällen gegeben hatte – jeweils einmalig war, weil sie aus unserer jeweils gemeinsamen Situation heraus an eine ganz bestimmte Person gerichtet war, mit der mich eine jeweils unverwechselbare Beziehungsgeschichte verband. So habe ich nicht nur zahlreiche und manchmal überraschende Erfahrungen damit gesammelt, wie Menschen sich auf mich beziehen können, sondern ebenso zahlreiche Erfahrungen damit, wie ich mich auf andere Menschen beziehen und welche Selbste ich dabei aktualisieren kann. Das war für mich immer wieder überraschend, anregend und bereichernd.

Unabhängig von all diesen Unterschieden war dabei die grundlegende Konstellation der Rollen zwischen meinen Klienten und mir natürlich immer dieselbe: Sie wandten sich an mich als jemanden, von dem sie professionelle Hilfe in ihrer subjektiv schwierigen Lage erwarteten und den sie dafür bezahlten, dass er ihnen seine Zeit und seine therapeutische Kompetenz zur Verfügung stellte. Aber trotz dieser grundlegenden Asymmetrie zwischen den Beteiligten blieb es nur mit ganz wenigen Menschen bei einem reinen Dienstleistungsverhältnis. Die gemeinsame Beschäftigung mit den Sorgen meiner Klientinnen ließ häufig Atmosphären zwischen ihnen und mir entstehen, die von zwischenmenschlicher Nähe geprägt waren.

Das geschah häufig in einem Maß, über das wir beide den objektiv weiterhin bestehenden Dienstleistungscharakter unserer Beziehung zeitweilig vergaßen. Ich fühlte mich dann eher wie ein Gastgeber, der einen vorübergehend Zuflucht vor den Strapazen des Lebens Suchenden aufnahm und betreute. Manche meiner Klienten – man könnte sie vielleicht auch »Gäste« nennen – beschrieben mir

1 Um lästige Wiederholungen (z. B. »Therapeuten und Therapeutinnen«) zu vermeiden, wähle ich nach Zufallsprinzip einmal die weibliche und einmal die männliche Form. Und um unnötige Pathologisierungen zu umgehen, spreche ich lieber von »Klientinnen« als von »Patienten«.

später aus ihrer Sicht, dass sie das Zusammensein mit mir wie den Aufenthalt in einem Refugium erlebt hatten, in dem sie sich geborgen fühlen und erholen sowie Kräfte sammeln und Fähigkeiten entwickeln konnten, die es ihnen dann möglich machten, sich ihrem Leben auf neue Weise auszusetzen und zu stellen.

Beispiel aus der Praxis 1

Zur Vorgeschichte: Mein Klient B. wandte sich an mich anlässlich einer heftigen Ehekrise, in deren Verlauf er sich vorläufig von seiner Frau getrennt und vorübergehend eine eigene Wohnung bezogen hatte. Aus seiner Sicht hatte sich die Krise über mehrere Jahre hinweg entwickelt und nunmehr unübersehbar zugespitzt. Er sah den Grund dafür hauptsächlich in der Tatsache, dass seine Frau und er selbst sich überwiegend der Erziehung und Versorgung ihrer Kinder gewidmet und dabei ihre partnerschaftliche Beziehung vernachlässigt hatten. Seine Frau erschien ihm nur noch als fürsorgliche Mutterfigur, die dabei für ihn an weiblicher Attraktivität verlor, was ihn dazu verleitete, sich gelegentlich auf heimliche Affären mit anderen Frauen einzulassen.

Für seine Frau waren diese Affären, von denen sie manche durch Zufall entdeckte, sehr belastend und völlig unakzeptabel. Sie fühlte sich dadurch nicht nur gekränkt und entwertet, sondern auch in ihrem großen Engagement für die Familie missachtet und bestraft. Mein Klient selbst erklärte seine Seitensprünge nicht nur mit der zwischen ihm und seiner Frau verloren gegangenen erotischen Spannung, sondern auch und besonders damit, dass er das Gefühl hatte, mit seinen – nicht nur sexuellen – Wünschen und Sorgen bei ihr unwillkommen zu sein. Sie bestätigte das im gewissen Sinne, weil sie sich ohnehin schon viel zu sehr in der fürsorglichen Rolle sah und sich weigerte, zusätzlich ihm gegenüber in diese Rolle zu geraten. Dadurch fühlte er sich wiederum abgelehnt und hatte den Eindruck, sie interessiere sich nicht mehr wirklich für ihn.

In unseren ersten Gesprächen wirkte er auf mich recht offen und zugewandt, erwähnte wiederholt, wie sehr ich ihm empfohlen worden sei, und ließ sich emotional recht bereitwillig auf meine Fragen und Vorschläge ein. So hatte ich nach unseren anfänglichen Kontakten jedes Mal einen recht zufriedenstellenden Eindruck von dem Verlauf der Sitzungen. Nach ein paar Begegnungen fiel mir allerdings auf, dass er ein paarmal das jeweils folgende Gespräch damit begann, dass er – zu meiner wiederholten Überraschung – irgendetwas an der vorangegangenen Sitzung bemängelte. In der Mehrheit der Fälle griff er eine Bemerkung von mir auf, die ich bei dem früheren Treffen gemacht hatte, die er nun aber auf eine Weise wiedergab, die mich verwunderte und mir nicht im Einklang damit zu stehen schien, wie wir uns miteinander zuvor verständigt hatten.

Die ersten zwei, drei Male antwortete ich ihm auf seine Kritik, indem ich einfach nur erläuterte, wie ich meine von ihm nunmehr problematisierte Bemerkung seinerzeit gemeint hatte. Damit gab er sich jeweils zufrieden und wandte sich seinem aktuellen Anliegen zu. Der weitere Verlauf der Sitzung war nach meinem Eindruck dann wiederum kooperativ und fruchtbar. Dennoch wiederholte sich seine rückblickende Kritik immer wieder – bis mir deutlich wurde, dass es sich hier wohl um ein Muster handelte, das sich nicht durch Klärung der jeweiligen Einzelheiten verstehen oder auflösen ließ. Also sprach ich ihn bei nächster Gelegenheit auf die Regelmäßigkeit seiner kritischen Äußerungen an, ohne auf den Inhalt seiner Bemerkung einzugehen.

Der alarmierte und misstrauische Blick, mit dem er auf meine Beobachtung reagierte, traf mich mit verblüffender Wucht. Das meldete ich ihm zurück, und es entwickelte sich zwischen uns ein Dialog, in dem u. a. Folgendes deutlich wurde: Seine kritischen Äußerungen zu Beginn unserer vorangegangenen Sitzungen waren für ihn eine Art Überprüfung gewesen, durch die er feststellen wollte, ob ich ihm zugewandt bleiben würde, wenn er sich nicht nur ›pflegeleicht‹ und kooperativ verhielt, sondern mich auch mit seinen Sorgen und Zweifeln ›belastete‹. Durch meine ruhigen, klärenden Antworten hatte sich dann für ihn die Möglichkeit erschlossen, sich vorbehaltlos mitzuteilen, ohne das Desinteresse oder die Ablehnung befürchten zu müssen, die er in der Beziehung mit seiner Frau häufig empfand.

Die positiven Ergebnisse dieser von ihm praktizierten ›Einzelprüfungen‹ hatten es ihm zwar erlaubt, sich auf die jeweils anstehende Arbeit mit mir einzulassen, seine grundlegende Angst, mit seinen Nöten unerwünscht zu sein, hatte sich damit aber noch nicht aufgelöst. Er betonte, wie sehr er darunter litt, sich nicht vorbehaltlos anvertrauen und anlehnen zu können. Stattdessen diffamierte er sich seine Sehnsucht nach Unterstützung und Halt als ›infantil‹ und verbot sich, sie zum Ausdruck zu bringen. Durch die Beschreibung seines Leidens klang eine große Sehnsucht hindurch, die mich berührte und auf die ich antwortete: »Mir ist es viel lieber, Sie wenden sich an mich mit dem, was Sie bedrückt, selbst wenn es vielleicht einmal belastend für mich ist, als wenn Sie sich zusammenreißen und dadurch eine Kluft zwischen uns entsteht.«

Die Tränen schossen ihm in die Augen; er weinte für ein paar Minuten in intensiver, aber weicher Weise. Dann wurde er ruhiger, schaute zu mir auf und sagte mit einer wunderschönen Herzlichkeit: »Danke.« Es folgten einige Minuten der Stille zwischen uns, während derer wir uns immer wieder freundlich zulächelten. In mir machte sich ein starkes Gefühl von Verbundenheit und Verständnis breit. Ich meinte, ihn ›gesehen‹ zu haben, und fühlte mich von ihm ›gesehen‹.

Seitdem blieben seine kritischen Anmerkungen am Anfang unserer Stunden aus.

Solche Begegnungen mit ihren dichten Atmosphären waren es nach meinem Eindruck in besonderer Weise, die einerseits meinen Klienten wichtige Schritte in ihren Veränderungsprozessen möglich werden ließen und die andererseits für mich selbst sehr wertvoll waren, weil ich durch sie die Sinnhaftigkeit und Wirksamkeit meiner Arbeit besonders deutlich spüren konnte – mehr noch: Durch sie fühlte ich mich persönlich erfüllt. An diesen Atmosphären beteiligt zu sein und die Möglichkeiten mitzuerleben, die sich für meine Klientinnen daraus ergaben, war – bei aller Notwendigkeit, meinen Lebensunterhalt zu verdienen – für mich der eigentliche ›Lohn‹ meiner Arbeit.

Ohne diese Art des persönlichen Gewinns wäre es mir sicher nicht möglich gewesen, mich all die Jahre hindurch immer wieder mit den oft durchaus bestürzenden Leidensgeschichten meiner Klienten zu beschäftigen und mich den damit verknüpften, häufig bedrückenden Stimmungen auszusetzen. Denn mein Verständnis von Psychotherapie verbietet es mir, eine so distanzierte Haltung einzunehmen, dass mich die Erlebnisse meiner Klientinnen nicht berühren und, in gravierenden Fällen, nicht auch mitnehmen würden. Gerade weil sich die Aufgabe eines Psychotherapeuten aber nicht auf das Erleben von Mitgefühl beschränken kann, wird der von Freud (1937/1975, 388) so genannte »unmögliche Beruf« immer wieder zur Herausforderung: »Psychotherapie muss *der obstinate Versuch zweier Menschen bleiben, die Ganzheit der Existenz durch ihre Relationen zueinander wiederherzustellen*« (Laing 1969, 46 – H.i.O.[2]).

Was den Beruf des Psychotherapeuten dennoch so bereichernd sein lässt, hat für mich entscheidend mit der Dimension der Beziehung zwischen meinen Klientinnen und mir zu tun: Ich genieße das Privileg, mich mit ihnen in einer Weise beschäftigen zu können, die für mich auf besondere Weise sinnvoll und befriedigend ist. Denn meine Tätigkeit als Psychotherapeut gestattet mir, einen großen Teil meines beruflichen Lebens in Verbundenheit mit anderen Menschen und in Fürsorge für sie zu verbringen. So sehr es von außen betrachtet den Anschein haben mag, als engagierte ich mich hauptsächlich für meine Klienten, so sehr tue ich dabei ständig auch viel für mich selbst und für mein eigenes Wohlbefinden.

Das Erleben von Resonanz und Verbundenheit – ungeachtet der jeweiligen Einzig- und Andersartigkeit meiner Klientinnen – sowie die Haltung der Gastlichkeit und Fürsorge sind dabei neben dem Erwerb von Anerkennung und der Erfahrung von Selbstwirksamkeit die für mich maßgeblichen Faktoren. Die Wünsche nach resonanten Beziehungen und eigener Wirksamkeit hängen dabei eng zusammen:[3]

---

2 »H.i.O.« = Hervorhebung im Originaltext; »H.d.V.« = (hinzugefügte) Hervorhebung des Verfassers.

3 Erich Fromm hat diesen Zusammenhang am Beispiel des Mangels an Verbundenheit auf den Punkt gebracht: »Getrenntheit bedeutet, abgeschnitten zu sein, ohne jede Fähigkeit zu sein, die menschlichen Kräfte zu gebrauchen; es bedeutet, hilflos zu sein, die Welt – Dinge wie Menschen – nicht fassen zu können« (1972, 24).

Wie viele meiner Kollegen freue ich mich daran, »dass ›so viel zurückkommt‹; dass sie fühlen, wie sie etwas zu bewegen und zu bewirken vermögen, das *von Bedeutung* ist; oder dass es ihnen gelingt, gleichsam ›eine Spur zu hinterlassen‹ oder ›einen Unterschied zu machen‹« (Rosa 2016, 276 – H.i.O.).

Das Befriedigende liegt darin, dass es sich bei therapeutischen Beziehungen, so wie ich sie verstehe und einzugehen versuche, um *»Antwort-«* und *»Resonanzbeziehungen«*, wie Rosa (2016) sie nennt, handelt, in denen es viel weniger darauf ankommt, ob die jeweils vorherrschenden Stimmungen und Gefühle immer angenehm oder erfreulich sind, sondern viel mehr darauf, dass die Beteiligten bereit sind, sich dem Erleben des jeweils anderen empathisch zuzuwenden, sich davon berühren zu lassen, und dann spüren können, dass ihre eigene Art der Präsenz den anderen erreicht. So werden zwischenmenschliche Verbindung und Anteilnahme positiv erfahrbar, selbst wenn die aktuellen Emotionen, wie z. B. Schmerz, Trauer oder Verzweiflung, negativ gefärbt sein mögen.

Ich erlebe in meinem Beruf mit meinen Klientinnen fast täglich am eigenen Leib jene wichtigen Aspekte menschlicher Beziehungen, von denen die Psychotherapieforschung herausgefunden hat, wie wesentlich sie dafür sind, dass Menschen mit ihrem Leben, mit anderen und mit sich selbst besser zurechtzukommen lernen. Auch wenn ich in einer anderen Funktion an den Beziehungen mit meinen Klienten beteiligt bin als diese es mit mir sind, unterscheiden wir uns nicht darin, dass wir gleichermaßen in fundamentaler Weise darauf angewiesen sind, von anderen gesehen, verstanden und anerkannt zu werden, und uns miteinander in bedeutsamer Weise verbunden zu fühlen. Meine Subjektivität lebt von unserer gemeinsamen Intersubjektivität genauso wie die ihre.

Aus dieser Gemeinsamkeit speist sich daher meine vorrangige, gleichermaßen allgemein-menschliche wie berufliche Motivation: Weil ich aus eigener Erfahrung weiß, wie hilfreich es in allen möglichen Lebenslagen ist, sich mit all dem, was man erlebt und denkt, vertrauensvoll an andere wenden zu können und sich bei ihnen damit willkommen zu fühlen, ist es mir ein großes Anliegen, dazu beizutragen, dass diese Erfahrung gerade für jene erreichbar bzw. häufiger zugänglich wird, die sie in ihrem bisherigen Leben zu selten machen konnten und auf diese Weise sowohl die Verbundenheit mit anderen als auch wichtige Aspekte ihrer selbst nicht genügend erlebt haben. Kaum etwas scheint mir wert- und sinnvoller, als anderen dabei zu helfen, dass sie ihre Beziehungen mit Partnerinnen, Angehörigen, Freunden oder Kolleginnen möglichst befriedigend gestalten können.

Mit dem vorliegenden Buch wende ich mich überwiegend an Kolleginnen, denen ähnliche Beweggründe am Herzen liegen. Vielleicht kann ich ihnen mit den folgenden Überlegungen einige Anregungen geben, die sie für ihre therapeutische Arbeit zum eigenen Nutzen und zu dem ihrer Klienten gebrauchen können. Ich werde zu diesem Zweck von meinen eigenen Erfahrungen als Psychotherapeut sowie von den Erfahrungen meiner Klienten in der Therapie berichten; ich werde Gedanken mitteilen, die ich mir anlässlich dieser Erfahrungen gemacht habe, und ich werde auf Mitteilungen Bezug nehmen, die andere Kolleginnen und Autoren in persönlichen Gesprächen und in Veröffentlichungen zu den hier relevanten Fragen gemacht haben.

Allen auf die eine oder andere Weise am Entstehen dieses Buches Beteiligten danke ich für die Anregungen, die ich von ihnen erhalten habe. Dass die Klientinnen, mit denen ich mich in den vergangenen vier Jahrzehnten beschäftigt und durch die ich so viel gelernt habe, hier an erster Stelle anerkennend zu nennen sind, dürfte nach dem bisher Gesagten nachvollziehbar sein und nicht als Floskel missverstanden werden. Mein spezieller Dank geht hier an diejenigen von ihnen, die mir die Erlaubnis gegeben haben, Begebenheiten zu schildern, die ich mit ihnen in unseren Sitzungen erlebt habe. (Diese Berichte habe ich selbstverständlich so abgefasst, dass die Anonymität meiner Klienten gewahrt bleibt.)

Die vielen Ausbildungs- und Fortbildungsteilnehmerinnen, die mich mit ihrem Wissensdurst und ihren zahllosen Fragen stimuliert haben, möchte ich hier ebenso dankend erwähnen wie jene Kollegen, mit denen ich in dieser Zeit in engem Austausch stand. Dazu gehören nicht nur meine Freundin Lynne Jacobs und mein Freund Rolf Merten, sondern u. a. auch die Herausgeberin des *British Gestalt Journal*, Christine Stevens, und ihre Mitarbeiter sowie die mir namentlich nicht bekannten *peer reviewers*, die in den letzten zwei Jahrzehnten viele meiner Artikel kompetent begutachtet, bei Bedarf konstruktiv mit mir diskutiert und zur Veröffentlichung empfohlen haben – u. a. einen Text, der gewissermaßen den Entwurf für das vorliegende Buch darstellte (vgl. Staemmler 2016a).

Außerdem richtet sich meine Dankbarkeit an die vielen Verfasserinnen von Büchern und Artikeln, die sich die unter Kollegen nicht immer angemessen gewürdigte Mühe gemacht haben, ihre Gedanken und Erfahrungen aufzuschreiben und sie mir (und anderen) zur Verfügung zu stellen. Ihnen fühle ich mich, obwohl ich sie in den meisten Fällen persönlich nicht kenne, verbunden, was ich mit der Erwähnung ihrer jeweiligen Schriften zum Ausdruck bringen möchte.

Ein ganz besonderer Dank geht an meine Lebenspartnerin Barbara, die mich schon ein paar Jahre länger begleitet als meine Klienten und Kolleginnen und die mir mehr als jeder andere Mensch ermöglicht hat, auf lebendige Weise zu lernen, was es bedeutet, in Beziehung zu sein – in liebevollem Engagement, ohne falschen Schein und mit gegenseitiger Achtung unserer jeweiligen Würde.

Schließlich möchte ich einen schon lange verstorbenen Kollegen würdigen, den ich persönlich nicht kennenlernen konnte, weil er starb, bevor ich geboren wurde: Hans Trüb (1889–1949), der ein Schüler C. G. Jungs und ein Freund Martin Bubers war. Mit seinem 1951 posthum erschienenen Buch *Heilung aus der Begeg-*

nung – Überlegung zu einer dialogischen Psychotherapie[4] gehört er zweifellos zu den ersten Psychotherapeuten, die sowohl die grundsätzliche Bedeutung menschlicher Relationalität als auch deren Relevanz für die Psychotherapie klar erkannt und eindrücklich in Worte gefasst haben. Gemessen daran wurde er bislang aus meiner Sicht viel zu wenig bekannt und anerkannt. Dem möchte ich in diesem Buch, so weit es mir möglich ist, dadurch etwas entgegensetzen, dass ich den einzelnen Kapiteln jeweils ein Zitat aus *Heilung aus der Begegnung* voranstelle.

»Theoretische Ergänzungen« und »Beispiele aus der Praxis«

Im Weiteren habe ich immer wieder Textboxen in den Haupttext einfügt, die durch ihren grau gefärbten Hintergrund und eine andere Schrifttype leicht zu erkennen sind. Sie enthalten entweder »Beispiele aus der Praxis« – eines davon haben Sie schon weiter oben gelesen – oder »Theoretische Ergänzungen« und sollen interessierten Lesern zur Illustration bzw. Erläuterung oder Vertiefung meiner im Haupttext formulierten Überlegungen dienen; sie sind aber zu deren Verständnis nicht unbedingt erforderlich.

4 Ich werte es als ein besonderes Verdienst von Milan Sreçkovic und Andreas Kohlhage, Trübs Buch neu herausgegeben und damit aktuell wieder allgemein zugänglich gemacht zu haben (vgl. Trüb 1951/2015). Ein ergänzender, ausgezeichneter Essay über »Selbst und Welt« von Milan Sreckovic (2015) macht dieses Buch zusätzlich wertvoll.

2. Einleitung

> Wir erleben und erkennen heute die »Wirklichkeit der Seele« nicht mehr nur als in sich geschlossenen Eigenbereich des Individuums, sondern sie offenbart sich uns je länger je eindringlicher zugleich als zwischenmenschliches Phänomen im Raum des partnerisch gelebten Lebens. (Trüb 1951/2015, 12)

Wer die Texte zur Kenntnis genommen hat, die ich in den zurückliegenden dreißig Jahren veröffentlicht habe, wird manche meiner hier vorgetragenen Überlegungen wiedererkennen. Denn natürlich ist keineswegs alles neu, was auf den folgenden Seiten zu lesen ist; ich verstehe den vorliegenden Text eher als ein Zusammenführen und eine Fortsetzung früherer Gedankengänge. Ich knüpfe dabei hauptsächlich an die Inhalte dreier meiner Bücher an: *Therapeutische Beziehung und Diagnose – Gestalttherapeutische Antworten* (1993), *Das Geheimnis des Anderen – Empathie in der Psychotherapie* (2009a) und *Das dialogische Selbst – Postmodernes Menschenbild und psychotherapeutische Praxis* (2015a).

Diese Bücher (sowie viele Zeitschriften- und Buchbeiträge, die sich mit ähnlichen Themen beschäftigen) beleuchten unter jeweils verschiedenen Aspekten einen gemeinsamen inhaltlichen Schwerpunkt: die menschliche *Relationalität.*[5] Mit diesem im Deutschen mancherorts (noch) recht ungebräuchlichen Begriff soll hier Folgendes angesprochen werden:

(1) Menschen können nur in Beziehungen zu anderen ihr jeweiliges Selbst entwickeln. Die kreativ verarbeiteten und angeeigneten Spuren dieser Beziehungen konstituieren dann das jeweilige Selbst; dies kann man die »Ko-Konstitution« von Selbsten nennen. Damit ist bereits gesagt, was im Weiteren noch deutlicher werden wird: Relationalität ist kein Gegensatz zu *Individualität*, denn diese entwickelt sich aus der Beziehungsgeschichte eines Menschen heraus. Das hier gemeinte Verständnis von Relationalität steht aber im Widerspruch zu einem *Individualismus*, der annimmt, Menschen seien hinsichtlich dessen, wer sie sind, primär getrennt und unabhängig voneinander.

Relational verstandene Subjektivität ist vielmehr grundsätzlich *intersubjektiv* verfasst (vgl. Jacobs 2005) – oder, wenn man Elisabeth Conradi folgen möchte, »interrelational«; Conradi schreibt:

> Der Begriff der Intersubjektivität ist mir zu statisch, da er suggeriert, es seien Subjekte vorhanden, die miteinander in Beziehung treten. Demgegenüber möchte ich den relationalen Aspekt auch der Subjektivität – nicht erst der Intersubjektivität – hervorheben. Die

[5] Die Begriffsbildung erfolgt grammatikalisch analog zu »Rationalität« oder »Emotionalität«.

Tatsache, daß ›Subjekte‹ immer schon auf andere bezogen sind, ist ein ihnen wesentliches Merkmal. Die vielfältigen Zusammenhänge und Verhältnisse solcher Bezogenheit fasse ich mit dem Begriff der Interrelationalität. Er berücksichtigt die konstitutive Qualität sozialer Kontexte und umfaßt verschiedene Formen des Angewiesenseins und der Bezogenheit in ihrem Verhältnis zueinander. (2001, 175)[6]

(2) Die erwähnte Ko-Konstitution bedeutet, dass sich die Abkunft des Selbst von Beziehungen in einem relationalen (bzw. dialogischen) Format des Selbst zeigt. Durch diese Entstehungsgeschichte bleibt das individuelle Selbst nicht nur für immer mit den anderen verbunden, sondern tritt auch zu sich selbst in vielfältiger Weise in Beziehung:[7]

Genau gesagt *besitzt ein Mensch so viele soziale Selbste, wie es Individuen gibt, die ihn erkennen* und ein Bild von ihm in ihrem Geiste tragen.... Wir können praktisch auch sagen, dass er so viele soziale Selbste besitzt, wie es verschiedene *Gruppen* von Personen gibt, deren Meinungen ihm etwas bedeuten. (James 1890, 294 – H.i.O.)

(3) Damit verweist Relationalität auf die Eigenschaft von Menschen, über die gesamte Lebenszeit hinweg Teil eines komplexen Gefüges oder Netzes von Beziehungen zu sein, in das sie verwoben sind und dessen jeweilige Beschaffenheit entscheidend für ihre persönliche Lebensqualität ist. Dieses relationale Netz besteht nicht nur aus Beziehungen zu einzelnen anderen, sondern auch zu kleineren und größeren Gruppen: Denn »Kollektive sind integrale Teile der Person der Betroffenen, die wiederum diesen Kollektiven angehören« (Etzioni 1994, 344). – Dies hat einen motivationalen Aspekt zur Folge:

(4) Kaum jemand mag ohne realen Bezug zu anderen leben. Menschen sind in der Regel motiviert, Kontakte und Beziehungen mit anderen aufzunehmen und sie so zu gestalten, dass sie sich darin verbunden, verstanden und unterstützt fühlen; sie leiden darunter, wenn ihnen dies nicht in befriedigendem Maße gelingt. Dabei geht es immer um Kommunikation, denn »Kommunikation ist in erster Linie das, wodurch die Menschen ihre Bezogenheit aufeinander zum Ausdruck bringen« (Rothe & Sbandi 2002, 160).

Von daher hängt die generelle menschliche Bezogenheit mit der Tatsache zusammen, dass man »nicht *nicht* kommunizieren kann« (Watzlawick, Beavin & Jackson 1969, 51 – H.i.O.). »Zu sein heißt zu kommunizieren« (Bakhtin 1984, 252):

Wann und wo immer Menschen sich treffen, fängt sofort Kommunikation an. Sobald eine andere Person anwesend ist, wird diese Kommunikationspotenz aktiviert und immer

---

6 Ich zitiere Conradi, weil ich ihre Argumentation erwähnenswert finde; ihrer Terminologie (»Interrelationalität«) möchte ich mich allerdings nicht anschließen, da sie mir tautologisch erscheint.

7 Relationalität meint damit mehr als der »Begriff ›interpersonal‹, da damit vorwiegend die ›externen‹ Beziehungen zwischen realen Personen bezeichnet werden; der Begriff ›relational‹ wiederum impliziert sowohl die ›externen‹ realen, als auch ›internen‹ fantasierten ... Beziehungen als gleich relevant« (Sreckovic 2015, 206).

schon gegebene Bezogenheit aktualisiert. Sobald Personen ihr gegenseitiges Vorhandensein am gleichen Ort und zur gleichen Zeit bemerken, ist Kommunikation gegeben. (Rothe & Sbandi 2002, 160)

(5) Aus den ersten vier Punkten ergibt sich die Notwendigkeit einer Ethik des Mitgefühls und der Fürsorge: »Die Sorge des menschlichen Da-seins impliziert auch die Sorge um den anderen Menschen, die Fürsorge des einen für den anderen. Sie kommt zum Da-sein nicht hinzu, sondern ist eine konstitutive Artikulation dieses Daseins« (Lévinas 1995, 245 f.). Individuelle Unterschiedlichkeit ist nicht gleichbedeutend mit rigider Abgegrenztheit; Andersartigkeit kann vielmehr in Verbundenheit und Fürsorge gelebt werden. Diese ethische Haltung bedeutet, eine Einstellung der Inklusion gegenüber anderen sowie gegenüber dem Anderen im eigenen Selbst zu praktizieren und zu fördern.

(6) Die zuvor genannten Punkte bedeuten schließlich, dass Relationalität eine maßgebliche Dimension in jeder Psychotherapie darstellt: Für die psychotherapeutische Situation gilt, dass nicht nur die Person des Klienten, sondern auch die der Therapeutin sowie die Qualitäten der Beziehung zwischen beiden entscheidend für die Art der interaktionellen sowie der psychischen Prozesse sind, die in einer Therapie ablaufen, sowie für die Wirkungen, die eine Therapie hervorruft.

Der Begriff der Relationalität kennzeichnet damit, zusammenfassend gesagt, *»nicht nur die Bezogenheit auf und zwischen externale(n) Personen und Dinge(n), sondern auch auf und zwischen internale(n) Personifikationen und Repräsentationen. Er betont den Prozess – im Unterschied zu verdinglichten Entitäten – und die Beziehungen zwischen Prozessen«* (Ghent 1992a, xx – H.d.V.).

Für den psychotherapeutischen Bereich heißt das: Im Begriff der Relationalität überschneiden sich verschiedene Fragestellungen: die Frage nach dem Menschenbild, auf dem ein therapeutischer Ansatz basiert; die Frage nach der allgemeinen Beschaffenheit zwischenmenschlicher Interaktionen und psychischer Prozesse; die Frage nach den speziellen Formen, die diese Interaktionen und Prozesse im psychotherapeutischen Kontext annehmen; und die Frage nach den Qualitäten, die Beziehungen zwischen Menschen zu *therapeutisch wirksamen* Beziehungen machen.

Es liegt in der komplexen Natur dieser Fragestellungen, dass es nicht einfach war, meine Gedanken dazu in eine sinnvolle und einigermaßen leicht nachvollziehbare Struktur zu bringen. Als grobes Kriterium für meine Gliederung des folgenden Textes habe ich die historische Entwicklungslinie der vergangenen Jahrzehnte genutzt, die sich in vielen Therapieformen durch die Auseinandersetzung mit Fragen der Relationalität hindurchzieht.

Da ich mich mit der Geschichte der Gestalttherapie besser als mit der von anderen Verfahren auskenne, zeige ich hauptsächlich anhand der Entwicklung der Gestalttherapie auf, was in ähnlicher Weise z. B. für die Psychoanalyse oder die Personzentrierte Psychotherapie, ja selbst für die Kognitive Verhaltenstherapie gilt: Sie alle nahmen ihren Anfang in einem mehr oder weniger ausgeprägten Individualismus und einer ihm entsprechenden ›Eine-Person-Psychologie‹ und setzten sich später in einer ›relationalen Wende‹ fort, die die Bedeutung zwischenmenschlicher Interdependenz und eine ›Zwei-Personen-Psychologie‹ zunehmend in den Vordergrund rückte.

Theoretische Ergänzung 1

Dem ungarischen Zweig der frühen Psychoanalyse, repräsentiert durch Sandor Ferenzci und Michael Balint, kommt eine wichtige Rolle als Wegbereiter der relationalen Wende in der Psychoanalyse zu. Diese übte einen Einfluss auf die relationalen Entwicklungen in den anderen therapeutischen Ansätzen aus, so auch in der Gestalttherapie. In diesem Zusammenhang ist aus gestalttherapeutischer Sicht mit Respekt und Bescheidenheit zu erwähnen, dass der Beginn der relationalen Wende in der Psychoanalyse dem in der Gestalttherapie zeitlich um viele Jahre vorausging; außerdem nahm der psychoanalytische Diskurs zu diesem Thema ab den 1970er-Jahren sehr schnell Fahrt auf und seither einen sehr viel größeren Raum in der entsprechenden Literatur ein, als das in der Gestalttherapie bis heute der Fall ist.[8]

Aber am Anfang stand wohl Ferenczi (1970a; 1970b); er überschritt in seinen letzten Lebensjahren die von Freud gesetzten Grenzen der psychoanalytischen Distanz und emotionalen Reserviertheit und ließ sich sehr persönlich auf die Beziehungen zu seinen Patientinnen ein. Freuds Rat hatte so gelautet:

> Ich kann den Kollegen nicht dringend genug empfehlen, sich während der psychoanalytischen Behandlung den Chirurgen zum Vorbild zu nehmen, der alle seine Affekte und selbst sein menschliches Mitleid beiseite drängt und seinen geistigen Kräften ein einziges Ziel setzt: die Operation so kunstgerecht als möglich zu vollziehen … Die Rechtfertigung dieser vom Analytiker zu fordernden Gefühlskälte liegt darin, daß sie für beide Teile die vorteilhaftesten Bedingungen schafft, für den Arzt die wünschenswerte Schonung seines eigenen Affektlebens, für den Kranken das größte Ausmaß von Hilfeleistung, das uns heute möglich ist. (1912/1975, 175)

Ferenczi dagegen vertrat in seinem »klinischen Tagebuch« von 1932 (Ferenczi 1988) nicht nur die Ansicht, dass es *»ohne Sympathie keine Heilung«* geben könne,[9] sondern engagierte sich auch in seiner therapeutischen Praxis für manche Patientinnen sehr viel mehr als es bis dahin üblich gewesen war (vgl. Haynal 1989). So experimentierte er z. B. mit einem Vorgehen, das er als »mutuelle Analyse« bezeichnete; dabei brachte er sich als Person selbst stark ein, trat entschieden aus der üblichen analytischen Anonymität heraus und praktizierte ein Verhalten, das

---

8 Ich greife aus diesem Grund im weiteren Text immer wieder auf psychoanalytische Quellen zurück.

9 Interessanterweise findet man bei Lévinas eine ähnliche Argumentation; er schreibt, dass »die Kenntnis des Anderen, unabhängig von der Neugier, auch Sympathie oder Liebe verlangt, Seinsweisen, die von der interesselosen Betrachtung unterschieden sind« (1983, 110).

später als *»self-disclosure«*[10] der Therapeutin ernsthaft diskutiert wurde (vgl. auch den Abschnitt über »Persönliche Präsenz« in Kapitel 4.2).

Während Ferenczi dafür einerseits heftige Kritik erfuhr – Jones erklärte ihn sogar für »paranoid« (in Balint & Jones 1985, 68) –, erhielt er andererseits sehr viel Anerkennung, z. B. von Balint, der schrieb, dass »Ferenczis letzte Schriften ... die weitere Entwicklung der psychoanalytischen Technik um 15 oder 25 Jahre vorwegnehmen« (a.a.O.). – Ermann skizziert die historische Entwicklung so:

> In der Psychoanalyse kann man die Zeit bis etwa 1940 als eine ... Phase betrachten. Sie war dadurch gekennzeichnet, dass die innerseelischen Phänomene und Prozesse als Forschungsgegenstand galten. Hier handelt es sich um das *intrapsychische Paradigma* der Psychoanalyse. Danach sollte die Psyche (von Patienten) von einem außenstehenden Beobachter möglichst objektiv betrachtet und behandelt werden. Michael Balint sprach in diesem Zusammenhang von einer Ein-Personen-Perspektive ...
>
> Durch die Neubewertung der frühen Mutter-Kind-Interaktionen begann sich das Weltbild der Psychoanalyse und in der Folge auch ihre Praxis zu verändern. Zunehmend wurden jetzt die Interaktionen als bedeutender Bezugspunkt für das Verständnis seelischer Prozesse anerkannt. Damit entstand auch ein neues Denkmodell, das *Beziehungsparadigma*. (2014, 12 – H.i.O.)

Balint argumentierte als einer der ersten für diesen Paradigmenwechsel in einem Aufsatz, auf den ich etwas genauer eingehen möchte: Er stellte fest, dass »alle unsere Konzepte und technischen Begriffe – außer zweien – unter dem Vorzeichen der physiologischen Ausrichtung geprägt wurden und daher höchst individualistisch sind; sie reichen nicht über die Grenzen der individuellen Psyche hinaus. Die beiden Ausnahmen sind ›Objekt‹ und ›Objektbeziehung‹[11]« (1950, 120).[12]

---

[10] Man könnte diesen englischen Begriff wörtlich mit »Selbstoffenbarung« oder »Selbstenthüllung« übersetzen; die erste Variante klingt für mich unnötig dramatisch, die zweite tendenziell exhibitionistisch. Ich werde den englischen Begriff im Weiteren mit *»persönliche Präsenz«* wiedergeben.

[11] Die Rede von Bezugspersonen als »Objekten« ist glücklicherweise inzwischen weitgehend unüblich geworden. Dass sie im Bezug auf »Personen Probleme in sich birgt, wird spätestens und gerade deutlich beim Versuch, das Verhältnis zwischen Personen zu klären, die sich in ihrem Subjekt-Charakter wahrnehmen und respektieren (lernen). Um nachvollziehbar zu machen, wie sich dieser Jargon überhaupt etablieren konnte, sei begriffsgeschichtlich daran erinnert, dass Freud 1915 dem Objekt eine mechanische Funktion bei der Befriedigung von Triebbedürfnissen zuschrieb: ›Das *Objekt* des Triebes ist dasjenige, an welchem oder durch welches der Trieb sein Ziel erreichen kann‹ [Freud 1915/1975, 86 – H.i.O.] ... So instrumentalisiert Freuds Trieblehre das menschliche Gegenüber« (Werschkull 2007, 99).

[12] Dieser physiologisch-individualistischen Ausrichtung, »die bedeutet, dass wir in Begriffen denken, die wir aus der Biologie ... entliehen haben, die nur das Individuum kennt und keine Objektbeziehung« (Balint, a.a.O.), werden wir weiter unten auch bei Perls und der Bedeutung wieder begegnen, die er dem Hunger zuschrieb. Hier sei allerdings bereits darauf verwiesen, dass selbst physiologische Bedürfnisse nicht rein biologisch betrachtet werden dürfen: »Homöostatische Mechanismen wurden im Zusammenhang mit Hunger in Betracht gezogen, die davon ausgehen, dass vorgegebene Niveaus aufrechterhalten werden müssen, um den Körper in Balance zu halten. Eines dieser vorgegebenen Niveaus betrifft den Blutzucker, von dem angenommen wird, dass er den Beginn von Essverhalten auslöst, wenn er unter das vorgegebene Niveau fällt. Allerdings meinen Kritiker dieser homöostatischen Betrachtungsweise, dass solche vorgegebenen Niveaus nur einen Teil dieses Prozesses darstellen, der im Zusammenhang mit sozialen, ökologischen und kulturellen Faktoren gesehen werden sollte« (Gorman 2004, 39 f.).

Balint forderte dem gegenüber eine Neuorientierung, die »zuerst und vor Allem darauf abzielt, jeden Aspekt der Übertragung des Patienten im Kontext seiner Objektbeziehungen zu verstehen und zu deuten« (a.a.O., 119). Daraus leitete Balint schließlich ab: »Das wichtigste Forschungsgebiet … *muss das Verhalten des Analytikers in der psychoanalytischen Situation* sein bzw., wie ich vorziehe zu sagen, der Beitrag des Analytikers zur Entstehung und Aufrechterhaltung der psychoanalytischen Situation« (a.a.O., 121 – H.i.O.).

Aber bedauerlicherweise, so fährt er fort,

> wurden fast alle unsere Begriffe und Konzepte bei der Untersuchung pathologischer Erscheinungen gewonnen, die kaum über den Bereich der »Eine-Person-Psychologie« hinausgehen … Aus diesem Grund können sie nur eine unbeholfene, ungefähre Beschreibung davon liefern, was in der psychoanalytischen Situation passiert und was ihrem Wesen nach eine Zwei-Personen-Situation darstellt. (a.a.O., 123 f.)

Abschließend bringt Balint die traurige Vermutung zum Ausdruck, dass »wir nur einige vage Ideen, aber kein genaues Wissen davon haben, welche Verzerrungen stattfinden und wie viel wir übersehen, wenn wir Zwei-Personen-Erfahrungen … in einer Sprache beschreiben, die zu Eine-Person-Situationen gehört« (a.a.O., 124).

Erst in den 1980er-Jahren sollte Balints Vision in nennenswerter Weise zur Substanz psychoanalytischer Theorie werden. Mit den Entdeckungen der Säuglingsforscher begann eine echte Wandlung von einer primär »intrapsychischen« Betrachtungsweise hin zu einer »intersubjektiven« Perspektive – so die nunmehr übliche Terminologie. Jessica Benjamin fasste es seinerzeit in diese Worte: Mit

> der Vorstellung eines aktiven, zu sozialen Kontakten bereiten Säuglings, der sich von anderen differenziert und mit anderen Beziehungen aufnimmt, gelangen wir zum intersubjektiven Standpunkt. Der intersubjektiven Theorie zufolge entwickelt sich das Individuum in und durch Beziehungen zu anderen Subjekten. Wichtig dabei ist die Überlegung, daß der Andere, dem das Selbst begegnet, ebensolch ein Selbst ist – also ein eigenständiges Subjekt. … Anders als der intrapsychische Standpunkt fragt die intersubjektive Theorie nach dem, was zwischen dem Selbst und anderen geschieht. Während der intrapsychische Standpunkt das Individuum als abgegrenzte Entität mit einer komplizierten Innenstruktur erfaßt, befaßt sich die intersubjektive Theorie mit jenen Fähigkeiten des Menschen, die sich in der Interaktion des Selbst mit anderen entwickeln. (1990, 22 f.)

Der Übergang von der Eine-Person-Psychologie zur Zwei-Personen-Psychologie kann als ein »Paradigmenwechsel« verstanden werden, »hin zu einem *Paradigma der Bezogenheit*. Danach entsteht und verändert sich psychische Struktur … vornehmlich als eine gemeinsame (nämlich intersubjektive) Konstruktion im Beziehungsfeld« (Ermann 2014, 12 – H.i.O.).

> Dieser … Paradigmenwechsel, der längst noch nicht abgeschlossen ist, wird endlich der sozialen Natur des Menschen gerecht, der Tatsache also, dass Menschen ihre Lebenswelt miteinander teilen, dass sie sich real und mental aufeinander beziehen und dass jeder

> einzelne seine psychische Struktur und individuelle Persönlichkeit im Rahmen dieser Bezogenheit entwickelt. (Altmeyer 2016, 110)

Theoretische Ergänzung 2

Bei der »*Natur* des Menschen«, von der Altmeyer spricht, handelt es sich nicht um etwas im *biologischen* Sinne Natürliches. Was den Menschen gerade im psychosozialen Sinne ausmacht, hängt immer mit seiner Sozialität und Kulturalität zusammen. Ich ziehe es daher in Anlehnung an Hannah Arendt vor, von der sozialen »Bedingtheit« des Menschen zu sprechen, die einem tendenziell solipsistischen und größenwahnsinnigen Individualismus keinen Boden bietet.

> Nun umfaßt aber die Condition Humaine, die menschliche Bedingtheit im Ganzen, mehr als nur die Bedingungen, unter denen den Menschen das Leben auf der Erde gegeben ist. Menschen sind bedingte Wesen, weil ein jegliches, womit sie in Berührung kommen, sich unmittelbar in eine Bedingung ihrer Existenz verwandelt. … Die Menschen leben also nicht nur unter den Bedingungen, die gleichsam die Mitgift ihrer irdischen Existenz überhaupt darstellen, sondern darüber hinaus unter selbstgeschaffenen Bedingungen, die ungeachtet ihres menschlichen Ursprungs die gleiche bedingende Kraft besitzen wie die bedingenden Dinge der Natur. Was immer menschliches Leben berührt, was immer in es eingeht, verwandelt sich sofort in eine Bedingung menschlicher Existenz. Darum sind Menschen, was auch immer sie tun oder lassen, stets bedingte Wesen. (1960, 16f.)

Wie Altmeyer schon andeutet, vollziehen sich historische Entwicklungen des Zeitgeists nicht in inhaltlich oder zeitlich exakt abgrenzbaren Phasen; das gilt selbstverständlich auch für die Geschichte der Psychotherapie. Insofern lassen sich für Perioden, in denen die individualistische Psychologie dominierte, durchaus schon Autoren und Konzepte benennen, die – zumindest in der Tendenz – eine ›Zwei-Personen-Psychologie‹ oder sogar schon eine ›Mehr-Personen-Psychologie‹ vertraten; bisweilen findet sich sogar in ein und derselben Quelle die für Übergangszeiten typische *Mischung* der Paradigmen.

Und umgekehrt kann man heute, nachdem die meisten therapeutischen Ansätze bereits in die Phase einer relationalen Wende eingetreten sind, durchaus noch individualistische Tendenzen feststellen; ich selbst ertappe mich immer wieder einmal bei solchen Tendenzen in meinem Denken, obwohl ich mich seit Langem um eine relationale Perspektive bemühe. Kulturell geprägte Denkmuster kann man nicht einfach hinter sich lassen; man muss sie und ihre Residuen zuerst immer wieder mühsam überhaupt als solche erkennen, um sie dann Schritt für Schritt verändern bzw. überwinden zu können. Schließlich – und das macht den Sachverhalt sehr vielseitig und manchmal schwer überschaubar – gibt es auch hinsichtlich dessen, was unter Relationalität verstanden wird, beträchtliche Unterschiede – von den praktischen therapeutischen Konsequenzen, die dann aus dem jeweiligen Verständnis abgeleitet werden, einmal ganz zu schweigen.

Auf den folgenden Seiten werde ich darlegen, wie ich zu meinem derzeitigen Verständnis von menschlicher Relationalität gekommen bin, und formulieren, welche Schlussfolgerungen sich daraus für die Gestaltung therapeutischer Beziehungen aus meiner Sicht ergeben. Wie schon angekündigt, werde ich dabei immer wieder an Traditionen und Entwicklungen der Gestalttherapie anknüpfen. Je weiter Sie, meine Leserinnen und Leser, mit Ihrer Lektüre fortschreiten, werden Sie jedoch bemerken, dass meine Überlegungen nicht innerhalb der Grenzen des gestalttherapeutischen Diskurses verharren. Ich hoffe daher, dass Kolleginnen und Kollegen aller therapeutischen Orientierungen in dem folgenden Text Anregungen für ihre Arbeit finden werden.

Denn ich stimme Jürg Willi zu, der mit der erforderlichen Allgemeinheit feststellt:

> Die westliche Psychotherapie hat jahrzehntelang sehr einseitig Werte wie Autonomie, Unabhängigkeit, Selbstbestimmung oder etwas weniger schön ausgedrückt den Egotrip betont … [und sich] v. a. mit der Befreiung des Individuums von sozialen Zwängen und Abhängigkeiten befaßt. Heute geht es aber wohl weniger um die Einengung als vielmehr um die fehlende Zugehörigkeit zu tragfähigen Gemeinschaften. (1994, 147)

3. Individualismus im Vordergrund: die 1960er- und '70er-Jahre

> »Psychologie« ist eine nur auf das seelische Geschehen als solches gerichtete und nur ihm angemessene Betrachtungsweise. Der umfassende Ganzheitscharakter des Menschen wird uns aber erst sichtbar im offenen Blick auf seine Weltsituation. Nur in der partnerischen Erschlossenheit zur Welt hin ist das Selbst des Menschen, das wir als seine Personenmitte verstehen, *in actu*. (Trüb 1951/2015, 15)

Heutzutage halten sich die meisten Gestalttherapeutinnen für auf die eine oder andere Weise relational orientiert. Zumindest kann man mit einiger Bestimmtheit sagen, dass es schwer sein dürfte, noch einen Gestalttherapeuten zu finden, der sich ausdrücklich als Vertreter eines individualistischen Ansatzes versteht. Dass wir heute an diesem Punkt sind, ist selbstverständlich zu begrüßen. Aber ich denke, es ist möglich, über den derzeitigen Stand hinaus zu gehen.

Um diese Behauptung nachvollziehbar zu machen, werde ich im folgenden Text zunächst in groben Zügen den historischen Faden innerhalb der Gestalttherapie nachzeichnen, der mit einem mehr oder weniger individualistischen Verständnis und einer entsprechenden therapeutischen Praxis begann und dann in den 1980er Jahren eine ›relationale Wende‹ nahm.

Theoretische Ergänzung 3

Ich werde im vorliegenden Text darauf verzichten, genauer zu bestimmen, was mit »Individualismus« gemeint ist. Ich habe das an anderer Stelle getan und verweise den interessierten Leser daher z. B. auf Bellah, Madsen, Sullivan, Swidler und Tipton (1987), Staemmler (2009a, 51 ff.) oder Wheeler (2006a, 35 ff.).

Als eine kurze Andeutung zitiere ich Geertz:

> Die abendländische Vorstellung von der Person als einem fest umrissenen, einzigartigen, mehr oder weniger integrierten motivationalen und kognitiven Universum, einem dynamischen Zentrum des Bewußtseins, Fühlens, Urteilens und Handelns, das als unterscheidbares Ganzes organisiert ist und sich sowohl von anderen solchen Ganzheiten als auch von einem sozialen und natürlichen Hintergrund abhebt, erweist sich, wie richtig sie uns auch scheinen mag, im Kontext der anderen Weltkulturen als eine recht sonderbare Idee. (1987, 294)

Diesem Menschenbild entsprachen die Vorstellungen davon, wie der Mensch, der sich einer Psychotherapie unterzog, aus ihr hervorgehen sollte. Jerome Frank charakterisiert diese Person so:

> Sie war eine an sich selbst orientierte Person, von hohen moralischen Prinzipien geleitet, nach Erfolg strebend und unempfindlich für soziale Einflüsse, die sie dazu bringen könnten, ihre

Prinzipien und Ideale zu verletzen. Diese Person hatte Angst vor zu viel Offenheit, durch die sie – erstens – anderen Kenntnis von ihren Schwächen geben könnte und es diesen dadurch ermöglichen würde, von ihnen zu deren Vorteil ausgebeutet zu werden. Wenn diese Person sich erlauben würde, zu besorgt um das Wohlergehen der anderen zu sein, würde es für sie – zweitens – schwieriger werden, ihre eigenen Ziele zu erreichen, wozu es notwendigerweise gehören würde, die anderen am Erreichen ihrer Ziele zu hindern. Ihr Erfolg hing davon ab, dass sie eine Fassade von Rechthaberei und Selbstvertrauen aufrechterhielt, was es erforderlich machte, innere Impulse zu verleugnen oder zu unterdrücken, die, wenn sie ins Bewusstsein gelassen würden, Selbstzweifel hervorrufen könnten. (1971, 351)

Auf die Zeit, in der ein individualistisches Menschenbild und ein ihm entsprechendes Therapieverständnis dominierte, folgte die Phase einer *relationalen* Konzeption der Gestalttherapie, deren Schwächen ich im Weiteren ebenfalls untersuchen werde, wie sie mir aus heutiger Sicht im Rückblick erscheinen. Schließlich werde ich vorschlagen, eine weitere Wende einzuleiten; ich werde versuchen, die Umrisse eines nächsten möglichen Schrittes in der Entwicklung eines relationalen Therapieverständnisses aufzuzeigen.

Wer sich wie ich in den 1960er- und '70er-Jahren von der Gestalttherapie inspiriert fühlte, lernte eine mehr oder weniger individualistische Interpretation der Gestalttherapie kennen, wie sie von Fritz Perls und seinen unmittelbaren Nachfolgern vorgestellt wurde – mehr noch: Zu jener Zeit dachte kaum jemand daran, dass es sich um eine *individualistische Deutung* der Gestalttherapie handelte; weil einer ihrer Begründer sie vertrat, und zwar ihr prominentester, hielt man sie naiverweise für das, was *die* Gestalttherapie *im Wesentlichen* ausmachte.

Das gilt ungeachtet der Tatsache, dass das Buch *Gestalt Therapy* (Perls, Hefferline & Goodman 1951[13]) durchaus schon einige wichtige nicht-individualistische Ideen enthielt. In diesem Zusammenhang ist vor allem der Versuch der Autoren zu erwähnen, einen feldtheoretischen Ansatz zu formulieren, auch wenn dieser noch rudimentär und teilweise inkonsistent ausfiel (vgl. Staemmler 2006). Doch ihr Ausgangspunkt ist eindeutig:

> Es gibt keine einzige Funktion irgendeines Lebewesens, die ohne Beteiligung von Objekten und Umwelt wirksam wird, ob man die vegetativen Funktionen wie Nahrung oder Sexualität, oder die Wahrnehmungsfunktionen, oder motorische Funktionen, oder Gefühle, oder das Denken selbst im Auge hat. ... Wir wollen diese Interaktion zwischen Organismus und Umwelt bei jeder Funktion das »Organismus/Umweltfeld« nennen. (1951/2006, 22)

Darüber hinaus gibt es noch einige weitere relationale Elemente in *Gestalt Therapy*. Als zusätzliche Beispiele möchte ich zwei Sätze zitieren, die ich für wichtig halte:

1. »Der Kontakt selbst ist die erste und unmittelbarste Wirklichkeit« (Perls et al. 1951/2006, 21).

---

13 Die deutsche Übersetzung erschien in zwei Bänden (Perls et al. 1951/2006; 1951/2007).

2. »Persönlichkeit ist eine Struktur, die aus ... frühen interpersonalen Beziehungen heraus entsteht« (a.a.O., 142).[14]

Ich werde auf das zweite Zitat später zurückkommen. Was das erste angeht, ist es offensichtlich, dass es sich bei dem Begriff von Kontakt bei Perls et al. um ein sehr *allgemeines* Konzept handelt, mit dem *jede beliebige* »Interaktion zwischen dem Organismus und seiner Umwelt« gemeint ist, »in dem zumindest soziokulturelle, biologische und physische Faktoren interagieren« (a.a.O., 22f.). Perls et al. »führten den Begriff des Kontakts als ein abstraktes, formales Konzept ein« (Miller 1994, xvii); zu atmen oder zu essen galt für sie ebenso als Formen des Kontakts wie den Geschlechtsverkehr zu vollziehen oder einen anderen Menschen zu beschimpfen oder zu schlagen (vgl. 1951/2006, 211).

In dem gesamten Buch spielen die Qualität des *zwischenmenschlichen* Kontakts in der therapeutischen Situation sowie ihre therapeutischen Implikationen nur eine marginale Rolle; die Wörter »Buber« oder »Ich-Du«, die im zeitgenössischen Diskurs so häufig verwendet werden, tauchen bei Perls et al. *kein einziges Mal* auf![15] Das Wort »Dialog« findet sich nur ein einziges Mal, dort allerdings nicht im Buber'schen Sinne, sondern mit Bezug auf private oder stille Selbstgespräche (vgl. Staemmler 2015, 276ff.): »Diesen inneren Dialog hat Sokrates das Wesen des Denkens genannt« (Perls et al. 1951/2007, 153).

Trotz der nicht-individualistischen Überlegungen, die ich oben angedeutet habe, kann der Leser im Übrigen sowohl in *Das Ich, der Hunger und die Aggression* (Perls 1978) als auch in *Gestalt Therapy* einige Konzepte finden, die sich aus meiner Sicht als ziemlich individualistisch bezeichnen lassen. Ich denke zum Beispiel an die Aggressionstheorie,[16] die auf Smuts' (1938) konfuser Vorstellung von einem »geistig-seelischen Stoffwechsel« (vgl. Perls 1978, 127) sowie »dem individualistischen Ideal von einer Destrukturierung der Umwelt wie in einem Vakuum« (Saner 1989, 64) beruhte: Typischerweise verleibt sich hier ein hungriger »Organismus« (nicht etwa eine *Person!*) ein passives *Objekt*, z. B. ein Nahrungsmittel, ein, das er dann »assimiliert«.

Interaktionen mit anderen Menschen, die in ihrem eigenen Recht existieren und über eine eigene Perspektive und einen eigenen Willen verfügen, wurden seinerzeit – entgegen der Erwartung, die man an psychotherapeutische Literatur richten darf – nicht systematisch diskutiert. Diese Theoriebildung ist aus meiner Sicht als Anleitung zur »*Aneignung* [zu] verstehen, welche versucht, sich das jeweils Fremde

---

14 Die Ähnlichkeit zu Sullivans Position ist offensichtlich: »Alles, was sich in der menschlichen Psyche finden lässt, ist durch zwischenmenschliche Beziehungen dorthin gekommen« (1964, 302).

15 Das Wort »Du« (engl.: »*Thou*«) wird ein paarmal verwendet, allerdings *ohne* irgendeinen Bezug zu Buber oder seiner Anthropologie (vgl. Perls et al. 1951/2006, 144ff., 271ff., 278, 322).

16 Eine gründliche Kritik der Perls'schen Aggressionstheorie haben wir an anderer Stelle vorgelegt (vgl. Staemmler & Staemmler 2008).

oder Andere ›einzuverleiben‹, anstatt zu ihm in eine Antwortbeziehung zu treten, welche die eigene Stimme dieses Anderen und damit dessen Unverfügbarkeit konstitutiv anerkennt« (Rosa 2016, 326 – H.i.O.)[17]

Theoretische Ergänzung 4

Abraham Maslow kam bei seiner intensiven Beschäftigung mit menschlicher Motivation zu dem Ergebnis, dass der individuelle Bedarf an Nahrung sich nicht gerade als prototypisches Beispiel für menschliche Bedürfnisse eignet, sondern dass der relationale Wunsch nach Liebe, d. h. nach Zugehörigkeit, Verbundenheit, Anerkennung und Zuneigung, dafür sehr viel geeigneter ist:

> Hunger als ein Beispiel für alle anderen Motivationszustände zu wählen, ist sowohl theoretisch wie auch praktisch unvernünftig. Man kann nach näherer Betrachtung erkennen, daß der Hungertrieb mehr ein Spezialfall der Motivation ist als ein genereller. Er ist isolierter (um dieses Wort zu verwenden, wie es die Gestalt- und die Goldstein-Psychologen tun) als andere Motivationen, und auch weniger allgemein. Und schließlich unterscheidet er sich von anderen Motivationen darin, dass er eine bekannte somatische Basis besitzt, was fur Motivationszustände ungewöhnlich ist. …
>
> Allgemein hat man angenommen, daß alle Triebe dem von den physiologischen Trieben gesetzten Beispiel folgen. Man kann bereits jetzt voraussagen, daß dies nie der Fall sein wird. Die meisten Triebe sind nicht isolierbar noch können sie somatisch lokalisiert werden, noch können sie betrachtet werden, als wären sie das einzige, was im Organismus in einem bestimmten Zeitpunkt geschieht. Den typischen Trieb oder das typische Bedürfnis oder Verlangen kann man nicht auf eine spezifische, isolierte, lokalisierte somatische Basis beziehen und wird es auch wahrscheinlich nie können. Das typische Verlangen ist offenkundig viel mehr ein Bedürfnis der ganzen Person. … Wenn man die bisher vorliegenden Indizien betrachtet, stimmt es wahrscheinlich, daß wir niemals das Bedürfnis nach Liebe verstehen würden, soviel wir auch über den Hungertrieb wüßten. Tatsächlich kann man auch die dezidierte Behauptung aufstellen, daß wir nämlich aus der vollen Kenntnis des Liebesbedürfnisses mehr über die allgemeine menschliche Motivation (einschließlich des Hungers) lernen können als aus einer gründlichen Untersuchung des Nahrungstriebs. (Maslow 1981, 47)

Ein weiteres Beispiel ist das Modell des »organismischen Zyklus« (Perls 1978, 53 ff.) oder auch »Triebzyklus« (a.a.O., 84), später »Kontaktprozess« genannt (vgl. Perls et al. 1951/2006, 247 ff.), das »ursprünglich zur Beschreibung des Wandels von *individueller* Perspektive aus herangezogen« (Melnick & Nevis 2006, 264 – H.d.V.) wurde, weswegen es sich allerdings weder dazu eignet, »den *bilateralen* Charakter der Begegnung zu beschreiben, die zwischen Patient und Therapeut stattfindet,

[17] Freud sprach ganz direkt von »der oralen, kannibalistischen Einverleibung der fremden Person« (1933/1971, 501). Perls' Äußerungen über »orale Aggression« und seine gesamte Aggressionstheorie enthalten ähnliche Konnotationen; »organismische Selbstregulation« bedeutet für ihn: »Von innen heraus drängt irgendeine Figur zur Erscheinung, kommt an die Oberfläche und geht dann in die Welt draußen, greift nach dem, was wir wollen und kommt zurück, verleibt es ein, assimiliert es und nimmt es auf« (Perls 1974, 30). – Was hat das mit menschlichen bzw. humanen Beziehungen zu tun?

noch den *relationalen* Prozess, der sich zwischen beiden entwickelt«, wie Macaluso (2015, 234 – H.d.V.) zutreffend feststellt. Das zugrundeliegende Denkmuster war wohl eher: »Ich und nochmal ich und als Erfüllungsgehilfe Du« (Beck & Beck-Gernsheim 1990, 22).

Dasselbe ist über das verwandte Konzept des »Kontaktzyklus«[18] zu sagen; ich stimme hier völlig mit Gordon Wheeler überein, der beklagt:

> Leider findet sich wenig bis gar nichts von diesem sozialen, relationalen Seinsgrund in den uns vertrauten Gestaltszyklusmodellen wieder. Der Zyklus in seiner üblichen Darstellung … gibt ein Schema der Lebenszeit eines Impulses isoliert wieder, als existierte er getrennt … vom ›äußeren‹ Kontext … *anderer Menschen.* … Insbesondere scheinen die Zyklusmodelle … oft nahe zu legen, dass der einzig signifikante Ort, an dem man nach der menschliches Verhalten motivierenden Dynamik suchen kann, ›innerhalb‹ der Person läge. So eine eminent individualistische Tendenz verzerrt und reduziert unser Verstehen des menschlichen Prozesses im sozialen Feld. (2006b, 187 f. – H.i.O.)

Theoretische Ergänzung 5

In all diesen Kontakt-Zyklus-Modellen erschien die Umwelt – selbst die *menschliche Mitwelt* – als mehr oder weniger lebloses Objekt und wurde – der irrigen Stoffwechsel-Metapher folgend – zumeist am Beispiel eines Nahrungsmittels verdeutlicht, das keinerlei Autonomie oder eigene Aktivität an den Tag legt. Doch auch Begegnungen zwischen Menschen wurden bisweilen nach diesem Muster gedeutet. Dass selbst ein ›Liebesakt‹, wenn er durch die individualistisch-biologistische Brille dieses Modells betrachtet wird, derartig einseitig und lieblos erscheinen kann, dass man nicht mehr glaubt, er habe etwas mit einer *Liebesbeziehung* zwischen zwei Menschen zu tun, an der beide sozial aktiv und psychisch engagiert beteiligt sind, kann man an dem folgenden Beispiel sehen:

1 Ein Mann ruht.
2 Es kommt der Wunsch nach sexuellen Kontakten auf.
3 Er denkt an seine Partnerin.
4 Er geht zu ihr herüber.
5 Er kommt mit ihr zusammen.
6 Schläft nach dem Verkehr ein. (Petzold 1973, 28[19])

---

18 Es gibt noch andere Bezeichnungen; dafür zwei Beispiele: Zinker spricht von dem »Zyklus der organismischen Selbstregulation« (1982, 95 f.). Blankertz und Doubrawa reden in ihrem *Lexikon der Gestalttherapie* von einer »Gestaltwelle« (2005, 122); das Stichwort »Beziehung« existiert übrigens in diesem *Lexikon* nicht, auch nicht in Blankertz' (2000) *Gestalt begreifen – Ein Arbeitsbuch zur Theorie der Gestalttherapie.*

19 Bemerkenswert erscheint mir hier auch die Tatsache, dass der allgemeine »Wunsch nach sexuellen Kontakten« (man beachte den Plural!) *vor* dem Gedanken an die Partnerin auftritt. Aber vielleicht passt das zu der Vorstellung, es ginge hier um »die Wiederherstellung des Gleichgewichts im *Organismus*« (Petzold, a.a.O. – H.d.V.), dem es mehr oder weniger egal ist, an wen er sich zu diesem Zweck wendet. – Es ist mir wichtig, der Fairness halber anzumerken, dass der zitierte Autor diese Betrachtungsweise schon lange hinter sich gelassen hat (vgl. z. B. Petzold & Müller 2005).

Die eindrucksvollen Demonstrationen, mit denen Fritz Perls (1974; 1976) seine Arbeit während seiner Zeiten in Esalen illustrierte, haben zusätzlich zu der individualistischen Lesart der Gestalttherapie beigetragen und ihr Bild in der Öffentlichkeit für mindestens ein Jahrzehnt stark geprägt – mancherorts sogar bis heute. Viele von denen, die diesen therapeutischen Ansatz zu Zeiten des antiautoritären Aufruhrs kennenlernten, waren elektrisiert von der individuellen Freiheit und persönlichen Unabhängigkeit, die das so genannte ›Gestaltgebet‹ vertrat und versprach:

> Ich tue, was ich tu; und du tust, was du tust.
> Ich bin nicht auf dieser Welt, um nach deinen Erwartungen zu leben,
> Und du bist nicht auf dieser Welt, um nach den meinen zu leben.
> Du bist du, und ich bin ich,
> Und wenn wir uns zufällig finden, – wunderbar.
> Wenn nicht, kann man auch nichts machen. (Perls 1974, 13)

Aus heutiger Sicht ist festzustellen: Zahlreiche Gestalttherapeuten – und ich schließe mich hier ausdrücklich ein – erkannten damals nicht (oder wollten nicht erkennen), dass das im ›Gestaltgebet‹ vertretene Verständnis von menschlichen Beziehungen primär die *Abgrenzung* der Individuen voneinander betonte. Außerdem glich die darin erst in zweiter Linie enthaltene Vorstellung von zwischenmenschlichem Kontakt stark dem Muster kaufmännischer Verhandlungen; es schien wie

> eine Feilscherei – unter bestimmten Umständen ein Schlachtfeld –, bei der jedes der beiden Individuen seine Bedürfnisse zum Ausdruck bringt, ein Angebot macht, seinen Standpunkt vertritt und darum kämpft, das beste Verhandlungsergebnis für sich selbst im Interesse der eigenen Bedürfnisbefriedigung zu erreichen… Wenn die entsprechenden Bedürfnisse der Individuen kompatibel sind, ist eine Einigung leicht möglich; wenn nicht, kommt entweder gar kein Deal zustande, ein Kompromiss wird erzielt, ein Verhandlungspartner zeigt sich nachgiebig oder einer zwingt dem anderen seine Interessen auf. (Birtchnell 1993, 16)[20]

Aus meiner Sicht wurde es durch dieses plumpe Verständnis menschlicher Beziehungen im Allgemeinen für Perls und andere möglich, die therapeutische Beziehung im Besonderen auf eine Art und Weise zu betrachten, die es schwer macht, ihre *therapeutischen* Implikationen zu sehen – zumindest aus heutiger Perspektive. Die Art, wie Perls damals die therapeutische Beziehung definierte, entsprach dem zitierten ›Gestaltgebet‹ und liest sich so:

> Ich bin nur für mich selbst verantwortlich und für niemand anderen. Ich übernehme keine Verantwortung für irgendeinen von euch – ihr seid für euch selbst verantwortlich. … Wenn ihr also verrückt werden, Selbstmord begehen, euch besser machen, euch aufputschen oder

20 Weitere kritische Stellungnahmen zum ›Gestaltgebet‹ finden sich u. a. bei Cadwallader (1984) und Fleming Crocker (1983). – Auf die Bedeutung von Bedürfnissen werde ich in Kapitel 6.2 noch zurückkommen.

ein Erlebnis haben wollt, das euer Leben verändert, so ist das eure Sache. Ich tue was ich tue und du tust was du tust. (1974, 81 f.)

Viele von uns (mich selbst eingeschlossen) fühlten sich von Perls' Esalen-Stil inspiriert: Persönliche Veränderung und Wachstum standen im Vordergrund; Verbundenheit, Bezogenheit, Zugehörigkeit und gegenseitige Fürsorge blieben stark im Hintergrund. Abgesehen von wenigen Aussagen im Geiste der gerade zitierten, war die therapeutische Beziehung kein relevantes Thema im gestalttherapeutischen Diskurs. Jerry Greenwald, der zur Gruppe der ersten Gestalttherapeuten zählte und die Gestalttherapie unmittelbar bei Perls kennenlernte, schreibt ausdrücklich:

> Für den Gestalttherapeuten ist der Vorgang der Therapie auf die Erfahrungsprozesse des Patienten beschränkt. ... Ebenso betrachtet der Gestalttherapeut seine Interaktion mit dem Patienten als *seine* Prozesse der Selbstregulation, die sich ihm als *seine* Bedürfnisse nach Selbstäußerung, Verständnis und Kontakt aufdrängen. (1980, 121 f. – H.i.O.)

Offenbar machte jeder sein ›Ding‹, und selbst »Interaktion« wurde hier – man höre und staune – als ein individueller Prozess der *Selbst*regulation verstanden.[21] Auch das Setting, in dem die Perls'schen Demonstrationen stattfanden, spiegelte die individualistische Tendenz wider; Perls betonte: »Grundsätzlich mache ich eine Art Einzeltherapie im Rahmen einer Gruppe« (1974, 80). Die Person, die ›arbeitete‹, verließ die Runde der Beobachterinnen und nahm auf dem ›heißen Stuhl‹ neben Perls Platz, woraufhin die beiden dann ein Gespräch führten, von dem der Rest der Gruppe mehr oder weniger ausgeschlossen war. Yontef sagt von dieser Arbeitsweise: Sie »ist theatralisch und kathartisch orientiert und akzentuiert mehr die Technik als die Beziehung von Person zu Person. Ich nenne sie die Hauruck-Methode *(›boom-boom-boom‹ therapy)*« (1999, 29).

Theoretische Ergänzung 6

Yontefs kritische Anmerkung wendet sich u. a. gegen ein individualistisches Missverständnis von Emotionalität, das in jener Zeit weit verbreitet war und kaum infrage gestellt wurde. »In der gestalttherapeutischen Literatur haben die Gefühle zunächst eine weit geringere Betonung erfahren, als es ihrer großen Bedeutung in der gestalttherapeutischen Praxis entsprochen hätte,« wie Hans Peter Dreitzel (1995, 494) schon vor einiger Zeit richtig feststellte, ohne dass sich seither an dem beschriebenen Sachverhalt Wesentliches geändert hätte – abgesehen vielleicht von den wertvollen Beiträgen Leslie Greenbergs (vgl. Greenberg 2002; 2011; Greenberg, Rice & Elliott

21 Um schon an dieser Stelle einen kleinen Ausblick darauf zu geben, wie das Verhältnis von Selbstregulation und Interaktion aus relationaler Perspektive zu verstehen ist, zitiere ich Beebe, Jaffe, Lachmann, Feldstein, Crown et al.: »Selbst-Regulation und interaktive Regulation sind parallele und reziproke Prozesse, von denen jeder den Erfolg des anderen beeinflusst ..., jedes Verhalten entfaltet sich im Individuum und beeinflusst das sich verändernde Verhalten des Partners, während es durch dieses zugleich kontinuierlich modifiziert wird« (2000, 102).

1993; Greenberg & Safran 1987; vgl. auch Gegenfurtner & Fresser-Kuby 2007[22]), der sich allerdings nicht eindeutig als Gestalttherapeut identifiziert.

Zu Zeiten der ›*boom-boom-boom*‹ *therapy* – und bisweilen heute noch – konnte man als Beobachter leicht den Eindruck gewinnen, die Therapeuten verhielten sich wie Animateure, die sich auf jedes Gefühl ihrer Klientinnen in der Absicht stürzten, ihm zu möglichst großer Intensität und Ausdrucksstärke zu verhelfen, dabei möglichst beeindruckende kathartische Effekte zu erzielen und selbst als möglichst geniale Regisseure eines die Zuschauer bewegenden Schauspiels in Erscheinung zu treten.

Die Wirkungen eines solchen Vorgehens gingen oft nicht über die der unmittelbaren Show hinaus, und wenn doch, dann brachten sie häufig eine Reihe von Nebenwirkungen mit sich, die kaum reflektiert wurden. Worum es mir an dieser Stelle aber hauptsächlich geht, ist das implizite Verständnis menschlicher Emotionalität, das sich in diesen Situationen zeigte und ausgeprägte Züge einer Eine-Person-Psychologie trug: Gefühle galten hier als Prozesse ›*im*‹ Klienten, die dieser so deutlich wie möglich ›*in sich*‹ spüren sollte – bis sie eine Heftigkeit erreicht hatten, die den Wunsch entstehen ließen, sie nunmehr wieder ›loszuwerden‹.

Dieses kathartische Modell, das im Umgang mit Aggressionen besonders drastisch praktiziert wurde (zur Kritik vgl. Staemmler & Staemmler 2008), hatte Perls von Wilhelm Reich und anderen frühen Analytikern übernommen.[23] Es bestand in der Vorstellung einer Abfolge von Aufladung mit Triebenergie und deren Entladung, die ihren sprachlichen Tiefpunkt in der Vokabel von der ›Abfuhr‹ ›gestauter‹ Affekte fand, so als seien Emotionen zu entsorgendes Material oder Obstipationen von Verdauungsprodukten, die ›abzuführen‹ seien. – Wie meine tendenziell polemischen Formulierungen schon andeuten sollen, halte ich dieses Denkmodell nicht für überzeugend.

Gefühle sind weder Abfall noch Luxus. »Wir brauchen sie, wenn wir anderen Menschen Bedeutungen mitteilen wollen, und vielleicht sind sie auch … zur Orientierung unserer kognitiven Prozesse erforderlich« (Damasio 1997, 181 f.). Perls et al. definierten Emotionen ursprünglich als »die integrierte Bewußtheit einer *Beziehung* zwischen Organismus und Umwelt« (1951/2006, 257 – H.d.V.), womit die Relationalität von Gefühlen angesprochen war. Während Perls' Esalen-Stil den kathartischen Ausdruck von Emotionen in den Vordergrund rückte, ging der oben

---

22 Dieses Buch dokumentiert schon von seinem Ansatz her, dass es zum Thema Emotionen in der gestalttherapeutischen Literatur ein Defizit gibt, das die Herausgeberinnen mit Hilfe von Greenberg beheben wollen. – Greenbergs Verständnis des Stellenwerts von Emotionen in der therapeutischen Arbeit unterscheidet sich in gewisser Hinsicht ausdrücklich von dem der klassischen Gestalttherapie (vgl. Greenberg 2002, 31 ff.).

23 Schon Freud meinte bekanntlich, die Symptome seiner Patientinnen darauf zurückführen zu können, dass »den in den pathogenen Situationen entwickelten Affekten ein normaler Ausweg versperrt war, und daß das Wesen der Erkrankung darin bestand, daß nun diese ›eingeklemmten‹ Affekte einer abnormen Verwendung unterlagen« (1909/1943, 13).

erwähnte Leslie Greenberg deutlich darüber hinaus, als er die Notwendigkeit betonte, dass es in der therapeutischen Praxis darum gehe,

- Emotionen zuzulassen und zu akzeptieren, um der Informationen willen, die sie liefern, und nicht so sehr zum Zweck der kathartischen Wiederholung von emotionalem Ausdruck mit dem Ziel, Emotionen loszuwerden,
- einen Fokus auf Prozesse der Selbstunterbrechung, die die Bemühungen des Klienten behindern, Zugang zu seinen Emotionen zu bekommen,
- Zugang zu neuen Emotionen, um alte Emotionen zu verändern, und
- das Symbolisieren von und Nachdenken über Emotionen, um neue Narrative entstehen zu lassen. (2011, 12 f.)

Aus relationaler Perspektive könnte man noch etwas weitergehen und Emotionen präziser als verdichtete, dem Bewusstsein schnell zugängliche und Energie mobilisierende *Erlebnisse von Bedeutungen* verstehen, die ein Mensch einer aktuellen Beziehungssituation zuweist und mit deren Ausdruck er den anderen an der Situation Beteiligten diese Bedeutungen mitteilt. Damit sind Emotionen *interaktive* Ereignisse, die der zwischenmenschlichen Kommunikation, Verständigung, Handlung und Koregulation dienen. Menschen zielen mit ihren Gefühlen (und auch mit deren Intensität) auf Resonanz bei ihrem Gegenüber ab, d. h. sie wollen, dass ihre Emotionen wahrgenommen, verstanden und emotional beantwortet[24] (nicht einfach nur ›abgeführt‹) werden.

Selbstverständlich ist all das im Kontext eines individualistischen Zeitgeists zu verstehen, der nicht nur in gestalttherapeutischen Kreisen wirksam war. Dieser Zeitgeist – wie es ja oft im Verlauf der Geschichte der Fall ist – schwang wie ein Pendel auf die individualistische Seite, nachdem über viele schreckliche Jahre hinweg faschistische Massenhysterie und stalinistischer Kollektivismus die Würde und die Rechte des Einzelnen ignoriert und unvorstellbares Leid über Millionen von Menschen auf der ganzen Welt gebracht hatten.

Parallel zur Version der Gestalttherapie von Fritz Perls praktizierte seine Frau Lore einen anderen Stil. »Es lag ihr im Blut, ›dialogischer‹ zu sein als Fritz, was vielleicht eine Folge ihrer Begegnung mit Buber war, vielleicht aber auch das, was sie anfänglich zu Buber hingezogen hatte,« meint Lynne Jacobs (persönliche Mitteilung, 13.1.2016).[25] In zahlreichen autobiografischen Bemerkungen betonte Lore Perls, dass Martin Buber und Paul Tillich *»influenced me more than any psychologist«* (1989, 178 – H.i.O., englisch im Original). Dabei scheint mir

24 Das gilt natürlich auch für die emotionalen Prozesse der *Selbst*regulation und *Selbst*vergewisserung, die sich aus den interaktiven *Ko*regulationsprozessen durch kreative Aneignung entwickelt haben (vgl. Holodynski 2006 und in diesem Buch Kapitel 5.2).

25 Aron bemerkt: »Frauen als Menschen und der Feminismus als intellektuelle Bewegung haben einen wesentlichen (oft übersehenen) Einfluss auf die Entwicklung relationaler Theorien ausgeübt« (1996, 14).

bemerkenswert, dass sie den Einfluss, den Buber und Tillich auf sie ausgeübt hatten, den *persönlichen Eindrücken* zuschrieb, die sie von diesen Philosophen in Frankfurt am Main vor dem Zweiten Weltkrieg gewonnen hatte. Sie bezog sich *nicht* primär auf deren *Schriften*:

> Ich muss sagen, dass mein therapeutischer Stil eher von Paul Tillich und Martin Buber geprägt ist. Diese beiden haben mich stärker beeinflusst als sämtliche Analytiker und Psychologen.… Was bei Tillich und Buber so wichtig war, das war *die Unmittelbarkeit ihrer Art zu kommunizieren*. Sie hielten dir keine Vorträge, sondern sprachen direkt zu dir – aus einer Quelle in ihrem Inneren.… Ihre *respektvolle Haltung* gegenüber anderen Menschen machte einen tiefen Eindruck auf mich. (in Perls & Rosenblatt 2005, 157, 168 – H.d.V.)

In ähnlicher Weise hatte Lore Perls' dialogischerer Stil seinerseits wiederum mehr Einfluss auf folgende Generationen von Gestalttherapeutinnen durch die *persönlichen Eindrücke*, die diese aus der Arbeit mit ihr gewannen, und *nicht* primär durch Lores *Schriften*. Das hängt natürlich mit der Tatsache zusammen, dass Lores Beitrag zu *Gestalt Therapy* kaum zu identifizieren ist und sie in ihren eigenen Publikationen in späteren Jahren weder eine Theorie des Dialogs noch der therapeutischen Beziehung formulierte. Aber die *Art des Kontakts*, den sie ihren Patienten und Schülerinnen anbot, hinterließ einen dauerhaften Eindruck bei denen, die sich ihrer Präsenz ausgesetzt hatten.

So ist alles in allem festzustellen: Trotz Lore Perls' Einfluss als tendenziell dialogisches Vorbild und trotz gelegentlicher Nennungen der Formel »Ich-Du« (vgl. z.B. Perls & Levitsky 1980, 194f.; Simkin 1994, 68f.) sowie seltener Buber-Zitationen (vgl. z.B. Polster & Polster 1975, 101) fand innerhalb der gestalttherapeutischen Szene vor dem Ende der 1970er Jahre kein bekannt gewordener Versuch statt, ein substanzielles theoretisches Verständnis der Qualität und der Bedeutung der therapeutischen Beziehung oder eine relational orientierte therapeutische Praxis zu entwickeln, die von einem entsprechenden theoretischen Verständnis getragen gewesen wäre.

4. Die relationale Wende: die 1980er-Jahre

> Ich erkenne diesen anderen Menschen als Partner noch nicht wahrhaft, solange ich ihn in seiner Begegnungssituation zum »objektiven« Gegenstand meiner Erkenntnis mache, sondern erst dann, wenn ich ihn *in meiner eigenen Begegnung mit ihm* partnerisch erfahre. (Trüb 1951/2015, 15 – H.i.O.)

Gegen Ende der 1970er-Jahre begannen die Dinge, sich langsam zu verändern. Weitgehend unbeachtet von der gestalttherapeutischen Öffentlichkeit schloss Lynne Jacobs (1978) ihre Dissertation unter dem Titel *I-Thou Relations in Gestalt Therapy* ab, in der sie sich intensiv auf Martin Buber bezog. Es waren allerdings noch einige Jahre und weitere Arbeiten von ihr und anderen nötig, bevor die Saat von Jacobs' wertvollen Bemühungen aufging und offensichtliche Früchte im gestalttherapeutischen Diskurs trug: 1983 veröffentlichte Gary Yontef einen anregenden Artikel in deutscher Sprache mit dem Titel *Gestalttherapie als dialogische Methode*, in dem er behauptete:

> Seit ihren Anfängen betonte die Gestalttherapie, das wichtigste Werkzeug in der Behandlung sei die aktive Gegenwärtigkeit des Therapeuten. Damit geschah ein Abweichen von der traditionellen Rolle des Psychoanalytikers. Er verhielt sich passiv, und Interpretationen waren die einzige Form des Kontaktes zwischen Therapeut und Patient. Die Funktion der Übertragungsneurose in der Psychoanalyse übernimmt der Ich-Du-Dialog in der Gestalttherapie. (1983, 99)

Was in der Anfangszeit der Gestalttherapie begann, sollte im Zuge der relationalen Wende noch weiter reichende Folgen für das Verhalten des Therapeuten und seinen Stellenwert in der therapeutischen Interaktion mit sich bringen. Denn seine »aktive Gegenwärtigkeit« erforderte es, dem Klienten einen persönlichen Kontakt anzubieten und eine dialogische Haltung einzunehmen. Diese Haltung

> beinhaltete, daß der Therapeut mehr von sich sehen ließ, daß er ganzheitlicher in den Blick kam und weniger als Guru oder Zauberkünstler, sondern als ein Mensch, der auch mit Fehlern behaftet ist. Die dialogische Haltung legt größeren Wert auf die Sichtbarkeit des Therapeuten als Person, d. h. der Therapeut teilt sich mehr mit. Er teilt mit, was bei ihm abläuft, was er momentan fühlt (und benutzt sein Erleben nicht nur als Anregung, sich für den Patienten Konfrontationen und Experimente einfallen zu lassen); er teilt mehr von seinem Lebenshintergrund mit (soweit das klinisch relevant und nützlich ist). (Yontef 1999, 77)

4.1 Historische Linien

In den Jahren 1985 und 1990 erschienen zwei Artikel von Richard Hycner, in denen er dialogische und relationale Fragestellungen diskutierte, und 1989 brachte die *Edition Humanistische Psychologie* sein Buch *Zwischen Menschen* auf Deutsch heraus – noch bevor es 1991 in der Originalsprache in Amerika veröffentlicht wurde. Gleichfalls im Jahr 1989 publizierte Lynne Jacobs einen Text über *»Dialogue in Gestalt Theory and Therapy«*.[26]

Diese Veröffentlichungen übten einen dauerhaften Einfluss darauf aus, wie die Gestalttherapie von zahlreichen Gestalttherapeutinnen verstanden wurde. Für sie galt die Gestalttherapie von den 1980er Jahren an als ein *relationaler* Zugang zur Psychotherapie, bei dem die Therapeuten eine *dialogische* Haltung gegenüber ihren Klientinnen einnahmen. Bisweilen ging diese relationale Wende mit einer ablehnenden Haltung gegenüber therapeutischen Techniken (wie etwa denen, die einen leeren Stuhl benutzen) einher, die durch Perls' Demonstrationen in Esalen berühmt und berüchtigt geworden waren, die aber, wovon ich überzeugt bin, dennoch auf sinnvolle Weise innerhalb eines dialogischen Therapieverständnisses verwendet werden können (vgl. Yontef & Schulz 2016): »Die Betonung auf der Beziehung macht den Gebrauch der Techniken raffinierter« (Yontef 1991, 114).

Bisweilen wurde die individualistische Phase aber einfach ignoriert oder totgeschwiegen, während das neue, dialogisch-relationale Verständnis der Gestalttherapie rückblickend den vorangegangenen Jahrzehnten mit zugeschrieben wurde. So gibt es manche Darstellungen der Quellen, aus denen sich die Gestalttherapie ursprünglich entwickelt hatte, in denen Bezüge zu Bubers Gedanken und Schriften prominent enthalten sind (vgl. z.B. Boeckh 2006, 15; Bowman 2005, 12; Clarkson & Mackewn 1995, 84ff.; Doubrawa 2016, 191; Frambach 1996; Korb, Gorrell & van de Riet 1989, 16) – so als ob Buber schon immer ein ursprünglicher Theoretiker der Gestalttherapie gewesen wäre.

Das mag aus einem relationalen Blickwinkel heraus zwar gut gemeint sein, lässt sich aber historisch nicht belegen und stellt meines Erachtens eine schönfärberische und daher verfälschende Repräsentation der Geschichte dar.[27] Rich Hycner hat die Situation, die vor der relationalen Wende bestand, m.E. treffender beschrieben:

[26] Diese Artikel wurden später gemeinsam mit einigen anderen in einem von Hycner und Jacobs (1995) herausgegebenen Buch erneut veröffentlicht. Die Herausgeber ergänzten dieses einflussreiche Buch fünfzehn Jahre später um ein weiteres (Hycner & Jacobs 2010).

[27] Ich finde es auffällig und halte es für historisch relevant, dass diese Darstellungen erst in der zweiten Hälfte der 1980er-Jahre auftauchen und dann zum Standard-Narrativ werden. In früheren Darstellungen finden sich dagegen *keine* Hinweise auf Bubers Dialogik (vgl. z.B. Gorton 1983; Kogan 1976; Smith 1976).

> Innerhalb gestalttherapeutischer Theoriebildung ist zuviel Wert auf bestimmte Funktionen des Menschen gelegt worden, als ob diese irgendwie getrennt von der Person existierten, die sowohl über die Funktionen verfügt als auch aus ihnen besteht ... Das wirkt auf mich, als ginge zumindest in der Theorie (und bedauerlicherweise auch zeitweilig in der Praxis) die Person verloren. In anderen Worten: Beim Lesen vieler theoretischer Schriften entsteht der Eindruck, daß die *wirkliche* Grundlage der Gestalttherapie nicht in der dialogischen Beziehung und den Menschen in dieser Beziehung zu suchen ist, sondern vielmehr in ›Bewußtheit‹, ›Kontakt‹, ›Gestalten‹, ›Organismen‹, ›Figur und Hintergrund‹, ›Gestaltschließung‹ oder ›Widerstand‹. (1999a, 54)

Mit dieser historischen Einordnung möchte ich natürlich keinesfalls die Fortschritte infrage stellen, die die relationale Wende mit sich brachte – ganz im Gegenteil! Für mich gibt es keinen Zweifel daran, dass zahllose Klientinnen, die von ihren Gestalttherapeuten so behandelt worden waren, wie Perls mit seiner Klientin Gloria umgesprungen war (siehe Burry 2008; Dolliver 1991; Dolliver, Gold & Gold 1980; Shostrom 1965), große Erleichterung empfanden, als ihre Therapeutinnen anfingen, ihnen ernsthaft zuzuhören, sich um ein Verständnis ihrer Standpunkte zu bemühen, ihren Perspektiven gleiche Gültigkeit im therapeutischen Gespräch zuzugestehen und die Deutungsmacht fair mit ihnen zu teilen (vgl. auch *Anhang 1*[28]).

Theoretische Ergänzung 7

Hier spielten die Zeichen der Zeit natürlich eine Rolle: Die relationale Wende in der Gestalttherapie fand im Rahmen eines Zeitgeistes statt, der zugleich andere relationale Entwicklungen begünstigte, zum Beispiel innerhalb der Psychoanalyse (vgl. Mitchell & Aron 1999), wo manchmal von einer »intersubjektiven Wende« gesprochen wird (vgl. z. B. Ermann 2014).

Wachtel beschreibt die relationale Grundeinsicht folgendermaßen:

> Aus dem Blickwinkel der relationalen Psychoanalyse ist der Analytiker nicht ein reiner Beobachter, der das Verhalten oder die Erfahrung des Patienten spiegelt, sondern er ist ein aktiv Teilnehmender, der gemeinsam mit dem Patienten hervorbringt, was sich im Therapiezimmer ereignet. Relationale Analytiker betonen, dass das Leben jedes Menschen in ein Netz oder eine Matrix von Beziehungen eingebettet ist, und stellen damit den radikalen Individualismus infrage, auf dem die Vorgehensweisen ihrer Vorgänger beruhten. Die Wirkung des Therapeuten darauf, wie der Patient sich selbst und seine Optionen im Leben betrachtet, ist nichts, das sich vermeiden ließe; es ist anzuerkennen. (2014a, 343)

Ich denke, die Ähnlichkeiten mit der relationalen Wende in der Gestalttherapie sind offensichtlich.

---

28 Der angehängte Text, ein schon früher in englischer Sprache veröffentlichter Artikel (Staemmler 2010), soll die Überlegungen, die ich im Haupttext präsentiere, unter *hermeneutischem* Blickwinkel ergänzen und vertiefen, einem Blickwinkel, den ich im Haupttext nur begrenzt einnehme.

Für mich persönlich war in diesem Zusammenhang eine Erfahrung besonders eindrücklich, die ich vor vielen Jahren mit einem meiner Klienten gemacht habe:

Beispiel aus der Praxis 2

Mein Klient F., ein Berufskollege, ging mir auf besondere Weise zu Herzen. Mein Mitgefühl war stark angesprochen, wenn ich sah, auf wie weit reichende Weise eine chronische Krankheit das Leben eines Menschen beeinträchtigen kann. Seit F. erkrankt war, litt er unter zahlreichen Symptomen, insbesondere einer meist empfundenen großen Müdigkeit und Kraftlosigkeit, durch die er sich in fast allen Lebensbereichen sehr eingeschränkt fühlte.

Besonders einschneidend war für ihn die Tatsache, dass er deshalb am sozialen Leben kaum noch teilnehmen konnte, weil er abends und an Wochenenden kaum noch die Energie aufbrachte, Kontakte zu pflegen oder Veranstaltungen zu besuchen. Wegen seiner seltenen Erreichbarkeit hatten sich manche seiner Bekannten von ihm zurückgezogen. So kam zu Schmerzen und chronischer Erschöpfung eine zunehmende Einsamkeit hinzu, die dadurch noch verstärkt wurde, dass F. sich für seine Krankheit und seinen dadurch bedingten Zustand sehr schämte. Einem Großteil der Menschen, mit denen er zu tun hatte, verheimlichte er daher seine Erkrankung und zog sich seinerseits aus vielen Beziehungen zurück.

Mit den letzten zwei Sätzen bin ich dazu übergegangen, nicht mehr vorwiegend über F.s körperliche Krankheit zu schreiben, sondern über seine psychische Krankheitsverarbeitung, die überwiegend in einem Widerstand oder sogar in einem Kampf gegen die Krankheit bestand. Er sträubte sich immer wieder mit großem psychischem Aufwand gegen die Tatsache seiner Erkrankung, die er als einen Makel begriff und für die er sich abwertete. Die Möglichkeit, sich mit seiner Krankheit und deren Folgen zu akzeptieren, Mitgefühl mit sich zu empfinden oder sich gar ›trotzdem‹ zu mögen, hielt er für geradezu bedrohlich, da er befürchtete, in diesem Fall völlig leistungsunfähig zu werden und sich nicht mehr selbst versorgen zu können.

Die Scham und der Kampf gegen sich selbst standen folglich im Mittelpunkt unserer gemeinsamen Arbeit. Der speziellen Sitzung, die ich im Weiteren beschreiben will, gingen zwei andere voraus. Vor der ersten dieser beiden Sitzungen hatte er mir geschrieben, er habe Angst vor unserer Stunde und davor, »alles kaputtzumachen«. Wir beschäftigten uns dann mit der Möglichkeit des Selbstmitgefühls und versuchten, eine neue Seite in ihm zu etablieren, mit der er sich wohlwollend, liebevoll und unterstützend jener anderen Seite in sich zuwenden konnte, die litt und Angst hatte (vgl. Staemmler 2015, 346 ff.). In der zweiten vorangehenden Stunde stand seine selbstabwertende Seite im Vordergrund, mit der er sich das Leben zusätzlich schwer machte; dabei wurde klar, dass sein Kampf gegen die Krankheit, so paradox es auf den ersten Blick erscheinen mochte, u. a. einer fürsorglichen Motivation entsprang.

Der Verlauf dieser beiden Sitzungen zeigte eine für mich auffällige Parallele: Von den ca. 90 Minuten, die wir jeweils arbeiteten, empfand ich in beiden Fällen die zweite Hälfte als kooperativ und konstruktiv. Aber die jeweils erste Hälfte war für mich extrem anstrengend: Während er mir einerseits eindringlich vermittelte, wie verzweifelt er war und wie dringend er Hilfe benötigte, übernahm er keinerlei Verantwortung für sich und seine Verhaltens- und Erlebensweisen, beklagte sein schreckliches Schicksal, hatte gleichzeitig gegen jeden Vorschlag, den ich ihm machte, einen Einwand, an jeder Rückmeldung, die ich ihm gab, etwas auszusetzen oder wenigstens zu korrigieren, und an jedem persönlichen Eindruck, den ich ihm zurückmeldete, stimmte etwas für ihn nicht. Es entstand für mein Gefühl keinerlei Fluss in unserem Dialog, und ich fühlte mich mit jedem Impuls, den ich einbrachte, ausgebremst oder blockiert. Meine Mitteilungen über mein Erleben dieser für mich frustrierenden Interaktion liefen auf die eine oder andere Weise ins Leere.

Nach ungefähr der Hälfte der einen Sitzung sagte ich zu ihm, dass ich kurz davor sei zu kapitulieren. An dem vergleichbaren Punkt in der anderen Sitzung bot ich ihm an, die Arbeit für dieses Mal zu beenden und auf mein Honorar für die zweite Hälfte der Sitzung zu verzichten. Erst nach diesen Mitteilungen begann die jeweilige Sitzung auf eine Weise zu verlaufen, die mir konstruktiver und für ihn hilfreicher zu sein schien. In der zweiten Sitzung hatte ich dann sogar den Eindruck, dass er anfing, sich aktiv und eigenverantwortlich an der Arbeit zu beteiligen und dabei Fortschritte zu machen.

Von daher war ich im Nachhinein eigentlich ganz zufrieden und umso überraschter, als ich kurz nach der Sitzung von ihm ein Email bekam, in dem er mir schrieb, er sei in heller Panik und befürchte, ich wolle nichts mehr mit ihm zu tun haben. Angesichts der Tatsache, dass ich mich seit vielen Jahren kontinuierlich für ihn engagiert hatte – einschließlich zu Zeiten, in denen die gemeinsame Arbeit mühsam für uns beide war –, lag es für mich auf der Hand zu vermuten, dass seine selbstabwertende Seite gerade die Oberhand gewonnen hatte, er wieder in die Illusion der Verantwortungslosigkeit zurückgefallen war und seine Negativität nun auf mich projizierte. Immerhin wandte er sich mit seiner Angst an mich, sodass ich ihm kurz antworten und ihn, was mich betraf, beruhigen konnte. (Natürlich kam mir der Gedanke, ob hier zwischen uns nicht etwas dem Ähnliches ablief, was in den Beziehungen zwischen ihm und seinen Bekannten vorging und destruktive Auswirkungen hatte, weil es dort subtiler ablief und nicht explizit gemacht wurde.)

Als ich ihn bei nächster Gelegenheit darauf ansprach, dass mir sein in dem Email geschildertes Erleben auf einem psychologischen Niveau zu liegen schien, das er ein paar Stunden zuvor, während unseres Kontakts, schon weit hinter sich gelassen hatte, schilderte er mir den Zustand, aus dem heraus er mir geschrieben hatte: Er war von einem Mittagsschlaf in diesem panischen, kindlichen Zustand aufgewacht, und fühlte sich darin für einige Zeit gefangen, nicht fähig, sein Erleben zu reflektieren, in einen sinnvollen Kontext zu stellen oder irgendwelche anderen, ›erwachsenen‹ Ressourcen zu mobilisieren – außer der, mir zu schreiben.

So viel zur Vorgeschichte. Ich komme nun zur Schilderung der dritten Sitzung innerhalb dieser Sequenz, um die es mir hier im Wesentlichen geht: Ich hatte mir vorgenommen, die Parallelen im Verlauf der vorangegangenen Stunden zum Thema zu machen, war mir allerdings recht unsicher, ob ich damit auf offene Ohren stoßen würde oder ob ich wieder den Eindruck bekommen würde, auf Granit zu beißen. Ich war darum positiv überrascht, als ich bemerkte, dass F. sich von Anfang an engagiert und motiviert zeigte, mit mir zu klären, was da zwischen uns vorgegangen war. Er zeigte auch bei kritischen Anmerkungen von mir keinerlei Anzeichen von Kränkung oder Scham.

Er bestätigte im Prinzip meinen generellen Eindruck von dem gemeinsamen Muster im Verlauf der beiden vorherigen Sitzungen. Er sagte, er habe die jeweiligen ersten Teile der Sitzungen als eine Art »Clinch« erlebt und dabei zwar gespürt, dass er sich allen meinen Bemühungen entgegenstellte, zugleich aber das verzweifelte Gefühl gehabt, »alles falsch zu machen«, ja eigentlich sogar als ganze Person von Grund auf »falsch« zu sein. Er erinnerte sich daran, dieses Gefühl als Kind und Jugendlicher gegenüber seiner Mutter immer wieder gehabt zu haben, der er es nie recht machen konnte, obwohl er ihr, um die Verbindung mit ihr aufrecht zu erhalten, immer wieder Besserung versprach – ohne allerdings je eine Vorstellung oder gar ein klares Wissen davon zu haben, was er konkret tun konnte, um den Erwartungen seiner Mutter zu entsprechen. So war in ihm das nachhaltige Selbstbild entstanden, grundlegend »schwierig« und »falsch« zu sein. (Dieser Satz wirkt in seiner Knappheit zu flach, um die umfassende Bedeutung zu kennzeichnen, die dieses negative Selbstbild für ihn hatte.)

Ich wies ihn darauf hin, dass es sich bei diesem Selbstbild nicht um ein Faktum, sondern um ein Introjekt handelte, dass er im Kontakt mit seiner Mutter gebildet hatte. Da ich inzwischen den Eindruck hatte, mit meinen Formulierungen nicht besonders vorsichtig sein zu müssen, nannte ich dieses Introjekt salopp »Schrott«, um seinen Glauben daran durch die drastische Wortwahl zu erschüttern. Als er das hörte, hellte sich sein Gesicht merklich auf.

Außerdem sagte ich ihm, dass ich neben einigen Parallelen auch einen wichtigen Unterschied zwischen seiner Situation mit seiner Mutter und der mit mir sah: Anders als er es von seiner Mutter in Erinnerung hatte, hatte ich ihn nicht im Unklaren darüber gelassen, was er tun konnte, sondern hatte ihm immer wieder konkrete Vorschläge zu unserem Vorgehen gemacht, die er aber während der ersten Teile unserer Sitzungen nicht aufgegriffen hatte.

Was die beiden zweiten Sitzungshälften anging, hatte er zwar den Eindruck von einer konstruktiveren Zusammenarbeit zwischen uns und einem produktiveren Verlauf bezüglich seiner Problematik gehabt, sich zugleich aber auf sich selbst zurückgeworfen und in spezieller Weise einsam gefühlt. Obwohl er natürlich wahrnahm, wie ich ihn mit meinen Anregungen und Resonanzen begleitete, war es für ihn so, als wäre ich nur irgendwie aus der Distanz bei ihm, ohne dass er mich unmittelbar spüren konnte. So blieb bei ihm trotz Allem der Eindruck zurück, mit seinen Problemen allein gelassen zu werden.

Dies stand in auffälligem Gegensatz zu meinem Erleben. Ich sagte ihm, dass es mir während der »Clinch«-Phasen eher so gegangen sei, dass ich keine Verbindung zwischen uns spüren konnte, dann aber, in den jeweiligen zweiten Hälften der Sitzungen, den Eindruck gehabt hatte, mich sozusagen ›Seite an Seite‹ mit ihm seinen Schwierigkeiten und möglichen Auswegen daraus zuzuwenden. Für mich war gerade dadurch ein Gefühl von Verbundenheit entstanden.

Aber für ihn war es mehr der ›Clinch‹ gewesen, der uns in Verbindung gebracht hatte. So unangenehm diese Phasen für ihn gewesen waren, er hatte sich mit mir dabei dennoch in direktem Kontakt gefühlt. Hier hatten wir unmittelbar miteinander zu tun gehabt, zwar auf unangenehme Weise, aber immerhin. Ich verstand dies so: Indem ich immer wieder unmittelbar auf alle seine Vermeidungsmanöver reagierte, gewann er den Eindruck, dass ich direkt auf ihn einging und wir so in einem engen Austausch miteinander blieben, in dem unsere jeweiligen Beiträge dicht aufeinander folgten und auch inhaltlich eng miteinander verflochten waren. In den späteren Phasen, die ich als konstruktiver empfunden hatte, erlebte er mich mehr als jemanden, der zwar bei ihm war, ihn aber sozusagen ›von außen‹ dabei begleitete, wie er in einen Austausch mit sich selbst trat. (Das wurde möglicherweise durch die Selbstgespräch-Technik begünstigt, die ich eingeführt hatte.)

Ich fragte ihn, wie er denn unser momentanes Gespräch erlebte: Fühlte er sich eher verbunden oder eher allein gelassen? Seine Antwort war klar: verbunden. Er führte das vor allem darauf zurück, dass ich im Vis-à-vis-Kontakt mit ihm sprach, mich dabei engagiert zeigte und er so den Eindruck gewann, dass wir gemeinsam aktiv waren. Wir verständigten uns darauf, in Zukunft aufmerksam dafür zu bleiben, dass er sich mit mir verbunden fühlen konnte, während wir an seinen Problem arbeiteten; mein Beitrag dazu würde darin bestehen, meine persönlichen Resonanzen und eigenen Gedanken immer wieder deutlich zum Ausdruck zu bringen.

Am folgenden Tag erhielt ich ein Email von ihm, in dem u. a. Folgendes stand:

> Ich war sehr überrascht, wie ich mich nach der Sitzung fühlte. Das Gefühl von Glück, das aus dem Empfinden von Leichtigkeit und Verbundenheit resultiert, kenne ich so nicht. Ich weiß nicht, ob ich mich jemals auf diese Art glücklich gefühlt habe. Es ist kein ›lautes‹ Gefühl, und es muss nicht nach außen. Es ist meins, und dennoch möchte ich es teilen. Dir davon zu erzählen, hilft mir, wieder etwas davon zu spüren. Ich kann es nicht behalten, ich erinnere mich und es hallt nach, aber ich spüre es nicht mehr so wie gestern. Und ich habe eine große Sehnsucht danach – es erscheint mir wie eine Erlösung.

Für mich war diese Erfahrung insofern sehr lehrreich, als sie mir half, auf der Ebene der unmittelbaren Erfahrung einen wichtigen Aspekt der relationalen Wende zu verstehen: die Offenheit von Gestalttherapeuten im Bezug auf ihre persönliche (manchmal auch »real« genannte) Wirkung darauf, wie ihre Klienten sie erleben und auf sie reagieren. So werden zum Beispiel Irritationen in der therapeutischen Beziehung nicht mehr stereotyp als ausschließliches Resultat der Projektionen oder Übertragungen der Klientinnen verstanden (vgl. Alexander, Brickman, Jacobs, Trop & Yontef 1992; Jacobs 2010): »Wenn es einen Riss in der therapeutischen Beziehung gibt, sei er geringfügig oder riesig, ist der Therapeut ein Teil dieser Störung« (Yontef 2002, 21).

Aus dieser Haltung heraus entwickelten Gestalttherapeutinnen eine Neugier auf die Dynamik ihrer Interaktionen mit ihren Klienten und begannen, Fragen wie z. B. die folgende zu stellen: »Was ist es nach deiner Meinung, das ich zu den Schwierigkeiten beitrage, in denen wir uns gerade befinden?« Der offene Charakter solcher Fragen sowie die Bereitschaft der Therapeutin, sich infrage stellen oder kritisieren zu lassen, machten den therapeutischen Prozess natürlich weniger vorhersagbar und verlangten von der Therapeutin, sichtbar zu werden und sich der therapeutischen Begegnung in möglichst wenig defensiver und selbstschützender Weise auszusetzen.

An diesem Punkt verknüpft sich die dialogische Haltung unauflöslich mit der am aktuellen *Prozess* der jeweiligen Klientin orientierten Vorgehensweise in der Gestalttherapie. Erst durch diese Verbindung bekommt Perls' Schlagwort vom »Hier und Jetzt und … Ich und Du« (1980, 152) ihre gültige Bedeutung: Unter solchen dialogischen Bedingungen beruht

> die therapeutische Kokreation auf Improvisation …: Sie kann sich nicht als die Folge vorsätzlich geplanter, bekannter, schematischer und kenntnisreicher Prozesse ereignen, sondern dort, wo eine Begegnung von Person zu Person stattfindet, in der die Beteiligten … sich zum Instrument der Beziehung selbst machen. … Die therapeutische Begegnung als improvisierte Kokreation zu betrachten ist ein sehr fortschrittliches, aber nicht minder schwieriges und divergentes, jedoch auch universelles und nutzbringendes Konzept in der Theorie psychotherapeutischer Praxis. (Spagnuolo Lobb 2006, 45 f.)[29]

Ich zitiere Spagnuolo Lobbs letzte Formulierung von einem »universellen Konzept« u. a., weil sie damit den engen Bereich der Gestalttherapie verlässt und auf den größeren therapeutischen Kontext verweist: Denn nicht nur in der Gestalttherapie, sondern auch in zahlreichen anderen Therapieformen fand – natürlich in Schulen-spezifischen Varianten – mehr oder weniger gleichzeitig eine relationale Wende statt. Diese parallelen Entwicklungen schufen so etwas

---

29 Spagnuolo Lobbs Formulierung erinnert mich an Bubers Feststellung: »Ein echtes Gespräch kann man nicht vordisponieren« (1984, 296).

wie einen gemeinsamen Nenner, auf dem sich die oft konkurrierenden oder sogar einander feindlich gesonnenen therapeutischen Ansätze treffen konnten. Dadurch öffneten sich viele bis dahin weitgehend verschlossene Türen des interdisziplinären Austauschs.

Obwohl die Gestalttherapie in manchen Kreisen anderer therapeutischer Ansätze selbst heute noch in dem (oft schlechten) Ruf steht, den sie sich in den 1960er- und '70er-Jahren zuzog,[30] hat die relationale Wende den Weg zu einem fruchtbareren Austausch mit Therapeuten derjenigen Schulen geebnet, die ebenfalls die Bedeutung von Intersubjektivität, Empathie und Kokreativität in der therapeutischen Begegnung betonen (vgl. Bocian & Staemmler 2013; Staemmler 2009a; 2013a).

Die relationale Wende hatte darüber hinaus einen positiven Einfluss auf ihre Beziehungen zu weiteren wissenschaftlichen Kreisen, insbesondere zu den psychologischen sowie zu einigen philosophischen. Diese erfreuliche Entwicklung hatte viele Facetten, darunter die Tatsache, dass Gestalttherapeuten ein Interesse an einer sinnvollen Integration von Erkenntnissen aus externen Quellen entwickelten, das sehr viel differenzierter angelegt war als die meisten der »Gestalt und…«-Versuche früherer Jahre, die damals wegen ihrer theoretischen Unbedarftheit von Lore Perls (1989, 106) oder Gary Yontef (1999, 69 f.) nachdrücklich kritisiert worden waren.

Zahlreiche Beispiele für solche wenig ausgegorenen Verknüpfungen erwähnt Hilarion Petzold (1973, 21) – damals noch unkritisch –, dessen spätere Arbeit an einer Integrativen Therapie, die sich u. a. auf gestalttherapeutische Quellen stützt, selbst als ein prominentes Beispiel für die neuartigen Integrationsbemühungen auf einem hohen theoretischen Niveau zu nennen ist (vgl. Petzold 1993a/b/c). Andere Beispiele, die allerdings weniger komplex sind, finden sich bei Lynne Jacobs' (1995a; 2013) Verknüpfungen der Gestalttherapie mit der psychoanalytischen Selbsttheorie Kohuts (vgl. auch Sapriel 1998), Tobins (2004) und Figgess' (2009) Versuche, Vorgehensweisen des EMDR mit der Gestalttherapie zu verbinden, oder Greenbergs (2011) Entwurf einer Emotionsfokussierten Therapie, die sowohl auf der Gestalttherapie als auch auf Rogers' (1972) Klient-bezogener Gesprächstherapie[31] und Gendlins (1998; vgl. auch Renn 2016) Focusing aufbaut.

Zusammenfassend lässt sich sagen: Innerhalb der Gestalttherapie selbst haben sich durch die relationale Wende zwei Schwerpunkte herausgebildet, die in engem

---

30 Bestimmte Urteile halten sich hartnäckig, auch wenn sie historisch längst überholt sind. So meint Wagner-Moore z. B., die Gestalttherapie »versäumt es, die Vorteile anzuerkennen, die relationalen und intersubjektiven Ansätzen eigen sind« (2004, 183), und Fowers meint, Gestalttherapeuten neigten dazu, »den sozialen Kontext mit Argwohn zu betrachten, als eine Art Gegner, der das natürliche Gute im Individuum beeinträchtigt« (2005, 57).

31 Mittlerweile hat sich hier der Begriff »Personzentrierte Psychotherapie« durchgesetzt.

Zusammenhang zueinander stehen; der eine bezieht sich auf *ethische* Aspekte des therapeutischen Dialogs, der andere auf *inhaltliche* Aspekte:

Ein relationales Verständnis verlangt vom Therapeuten erstens, den Klienten so weit wie möglich aus einer Ich-Du-Haltung heraus zu betrachten und anzusprechen (im Sinne von Bubers Ethik – vgl. Kapitel 4.3 sowie Staemmler 1993; 1994). Denn »es handelt sich um eine Form der Gestalttherapie, die vom Therapeuten Respekt und Mitgefühl für den Klienten sowie die Bereitschaft verlangt, sich weitgehend auf den Erfahrungshorizont des Klienten einzulassen« (Yontef 2002, 32). Dazu gehört der Wille des Therapeuten, auf eine einseitige Beanspruchung der Deutungsmacht zu verzichten und sich zusammen mit dem Klienten für die Herausarbeitung gemeinsamer Bedeutungen zu engagieren: *»Die Wirklichkeit des Therapeuten ist nicht gültiger als die der Patientin«* (a.a.O., 17 – H.i.O.; vgl. auch *Anhang 1*).[32] Donna Orange fordert in diesem Zusammenhang von Therapeuten ein »Fehlbarkeitsbewusstsein« (2004, 51 ff.).

In *diesem* Sinne lässt sich der relationale Standpunkt *normativ* verstehen.

> Er verweist auf das Ausmaß, zu dem Menschen für andersartige Perspektiven offen sind. In diesem Verständnis gilt ein Gespräch, bei dem eine Person die Ansichten einer anderen berücksichtigt – und *vice versa* –, als dialogischer als ein Gespräch, bei dem eine Person der anderen nicht wirklich zuhört oder deren Meinung nicht ernst nimmt. (Akkerman & Niessen 2012, 58)

Der zweite Schwerpunkt bezieht sich auf den *Inhalt* des Dialogs. Damit ist gemeint, dass die Aufmerksamkeit des Therapeuten nicht nur auf die individuellen psychologischen Prozesse des Klienten konzentriert ist, sondern auch auf die *interpersonalen* Prozesse, die zwischen Klient und Therapeut ablaufen. Dazu gehört seit der relationalen Wende, dass der Therapeut die interpersonalen Prozesse ebenso anspricht, wie die Beiträge, die *beide* Teilnehmer individuell dazu leisten, d. h. seine eigenen Beiträge genauso wie die des Klienten.

32 Auch in dieser Hinsicht findet man bereits bei Perls et al. einen entsprechenden Hinweis: Sie vertreten die Ansicht, der Patient müsse »natürlich ein Partner beim Prozess der Interpretation sein.... Dies heißt..., der Therapeut ... sollte sehr wenig interpretieren und dem Patienten lieber die *Werkzeuge* für die Interpretation an die Hand geben« (1951/2006, 155 – H.i.O.).

4.2 Das therapeutische Beziehungsangebot – Psychologische Aspekte

Sobald es in den 1980er-Jahren innerhalb gestalttherapeutischer Kreise mehrheitsfähig geworden war, der therapeutischen Beziehung eine besondere Bedeutung beizumessen, wurde es möglich, den Anschluss an wichtige Ergebnisse der Psychotherapieforschung zu finden und die Gestalttherapie auf diese Weise nicht nur mit anderen Therapieformen, sondern auch mit der für sie relevanten empirischen Wissenschaft in Verbindung zu bringen. Denn durch diese Entwicklung wurde nun ein gemeinsamer Nenner mit der Psychotherapieforschung sichtbar, deren Resultate gleichfalls die große Wichtigkeit der therapeutischen Beziehung betonen (vgl. z. B. Ardito & Rabellino 2011; Lambert & Barley 2001; Norcross 2011).

Theoretische Ergänzung 8

In der Psychotherapieforschung hat sich für die therapeutische Beziehung die folgende Definition durchgesetzt: »Die Beziehung besteht in den Gefühlen und Einstellungen, die Therapeut und Klient füreinander haben, und in der Art und Weise, wie diese zum Ausdruck gebracht werden« (Gelso & Carter 1985, 159).

Im positiven Fall schafft das Therapeutenverhalten eine Voraussetzung dafür, dass sich die Beziehung positiv entwickelt und das entsteht, was in der Forschungsliteratur häufig als »Allianz« bezeichnet wird – eine Atmosphäre von Partnerschaft und guter Zusammenarbeit zwischen den Beteiligten.

Dabei scheint es für die empirische Forschung typisch zu sein, dass sie vieles vorwiegend unter dem Blickwinkel der Effizienz sieht. So wurde die therapeutische Beziehung häufig unter der Fragestellung betrachtet, welchen Anteil sie zur Wirksamkeit einer Therapie beiträgt. Ich möchte, weil diese Fragestellung auf den folgenden Seiten immer wieder im Hintergrund mitschwingen wird, daher gleich zu Anfang dieses Abschnitts betonen, dass der (etwa am Verschwinden von Symptomen) messbare Therapieerfolg für mich nicht das alleinige oder oberste Kriterium darstellt, anhand dessen ich die Qualität einer *zwischenmenschlichen* Beziehung bewerte – auch die therapeutische Beziehung ist ja eine zwischenmenschliche Beziehung.

Qualität der Beziehung, Methoden und Techniken

Für mich überraschenderweise habe ich bei meinen Recherchen sogar in dem klassischen Lehrbuch der Psychiatrie von Eugen Bleuler eine Feststellung gefunden, durch die ich mich in meiner Haltung bestätigt sehe:

> Die therapeutische Bedeutung des Verhältnisses des Arztes zu seinem Kranken wird am besten verstanden, wenn man es an der Bedeutung mißt, die alle menschlichen Beziehungen für die Prägung der Persönlichkeit und für das Befinden haben: Wir werden zu dem, was wir sind, im Zusammenhang mit den Beziehungen zu unseren Eltern, später zu Kameraden, Vorgesetzten und Untergebenen, zu allen, mit denen wir in Berührung kommen. Und unser alltägliches Befinden hängt weitgehend davon ab, wie unsere Beziehungen zu anderen sind und wie wir sie uns vorstellen. Unser Bedürfnis ist stark, sowohl Hilfe, Stütze und Liebe zu erhalten, wie Hilfe, Stütze und Liebe zu geben. (1916/1979, 141).

In therapeutischen Beziehungen zählen für mich vor allem die *humanen* Aspekte, wie sie bei Bleuler anklingen und wie ich sie im Folgenden noch eingehender beschreiben werde (vgl. insbesondere Kapitel 4.3). Eine Wirksamkeit, die zu Lasten von Humanität erreicht wird, hat für mich einen nicht zu rechtfertigenden, überhöhten Preis. Um es an einem krassen Beispiel zu verdeutlichen: Methoden wie Gehirnwäsche oder Folter mögen äußerst wirksame Mittel zur psychischen Veränderung einer Person darstellen, aber ihre Effizienz wird unter Aufgabe humaner Werte bewerkstelligt, die für mich oberste Priorität besitzen müssen. Anders gesagt: Wenn Beziehungsmuster von Dominanz und Unterwerfung, von Machtausübung und Hilflosigkeit den Weg für effektive Einflussnahme bereiten, bin ich bereit, auf die auf diesem Weg hervorgerufene Veränderung zu verzichten.

Die krassen Beispiele von Folter oder Gehirnwäsche sollen nur der Verdeutlichung im Grundsatz dienen. Die Wirklichkeit in psychotherapeutischen Praxen und Kliniken ist glücklicherweise meist nicht so extrem. Und doch stellt sich dort prinzipiell dieselbe Frage: Heiligt der Zweck die Mittel? Soll den therapeutischen Techniken, die eine möglichst effiziente Veränderung versprechen, der Vorrang vor der Qualität der therapeutischen Beziehung gegeben werden, deren Aufbau und Aufrechterhaltung Geduld und Zeit benötigt und einige Unabwägbarkeiten mit sich bringt?

Klientinnen selbst scheinen hier den größeren Wert auf die Güte ihrer Beziehung zum Therapeuten zu legen als auf schnelle Besserung: Swift berichtet von seinen bemerkenswerten Untersuchungsergebnissen, »dass Klienten eine wenig effektive Behandlung bei einem Therapeuten, zu dem sie eine gute Beziehung aufbauen können, einer sehr effektiven Behandlung vorziehen, wenn sie zum Therapeuten … keine Beziehung herstellen können« (2015, 50). Ich denke daher, ich befinde mich mit meiner persönliche Wertentscheidung im Einklang mit einer Mehrheit von Klienten, wenn es um solche Alternativen geht.

Es gibt nun allerdings einige Einsichten aus der Psychotherapieforschung, die darauf hinweisen, dass die Alternativen möglicherweise gar nicht so beschaffen sind, wie sie zunächst aussehen.[33] Es scheint sich nämlich zu zeigen, dass die

---

33 Über eine dieser Einsichten, die oft unberücksichtigt bleibt, schreiben Norcross und Lambert: »Der Patient selbst trägt zum Therapieerfolg deutlich mehr bei als die jeweilige Behandlungsmethode oder die therapeutische Beziehung … Diese empirische Erkenntnis sollte uns achtsam und ein bisschen demütig stimmen bezüglich unserer kollektiven Neigung zur Therapeuten-Zentriertheit« (2011a, 4).

zum Einsatz kommenden therapeutischen Techniken unter dem Strich einen *geringeren* Einfluss auf den Erfolg einer Therapie ausüben als die Qualität der therapeutischen Beziehung.

Dieser Meinung war Carl Rogers schon im Jahr 1957, in dem sein viel beachteter Text über »die notwendigen und hinreichenden Bedingungen für Persönlichkeitsentwicklung durch Psychotherapie« im Original erschien.[34] Darin schrieb er:

> Hinsichtlich der Theorie, die hier vorgestellt wird, ist die Technik in keiner Weise eine wesentliche Bedingung für Therapie. In dem Ausmaß jedoch, indem sie einen Kanal zur Verfügung stellt, durch den der Therapeut eine feinfühlige Empathie und eine bedingungslose Zuwendung zum Ausdruck bringt, kann sie als technischer Kanal dienen, durch den die wesentlichen Bedingungen von Therapie erfüllt werden. (1991, 183)

Wenn das so ist, kann man Irving Yaloms folgenden Bericht als eine eindrückliche Illustration dieses Sachverhalts verstehen:

Beispiel aus der Praxis 3

Mein Vater starb mit sechsundvierzig beinahe an einem Herzanfall. Es geschah mitten in der Nacht. Ich, vierzehn Jahre alt, war entsetzt, und meine Mutter war so außer sich, dass sie irgendeine Erklärung zu finden versuchte, jemanden, dem sie die Schuld an diesem Schicksalsschlag geben konnte. Ich war die verfügbare Zielscheibe, und sie ließ mich wissen, dass ich – meine Ungebärdigkeit, meine Respektlosigkeit, meine Störmanöver – voll und ganz für diese Katastrophe verantwortlich war. Während sich mein Vater vor Schmerzen krümmte, schrie sie mich mehr als einmal an diesem Abend an: »Du hast ihn umgebracht!«

Als ich zwölf Jahre später auf der Analytikercouch lag, resultierte meine Beschreibung dieses Vorfalls in einem ungewöhnlichen kurzen Ausbruch von Zärtlichkeit seitens von Olive Smith, meiner ultraorthodoxen Freudianischen Psychoanalytikerin, die mit der Zunge schnalzte, ts ts, als sie sich zu mir beugte und sagte: »Wie schrecklich. Wie furchtbar das für Sie gewesen sein muss.« Ich erinnere mich an keine einzige von ihren klugen, durchdachten und behutsam vorgebrachten Interpretationen. Doch ihre Zuwendung, diesen Augenblick des Mitgefühls – die rechne ich ihr sogar jetzt, fast fünfzig Jahre danach, noch hoch an. (Yalom 2008, 149)

Was für mich an Yaloms Erinnerungen u. a. auffällig ist, hat mit der Perspektive des Klienten zu tun, aus der heraus er von seinen Erfahrungen erzählt. Man kann ja wohlwollend annehmen, dass seine Analytikerin ihre »klugen, durchdachten und

---

34 Rogers' Arbeiten trugen wesentlich dazu bei, dass die therapeutische Beziehung in den Fokus der psychotherapeutischen Wirksamkeitsforschung geriet.

behutsam vorgebrachten Interpretationen« nicht willkürlich gewählt hat, sondern davon überzeugt war, dass sie ihrem Klienten damit behilflich sein konnte. Aber *aus dessen Perspektive* waren sie offenbar nicht entscheidend; ihre Inhalte hat er vergessen. Woran er sich jedoch nachhaltig erinnert, ist der Moment »ihrer Zuwendung, dieser Augenblick des Mitgefühls«.

Die Dichotomie von Technik und Beziehung, wie sie von Rogers oder Yalom suggeriert wird, ist allerdings mit Vorsicht zu betrachten. Denn im guten Sinne ist eine Technik ja die äußere Form, in die die Therapeutin ihre Antwort auf die Situation des Klienten gießt; sie ist sozusagen der »Inhaltsaspekt« einer Mitteilung, der Informationen darüber enthält, um *was* es geht. Doch jede Mitteilung umfasst unvermeidlicherweise einen »Beziehungsaspekt«, der Hinweise darauf vermittelt, »*wie* der Sender *die Beziehung* zwischen sich und dem Empfänger sieht, und ist in diesem Sinn seine *persönliche Stellungnahme* zum anderen« (Watzlawick et al. 1969, 53 – H.d.V.).

Und der eine Aspekt braucht den anderen; die Kommunikation braucht ein *Was*, an dem sich ein *Wie* festmachen kann: »Der Kontakt kommt zustande über eine Beteiligung an etwas Gemeinsamem, einer Idee, einem Interesse, einem Werk, einer Mahlzeit, einem ›Dritten‹. Die Personen sind nicht einfach einander gegenüber, sie sind *miteinander um etwas herum*« (Lévinas 1997, 48 – H.d.V.). Das Wie und das Was sind *»Aspekte«*, wie Watzlawick et al. korrekt formulieren, also unterschiedliche Ansichten *desselben* Vorgangs, die in Abhängigkeit von der gewählten Perspektive für den Betrachter in der Vordergrund rücken, während der jeweils andere Aspekt aber im Hintergrund bestehen bleibt.[35]

Weil Menschen verkörperte Wesen sind und ihre Interaktion immer »zwischenleiblich« (Merleau-Ponty) ist, hat die Gestalttherapie von jeher Wert darauf gelegt, dass das Wie einer Mitteilung nie vernachlässigt werden darf. Merkwürdigerweise ist unter Gestalttherapeutinnen trotzdem wenig bekannt, dass diese Einsicht bereits in der klassischen Gestaltpsychologie, z. B. von Wolfgang Köhler, vertreten wurde:

> Selbst wenn wir die Worte von Menschen verstehen wollen, kann die Art, *wie* sie sprechen, einen besseren Anhaltspunkt liefern als die Wortbedeutungen an sich. … Weil uns das Verhalten des anderen nur durch unsere Wahrnehmung gegeben ist, muss sich unser Verständnis vor allem auf diese Quelle stützen. (1929/1947, 217 ff. – H.i.O.)

Dieses Wie ist gerade im Kontext von Überlegungen zur Relationalität in der Psychotherapie und ihrem Verhältnis zur therapeutischen Technik insofern bedeutsam, als

35 Auf der Einsicht, dass das Wie und das Was zusammen eine Ganzheit bilden, beruht ja auch die zentrale Maßgabe für Gestalttherapeuten, die Perspektive der Klientin, die primär das Was im Blick hat, um die Aufmerksamkeit für das Wie zu ergänzen und auf diese Weise zur Vervollständigung in der Betrachtung jener Ganzheit beizutragen, um die es jeweils geht.

»Wörter wie ›sich beziehen‹ … im Allgemeinen benutzt [werden], um zu beschreiben, *wie* Therapeuten und Patienten sich zueinander verhalten. Demgegenüber werden Begriffe wie ›Technik‹ oder ›Intervention‹ verwendet, um zu benennen, *was* der Therapeut tut« (Norcross & Lambert 2011a, 5 – H.i.O.); so gesehen

> formen Beziehung und Technik einander ständig. … Die Beziehung existiert nicht getrennt davon, was der Therapeut in Form von Technik tut, und man kann sich keine Techniken vorstellen, die nicht auch einen Einfluss auf die Beziehung ausüben. Anders gesagt: *Techniken und Interventionen sind relationale Handlungen.* (Norcross & Lambert 2011b, 5 – H.d.V.)

Ob ein Therapeut seiner Klientin z. B. eine Technik *vorschreibt* oder *vorschlägt* und ihr zur eigenen Umsetzung an die Hand gibt, ist Ausdruck dessen, *wie* er sich auf sie *bezieht*, und wird die Art und Weise beeinflussen, *wie* die Klientin die Technik nutzt und *wie* sie sich auf den Therapeuten bezieht.

Ich schreibe bewusst »beeinflussen« und nicht etwa »festlegen«, denn selbstverständlich hat die Klientin die Möglichkeit, ihre Antwort auf eine Mitteilung des Therapeuten selbst zu wählen. Daran wird deutlich, wie wichtig es ist, die *Unterschiedlichkeit* in den Perspektiven der Beteiligten zu berücksichtigen. Das findet nach meinem Eindruck seltener statt, als ich es für wünschenswert halte. Wenn von der therapeutischen *Beziehung* die Rede ist, wird oft so getan, als ob sie mit der Charakterisierung der Haltung der *Therapeutin* ausreichend beschrieben wäre. Insofern finde ich es z. B. bemerkenswert, dass Norcross und Lambert in ihrem schon zitierten Text, dem sie den Titel *»Evidence-based therapy relationships«* gaben, feststellen: »Zahlreiche und übereinstimmende Quellen belegen, dass die *Person* des Psychotherapeuten unauflöslich mit dem Ergebnis der Psychotherapie verknüpft ist« (2011b, 7 – H.i.O.).

Das ist zwar sicher richtig, aber bei dieser Formulierung fällt unter den Tisch, dass jede noch so gut gemeinte und sorgsam kommunizierte Einstellung einer Therapeutin prinzipiell nur so wirksam sein kann, wie sie vom *Klienten* entsprechend erlebt wird.

> Die Wirkung des Therapeutenverhaltens auf den Klienten muss letztlich im Kontext des *Erlebens des Klienten* von diesem Verhalten verstanden werden, und dieses Erleben steht unter dem Einfluss der einzigartigen Lerngeschichte des Klienten. Dieselbe therapeutische Intervention kann daher von zwei verschiedenen Klienten sehr unterschiedlich aufgefasst werden. Während der eine Klient darin etwas sieht, das die therapeutische Beziehung fördert, empfindet der andere es als etwas, das sie beeinträchtigt. Aus diesem Grund erscheint es unerlässlich, dass der Therapeut versteht, welche Faktoren das Erleben des Klienten von den therapeutischen Interventionen beeinflussen. (Safran, Crocker, McMain & Murray 1990, 155 – H.d.V.)

Aus demselben Grund wäre es illusorisch, wenn Therapeutinnen meinten, ihre eigene positive Einstellung gegenüber ihren Klienten sei hinreichend für eine gute

Beziehungsqualität, und es wäre vermessen anzunehmen, Therapeutinnen könnten *einseitig* eine fruchtbare therapeutischen Beziehung *herstellen*: Die Qualität der therapeutischen Beziehung resultiert aus der Art und Weise, wie *beiden* Beteiligten ihre Zusammenarbeit gelingt.[36]

Theoretische Ergänzung 9

Wenn Therapeutinnen dies nicht beachten, werden sie naiv annehmen, es sei mit ihrem guten Willen und ihrer Kompetenz schon getan. Doch das führt dann leicht dazu, dass sie nicht mehr aufmerksam dafür sind, wie der Klient die Zuwendung der Therapeutin aufnimmt und verarbeitet. Damit allein sind Enttäuschungen und Missverständnisse vorprogrammiert. Daher gilt:

> Eine Fehleinschätzung davon, wie der Klient die therapeutische Beziehung erlebt (z. B. zu glauben, sie befinde sich ›in gutem Zustand‹, wenn der Klient diesen Eindruck nicht teilt), kann dazu führen, dass therapeutische Interventionen weniger wirksam werden. Daher empfiehlt es sich, während der gesamten Therapie aktiv im Auge zu behalten, wie der Klient die Beziehung erlebt. (Horvath, Del Re, Flückiger & Symonds 2011, 15)

Denn natürlich kann das, was die Therapeutin auf *ihre* Weise erlebt, vom Klienten auf *andere* Weise erlebt werden. Das ist eine basale Tatsache zwischenmenschlicher Kommunikation: Sie »schreibt … ihre Effekte nicht vor. Sie determiniert sie nicht und ist daher nicht ›instruierend‹ (Maturana & Varela 1987, 106). Jede Therapeutin, die Erfahrungen mit eigenen Übertragungen bzw. denen ihrer Klienten hat, wird das bestätigen können.

Und meist ist die Kommunikation ja durchaus komplex in dem Sinne, dass die Beteiligten einander nicht nur auf *eine* Weise verstehen, sondern den Mitteilungen des jeweils anderen durchaus mehrere, verschiedene Bedeutungen verleihen, die oft nur mit Mühe herauszufinden und zu unterscheiden sind. Die wichtigen in eine Kommunikation einfließenden Bedeutungen herauszuarbeiten, ist Teil des therapeutischen Dialogs, der dann ansteht.

In der Psychoanalyse hat man versucht, zwei grundlegend verschiedene Perspektiven zu berücksichtigen (und dann therapeutisch zu nutzen), die für das Zustandekommen von unterschiedlichen Bedeutungen relevant sein können: das Arbeitsbündnis und die Übertragungsneurose (vgl. Greenson 1966). Manchmal wird in diesem Zusammenhang der problematische Begriff der »therapeutischen Ich-Spaltung« verwendet, den Körner Psychoanalyse-immanent kritisiert, weil er »es erlaubt, zwischen zwei Beziehungen, der neurotischen Übertragungsbeziehung und der relativ unneurotischen Arbeitsbeziehung zu unterscheiden. Der

[36] Diese Feststellung behält auch dann ihre Gültigkeit, wenn man einbezieht, dass Klienten in der Regel ihren Therapeutinnen einen ungefähr doppelt so großen Einfluss auf die Beziehungsqualität zuschreiben (nämlich ca. zwei Drittel) wie sich selbst (nur ca. ein Drittel – vgl. Bedi, Davies & Williams 2005, 317).

Nutzen dieser Unterscheidung liegt darin, daß sich die Analytiker … nur dann in die persönliche Beziehung zum neurotischen Patienten mit seinen infantilen, drängenden Phantasien und Wünschen einlassen mochten, wenn sie daneben die Sicherheit einer vernünftigen, ›erwachsenen‹ Beziehung erkennen konnten« (1989, 387).

Aus meiner gestalttherapeutischen Perspektive wende ich mich im Grundsatz gegen ein verdinglichendes Instanzenmodell der Psyche, dessen Bestandteil ein »Ich« ist, und bevorzuge eine prozessuale Sichtweise. Außerdem gefällt mir die unnötige Pathologisierung (»Spaltung«) nicht. Ich denke vielmehr, dass es sich hier um eine durchaus sinnvolle, synchrone Aktivierung von (mindestens) zwei Selbst-Positionen des Klienten – der unmittelbar erlebenden und der das Erleben beobachtenden, reflektierenden – handelt, mit denen er auf entsprechend unterschiedliche Weise mit der Therapeutin in Kontakt tritt und gerade dadurch zum Erfolg der Arbeit beiträgt (vgl. Staemmler 2015a). »Was mit der Ich-Spaltung eigentlich gemeint sein sollte, ist die Fähigkeit des Patienten und des Therapeuten, sich auf die therapeutische Situation und die therapeutische Beziehung einzulassen und sich gleichzeitig und/oder nachträglich … davon distanzieren zu können« (Heisterkamp 1993, 129).

Das Gelingen der therapeutischen Zusammenarbeit beruht, wie Edward Bordin in einer Reihe von Publikationen (z.B. 1979; 1994) gezeigt hat, zu einem wesentlichen Teil darauf, dass zwischen Klientin und Therapeut in bestimmten Punkten ein (expliziter oder impliziter) Konsens bzw. eine »Genauigkeit der Passung« (engl.: *closeness of fit* – 1979, 253) be- bzw. entsteht. Aus seiner Sicht geht es hier hauptsächlich um drei Dimensionen: erstens »eine Übereinstimmung hinsichtlich der Ziele, [zweitens] die entsprechende Zuordnung der Aufgabe oder einer Abfolge von Aufgaben [die von der Klientin bzw. dem Therapeuten zu erfüllen sind], und [drittens] die Entwicklung von Verbundenheit« (a.a.O.).

Die *allgemeinen* Ziele einer Therapie werden meist schon in den ersten Gesprächen als das Anliegen benannt, weswegen eine Therapie überhaupt gewünscht wird: Eine Klientin gibt vielleicht an, dass sie selbstsicherer werden möchte. Ein Klient wünscht sich, seine Arbeit so zu strukturieren, dass er nicht mehr so sehr unter Druck kommt und mehr Zeit für sich und seine Familie hat. Ein anderer möchte aufhören, Alkohol im Übermaß zu konsumieren, und eine andere strebt an, ihren Körper zu akzeptieren und eventuell sogar zu mögen. In der Regel können Therapeutinnen auf dieser allgemeinen Ebene solche Zielformulierungen akzeptieren und sich so zu eigen machen, dass eine *gemeinsame* Zielvorstellung entsteht. In den seltenen Fällen, in denen das nicht der Fall ist, muss selbstverständlich darüber verhandelt werden, was die Ziele der gemeinsamen Arbeit sein könnten, die für beide Beteiligte akzeptabel und wünschenswert sind.

Wenn es dann aber um die *konkrete* therapeutische Arbeit geht, ist es immer wieder erforderlich, das aktuelle Entwicklungsbedürfnis der Klientin Schritt für Schritt zu erarbeiten (vgl. Staemmler 1988). Dies ist ein kleinschrittiger gemeinsamer Prozess – wir sprechen hier von der »Erarbeitung eines therapeutischen Themas« (Staemmler 1993, 232 ff.; Staemmler & Bock 1998, 98 ff.) –, in dessen Verlauf beiden Beteiligten klar wird, in welche Richtung die angestrebte Veränderung gehen muss, welche Hindernisse dabei im Weg stehen und wie sie zu überwinden sind. Das dabei deutlich werdende konkrete Ziel eines Veränderungsprozesses besteht dann in dem Erreichen einer subjektiven Situation, in der die Klientin die erforderlichen Fähigkeiten besitzt und nutzen kann, ihr bislang unbefriedigt gebliebenes Bedürfnis in ihrem Alltag zu befriedigen. Anders gesagt: Ziel eines Veränderungsprozesses ist nicht die Bedürfnisbefriedigung, sondern die subjektive Fähigkeit dazu.[37]

Was den erforderlichen Konsens über das konkrete Ziel angeht, ergibt er sich aus der schrittweise erfolgenden Abstimmung und Verständigung zwischen Therapeut und Klientin darüber, welche Bedeutung sie jedem während der Erarbeitung des Themas auftauchenden Element im Erleben der Klientin zuordnen wollen und welches Gesamtbild für sie dabei entsteht (vgl. auch *Anhang 1*). Diese Abstimmungsprozesse sind dann sehr viel minutiöser als die zuvor besprochenen Klärungen der allgemeinen Therapieziele, und mögliche Unterschiede in der jeweiligen Auffassung von einem der einzelnen Aspekte lassen sich meist relativ leicht überbrücken und zu einem Konsens zusammenführen, vorausgesetzt der Therapeut versteht sich nicht als besserwissender Experte, sondern als gleichberechtigter Dialogpartner.

Das notwendige Einverständnis über die *Aufgabenverteilung* zwischen den Beteiligten ist der zweite Punkt in Bordins Aufzählung. Es sollte Einigkeit darüber bestehen, welchen Beitrag jeder dazu zu leisten hat, dass die festgelegten Ziele erreicht werden können. Es gibt bisher nur einige wenige Versuche, die Aufgabe der *Gestalt*therapeutin zu umreißen; sie liegen nicht nur auf recht unterschiedlichen Abstraktionsniveaus, sondern setzen auch sehr unterschiedliche Schwerpunkte (vgl. z. B. Fagan 1970; Staemmler & Bock 1998, 135 ff.).

Zu den recht generellen Aufgabenbeschreibungen gehört etwa Richard Hycners Forderung, der Therapeut solle sich als »Hüter des Dialogischen« (1989, 55) verhalten. Für Lore Perls war es

> wichtig, keine therapeutische Rolle zu spielen, sondern den Klienten so zu begegnen, wie ich im Augenblick bin: mich mit meinem Hintergrund, mit allem, was mir an Erfahrung, Wissen und Geschick zur Verfügung steht, in der gegebenen Situation in den Dienst des Dialogs, der Begegnung zu stellen. (1989, 179)

---

37 Mehr dazu werde ich weiter unten in anderem Zusammenhang sagen.

René Sassenfeld sieht seine Aufgabe so:

> Der Psychotherapeut nimmt … ein komplexeres Bündel an Aufgaben auf sich: einerseits muss er ähnlich dem Patienten seiner eigenen Erfahrung im Rahmen des therapeutischen Raumes besondere Aufmerksamkeit schenken; andererseits trägt er die entscheidende zusätzliche Verantwortung, die Aufrechterhaltung des sich entfaltenden psychotherapeutischen Prozesses zu sichern und zu schützen. Das bedeutet für den Therapeuten, dass – obwohl auch seine eigene Teilnahme am therapeutischen Geschehen erwartet wird – er gleichzeitig einen psychischen Zustand aufrechterhalten muss, der es ihm erlaubt, die therapeutische Qualität des mit dem Patienten geteilten Raumes zu garantieren. (2015, 131)

Etwas technischer orientierte Charakterisierungen der Aufgabe des Therapeuten sprechen davon, dass er die Bewusstheit der Klientin fördern solle; andere sehen es als seine besondere Aufgabe, Verhaltensweisen der Klientin, die er für neurotisch hält, ›geschickt‹ zu frustrieren (engl.: *skillful frustration*). Eine wiederum ziemlich umfassende Aufgabenstellung formuliert David Mann: »Der Therapeut bringt seine Gefühle, Beobachtungen, Vorlieben, persönliche Erfahrungen und Gedanken zum Ausdruck und liefert der Klientin auf diese Weise ein Modell für phänomenologische Beschreibungen« (2010, 181).

Es ist für mich offensichtlich, dass die Literatur zu dieser Frage noch rudimentär ist und weiterer Klärungsbedarf besteht. Dasselbe gilt – vielleicht sogar in noch stärkerer Ausprägung – für die Aufgabe des Klienten. Viele Klienten tun sich gerade am Anfang einer Therapie nicht leicht, weil sie keine oder nur eine sehr vage Vorstellung davon haben, worin ihr Beitrag zur therapeutischen Arbeit bestehen sollte.[38] Das kann nicht nur zu der heiklen Situation führen, dass sie eine Entscheidung für die Therapie treffen sollen, ohne genau zu wissen, was das für sie genau bedeutet, sondern es kann auch zu unnötigem Zeitverlust und zu vermeidbaren Missverständnissen und daraus resultierenden Enttäuschungen sowie zu Beziehungskrisen beitragen, die eventuell zu umgehen wären, wenn Klienten im Vorgespräch klare Informationen darüber erhielten, worin ihre Aufgabe besteht.

»Informed consent« ist sicher ein wünschenswerter Ausgangspunkt für jeden therapeutischen Prozess sowie für die dritte von Bordin genannte Dimension, die *Verbundenheit* zwischen den Beteiligten, also für das, was im engeren Sinn unter der therapeutischen *Beziehung* zu verstehen ist. Die erwähnten Unterschiede in der therapeutischen Aufgabenverteilung stellen nur einen Aspekt der Tatsache dar, dass Beziehungen zwischen Menschen – im Allgemeinen wie auch im speziellen

---

38 Auch die von der *Deutschen Vereinigung für Gestalttherapie (DVG)* auf ihrer Website veröffentlichten »Informationen für Klientinnen und Klienten in Gestalttherapie und Gestaltsupervision« geben den Adressatinnen zwar Informationen über die ethischen Kriterien, die ihre Therapeuten einhalten sollen, aber keinerlei Anhaltspunkte zu ihrer eigenen Aufgabe als Klientinnen.

Kontext von Psychotherapie – immer mindestens *zwei* Beteiligte und ihre jeweiligen Perspektiven umfassen.

Die zwei Seiten der Beziehung

Diese Perspektiven sind zwar aufeinander bezogen, aber deswegen keineswegs identisch. Wie der eine den anderen sieht, muss nicht mit dem übereinstimmen, wie der andere den einen sieht, und das ist im therapeutischen Zusammenhang genauso. Gerade weil Relationalität auf zwei *unterschiedliche* Perspektiven verweist, ist sie nicht gleichbedeutend mit vollständiger Mutualität. Vom Klienten ist z. B. nicht zu verlangen, dass er sich auf seine Therapeutin *in gleicher Weise* zugewandt und einfühlsam bezieht, wie man es umgekehrt von der Therapeutin in Bezug auf ihn erwarten kann. Aber

> von der empathischen Zuwendung der Therapeutin könnte der Klient nicht profitieren, wenn er sie nicht als solche erkennen würde. Und dafür benötigt er selbst empathische Fähigkeiten. Jede Empathie, die die Therapeutin ihm entgegenbringt, bliebe wirkungslos, wenn sie vom Klienten nicht auch als solche erlebt würde. Die Empathie der Therapeutin muss bei ihm zumindest teilweise ›ankommen‹, sonst bringt sie ihm im unmittelbaren Kontakt gar nichts, auch wenn die Therapeutin sich einseitig von ihm vielleicht ein klareres Bild machen kann. (Staemmler 2009a, 65 f.)

»Das hat Implikationen für mich als Berater. Ich muß nicht nur sensibel sein für das, was in mir vor sich geht, und ein Gespür für die Gefühlsströme meines Klienten haben, sondern auch dafür, *wie er meine Mitteilungen aufnimmt*« (Rogers 1984, 111 – H.d.V.).[39] Ich möchte das anhand einer Fallgeschichte verdeutlichen, die am Beispiel einer missglückten Situation zeigt, wie richtig Rogers mit seiner Empfehlung lag:

Beispiel aus der Praxis 4

Eine Frau, mit der ich wegen einer langen Warteliste die gewünschte Therapie nicht gleich beginnen konnte, hatte mich gebeten, mit ihr bis zum Beginn der regulären Therapie gelegentlich eine Sitzung zu machen, wenn einer meiner anderen Klienten aus irgendwelchen Gründen seinen Termin absagte. Dieser Bitte hatte ich entsprochen und im Laufe eines Jahres ungefähr fünf Gespräche mit ihr gehabt.

In einer weiteren derartigen Sitzung brach das grundlegende Leid dieser Frau, das sie bislang hinter einer attraktiven, gut angepassten Fassade verborgen hatte, unter dem Eindruck einer akuten Ehekrise für sie selbst überraschend und auf sehr

---

[39] Dieser Sachverhalt schlägt sich auch bei der empirischen Untersuchung der Wirkungen des Therapeutenverhaltens nieder: »Die Forschungsergebnisse haben gezeigt, dass die von Klienten *erlebten* Beziehungsfaktoren durchgängig mehr positive Resultate ergeben als die Einschätzungen objektiver Rater« (Asay & Lambert 2001, 533).

vehemente Weise hervor. Ihre bislang latente Angst, sie könne verrückt werden oder sei es vielleicht sogar schon, wurde auf sehr krasse, panische Art manifest. Sie konnte nur mit Mühe die Kontrolle über sich bewahren und benötigte viel Unterstützung von mir, ihre Orientierung an der Realität aufrecht zu erhalten. Dabei wurde ihr klar, dass die niedrige Frequenz unserer vorläufigen Sitzungen gemessen an dem, was sie an Unterstützung tatsächlich benötigte, für sie viel zu gering war.

Als unsere Zeit zu Ende ging und sie sich wieder gefasst hatte, sagte ich ihr, dass ich mich »alarmiert« fühlte durch das, was ich von ihr verstanden hatte, und dass ich in Sorge um sie sei, zumal ich ihr nach wie vor aus Zeitgründen noch nicht jene regelmäßige Hilfe anbieten könnte, die sie brauchte. Diese Mitteilung löste einen für mich deutlich erkennbaren Rückzug bei ihr aus.

Ein paar Tage später besuchte sie mich während meiner Sprechstunde, um mir zu sagen, dass sie nicht mehr zu mir kommen und von meiner Warteliste gestrichen werden wollte. Monate später, als ich ihr in anderem Zusammenhang begegnete, stellte sich heraus, dass sie mein Alarmiertsein und meine Sorge um sie als Ausdruck einer vermeintlichen Unsicherheit und Instabilität verstanden hatte, die sie vor dem Hintergrund ihrer eigenen extremen Instabilität, wie sie durch die Ehekrise ausgelöst worden war, nicht tolerieren konnte. –

Wie die Reaktion meiner Klientin zeigte, war die Mitteilung meiner Resonanz ganz offenbar nicht ausreichend auf sie abgestimmt gewesen. Mit dem ersten Teil meiner Mitteilung, ich sei »alarmiert«, hatte ich zwar einen authentischen Ausdruck für meine persönliche Resonanz gefunden, die für mein Empfinden der Ernsthaftigkeit ihrer aktuellen Problematik durchaus entsprach. Meine Mitteilung war von daher vielleicht eine Bestätigung für ihr subjektives Erleben und ein Zeichen meines Verstehens. Zugleich galt meine Wortwahl, wie sich später herausstellte, für sie als Indiz dafür, dass meine Reaktion eher von Angst vor ihrem Zustand getragen sei und nicht, wie ich selbst es empfand, von meinem Engagement für sie.

Möglicherweise hätte es die Situation schon entscheidend verändert, wenn ich mich auf den zweiten Teil meiner Mitteilung beschränkt und nur von meiner Sorge um sie gesprochen hätte, ohne die Formulierung, ich sei »alarmiert«, zu gebrauchen. Dies hätte ihr vielleicht geholfen, sich sowohl in der aufkommenden Panik verstanden zu fühlen als auch genügend Halt und Sicherheit im Kontakt mit mir zu erleben, um die Panik ertragen zu können.

An diesem *Beispiel aus der Praxis* werden die Tücken sichtbar, die sich daraus ergeben, dass es unmöglich ist, die Art und Weise, wie Klientinnen ihre Therapeuten verstehen, immer treffend vorherzusehen. Eine Mitteilung schreibt, wie schon gesagt, ihre Effekte eben nicht vor. Dass auch im therapeutischen Kontext eine Kommunikation zu Missverständnissen, Irritationen oder zu von der Klientin erlebten Kränkungen (vgl. Staemmler 2016b) führen kann, ist an sich weder überraschend noch muss es unbedingt zum Abbruch der Therapie durch die Klientin führen.[40]

Ich habe im Gegenteil in den meisten Fällen die Erfahrung gemacht, dass die Beziehungen zwischen Klienten und mir, in denen einmal Irritationen aufgetreten waren, sich auf besondere Weise intensiviert und stabilisiert haben, wenn es uns gelungen war, das Missverständnis zu klären und aufzulösen. Von da an wussten wir beide, dass wir uns darauf verlassen können, gemeinsam schwierige Situationen bewältigen zu können (vgl. auch Kapitel 4.4, Abschnitt »Beziehungskrisen«).

Es sind im Übrigen wohl eher die gar nicht als solche erkannten, die nicht thematisierten[41] sowie die nicht zu klärenden Irritationen, die die therapeutische Beziehung belasten oder gar scheitern lassen. Insofern ist es in aller Regel zu begrüßen, wenn Missverständnisse von den Beteiligten angesprochen werden, und ich ermutige meine Klienten bereits im Erstgespräch dazu. Von einem relationalen Standpunkt aus könnte man sogar die Ansicht vertreten, dass die gemeinsame Auseinandersetzung mit Beziehungsproblemen zwischen Therapeutin und Klient – jedenfalls wenn sie nicht zu häufig nötig wird und für beide Beteiligte zufriedenstellend verläuft – einen wichtigen Beitrag zum Erfolg der Therapie leisten kann.

Bei der Arbeit an dem vorliegenden Buch bin ich daher auf die Idee gekommen, zusätzlich einmal *außerhalb* des unmittelbaren therapeutischen Dialogs nachzuforschen, wie meine Klientinnen im Verlauf ihrer aktuell stattfindenden Therapien aus *ihrer* Perspektive heraus die Beziehungssituation mit mir erleben: In zwei zufällig ausgewählten Wochen habe ich ihnen am Ende unserer Sitzung einen Fragebogen mitgegeben, den ich selbst zuvor aufgesetzt hatte (vgl. *Anhang 2*). Die 19 Antworten, die ich bekam, waren für mich unabhängig davon interessant, dass ich natürlich keinerlei Anspruch auf statistische Repräsentativität oder sonstige

40 Nach einer neueren Schätzung liegt die Abbruchrate bei erwachsenen Klienten bei ca. 20 Prozent (vgl. Swift & Greenberg 2012). Wie Swift berichtet, »war die häufigste Ursache für die vorzeitige Beendigung der Therapie Unzufriedenheit mit der Behandlung oder dem Therapeuten« (2015, 47 – vgl. auch Bados, Balaguer & Saldana 2007). Dass die Klientin aus dem obigen *Beispiel aus der Praxis 4* die Arbeit mit mir beendete, hatte vermutlich auch damit zu tun, dass wir keinen sicheren Rahmen in Form von kontinuierlichen Terminen hatten und die Beziehung daher nicht gefestigt war. – Ich habe daraus übrigens die Konsequenz gezogen, meine Warteliste völlig abzuschaffen. Wenn jemand bei mir wegen eines Therapieplatzes anfragt, nachdem ich gerade die Therapie mit einem anderen Klienten beendet habe, hat er Glück. Wenn nicht, sage ich sofort und eindeutig, dass ich keine Zeit habe, und verweise sie oder ihn an andere Stelle.

41 Es gibt Hinweise darauf, dass Therapeuten nur in begrenztem Umfang bemerken (können?), wenn ihre Klientinnen schwierige Gefühle ihnen gegenüber zurückhalten: Eine Untersuchung nennt magere 17 Prozent (vgl. Regan & Hill 1992), eine andere immerhin 45 Prozent (vgl. Hill, Thompson, Cogar & Denman 1993). Eine weitere Studie ergab, dass die meisten Klientinnen sich nicht trauten, Schwierigkeiten mit ihren Therapeuten anzusprechen, *bevor* die Probleme Formen angenommen hatten, die dann zum Abbruch der Therapie führten (vgl. Rhodes, Hill, Thompson & Elliott 1994). – Die vergleichende Lektüre der zuletzt genannten Studie mit der von Hill, Nutt-Williams, Heaton, Thompson und Rhodes (1996) macht übrigens sehr deutlich, wie stark sich das Erleben von Beziehungsstörungen zwischen Klientinnen und Therapeuten in vielen Fällen je nach Perspektive unterscheidet.

methodische Gültigkeit erheben kann und will. – Hier ist eine Zusammenfassung der Ergebnisse:

Die erste Frage bezog sich auf die von meinen Klienten erlebte Intensität der gesamten Sitzung, die sie auf einer Skala von 0 (= langweilig) bis 10 (sehr intensiv) einschätzen sollten. Mit dieser Frage wollte ich überprüfen, ob während der Sitzung eine nennenswerte »prozessuale Aktivierung« (vgl. Grawe 1998) stattgefunden und es sich von daher überhaupt um eine für meine Klienten bedeutsame Stunde gehandelt hatte. Da alle Klienten eine Zahl zwischen 7 und 10 angaben, schien mir das insgesamt gegeben zu sein. Die zweite Frage bezog sich auf die Bandbreite der in der Sitzung erlebten Intensität; mit ihr wollte ich den Gesamtwert von Frage 1 etwas differenzierter betrachten. Hier war der niedrigste angegebene Bereich der zwischen 3 und 8, der höchste der zwischen 7 und 10.

Die folgenden Fragen befassten sich dann damit, wie meine Klientinnen mich als ihren Therapeuten erlebt hatten. Hier wollte ich wissen, in welchem Maße ich als Person für sie im Vordergrund ihrer Aufmerksamkeit gewesen war. Dabei war diese Fragestellung wiederum differenziert: Frage 3 bezog sich darauf, welche Bedeutung ich für meine Klientinnen in den *am wenigsten intensiven* Momenten der Sitzung gehabt hatte, Frage 4 darauf, wie stark der Eindruck meiner Klientinnen von mir in den *am intensivsten* empfundenen Momenten der Sitzung gehabt hatte. Hier ergab sich im Durchschnitt ein Unterschied in dem Sinne, dass meine Klientinnen sich meiner Präsenz in den am wenigsten intensiven Momenten erkennbar weniger bewusst waren (Durchschnittswert: 6,5) als in den intensivsten (Durchschnittswert: 8).

Mit einer gewissen Plausibilität könnte man ja auch ein umgekehrtes Ergebnis erwarten und annehmen, dass für Klienten in Momenten großer emotionaler Intensität ihr eigenes Erleben so stark im Vordergrund ist, dass die Anwesenheit des Therapeuten etwas mehr in den Hintergrund rückt. Das wollte ich genauer erforschen. Daher lautete Frage 5: »Wenn Du an die Momente zurückdenkst, in denen ich für Dich mehr im *Hintergrund* Deiner Aufmerksamkeit war: Welche Bedeutung hatte ich in *diesen* Momenten für Dich?« An sechster Stelle stand die umgekehrte Frage: »Wenn Du an die Momente zurückdenkst, in denen ich für Dich stark im *Vordergrund* Deiner Aufmerksamkeit war: Welche Bedeutung hatte ich in *diesen* Momenten für Dich?«

Die Antworten, die ich von meinen Klienten erhielt, waren insofern für mich bemerkenswert, als sie die am Anfang des vorigen Absatzes formulierte Annahme einerseits bestätigten, andererseits aber relativierten, wie aufgrund der Werte für die Fragen 3 und 4 ja auch zu erwarten war. Viele Klienten erläuterten ihr Erleben jener Situationen, in denen ich für sie mehr im Hintergrund gewesen war, mit eigenen Suchvorgängen, in denen sie damit beschäftigt waren, ihre Gedanken zu ordnen und ihre Gefühle präziser zu erfassen. Während dieser Prozesse nahmen sie mich verständlicherweise nicht mehr so stark wahr, der Durchschnittswert von 6,5 zeigt jedoch, dass ich von ihnen immer noch ausreichend prägnant erlebt wurde, um als Unterstützung bei ihren Selbstexplorationen empfunden zu werden.

Typische Kommentare zu Frage 5 waren z. B.: *»Die eigene Intensität stand im Vordergrund, aber die Tatsache, Dich berührbar und liebevoll gegenüber (im Hintergrund) zu wissen (zu sehen und zu spüren), ermöglichte es mir erst, die eigene Intensität so in den Vordergrund kommen zu lassen.«* – *»Ich empfand Dich wie eine sichere Basis; ich glaube, die entsteht mit* *durch Deine Aufmerksamkeit, Zuwendung und Wertschätzung. Und dadurch kann ich mich mir zuwenden, mit dem Bewusstsein, dass wir das, was wir auf diese Art finden, gemeinsam anschauen.«*

Die Frage nach meiner Bedeutung, während ich für meine Klientinnen stark im Vordergrund stand (Frage 6; Durchschnittswert: 8), wurde schwerpunktmäßig anders beantwortet. Hier ging es für manche Klientinnen darum, sich besonders in Situationen, in den sie sich »*fallen ließen*« und »*Kontrolle aufgaben*«, meiner Präsenz zu versichern, um sich dabei »*gehalten*« und »*sicher*« zu fühlen. Für andere kam ich besonders in den Vordergrund, wenn sie sich heiklen Themen und Gefühlen zuwandten. Anscheinend ging es ihnen um Sicherheit, aber um eine andere als bei der ersten Gruppe, die Halt suchte. Bei der zweiten Hauptgruppe spielte die Suche nach der Sicherheit eine hervorragende Rolle, die sie dadurch gewannen, dass sie genau im Blick behielten, ob ich sie bewertete oder nicht. Dies war verständlicherweise dann in großem Ausmaß der Fall, wenn es um Gefühle von Peinlichkeit und Scham ging.

Typische Kommentare zu Frage 6 waren daher: *»Da ich ja das Thema ›Scham‹ mit Dir bearbeitet habe, bin ich natürlich während der gesamten Zeit sehr auf Dich fokussiert, um zu prüfen, wie reagierst Du, wenn ich Dir von diesen speziellen Themen berichte. Vielleicht kann man das so formulieren: Mit Scham ist man sehr aufmerksam, was die Reaktionen des Gegenübers anbelangt, sodass ich während der gesamten Thematik meine Aufmerksamkeit bei Dir hatte.« – »Ich brauchte es zu sehen: Da ist jemand, der sich wahrhaft und wohlwollend für mich und meine Not interessiert und vor dem ich mich nicht schämen muss. Ich fühlte mich wahrgenommen als jemand, der ›nicht falsch‹ ist, und dann nehme ich mich auch wahr als ›ich bin nicht falsch‹.«*

Mit der siebten und letzten Frage des Fragebogens bat ich meine Klienten, in eigene Worte zu fassen, welche meiner Verhaltensweisen sie in unseren Sitzungen im Allgemeinen als (a) besonders hilfreich, (b) als eher irrelevant oder (c) als störend oder schädlich empfinden. Um mit dem letzten Punkt zu beginnen: Hier bekam ich nur die Antwort, dass es dazu keine Beispiele gäbe. Über die Gründe dafür kann ich nur spekulieren. Schmeichelhaft, aber zu schön, um wahr zu sein, wäre es natürlich, wenn es mir tatsächlich gelingen würde, meine Klienten weder in ihren Prozessen zu stören noch ihnen irgendwie zu schaden. Vielleicht gab es aber zum fraglichen Zeitpunkt einfach keine aktuellen Irritationen. Und selbstverständlich muss man mit der Möglichkeit rechnen, dass es andere Gründe für die hier ausbleibenden Antworten geben könnte, etwa die Sorge, mit möglicher Kritik die Beziehung mit mir zu belasten.

Zu Frage 7b (nach den als irrelevant empfundenen Verhaltensweisen des Therapeuten) erhielt ich überwiegend dieselben Antworten wie zu Frage 7c, nämlich keine. Aber manche Klienten merkten Dinge an, die sich lohnen zu erwähnen. Eine Klientin schrieb z. B.: *»Im Grunde gibt es für mich keine irrelevanten Verhaltensweisen, schon eine herzliche Begrüßung ist bedeutsam dafür, mich öffnen zu können.«* Ein anderer Klient nannte hier manche meiner *»Ideen oder irgendeine Technik, die bei mir keinen Widerhall finden.«*

Zu Frage 7a (nach den für meine Klienten als besonders hilfreichen Verhaltensweisen des Therapeuten) bekam ich einige interessante Auskünfte; eine Klientin zählte z. B. Folgendes auf: *»Humorvolle Überzeichnungen nehmen die Schwere – die klaren und eindeutigen Rückmeldungen – das offene Fragen – die gemeinsame Suche nach dem einen treffenden Wort oder Satz für das Erleben – das Zeitgeben zum Spüren und Suchen nach Worten.«* Eine andere schrieb: *»Dein Spüren, was ich zu welchen Zeitpunkt in der Arbeit* *brauche, um weitergehen bzw. mich fallenlassen zu können. – Das Zulassen von körperlichem Kontakt (Trost spenden, in den Arm nehmen).«* Ein Klient nannte *»Deine Berührbarkeit, Humor, Ernsthaftigkeit, zu wissen, dass ich nicht verurteilt werde.«* Und ein letztes Beispiel: *»Deine Genauigkeit, Klarheit und feine Unterscheidung. Die Zeit, die Du lässt. Deine Art von Körperkontakt – ob das eine Hand auf meinem Bein ist, wenn ich mit geschlossenen Augen etwas intensiv erlebe, ein sanftes Streicheln an der Wange oder mich anlehnen zu dürfen. Die Momente, in denen ich in Deinen Augen Tränen gesehen habe. Humorvolle oder freche Bemerkungen zwischendurch.«*

Für mich liegt das wichtigste Ergebnis dieser Befragung darin, dass sich nicht nur zu bestätigen scheint, wie wichtig die Person des Therapeuten und sein Verhalten für die Klientin in vielen Situation ist, sondern dass die Klientinnen das Verhalten ihres Therapeuten offenbar über die Sitzungen hinweg immer wieder sehr genau beobachten und u. a. daraufhin überprüfen, ob ihnen die Wertschätzung und Akzeptanz entgegengebracht wird, auf die sie angewiesen sind, wenn sie Sicherheit und Halt benötigen, insbesondere bei der Beschäftigung mit heiklen Themen. – Ich überlasse eventuelle weitere Interpretation dieser Ergebnisse Ihnen, meinen Leserinnen und Lesern. Mir ging es an dieser Stelle erst einmal darum, Klienten *aus ihrer eigenen Perspektive* zur Frage nach der therapeutischen Beziehung zu Wort kommen zu lassen.

Rogers' Variablen und der klinische Kontext

Was sich aber vielleicht jetzt schon vermuten lässt, ist, dass das Erleben meiner Klientinnen von ihrem Therapeuten weitgehend dem entsprach, was Carl Rogers sich davon erhoffte, wenn der Therapeut die von Rogers beschriebenen drei zentralen Dimensionen eines fruchtbaren Beziehungsangebots realisiert: Kongruenz (Echtheit), Empathie und (möglichst bedingungslose) positive Wertschätzung. Die von Rogers charakterisierten Dimensionen – manchmal »Variablen« genannt – waren und sind für Generationen von Therapeutinnen vieler Orientierungen ein wichtiger Maßstab dafür, wie sie versuchen, positiv auf die Entwicklung der therapeutische Beziehungen mit ihren Klientinnen einzuwirken.

Obwohl Rogers' Variablen weithin bekannt sind, scheint es mir sinnvoll, sie hier wiederzugeben; damit die Lektüre für diejenigen meiner Leser nicht langweilig wird, die hinlänglich mit Rogers' Positionen vertraut sind, zitiere ich zur Abwechslung aus einem seiner weniger bekannten Texte (Rogers 1984):

> Kongruenz
>
> Meine erste Hypothese besagt, daß persönliches Wachstum dann begünstigt wird, wenn der Therapeut lebt, was er wirklich *ist*, wenn er in seiner Beziehung mit dem Klienten echt und ohne Fassade bleibt, also ganz offen Gefühle und Einstellungen lebt, die ihn im Augenblick bewegen. (a.a.O., 104 – H.i.O.)

Empathie

Die zweite wesentliche Bedingung der therapeutischen Beziehung besteht nach meiner Ansicht darin, daß der Therapeut ein präzises einfühlendes Verstehen für die persönliche Welt des Klienten entwickelt und daß er fähig ist, von den Fragmenten des so Verstandenen einiges Wesentliche mitzuteilen. Die innere Welt des Klienten mit ihren ganz persönlichen Bedeutungen so zu verspüren, als wäre sie die eigene (doch ohne die Qualität des »als ob« zu verlieren), das ist Empathie, und das scheint mir das Wesentliche für eine wachstumsfördernde Beziehung zu sein. (a.a.O., 107)

Theoretische Ergänzung 10

Ich habe an anderer Stelle (Staemmler 2009a) deutlich gemacht, dass diese Sicht von Empathie eine kognitivistische Schlagseite hat, bei der der Bezug zur Leiblichkeit zu kurz kommt. Dabei verhielt Rogers sich als Person durchaus nicht grundsätzlich körperlich distanziert, sondern drückte sowohl seine Anteilnahme als auch seine positive Wertschätzung bei Gelegenheit durchaus sehr direkt aus, wie er berichtet:

> Mit der Zeit habe ich gelernt, mit physischem Kontakt zu reagieren, wenn es wirklich, spontan und angemessen scheint. Als einmal eine junge Frau zu weinen begann, weil sie geträumt hatte, daß niemand in der Gruppe sie liebt, umarmte und küßte ich sie und streichelte ihr Haar. Wenn eine Person leidet, und ich spüre in mir den Wunsch, zu ihr zu gehen und meinen Arm um sie zu legen, dann tue ich das. (1974, 65)

Positive Wertschätzung

Nun zur dritten Bedingung. Meine Hypothese lautet hier, daß umso eher eine Weiterentwicklung eintritt, je ausgeprägter der Therapeut eine warmherzige, positive und akzeptierende Haltung den Vorgängen im Klienten gegenüber einnimmt. Dies bedeutet, daß er den Klienten als Persönlichkeit schätzt... Es bedeutet, daß er seinen Klienten in einer nicht besitzergreifenden Weise, als einen Menschen voller Möglichkeiten mag. Es schließt eine offene Bereitschaft für den Klienten ein, die ihm alle Gefühle gestattet, die im Augenblick in ihm vorhanden sind: Feindseligkeit und Zärtlichkeit, Auflehnung und Fügsamkeit, Selbstvertrauen und Selbstentwertung.... Das Gefühl, das ich beschreibe, ist weder patriarchalisch noch sentimental, auch ist es nicht von einer oberflächlich-liebenswürdigen Zuwendung. Es achtet den anderen Menschen als eigenständiges Individuum ergreift nicht Besitz von ihm. Es ist eine Art der Zuneigung, die Kraft hat und die nicht fordert. (Rogers 1984, 109)

Wahrscheinlich ist es für die meisten Menschen, mit Sicherheit aber für diejenigen, die therapeutische Unterstützung suchen, wohltuend, wenn sie sich von einem Therapeuten, der auf sie authentisch und vertrauenswürdig wirkt, emotional verstanden und als die Person, als die sie sich erleben, gesehen, anerkannt und geschätzt fühlen – unabhängig davon, in welcher subjektiven Situation sie sich gerade befinden. Heinz Kohut, der (im psychoanalytischen Kontext) ähnlich viel Gewicht auf die Empathie des Therapeuten legte wie Carl Rogers (im personzentrierten Kontext), hat das schön zum Ausdruck gebracht, als er schrieb:

> Die Aufmerksamkeit eines anderen Menschen zu erfahren – dass einem zugehört wird, dass man beachtet und verstanden wird, dass der andere sich über einen Gedanken macht und sich an einen erinnert –, ist nichts ›Neutrales‹; vielmehr handelt es sich dabei um eine der subjektiv bedeutsamsten Erfahrungen, die ein Mensch machen kann. (2011, 498)

Das gilt natürlich nicht nur für therapeutische, sondern genauso für andere Beziehungen. Daher behauptete Rogers, »daß die therapeutische Beziehung nur einen Fall zwischenmenschlicher Beziehung darstellt, und daß die gleiche Gesetzmäßigkeit alle sozialen Beziehungen regelt« (1973, 50).

Dem ist im Grundsatz sicherlich zuzustimmen. Rogers' Statement war daher wohl auch Anlass[42] für Hilarion Petzold, die folgende Ansicht zu vertreten:

> Ich kam dazu, das »Therapeutische« an der therapeutischen Beziehung prinzipiell in Frage zu stellen. *Eigentlich ist eine therapeutische Beziehung eine gute zwischenmenschliche Beziehung.* Da sie in einem klinischen Kontext stattfindet, kann man dann sagen, sie sei »therapeutisch«, oder weil sie bestimmte therapeutische Techniken verwendet. Darin, daß sie das an Mitschwingen herstellt, an Verständnis, an Zuhörenkönnen, an Offenheit, an Wärme, an Erkennen und Wertschätzen, was in den sozialen Netzwerken dieser Menschen nicht vorhanden war oder nicht vorhanden ist. Nähe mit der rechten Distanz. (in Petzold, Gröbelbauer & Gschwend 1999, 364 – H.i.O.)

Trotz meiner Zustimmung zum wesentlichen Inhalt von Rogers' und Petzolds Aussagen sehe ich dennoch einen kritischen Punkt: Bei beiden werden einige Aspekte nur unzureichend berücksichtigt, die, obwohl sie nicht auf der grundlegenden Ebene der gemeinsamen Intersubjektivität der Beteiligten liegen, nach meiner Erfahrung durchaus bedeutsam sein können und die pauschale Gleichsetzung der therapeutischen Beziehung mit einer guten zwischenmenschlichen Beziehung nicht ohne Weiteres zulassen. »Soziale Unterstützung«, wie sie durch private Beziehungen und Netzwerke bereitgestellt wird, ist – so notwendig, wirksam und wichtig sie für die Betroffenen sein mag – *nicht dasselbe* wie psychotherapeutischer Beistand, auch wenn es viele Überschneidungen zwischen beiden Hilfssystemen gibt und keines von beiden höher zu bewerten ist als das andere (vgl. Röhrle & Laireiter 2009 – vgl. auch Kapitel 6.3).

Ich halte es hier eher mit Martin Buber, der in seinem berühmten Gespräch mit Rogers dessen Achtung für die Person des Klienten zwar ausdrücklich anerkannte, gegen dessen tendenzielle Nivellierung der funktionalen Unterschiede innerhalb der therapeutischen Situation aber einwandte:

> Ein Mensch kommt zu ihnen und bittet um Hilfe. Der wesentliche Unterschied zwischen ihrer Rolle und der seinen in dieser Situation ist offensichtlich. Sie kommen nicht um Hilfe zu ihm. Und nicht nur das; sie sind auch mehr oder weniger fähig, ihm zu

---

42 Ich schließe das aus einer Fußnote zu dem obigen Zitat; darin verweist Petzold auf eine seiner früheren Veröffentlichungen (Märtens & Petzold 1998), dem sein Koautor und er Rogers' Statement vorangestellt hatten.

> helfen.... Es geht nicht nur um Sie, Ihre Denkweise, Ihre Handlungsweise; da ist auch eine bestimmte *Situation*.... Menschliches Sein, der menschliche Wille, menschliches Verstehen sind nicht alles. Wir sind mit einer *Realität* konfrontiert. (in Rogers & Buber 1992, 188f. – H.d.V.)

Die therapeutische Situation ist nicht der Rahmen für eine x-beliebige menschliche Begegnung oder Beziehung; sie ist mit einer *Aufgabenstellung* verknüpft, die eine *andere* soziale Wirklichkeit schafft als es der Fall ist, wenn sich z. B. Freunde zum Abendessen treffen. Daher gilt es, hier die Unterschiede zu beachten, ohne deren Berücksichtigung die Gefahr von Gleichmacherei, Vermischung oder Verwechslung von Verantwortungen, Vernachlässigung oder Verleugnung von Machtfragen bis hin zu missbräuchlichen Verhaltensweisen des Therapeuten besteht.

Wenn man einmal von dem Aspekt der therapeutischen Techniken absieht, zu dem ich weiter oben schon Stellung genommen habe, könnte man Petzolds Aussage so umformulieren: ›Der Unterschied zwischen einer guten zwischenmenschlichen Beziehung und einer therapeutischen Beziehung liegt darin, dass die zweite in einem *klinischen Kontext* stattfindet.‹ Damit spricht Petzold in zutreffender Weise nicht nur das räumliche Setting, sondern auch die Aufgabenstellung an. Und er sagt hier nichts Marginales, denn Kontexte üben in der Regel einen erheblichen Einfluss darauf aus, was in dem Rahmen passiert, den sie setzen. Dieser Einfluss ist es folglich durchaus wert, genauer betrachtet zu werden.

Deshalb möchte ich hier die Frage anschließen: Welche Implikationen bzw. Rückwirkungen hat dieser Kontext auf die therapeutische Beziehung, die zu ihrer *therapeutischen* Qualität und damit dazu beitragen, dass eine therapeutische Beziehung noch ›ein gewisses Etwas‹ hat, das sie von einer guten zwischenmenschlichen Beziehung unterscheidet?[43]

Die therapeutische Beziehung ist eine *Arbeits*beziehung,[44] die einen bestimmten Zweck erfüllen und nicht einfach nur den Wünschen nach sozialen Kontakten der Beteiligten dienen soll. Klaus Grawe hat die dazu gehörigen Aspekte so charakterisiert:

> 1. Eine als Therapiebeziehung definierte Beziehung zwischen einem Hilfeempfänger und einem sozial sanktionierten Hilfegeber mit einer speziellen Ausbildung, die ihn für diese Tätigkeit qualifiziert und in den Augen des Patienten kompetent erscheinen lässt.
> 2. Ein formalisiertes Behandlungsangebot in einem gewissen institutionellen Rahmen wie einer Klinik, einer Beratungsstelle, Ambulanz, Praxis usw....

---

43 Selbstverständlich möchte ich hier nicht den Anspruch erheben, alle möglichen Kontextbedingungen zu thematisieren. Ich lasse u. a. die speziellen Unterschiede zwischen Einzel- und Gruppensetting, zwischen psychotherapeutischer Praxis und Klinik, zwischen selbstzahlenden KlientInnen und Kassen-finanzierten Therapien außer Acht.

44 Ich meine das umfassend und nicht nur im Sinne des »Arbeitsbündnisses«, wie es in der Psychoanalyse verstanden und der Übertragungsbeziehung gegenübergestellt wird.

3. Ein bestimmtes Behandlungsrationale. Dieses vermittelt dem Patienten eine bestimmte Auffassung von seinem Zustand, aus der sich wiederum ein bestimmtes Behandlungsvorgehen ableitet.
4. Die Durchführung eines mit dem Behandlungsrationale konsistenten Behandlungsrituals oder Behandlungsvorgehens. (1998, 21)[45]

Das therapeutische Setting bzw. der Vertrag legt fest, dass es um ein Ziel, und zwar eine Veränderung des Klienten (und nicht etwa der Therapeutin) und um nichts anderes geht. Damit verpflichtet sich die Therapeutin, die vereinbarte Zeit ausschließlich für den Klienten zur Verfügung zu stellen und sich nach Kräften um eine persönlichen Verfassung zu bemühen, in der sie sich dem Klienten ungestört mit ihrer ganzen Aufmerksamkeit zuwenden und ihn mit allen ihren Kompetenzen in seinem Veränderungsprozess unterstützen kann.

Theoretische Ergänzung 11

Zuwendung und Aufmerksamkeit des Therapeuten zeigen sich natürlich in seinem körperlichen Verhalten. Aus den entsprechenden Untersuchungen leitet Klaus Grawe die folgenden Empfehlungen ab:

> Therapeuten sollten mit dem Oberkörper zum Patienten hingeneigt sitzen, die Arme offen, die Hände locker im Schoß und, während der Patient spricht, immer wieder mit dem Kopf nicken. Eigene Äußerungen sollte der Therapeut mit Gesten unterstreichen, denn lebhafte Gestik wird als positiv wahrgenommen. Therapeuten, die das tun, werden von ihren Patienten viel positiver beurteilt als Therapeuten, die nach hinten gelehnt und mit vor der Brust verschränkten Armen dasitzen. Die Beine sollten eher offen als übereinander geschlagen sein. (Grawe 1998, 311 f.)

Obwohl Grawes Formulierungen (»der Therapeut sollte …«) vielleicht den gegenteiligen Eindruck erwecken, geht es hier selbstverständlich nicht um ein aufgesetztes, nur äußerliches Zurschaustellen von Offenheit und Zugewandtheit, das ohnehin nicht überzeugend wirken würde, sondern um den genuinen Ausdruck einer Haltung gegenüber dem Klienten, die sich, gerade wenn sie authentisch ist, auch auf der körperlichen Ebene zeigt.

In diesem Zusammenhang ist es wichtig anzumerken, dass nonverbales Verhalten wie Körperhaltung, Blickkontakt oder Gesichtsausdruck auf Klienten in der Regel einen stärkeren Eindruck machen als verbale Mitteilungen (vgl. z. B. Harrigan & Rosenthal 1986; Tepper & Haase 1978), wenn es um die erlebte Zuwendung durch die Therapeutin geht.

Die Definition der therapeutischen Situation führt zu prinzipiell verschiedenen Perspektiven, die die Beteiligten einnehmen. Die Folgen dieser Unterschiedlichkeit

---

45 Grawe orientiert sich bei dieser Aufstellung stark an Jerome Frank (1971; 1992), auf den ich im Folgenden noch Bezug nehmen werde.

sind vielfältig. Vor allem steht für den Klienten sehr viel mehr auf dem Spiel (oft sein Lebensglück und weiteres Schicksal) als für die Therapeutin (ihre Zufriedenheit mit ihrer Arbeit mit diesem Klienten). Der Klient ist für die Therapeutin einer von vielen; die Therapeutin hat für den Klienten dagegen einen ganz anderen, aus der Menge seiner Beziehungen herausragenden Status, der sich u. a. daraus ergibt, dass er sich in einer mehr oder weniger großen Notlage mit Hoffnung auf Hilfe an die Therapeutin wendet und ihr daher Kompetenz und Autorität zuschreibt.

> Das wesentliche Bestandselement dieser Beziehung ist, daß der Patient auf die Kompetenz des Therapeuten und auf seinen Wunsch, ihm zu helfen, vertraut. Das heißt, der Patient muß glauben, daß der Therapeut an seinem Wohl aufrichtig Anteil nimmt.… Das Vertrauen des Patienten in die Kompetenz des Therapeuten wird gesteigert durch dessen sozial sanktionierte Rolle als Helfer, die sich in der Tatsache bekundet, daß er eine Spezialausbildung erhalten hat und im Therapieverlauf demonstriert, daß er eine spezielle Technik beherrscht. (Frank 1992, 444 f.)[46]

Die therapeutische Aufgabe führt auch zu einer prinzipiellen Einschränkung dessen, was zwischen den Beteiligten zur Sprache kommt. Ich meine hier nicht die triviale Tatsache, dass in der Therapie nur begrenzter Raum für *small talk* ist. Ich denke vielmehr daran, dass der Therapeut in aller Regel sehr viel mehr über das Leben und Erleben seiner Klientin erfährt als diese umgekehrt von ihm. Der Grund dafür liegt darin, dass dem Erleben der Klientin insofern ein privilegierter Status verliehen wird, als die Erfahrung der Klientin zwar nicht den einzigen, aber den *vorrangigen* Gegenstand des therapeutischen Dialogs darstellt (vgl. Ogden 1994, 93).

Es gehört zu dem von Grawe genannten »Behandlungsrationale« der meisten therapeutischen Ansätze, auch zu dem der Gestalttherapie, davon auszugehen, dass die

> Belastungen, Frustrationen und Unzufriedenheiten des Patienten zu einem wesentlichen Anteil eine Funktion seines *eigenen* Denkens, Fühlens und Handelns darstellen. Das Ziel der Therapie besteht daher darin, die *eigenen* Beiträge des Patienten zu seinem Leid zu erforschen, zu modifizieren oder zum Besseren zu wenden. (Bordin 1979, 253 – H.d.V.)[47]

Damit erhält die Klientin nicht nur die auf sie speziell zugeschnittene Unterstützung, sondern zugleich die Sicherheit, dass es hauptsächlich um *sie* und *ihre* Anliegen geht; »es ist nicht die Aufgabe der Klientin, sich um den Therapeuten zu kümmern. Mutualität bedeutet nicht Gleichheit; die Rollen sind unterschiedlich« (Jordan 2000, 1011). Der Therapeut erhält zugleich eine Orientierung hinsichtlich

---

46 Daraus ergibt sich natürlich auch ein Machtgefälle.

47 Bordins Feststellung mag auf den ersten Blick individualistisch wirken. Dieser Eindruck relativiert sich aber schnell, wenn man das »Denken, Fühlen und Handeln« eines Klienten als Resultate angeeigneter Interaktionserfahrungen versteht (vgl. Kapitel 5.2), auf die, wenn sie zum Leiden des Klienten beitragen, zutrifft, was Buber sagt: »Die Krankheiten der Seele sind Krankheiten der Beziehung« (1965, 155).

dessen, was er von sich mitteilt bzw. was er für sich behält.[48] So wird – jedenfalls von der Absicht her – gewährleistet, dass der Therapeut die Klientin nicht für sich vereinnahmt oder, wie man in Anlehnung an einen anderen Sprachgebrauch sagen könnte: sie nicht – im wörtlichen oder übertragenen Sinne – parentifiziert (vgl. Simon, Clement & Stierlin 1999, 251) und die therapeutische Situation für sein eigenes Mitteilungs- oder gar Unterstützungsbedürfnis missbraucht.

Beispiel aus der Praxis 5

Die Tatsache, dass manche Klientinnen eine solche Rollenumkehr geradezu anbieten, entlastet den Therapeuten natürlich nicht von seiner Verantwortung für die therapeutische Situation, sondern verpflichtet ihn, ein solches Angebot seiner Aufgabe entsprechend zu thematisieren. Cozolino berichtet von einer depressiven Patientin, halbtags berufstätige Mutter zweier Kinder, deren arbeitsloser Ehemann sich weder um einen Job bemühte noch zur Arbeit im Haushalt beitrug, während sie sich abrackerte, die Familie zu versorgen. Sie verhielt sich so, als wollte sie nun auch noch ihren Therapeuten versorgen:

> Während unserer ersten Sitzungen fiel mir auf, dass Suzanne sich immer wieder danach erkundigte, wie es mir ging. Sie zeigte sich sehr aufmerksam für meinen Gesichtsausdruck, meine Gesten und Bewegungen. Einige Male fragte sie mich, ob ich mich richtig ernähre und genug Schlaf bekäme. Später begann sie, mir Kaffee und Kuchen mitzubringen, weil sie vermutete, dass ich nicht genug äße. Eines Tages, als ich einen unserer Termine ändern musste, bot sie mir sehr schnell an, die Sitzung ganz zu streichen, wenn ich zu viel zu tun hätte oder zu müde sei, mit ihr zu arbeiten. Es stellte sich heraus, dass sie, obwohl sie mich dafür bezahlte, mich um sie zu kümmern, es sich in Wahrheit zu ihrer Aufgabe gemacht hatte, sich um *mich* zu kümmern. Sie hatte mich auf die Liste ihrer Verantwortlichkeiten gesetzt. (2006, 205 – H.i.O.)

Die andere Seite dieses Schutzes für die Klienten ist die relative Verborgenheit der Person der Therapeutin, die im Rahmen der klassischen Psychoanalyse von der Therapeutin sogar bis hin zur »Anonymität« gefordert wurde, um das dort erwünschte Übertragungsgeschehen möglichst ausgeprägt zur Entfaltung zu bringen.[49] Darüber, dass diese Einstellung als eine der Konsequenzen aus der Eine-Person-Psychologie zu verstehen ist, besteht heute weitgehend Konsens. Und dass die Versuche von Therapeuten, als Personen tunlichst unkenntlich zu

48 Vgl. den folgenden Abschnitt über »Persönliche Präsenz«.

49 Ich erinnere mich nicht mehr genau, wo ich einmal gelesen habe, dass es sogar Analytiker gegeben haben soll, die von sich und ihren Kolleginnen verlangten, keine Eheringe zu tragen, um ihren Patientinnen nicht auf diese Weise Auskunft über ihr Privatleben zu geben. – In Zeiten von *Google* ist es weniger als jemals zuvor möglich, die Kontrolle über Informationen zur eigenen Person zu behalten; wer als Therapeut seine Tätigkeit z. B. mittels einer eigenen Website bekannt macht, wird in der Regel sogar wollen, dass seine (potenziellen) Klientinnen auf diesem Weg etwas über ihn erfahren.

bleiben, aufgrund mangelnder Informationen nicht nur zu einer intensivierten Fantasie- und Übertragungsaktivität der Klientinnen führen kann, sondern zugleich zu Mystifikationen und Idealisierungen der Therapeuten und damit zu einer Vergrößerung des Machtgefälles, wird inzwischen ebenfalls überwiegend anerkannt.[50]

Aus relationaler Sicht – aus der Sicht einer Zwei-Personen-Psychologie – ist die Anonymität eines der an der Interaktion Beteiligten ein Ding der Unmöglichkeit, schlicht eine »Fiktion« (Singer 1977): Wenn man nicht *nicht* kommunizieren kann (Watzlawick), stellt der Versuch, unkenntlich zu bleiben, natürlich ebenfalls eine Botschaft dar. Bernhard Waldenfels erweitert Watzlawicks Feststellung um einen wichtigen Aspekt, der mir gerade im therapeutischen Kontext wichtig erscheint:

> Wir beginnen mit einer Situation, in der ein Anderer sich – mit Worten oder ohne Worte – an mich wendet, sodass eine Anforderung oder eine Anfrage an mich entsteht, um deren Beantwortung ich nicht herumkomme. *Wie* ich antworte oder was ich als Antwort gebe, hängt von mir ab; *ob* ich antworte, hängt nicht von mir ab. Nicht zu antworten heißt zu antworten. Watzlawicks »Man kann nicht nicht kommunizieren« könnte umformuliert werden in »Man kann nicht nicht antworten.« Die eigene Initiative erwächst aus dem Anspruch oder der Anfrage des Anderen, daher ist sie in einer gewissen Weise *nicht* meine Initiative. (1996, 121 – H.i.O.)

Nicht zu antworten ist aus relationaler Perspektive keineswegs wünschenswert, denn damit ist auch eine Botschaft verbunden – eine Botschaft, die der Therapeut allerdings nicht mehr prägnant beeinflusst und gestaltet und die dann u. a. so verstanden bzw. missverstanden werden kann: »Es ist mir die Mühe nicht wert, dir zu antworten.« »Ich bin nicht bereit, dir zu zeigen, wer ich bin; ich will nicht gesehen werden.« »Ich möchte mich mit dir nicht auseinandersetzen.« Oder gröber: »Sieh zu, wie du alleine klar kommst!« Oder klassisch psychoanalytisch gedacht: »Ich gebe mich nicht zu erkennen, damit du auf Vermutungen (Übertragungen, Projektionen etc.) angewiesen bist, die ich dann – während ich so tue, als hätte ich damit nichts zu tun – zum Gegenstand meiner Deutungen machen kann.«

Tilmann Moser hat das einmal treffend als »Deprivationsexperiment« bezeichnet (1989, 71), bei dem der Klientin das persönliche Gegenüber entzogen wird. Es folgt in etwa dem Muster des *»still-face«*-Versuchsaufbaus (Adamson & Frick 2003; Cohn & Tronick 1983; Tronick, Als, Adamson, Wise & Brazelton 1978). Bei diesem Experiment wird die Mutter instruiert, nach einer Periode des normalen Spiels und Schäkerns mit ihrem Kind auf Anweisung des Versuchsleiters ihr Gesicht ›einzufrieren‹, d. h. keine mimischen Bewegungen mehr zu zeigen. Es dauert

50 Zu Fragen der Machtausübung in der Psychotherapie vgl. u. a. Portele & Roessler (1994) sowie Schmidt-Lellek & Heimannsberg (1995).

meist nur ein paar Sekunden, bis der Säugling sich erkennbar darum bemüht, die Mutter ›wiederzubeleben‹. »Die inzwischen weithin bekannten Ergebnisse waren dramatisch. Die Säuglinge versuchten, die Aufmerksamkeit der Mutter hervorzurufen, und wenn ihre Bemühungen scheiterten, wendeten sie sich ab, zogen sich zurück und zeigten traurige oder ärgerliche Affekte« (Tronick 2007, 12).

Ein verwandtes Experiment, das mir bezüglich der Notwendigkeit zwischenmenschlicher Resonanz ähnlich wichtig erscheint, haben Lynne Murray und Colwyn Trevarthen (1985) durchgeführt; dabei ging es – im Unterschied zur *»still-face«*-Untersuchung – nicht um den emotionalen *Ausdruck* der Bezugspersonen, sondern um das *Timing* ihrer Reaktionen. Die Versuchsleiter setzten zwei- und dreimonatige Babys vor einen Monitor, auf den das Bild ihrer Mutter live übertragen wurde. Die Mutter blickte zwar in Richtung des Babys, saß aber

> in einem anderen Raum vor einer Kamera und hatte selbst einen Bildschirm vor sich, auf dem ihr das Live-Bild ihres Babys zugespielt wurde. … Mutter und Baby waren in der Lage, über Video einen überraschend natürlichen und flüssigen Kontakt zueinander aufzubauen – das heißt, bis die Störung ins Spiel kam. Zwischen dem, was an beiden Enden der Videoverbindung geschah, wurde nun eine Verzögerung von nur dreißig Sekunden eingebaut. Das Baby sah jetzt auf dem Monitor die Reaktionen der Mutter darauf, wie es sich jeweils eine halbe Minute zuvor verhalten hatte. Diese Reaktionen waren keineswegs unangenehm. Sie waren nur auf einen anderen Zeitpunkt gemünzt und harmonierten nicht mit dem, was das Baby momentan zum Ausdruck brachte. Die Verzögerung löste beim Baby erhebliches Unbehagen aus. (Hobson 2003, 53 f.)

Beide Untersuchungen unterstreichen aus meiner Sicht, welche Symptome der Entfremdung im zwischenmenschlichen Kontakt mit dem Entzug *unmittelbarer* (Murray & Trevarthen) *emotionaler* (Tronick) Resonanzen hervorgerufen werden können. Man kann zwar annehmen, dass die Symptome bei Babys heftiger ausfallen dürften als bei erwachsenen Klientinnen, mit entsprechenden Irritationen ist jedoch bei ihnen gleichfalls zu rechnen.[51]

Persönliche Präsenz *(»self-disclosure«)*

Unter der Überschrift »Das Primat der menschlichen Präsenz« hat Eugene Gendlin einmal gesagt:

> Das Wesentliche in der Arbeit mit einer anderen Person liegt darin, als ein lebendiges Wesen präsent zu sein. Und das ist gut so, denn wenn man schlau, gut, reif oder weise sein müsste, käme man womöglich in Schwierigkeiten. Aber das ist nicht das, was zählt. Worauf es ankommt, ist, ein menschliches Wesen mit einem anderen menschlichen Wesen zu sein. (1990, 205)

51 Die Versuche mit Babys deuten außerdem darauf hin, dass man solche Irritationen wohl kaum als Übertragungsphänomene deuten kann.

Darum meine ich, jede therapeutische Praxis muss von der grundlegenden Wirklichkeit ausgehen, *»die fundamentale Erfahrung des Anderen ist die von Angesicht zu Angesicht«* (Berger & Luckmann 1969, 31 – H.d.V.).[52] Das Gesicht des Anderen ist das, was ich vor allem wahrnehme, wenn ich ihm begegne; und das Gesicht des Anderen ist zugleich dasjenige, das mich sieht und von dem ich mich gesehen fühle. Im Vis-à-vis begegne ich dem Anderen, teile mich ihm mit, orientiere mich an ihm, empfange ich Zuwendung und Anerkennung als sein Gegenüber, erfahre meine zwischenmenschliche Wirkung, sehe meine soziale Existenz bestätigt, erlebe unsere gemeinsame Zugehörigkeit zur Menschheit, spüre meine Resonanzen mit seinen Gefühlen und seine Resonanzen mit meinen.

Diese Resonanzen sind *leiblich*. Hermann Schmitz bezeichnet den »dialogisch-kommunikativen Charakter des leiblichen Befindens … als *Einleibung*« (1989, 55 – H.d.V.; vgl. auch Staemmler 2009a, 97 ff.). Das Gesicht als persönliches Erkennungsmerkmal und prononciertes Ausdrucksorgan ist zwar oft im Vordergrund der Aufmerksamkeit derer, die einander begegnen, aber es wird immer nur vor dem Hintergrund der gesamten leiblichen Präsenz der Person sichtbar, deren besonders prominentes Kennzeichen es ist. So lässt sich die leibliche Präsenz des Therapeuten, auch wenn er für die Klientin aufgrund einer speziellen Anordnung des Mobiliars nicht unmittelbar sichtbar ist, nicht verbergen und hat mit allen ihren Schwingungen eine andauernde Wirkung auf die gleichfalls leiblich fundierte Gegenwart der Klientin:

> Von dem Augenblick an, in dem ich erkannt habe, daß meine Erfahrung, gerade insofern sie die meine ist, mich dem öffnet, was ich nicht bin, daß ich für die Welt und die Anderen *empfindsam* bin, nähern sich mir in einzigartiger Weise alle Wesen … Oder umgekehrt: Ich erkenne meine Verwandtschaft mit ihnen, ich bin nichts als ein Vermögen, ihnen Widerhall zu geben, sie zu verstehen, ihnen zu antworten. (Merleau-Ponty 2003, 63 – H.i.O.)

Hinsichtlich dieser grundlegenden menschlichen Bedingung unterscheiden sich Therapeutinnen nicht im Geringsten von ihren Klienten. Das heißt aber, dass für Therapeutinnen »Selbstenthüllung keine Option ist; sie ist unvermeidlich« (Aron 1991, 40). Jeder Versuch, persönlich unsichtbar zu bleiben, ist zum Scheitern verurteilt und kann sogar negative Konsequenzen mit sich bringen. Denn wer nichts von sich zeigen möchte, zeigt – entgegen seinem Vorsatz – auch etwas, nämlich wie er sich bedeckt hält. Und »Therapeutinnen, die in rigider Weise nicht erkannt werden wollen, wirken eher kalt, überheblich und nicht fürsorglich; Therapeutinnen, die sich kontrollieren und keine spontanen Reaktionen zeigen, werden ihre Klienten verwirren und die therapeutische Beziehung schädigen« (Zur 2009, 47).

---

52 Die Autoren fügen hinzu: »Es spricht sogar einiges dafür, daß der Andere als Vis-à-vis für mich wirklicher ist, als ich es mir selbst bin« (a.a.O., 32). – Auf die Bedeutung des Gesichts bzw. des »Antlitzes« werde ich später noch unter Bezug auf Lévinas zurückkommen.

Die Bandbreite dessen, was Therapeuten *nolens volens* von sich zeigen, umfasst das ganze menschenmögliche Spektrum: Wie sie sich kleiden oder frisieren, wie sie ihre Räume einrichten und dekorieren, welches Geschlecht sie haben, welcher Ethnie oder Volksgruppe sie angehören und welchen Dialekt sie sprechen, ob sie unter- oder übergewichtig sind, ob sie müde oder ausgeschlafen wirken, sich agil oder behäbig bewegen, wie sie sich am Telefon melden etc. (vgl. Jacobs 1973) – alle diese Dinge mögen auf den ersten Blick als unwichtige Nebensachen gelten.

Aber solche ›Äußerlichkeiten‹ können schnell sehr aussagekräftig werden:

Beispiel aus der Praxis 6

»Wie geht es Ihnen?« Das war Jahrzehnte lang meine Art gewesen, meine Klienten zu begrüßen – bis ich an Krebs erkrankte. Ab dann stellten meine Klienten diese Frage. Wenn ich die Tür zum Wartezimmer öffnete, sprangen sie erschrocken auf – als ob sie einen Geist sähen. »Geht es Ihnen gut?«, fragten sie mich mit leiser Stimme. Mein eingefallener Körper, mein haarloser Kopf, mein hageres Gesicht ohne Augenbrauen und Wimpern ließ mehr von meinem Kranksein erkennen als ich verbal hätte mitteilen können. Mich hinter meiner Therapeutenrolle zu verstecken, war keine Option. Meine Klienten sahen die Wahrheit. (Treadway 2009, 275)

Zahlreiche ganz andere Aspekte der zwischenmenschlichen Interaktion entziehen sich weitgehend jedem Versuch, sie vor den Klientinnen zu verbergen, allein schon weil sie sich der Bewusstheit des Therapeuten entziehen. Sie vermitteln sich überwiegend nonverbal und körperlich. Ich kann von mir selbst jedenfalls nicht behaupten, dass ich immer mitbekomme, wie mein Gesicht gerade aussieht oder wie ich atme und meinen Körper halte. Subtile Schwankungen in meiner Stimme vermitteln meinen Klientinnen sicher irgendwelche Eindrücke davon, wie ich mich gerade fühle. Auf welchen Aspekt in einer Äußerung meiner Klientin ich mit Aufmerksamkeit, einer Rückmeldung oder einer Frage antworte und welche Aspekte ich unbeachtet lasse, reflektiert keineswegs immer meine bewusste, am therapeutischen Prozess orientierte Auswahl, sondern sagt vermutlich häufig mehr über meine ganz persönlichen Interessen und Präferenzen aus. Daran haben wahrscheinlich auch Selbsterfahrung und Eigentherapie im Prinzip nicht viel geändert. Der Punkt ist: Ich weiß es nicht und kann es nur teilweise wissen! – Ferenczi stellte dazu fest:

> Leise, kaum merkbare Differenzen des Händedrucks, Farblosigkeit oder Interessiertheit der Stimme, die Art unserer Raschheit oder Trägheit, in der Verfolgung und Reaktion auf das Vorgebrachte: all dies und hundert andere Merkmale lassen den Patienten vieles von unserer Stimmung und von unseren Gefühlen erraten. (1988, 77 f.)

Und er kam zu dem Schluss, »daß wenn zwei Menschen konversieren, es sich eigentlich um einen Dialog nicht nur des Bewußtseins, sondern der beiderseitigen Unbewußten handelt« (a.a.O., 133). Es kann daher für Therapeutinnen nicht darum gehen, sich in ihrer Erscheinung oder ihrem Ausdruck irgendwie zu reduzieren – im Gegenteil: Wenn sie ihren Klienten *als Personen* begegnen wollen, ist es nötig, *präsent* zu sein und sich möglichst mit ihrem ganzen persönlichen Potenzial – dem, was sie sind, empfinden, wissen und können – in die gemeinsame Situation mit ihren Klienten einzubringen. Die Alternative zu vergeblichen Bemühungen um Anonymität ist persönliche Präsenz.

Vielleicht kommt manchen Lesern diese Formulierung zu offensiv vor, aber offensiv ist sie von mir nur auf der grundsätzlichen Ebene der Bereitschaft gemeint, sich so zu zeigen, wie man in einer bestimmten gemeinsamen Situation mit einem Klienten ist. Denn Präsenz umfasst, wie ich erst einmal unterstelle, z. B. nicht nur die Fähigkeit der Therapeutin, sich bei Bedarf dem selbstschädigenden Verhalten ihres Klienten in den Weg zu stellen, sondern auch die Fähigkeit, ihm in seiner Verletzlichkeit sanften Halt, Fürsorge und Schutz zu gewähren, nicht nur Ernsthaftigkeit, sondern zugleich Humor, nicht nur die Bereitschaft zur Konfrontation, sondern ebenso die zum Mitgefühl und vieles mehr.

Präsenz kann also sehr unterschiedliche Formen annehmen. Aber zuerst erfordert sie natürlich Wachheit und Geistesgegenwart, d. h. die eindeutige Bereitschaft, sich auf die gemeinsame Situation mit der Klientin einzulassen, mit allen Sinnen bei der Begegnung zu sein, sich möglichst nicht ablenken zu lassen (sei es durch das Telefon oder durch irgendwelche privaten Angelegenheiten) und die ganze Aufmerksamkeit der Klientin und ihren Anliegen zu widmen. Das schließt gelegentliche Müdigkeit nicht grundsätzlich aus; sie sollte allerdings tunlichst nicht auf Desinteresse, mangelndem Schlaf des Therapeuten oder anderen persönlichen Gründen beruhen, sondern, wenn sie auftritt, als Resonanz auf das aktuelle Geschehen erkennbar sein und dann mit Klarheit als Aspekt des gerade ablaufenden Prozesses genutzt werden.

Nach meiner Erfahrung ist eine sehr wichtige Dimension dabei, wie der Therapeut sich für die Klientin in den Vordergrund bringt bzw. sich im Hintergrund hält; darum habe ich diese Dimension in meinem oben erwähnten Fragebogen gezielt angesprochen. Diese Dimension hatte viele Facetten: In manchen Abschnitten eines therapeutischen Prozesses sind die Klientinnen sehr damit beschäftigt, sich auf die präzise Wahrnehmung ihrer Empfindungen und auf das genaue Erspüren ihres emotionalen Erlebens zu konzentrieren. In solchen Phasen halte ich mich eher im Hintergrund, signalisiere nonverbal mein Interesse und Wohlwollen, schweige aber überwiegend, um meine Klientinnen nicht von sich selbst abzulenken oder bei ihrer Selbstexploration zu stören.

Wie bedeutsam und vielsagend derartige, rein nonverbale, nur durch die Art der persönlichen Präsenz vermittelten Botschaften sein können, hat Gregory Currie an einem schönen (nicht-therapeutischen) Beispiel eindrucksvoll illustriert. Er beschreibt, wie Janet, die gerade mit ihrem Mann John in ihrem Ferienhaus am Meer angekommen ist, das Fenster öffnet und die frische Luft mit einem tiefen, genießerischen Zug inhaliert, wobei sie darauf achtet, dass John das bemerkt:

> Was möchte Janet damit sagen, dass sie sich so verhält? Dass die Luft frisch ist? Die Frische der Luft ist für John schon selbst wahrnehmbar. Janet versucht es einzurichten, dass sie und John auf die Frische der Luft in einer Weise achten, die für sie beide gegenseitig erkennbar ist. Aber Janet tut noch mehr: Sie passt Johns kognitive und affektive Sicht der Welt an: Sie versucht John dazu zu bekommen, dass er die Welt in etwa derselben Weise erlebt, wie sie selbst sie gerade erfährt. Es gibt einen kleinen aber prägnanten Ausschnitt der Welt, der für sie beide wahrnehmbar ist, und Janet möchte, dass John seine Aufmerksamkeit auf diesen Ausschnitt der Welt auf dieselbe Art richtet, auf die sie selbst ihn beachtet: genießerisch, dankbar, mit Vorfreude auf den Urlaub, der gerade beginnt. Sie will John dabei keine bestimmten Sachverhalte mitteilen: Sie möchte, dass er bestimmte Dinge zur Kenntnis nimmt und sich imaginativ mit bestimmten Möglichkeiten befasst, auf die diese Dinge hinweisen; sie möchte, dass er diese Dinge und Möglichkeiten in dem potenziellen Wert sieht, die sie für Janet und John haben können. Sie möchte, dass John die sichtbare Welt auf eine bestimmte Weise sieht. Es wäre sehr umständlich – praktisch unmöglich –, wenn Janet versuchen würde, all das zu sagen und die Art und Weise in Worte zu fassen, zu der sie John einladen möchte, die Welt zu erleben, auf die sie beide gerade schauen. Es wäre außerdem sinnlos: die minimale Geste erfüllt ihren Zweck sehr gut. (Currie 2007, 21 f.)

Während sich persönliche Präsenz am einen Ende der Skala auf zwar wirkungsvolle, aber zugleich sehr subtile Weise ausdrückt, gibt es am anderen Ende der Skala Situationen, die aktives Handeln und Eingreifen erfordern, etwa wenn Klienten sich auf intensive emotionale Prozesse einlassen, für die sie kraftvollen (manchmal körperlichen) Halt, deutliche Ermutigung (z. B. durch nachdrückliche Instruktionen) oder ein Gegenüber brauchen, das sich ihnen klar und eindeutig zur Verfügung und gegebenenfalls entgegenstellt – etwa als möglicher Ansprechpartner für ihre Aggressionen oder als jemand, der ihnen mit Entschiedenheit Grenzen setzt. Dass diese Präsenz auch einmal zu Missverständnissen und Problemen führen kann, ist unbestritten; die Anerkennung dieser Tatsache darf aber nicht dazu führen, sich nur zurückhaltend und ›lieb‹ zu verhalten, sich so zu depotenzieren und seinen Klienten die Möglichkeit vorzuenthalten, sich an ihrem Therapeuten aus gegebenem Anlass zu reiben und einen Konflikt mit ihm auszutragen.

Marie-Anne Chidiac und Sally Denham-Vaughan verstehen unter »Präsenz« die Verbindung von »energetischer Verfügbarkeit und flüssiger Responsivität«: »Präsenz scheint die Dualitäten von Sein und Handeln, Ruhe und Bewegung, Erreichbarkeit und Antwortbereitschaft zu umfassen« (2007, 10 f.). Mit der folgenden Tabelle geben die Autorinnen einen Überblick über das Phänomen, wie es sich aus den Perspektiven der anderen und des Selbst zeigt; *beide* Perspektiven zu benennen, ist sinnvoll und notwendig, denn »*Präsenz steht in Beziehung*. Anwesenheit ist nicht für sich selbst da. Ich bin, indem ich immer schon dem anderen verbunden und der Gemeinschaft anderer Menschen einbezogen bin« (Marcel 1985, 25 – H.d.V.).

	Energetische Verfügbarkeit	Flüssige Responsivität
Wie ich Präsenz bei anderen erlebe	Ich fühle mich von ihrer Präsenz stark angezogen. Ich fühle mich von ihnen beachtet und gesehen.	Ich fühle mich gehalten und sicher und vertraue auf ihre Ressourcen.
Wie ich meine eigene Präsenz erlebe	Ich bin wachsam und zugleich ruhig. Ich bin anderen zugewandt und mit ihnen in Verbindung.	Zu wissen, was ich weiß, macht mich frei, mich auf die anderen und auf Neues zu konzentrieren.

nach Chidiac & Denham-Vaughan 2007, 11

Abb. 1: Persönliche Präsenz

Joseph Zinker und Sonja Nevis geben eine ähnliche Beschreibung: Für sie ist Präsenz ein Zustand,

> in dem man *ganz* da ist, mit Körper *und* Seele. Es ist eine Art, *mit jemandem zu sein* ohne unbedingt etwas *zu tun*. Präsenz bedeutet, ganz hier und für alle Möglichkeiten offen zu sein.... Die Präsenz des Therapeuten bildet den Hintergrund, vor dem die Figur eines anderen Selbst aufblühen, sich klären und deutlich werden kann.
> Wenn ich die Präsenz eines anderen erlebe, fühle ich mich frei, mich auszudrücken, ich selbst zu sein, auch meine zarten und verletzlichen Seiten zu offenbaren und darauf zu vertrauen, daß ich ohne Be- oder Verurteilung wahrgenommen werde. Die Präsenz meines Therapeuten macht es mir möglich, mich mit meinen inneren Konflikten, schwierigen Fragen und Widersprüchen auseinanderzusetzen, ohne mich durch suggestive oder allzu bestimmende Fragen abgelenkt zu fühlen. Die Präsenz meines Therapeuten ermöglicht mir die Konfrontation mit mir selbst im Beisein eines weisen Zeugen....
> Präsenz ist keine Art der Selbstdarstellung, sie hat nichts Extravagantes, nichts Dramatisches und nichts Theatralisches.... Präsenz ist nicht Charisma. Charisma erfordert Aufmerksamkeit und Bewunderung. Charisma ruft nach sich selbst, während Präsenz nach dem anderen ruft. (1999, 356f. – H.i.O.)

Anders gesagt ist persönliche Präsenz eine Art, einem anderen Menschen zu begegnen, die zugleich kraftvoll und unaufdringlich, eindrücklich und bescheiden, zwar selbstbewusst, aber respektvoll, sowie für den anderen fürsorglich engagiert und dabei keineswegs selbstvergessen, sondern in sich selbst ruhend ist. Ich denke, es ist klar, dass eine solche persönliche Präsenz nicht *gespielt* werden kann; das würde nicht nur dem Roger'schen Gebot der Kongruenz widersprechen, sondern wäre ein Widerspruch in sich selbst, an dessen therapeutischer Wirksamkeit berechtigte Zweifel angebracht wären.

An dieser Stelle ist es vielleicht interessant, dass Rogers im Rückblick auf sein Lebenswerk die folgende Bemerkung machte:

> Ich neige dazu zu denken, dass ich in meinen Schriften die drei grundlegenden Variablen (Kongruenz, unbedingte positive Wertschätzung und empathisches Verstehen) zu sehr betont habe. Vielleicht ist es eher etwas um die Ränder dieser Bedingungen herum, das in Wirklichkeit das wichtigste Element in der Therapie darstellt: wenn mein Selbst sehr klar und offensichtlich präsent ist. (in Baldwin 2000, 30)

Negativ formuliert: Jede Art von Selbstverleugnung und -verschleierung ist natürlich nicht mit authentischer persönlicher Präsenz zu vereinbaren. *»Presence is self-disclosure. It is a decision to be real«* (Brownell 2010, 107). Dass selbst ›therapeutische‹ Lügen kurze Beine haben, hatte schon Ferenczi beobachtet:

> Wir begrüßen den Patienten, wenn er unser Zimmer betritt, höflich, fordern ihn auf, mit den Assoziationen zu beginnen und versprechen ihm damit, aufmerksam hinzuhorchen, unser ganzes Interesse seinem Wohlergehen und der Aufklärungsarbeit zu widmen. In Wirklichkeit aber mögen uns gewisse äußere und innere Züge des Patienten schwer erträglich sein. Oder wir fühlen uns vielleicht durch die Arbeitsstunde in einer für uns wichtigeren beruflichen oder einer persönlichen, inneren Angelegenheit unliebsam gestört. Auch da sehe ich keinen anderen Ausweg als den, die Ursache der Störung in uns selbst zu erraten und sie vor dem Patienten zur Sprache zu bringen, sie vielleicht nicht nur als Möglichkeit, sondern auch als Tatsache zu bekennen.... Ob sie [die Patienten] das am Klang unserer Stimme, an der Auswahl unserer Worte oder auf andere Art erkennen, weiß ich nicht. Jedenfalls verraten sie ein merkwürdiges, fast clairvoyantes Wissen um Gedanken und Emotionen, die im Analytiker vorgehen. Eine Täuschung des Kranken scheint hier kaum möglich, und wenn sie versucht wird, hat sie nur böse Folgen. (1970b, 305ff.)

Ferenczis Argumentation erinnert mich übrigens an eine Äußerung von Perls, der meinte: Der Klient »durchschaut mit Leichtigkeit die Maske der orthodoxen Analytiker, die aus Angst vor einer Gegenübertragung ihre Emotionen getötet haben. Sie schrecken vor jedem Kontakt zurück und zeigen, abgestorben wie Dinosaurier, dem Patienten ein Pokergesicht« (1976, 67).

Aus Sicht einer relationalen Psychotherapie stellt sich die Frage nach dem *»self-disclosure«* nicht wie zu Zeiten der Eine-Person-Psychologie, in der es für den Therapeuten darum ging, selbst möglichst anonym zu bleiben, um der Klientin und ihrer Psychodynamik maximalen Raum zu gewähren. Wenn der therapeutischen Beziehung wesentliche Bedeutung zukommt, wird es entscheidend, *wie* der Therapeut mit seiner Klientin in Beziehung tritt: »Die Präsenz einer anderen realen Person [die des Therapeuten] sorgt zu einem großen Teil für die Wirksamkeit therapeutischen Handelns. Das Erleben der Klientin ist immer auf diese andere reale Person bezogen … Das Erleben [beider Beteiligter] findet im Beziehungsraum statt« (Gendlin 2002, 2). Für eine relationale Psychotherapie ist das ein absolut zentraler Punkt, denn es geht hier um die Frage, wie der Therapeut sich seiner Klientin zeigt und sich mit seiner Präsenz so ins Spiel bringen kann, dass es den gemeinsamen therapeutischen Absichten nach Möglichkeit entspricht.

Geller, Greenberg und Watson konnten belegen, dass »eine wichtige Beziehung zwischen dem Erleben der Klienten von der Präsenz ihrer Therapeutinnen und dem Eindruck besteht, eine gute therapeutische Sitzung und eine gute therapeutische Beziehung zu haben« (2010, 607). Dabei ist natürlich nicht nur eine *einzelne* Sitzung, eine konkrete Technik oder ein aktuelles Therapeutenverhalten von Bedeutung. Es geht vielmehr im umfassenderen Sinne darum, welche Auswirkung auf die therapeutische Beziehung die Art und Weise hat, wie die Therapeutin sich zeigt bzw. nicht zeigt. Ich denke, die *langfristige* Haltung ist entscheidend, die *dauerhafte* Bereitschaft, emotional erreichbar und antwortbereit zu sein, sowie die Anerkennung der Tatsache, dass eine dialogische Form der Psychotherapie auch für die Therapeutin heißt, menschlich berührbar zu sein – egal, ob die dabei entstehenden Gefühle angenehm sind oder nicht.

Bacal spricht in diesem Zusammenhang von »optimaler[53] Responsivität«, womit er eine Antwortbereitschaft des Therapeuten meint,

> die zu einem bestimmten Moment im Kontext eines bestimmten Patienten und seines Problems therapeutisch möglichst relevant ist, und aus der heraus der Therapeut mit seinem Klienten auf eine Weise kommuniziert, die dieser bestimmte Patient als nützlich für die Kohäsion, die Stärkung und das Wachstum seines Selbst empfindet. (1998b, 142)

Theoretische Ergänzung 12

Zur Frage nach der Antwortbereitschaft von Therapeutinnen gehört – ganz wörtlich gemeint – die Frage, ob bzw. in welcher Weise sie bereit sind, auf Fragen ihrer Klienten zu antworten. Traditionell sind Psychotherapeutinnen hier eher zurückhaltend; Perls stellte fest: »Die Idee, Patientenfragen zu frustrieren, ist schon so alt wie die Psychotherapie. Schon eine so einfache Reaktion wie ›Warum stellst du diese Frage?‹ ist dazu angetan, den Patienten zurückzuwerfen auf seine eigenen Möglichkeiten« (1976, 97).[54]

Die von Perls formulierte Programmatik, Klienten »auf ihre eigenen Möglichkeiten *zurückzuwerfen*«, wirkt auf mich zwar etwas unfreundlich, aber ich halte es durchaus für sinnvoll, Fragen (wie andere Verhaltensweisen auch) *nicht automatisch* zu bedienen.

---

53 »›Optimal‹ ist nicht dasselbe wie ›perfekt‹. … ›Optimal‹ meint die vorteilhaftesten … Bedingungen …, eine Voraussetzung, ein Ausmaß oder einen Kompromiss, der die bestmöglichen Resultate hervorbringt« (Bacal 1998a, 3 f.).

54 Zu Perls' Konzept des *»skillful frustration«* vgl. auch die *Theoretische Ergänzung 21* im Abschnitt über »Fürsorge« (Kapitel 4. 3).

Damit meine ich ein Vorgehen, das auf Routinen verzichtet – sowohl auf die Routine, Fragen grundsätzlich nicht zu beantworten oder zu hinterfragen, wie auf die Routine, alle Fragen *inhaltlich* ernst zu nehmen und auf sie *in der Sache* einzugehen.

Einerseits halte ich es für wichtig, wenn Buber sagt:

> Wenn ein echtes Gespräch entstehen soll, [muß] jeder, der daran teilnimmt, sich selber einbringen. Und das bedeutet, daß er willens sein muß, jeweils zu sagen, was er zu dem besprochenen Gegenstand im Sinn hat. Und das wieder bedeutet, daß er jeweils den Beitrag seines Geistes ohne Verkürzung und Verschiebung hergebe. (1984, 293 f.)[55]

Andererseits ist es sinnvoll, zu Fragen keine sachliche Stellung zu nehmen, wenn man den konkreten Eindruck hat, dass ein Klient auf diese Weise vermeidet, eigene Ressourcen zu mobilisieren. Wichtig ist mir dabei aber immer, *meinen subjektiven Eindruck* von der Vermeidungsqualität einer Verhaltensweise des Klienten nicht mit irgendeiner ›objektiven‹ Wahrheit zu verwechseln, sondern diesen Eindruck zum Anlass für eine gemeinsame Exploration zu nehmen, falls mir das wichtig genug und zur Situation zu passen scheint.

In jedem Fall bedeutet eine Frage des Klienten an die Therapeutin *nicht* in *jedem* Fall, dass er eigene Möglichkeiten ungenutzt lässt; Perls' *Verallgemeinerung* – »*Jedesmal*, wenn du es ablehnst, eine Frage zu beantworten, hilfst du dem anderen, seine eigenen Kräfte zu entfalten« (1974, 44 – H.d.V.) – entspricht *nicht* meiner Erfahrung. Es gibt Informationslücken, die sich nur durch Fragen füllen lassen, und das gilt in besonderer Weise für das Erleben der Therapeutin, auf das der Klient vielleicht nonverbale Hinweise hat, von dem er aber nicht genau wissen kann, worum es sich handelt – es sei denn, er begnügt sich mit Vermutungen, Projektionen oder Übertragungen.

Daher muss er die Therapeutin in diesem Fall *fragen*, wenn er der intersubjektiven Wirklichkeit zwischen ihnen beiden auf die Spur kommen will. Eine solche Frage unbeantwortet zu lassen, entspricht nicht meinem Verständnis von einem relational verstandenen therapeutischen Vorgehen. Genau genommen kann es sich in einer solchen Situation auch gar nicht darum handeln, dass der Klient *eigene* Möglichkeiten ungenutzt lässt, denn die Antwort auf seine Frage liegt nicht in ihm selbst, sondern auf Seiten der Therapeutin.

Klienten mit der von Perls erwähnten Gegenfrage an die Klientin (»Warum stellst du diese Frage?«) regelhaft ›auf sich selbst zurückzuwerfen‹ ist leicht als eine Strategie zu erkennen, der eine Eine-Person-Psychologie zugrunde liegt, und die im Übrigen in vielen Fällen wahrscheinlich nicht von der Absicht motiviert ist, die Klientin bei der Aktivierung eigener Ressourcen zu unterstützen, sondern vielmehr von einer Scheu des Therapeuten – sei sie persönlich begründet oder Folge der Anonymitätsideologie –, sich persönlich zu zeigen.

---

55 Die Frage der »selektiven Authentizität« werde ich später noch thematisieren.

Das kann unter bestimmten Bedingungen durchaus zu Irritationen in der therapeutischen Beziehung führen, wie Natasha Prenn erfahren hat:

Beispiel aus der Praxis 7

Ich hängte meine Handtasche über meine Schulter und stand auf. »Fahren Sie an einen schönen Ort?« fragte ich beiläufig. Ich war noch recht neu in Therapie. Mark, mein Therapeut, hatte seinen Urlaub angekündigt. Er erstarrte, steckte die Hände in die Hosentaschen und wandte den Blick von mir ab. »Warum fragen Sie das?« »Äh..., ich weiß nicht,« stotterte ich.[56]

Das war der Anfang meines vorsichtigen, zögerlichen Prozesses, weil ich mich bemühte, diese Art Fehler nicht noch einmal zu machen, und mich dafür schämte, mich daneben benommen zu haben. Ich verlor meine Spontaneität durch diesen Austausch und viele andere Interaktionen ähnlicher Art. Ich fragte Mark nie mehr nach irgendwelchen Details aus seinem Leben und auch nicht nach seinen Gefühlen. Aber ich beobachtete ihn genau, stellte mir vor, was er fühlen und denken mochte, und die Übertragung blühte auf. Aber ich veränderte mich nicht, und in mancher Hinsicht fühlte ich mich gehemmter als zuvor. Ich erinnere mich daran, wie er, als ich weinte und ihn ansah, wegschaute und schwieg. Ich glaube, ich habe mich nie einsamer gefühlt und so geschämt.

Später begann ich eine sehr andere Art von Therapie. Meine neue Therapeutin, Claudia, hatte mich über ihren Zeitplan informiert, und ich wusste, dass sie weg sein würde. Sie lächelte: »Wir sehen uns dann in zwei Wochen wieder.« Ich brach den Blickkontakt ab und senkte den Blick. »Was ist denn gerade passiert?« fragte sie, »Sie haben weggeschaut.« Ich zögerte, fasste dann aber Mut: »Darf ich Sie fragen, wohin Sie reisen?« »Selbstverständlich,« antwortete sie und erzählte mir, wo sie die nächsten 14 Tage verbringen würde. Tränen stiegen in meine Augen, und ich spürte, wie ich mich erleichtert entspannte: Ich würde mich in dieser Beziehung nicht gehemmt fühlen müssen! Sie sagte: »Ich sehe Tränen in Ihren Augen.« »Ja, es ist so erleichternd zu wissen, dass Sie mir antworten,« erläuterte ich ihr. (Prenn 2009, 86)

Die Schilderung von Claudias Verhalten illustriert, wie wichtig es für die Klientin sein kann, von ihrer Therapeutin eine Antwort zu bekommen (und nicht auf sich selbst zurückgeworfen zu werden), denn »für ein menschliches Wesen gibt es nichts

[56] Ich weiß natürlich nicht, was in Mark vorging. Aber es ist durchaus möglich, dass er gar nicht überwiegend persönliche Gründe hatte, sich so zu verhalten, sondern meinte, dem Konzept der Anonymität folgen zu müssen. In Hansons (2005) Untersuchung stellte sich heraus, dass solche negativ wirksamen Verhaltensweisen oft mit dem rigiden Festhalten an Konzepten zusammenhängen. Eine ihrer Probandinnen, Cardinal, berichtet davon, wie sie ihren Therapeuten ebenfalls nach seinen Urlaubsplänen fragte und dieser antwortete, es sei seine generelle Politik, nichts über sein Privatleben zu sagen. »Cardinal fühlte sich gekränkt, weil sie den Eindruck hatte, nicht in ihrer Individualität gesehen zu werden« (a.a.O., 101).

Schrecklicheres als das *Fehlen einer Antwort*. … Gehört zu werden ist an sich schon eine dialogische Beziehung. Das Wort will gehört, verstanden und beantwortet werden« (Bakhtin 1986, 127 – H.i.O.).

Aber nicht nur, *dass* Claudia antwortet, sondern auch *was* sie sagt, ist bemerkenswert. Ich meine hier die schlichte Aussage, »Ich sehe Tränen in Ihren Augen.« Die einfache Benennung dessen, was Claudia im Kontakt mit ihrer Klientin wahrnimmt, vermittelt dieser, dass Claudia sie *sieht* – sowohl im engeren wie im weiteren Sinn. Claudias Reaktion ist damit ein Beispiel für eine *»Antwort-«* und *»Resonanzbeziehung«* (Rosa 2016). Die Emotion der Klientin, die in den Tränen zum Ausdruck kommt, affiziert die Therapeutin, deren Antwort dann wiederum die Klientin berührt; zwischen beiden Personen schwingt etwas hin und her, wodurch eine unmittelbare Verbindung zwischen ihnen entsteht – im Unterschied zu dem entfremdenden Mangel an Resonanz im Kontakt der Klientin mit ihrem ersten Therapeuten, Mark.

An beiden Erlebnissen der Klientin zeigt sich – in positiver wie negativer Variante –, dass »Menschen existentiell vom Verlangen nach Resonanzbeziehungen geprägt« sind (Rosa 2016, 293 f.), die ihnen die Erfahrung der *Verbundenheit* mit anderen möglich machen:

> Resonanz ist zunächst als ein menschliches Grundbedürfnis und eine Grundfähigkeit zu verstehen. Daraus ergeben sich zwei deskriptive Konsequenzen zugleich: *Erstens* bilden sich menschliche Subjektivität und soziale Intersubjektivität grundsätzlich über die Etablierung von basalen Resonanzbeziehungen heraus. … *Zweitens* aber sind Menschen existenziell vom Verlangen nach Resonanzbeziehungen geprägt. Menschliches Begehren lässt sich deshalb schlechthin als Resonanzbegehren interpretieren. (a.a.O., 293 – H.i.O.)

Diesen Tatsachen trägt eine der wichtigsten gestalttherapeutischen Techniken Rechnung, für die Claudias Beschreibung dessen, was sie von ihrer Klientin wahrnimmt, ein typisches Beispiel darstellt. Es handelt sich dabei allerdings, wie hier deutlich wird, eben nicht nur um eine *Technik*, sondern zugleich um eine *relationale Handlung* – ich hatte Norcross und Lambert oben schon zitiert: »Techniken und Interventionen sind relationale Handlungen« (2011b, 5). Mit anderen Worten: Jede Technik kann nur eine Form sein, in der die authentische, persönliche Antwort der Therapeutin auf die momentane Situation, in der sie sich mit ihrer Klientin befindet, ihren Ausdruck findet (vgl. Staemmler 1995, 19 ff.; 1999b).

Die zentralen relationalen Handlungen in der Gestalttherapie haben wir als *»Angebote persönlichen Kontakts«* charakterisiert (Staemmler 1993, 50 ff.; Staemmler & Bock 1998, 135), mittels derer die Therapeutin dem Klienten mitteilt, was sie von ihm wahrnimmt, sowie eventuell darüber hinaus noch zum Ausdruck bringt, welche Resonanz das bei ihr hervorruft – etwa: »Ich sehe Tränen in Ihren Augen; das überrascht mich.« Ein »Angebot persönlichen Kontakts« besteht demnach hauptsächlich in der (nicht nur verbalen!) Mitteilung dessen, was die Therapeutin im Zusammensein mit ihrem Klienten von diesem sinnlich *wahrnimmt* und was sie dabei *erlebt*.

Die so geförderte persönliche Begegnung mit seiner Klientin ist der Kontext, die »gemeinsame Situation« (Staemmler 2009a, 199 ff.), innerhalb dessen bzw. derer die Person der Klientin für den Therapeuten zugänglich wird:

> Die *Ganzheit* der Person und durch sie die Ganzheit des *Menschen* erkennen kann er erst dann, wenn er seine *Subjektivität* nicht draußen läßt und nicht unberührter Betrachter bleibt. Sondern er muß in den Akt der Selbstbesinnung in Wirklichkeit ganz eingehen, um der menschlichen Ganzheit inne werden zu können. Mit anderen Worten: er muß diesen Akt des Hineingehens in jene einzigartige Dimension als *Lebensakt* vollziehen, ohne vorbereitete philosophische Sicherung, er muß sich also alledem aussetzen, was einem widerfahren kann, wenn man wirklich lebt. (Buber 1982, 20 – H.i.O.)

Persönliches und Privates

Wenn der Therapeut sich über sein eigenes Erleben äußert, trägt er nicht nur zum gemeinsamen Verständnis seiner aktuellen Situation mit der Klientin sowie zur Klärung und Bearbeitung der anstehenden Thematik bei, sondern auch dazu, »eine egalitärere Beziehung dadurch zu fördern, dass die Klientin den Austausch mit ihm als balancierter empfindet und den Therapeuten menschlicher erlebt« (Audet & Everall 2010, 333). Das wird in vielen Fällen eine positive Wirkung auf die therapeutische Beziehung nach sich ziehen und die Klientin überdies in ihrem Selbstwertgefühl stützen; das ergibt z. B. eine Untersuchung von Hanson (vgl. 2005, 102).

Aber wie jede erfahrene Therapeutin weiß, kann man die Wirkungen der eigenen Handlungen auf Klienten nur mit einer gewissen Wahrscheinlichkeit einschätzen und ist manchmal überrascht davon, wie sie eine Mitteilung verstanden und verarbeitet haben. »Wenn der Andere wirklich ein Anderer sein soll, dann muß es dahin kommen, daß ich in einem bestimmten Augenblick überrascht, desorientiert werde und wir uns nicht mehr in dem treffen, was wir an Ähnlichem, sondern in dem, was wir an Verschiedenem haben« (Merlau-Ponty 1984, 157).

Ich hatte oben schon die wichtige Beobachtung von Maturana und Varela erwähnt, dass eine Kommunikation ihre Effekte *nicht festlegt*, sondern nur *auslöst*. Da diese Regel keine Ausnahmen zulässt, kann man als Therapeutin nie mit Sicherheit

> im Vorhinein wissen, wie eine persönliche Mitteilung sich auf den Patienten, die therapeutische Beziehung und den Verlauf der Behandlung auswirken wird. Oft braucht es Zeit und weitere Gespräche, damit Therapeutin und Klient gemeinsam die vielfältigen Bedeutungen und Nachwirkungen einer solchen Mitteilung entdecken können. (Bridges 2001, 25)

Für mich hat sich aus dieser Erfahrung ergeben, dass ich jede meiner Mitteilungen oder Vorschläge, die ich an meine Klientinnen richte, grundsätzlich als etwas verstehe, das aus *zwei* Schritten besteht: Der erste Schritt besteht in der ›eigentlichen‹ Mitteilung und der zweite Schritt darin, die Hinweise darauf genau zu beachten, wie diese Mitteilung von den Klientinnen aufgefasst wird. Manchmal genügt es mir, ihre nonverbalen Reaktionen aufmerksam zu betrachten, manchmal scheint es mir erforderlich, explizit nachzufragen. Der erste Schritt stellt somit die intendierte therapeutische Maßnahme dar (ein Vorschlag, eine Prozessinstruktion, eine persönliche Mitteilung etc.), der zweite Schritt dient der Überprüfung dessen, wie der erste auf die Klientin gewirkt hat.[57] Während der Therapeut sich mit dem ersten Schritt in den Vordergrund des Dialogs bringt, lädt er mit dem zweiten die Klientin ein, wieder in den Mittelpunkt der gemeinsamen Aufmerksamkeit zu treten.

Dieses grundsätzlich zweischrittige Vorgehen ist für mich eine ganz praktische Konsequenz aus einem relationalen Therapieverständnis, das von einer Zwei-Personen-Psychologie ausgeht. Ich betrachte dabei den zweiten Schritt nicht nur als eine Würdigung der Autonomie meiner Klientinnen, die selbst darüber entscheiden, wie sie mich verstehen, sondern auch als Mahnung an mich selbst vor einer möglichen Egozentrik bzw. therapeutischem Größenwahn, aus denen heraus man der Illusion verfallen kann, die eigenen Absichten bestimmten ihre Wirkungen.

Darüber hinaus gibt es noch ein paar weitere Anhaltspunkte, die eine gewisse Orientierung bezüglich der Handhabung persönlicher Kontaktangebote bieten können. Das oben geschilderte Beispiel von Claudias Reaktion auf ihre Klientin lässt sich u. a. in dieser Hinsicht nutzen; es enthält nämlich u. a. Hinweise auf eine Unterscheidung, die in der Literatur über das *self-disclosure* von Therapeuten häufig diskutiert wird:

1. Das, was ich die »persönliche Präsenz« der Therapeutin genannt habe, bezieht sich auf die Kommunikation ihrer Wahrnehmungen, Eindrücke und Resonanzen, wie sie *in der unmittelbaren Interaktion* mit ihrer Klientin *während der Sitzung* entstehen. Claudia, die Therapeutin, nimmt wahr, wie ihre Klientin den Blick senkt, und später, dass sie Tränen in den Augen hat; sie bezieht sich jeweils darauf ohne zeitliche Verzögerung und signalisiert auf diese Weise ihre Zugewandtheit, ihr Interesse oder ihre Fürsorge. Sie zeigt ihrer Klientin dadurch, wie dicht sie ihrem aktuellen psychischen Prozess folgt, wie direkt sie daran teilnimmt und wie freimütig sie darauf antwortet.

[57] Wenn man z. B. ein Experiment vorschlägt, kommt es durchaus häufig vor, dass eine Klientin sich entscheidet, dem Vorschlag nicht zu folgen. Wenn man sich dann dafür interessiert, wie sie den Vorschlag verstanden und sich seine Ausführung vorgestellt hat, erhält man oft Auskünfte, die ebenso viel wert sind, wie es die tatsächliche Umsetzung des Vorschlags gewesen wäre.

2. Die Klientin fragt ihre Therapeutin danach, was diese in den kommenden zwei Wochen vorhat. Die Therapeutin gibt ihr die entsprechende Auskunft. Sie beantwortet die Frage in sachlicher Hinsicht und macht damit eine Mitteilung über ihr Privatleben. Das entspricht *nicht* dem, was ich unter persönlicher Präsenz verstehe; ich würde diese Mitteilung der Therapeutin über ihre Pläne daher nicht »persönlich«, sondern *»privat«* nennen.

Vor dem Hintergrund dessen, was die Klientin zuvor mit ihrem anderen Therapeuten, Mark, erlebt hat, macht es für sie natürlich einen Unterschied, dass sie von Claudia nun eine Antwort bekommt. Ich möchte allerdings die folgende These aufstellen: Es ist weniger die *inhaltliche* Beantwortung ihrer Frage, die der Klientin so gut tut, sondern die Art und Weise, *wie* die Therapeutin auf sie eingeht. Diese bricht nämlich – anders als Mark – den direkten Kontakt mit der Klientin nicht ab, sondern reagiert auf deren persönliches Interesse an ihren Urlaubsplänen mit ihrem eigenen persönlichen Interesse am Erleben der Klientin. Das führt zur wohltuenden Erfahrung der Klientin, von ihrer Therapeutin gesehen und respektiert zu werden – im Gegensatz zu der Beschämung, die Mark mit seiner persönlich abweisenden Reaktion hervorgerufen hatte.

Wir haben es hier natürlich wieder mit dem Unterschied zwischen dem Inhalts- und dem Beziehungsaspekt einer Kommunikation zu tun. Soweit es dem Bericht der Klientin zu entnehmen ist, geht Claudia unter *beiden* Aspekten auf ihre Klientin ein, Mark unter *keinem* der beiden. Meiner zuvor aufgestellten These folgend ist im Umkehrschluss anzunehmen, dass es für die Klientin längst nicht so negative Auswirkungen gehabt hätte, wenn Mark auf der Inhaltsebene zwar keine Antwort gegeben, sich auf der Beziehungsebene aber resonant verhalten hätte, z. B. so: »Ich verstehe Ihr Interesse, möchte Ihre Frage aber in diesem Fall nicht beantworten, weil es mir wichtig ist, meine Privatsphäre zu wahren.« Mit einer solchen Antwort wäre Mark persönlich präsent geblieben – vorausgesetzt, seine nonverbalen Botschaften hätten der Klientin seine unverminderte Zuwendung vermittelt.

Mit meiner Idee, wie Mark hätte antworten können, möchte ich auch darauf hinweisen, dass die persönliche Stellungnahme des Therapeuten nach meiner Erfahrung nicht immer *inhaltlich* positiv sein muss, um die therapeutische Beziehung zu stützen; der Therapeut ist gleichfalls eine Person, deren Autonomie zu respektieren ist; er muss keinesfalls alle Wünsche seiner Klientin erfüllen, gerade dann nicht, wenn sie die Grenzen seiner Privatsphäre tangieren.[58] Aber seine Antwort sollte *persönlich* gefasst sein und angemessen *taktvoll* vorgetragen werden; auf die Frage des Taktes gehe ich weiter unten noch ein.

---

58 Für manche Klientinnen kann ein solches Therapeutenverhalten sogar als nützliches Modell hinsichtlich der Frage dienen, wie man die eigenen Grenzen vertreten kann, ohne sein Gegenüber zu brüskieren.

Beispiele aus der Praxis 8

David Burns berichtet von einer Situation mit einer Klientin, die ihn veranlasste, ihr das folgende, durchaus konfrontative persönliche Kontaktangebot zu machen:

> Ich sagte zu Ronda, dass ich mich unzulänglich fühlte. Ich sagte, es sei für mich so, als ob jeder Satz, der aus meinem Mund kam, für sie hölzern und unbrauchbar sei. Ich sagte, dass ich, obwohl ich in der Regel das Gefühl hatte, etwas anzubieten zu haben, heute den Eindruck hätte, dass dies nicht der Fall sei. Ich teilte ihr mit, dass ich mich ausgeschlossen und abgewiesen fühlte und ärgerlich auf sie sei. Ich sagte ihr, dass ich ihr etwas Positives mitgeben wollte, und der Meinung sei, dass unsere Arbeit erfolgreich sein könne, aber dass ich mich in meinen Bemühungen ausgebremst fühlte. (1999, 655)

Wie Burns berichtet, führte seine persönliche Stellungnahme dazu, dass die Klientin ihr Verhalten änderte und kooperativer wurde.

Eine ähnliche Begebenheit schildert Basescu aus seiner Arbeit mit einer Klientin, die ständig mit ihren Erfolgen und ihrem Wissen prahlte und ihn damit einschüchterte:

> Sie war eine kraftvolle, attraktive, sprachgewandte, eindrucksvoll aussehende Karriere-Frau, ungefähr 20 Jahre älter als ich, Universitäts-Professorin und landesweit bekannt als führende Kapazität auf ihrem Spezialgebiet. … Die Kombination ihres Stils mit meinen Problemen und meinem besonderen Wunsch, mich in dieser Situation zu beweisen, führte dazu, dass ich mich zunehmend wortkarg und impotent erlebte. Sitzung auf Sitzung fühlte ich mich wie ein Kind, das sich als Psychotherapeut verkleidet hatte und damit rechnete, entlarvt zu werden. … Irgendwann war ich schließlich so verzweifelt, dass ich ihr sagte, wie eingeschüchtert ich mich ihr gegenüber fühlte. Sie setzte sich abrupt auf und antwortete mir mit dem Ausdruck völliger Überraschung: »Wie können Sie sich von *mir* eingeschüchtert fühlen? Ich habe doch selbst so viel Angst vor Ihnen!« Das wiederum überraschte mich mindestens so sehr, wie ich sie überrascht hatte, und das war das Ende unserer langen, angstbeladenen Durststrecke. Darüber hinaus zeigte sich, dass unser Austausch eine unerwartete positive Nebenwirkung hatte: Ihr wurde bewusst, dass ein Teil der Schwierigkeiten, die sie mit ihren Kollegen an der Uni hatte, demselben Muster entsprachen. Sie hatte Angst vor ihnen, ohne zu bemerken, dass deren Verhalten ihr gegenüber Ausdruck dessen war, dass sie sich von ihr eingeschüchtert fühlten. (1977, 157 f.)

Meine Unterscheidung zwischen persönlichen und privaten Mitteilungen wird, allerdings z. T. mit anderen Begriffen, von vielen Autoren ähnlich getroffen und häufig mit der Einschätzung versehen, persönliche Kontaktangebote seien häufig hilfreich, während private Mitteilungen seltener diese Wirkung hätten oder oft einfach überflüssig seien. So schreibt Karen Moroda:

> Dem Klienten das benötigte emotionale Feedback zur Verfügung zu stellen und ihm Bewusstheit davon zu ermöglichen, wie die Therapeutin ihn sieht und erlebt, ist bei Weitem therapeutischer als irgendwelche Geschichten aus dem Leben der Therapeutin. Deshalb betone ich, dass persönliche Mitteilungen nur als Reaktion auf die direkten

> oder indirekten Fragen des Klienten nach einer affektiven Antwort gemacht werden sollten. (2009, 20)

In ähnlicher Weise verstehen Focusing-Therapeutinnen das von ihnen so genannte »Responding«; damit meinen sie,

> dem Klienten etwas ganz Echtes, jetzt real Erlebtes zu zeigen. Der Therapeut ist ganz Therapeut und ganz Mensch, der er ist. Er geht mit seinem Response, seinem Selbstausdruck, immer auch das Risiko ein, dass dieser vom Klienten abgelehnt wird. Genau dieses Risiko gibt dem Response eine gewisse ›Beziehungswucht‹, die es dem Klienten ermöglicht, eigenes Erleben zu berühren. (Renn 2016, 242 – vgl. auch Gendlin 2002)

Das Mitteilen eigener Lebenserfahrungen kann natürlich in manchen Fällen hilfreich sein und sogar die Qualität der therapeutischen Beziehung fördern, z. B. wenn sie Klienten dabei unterstützen, den Therapeuten weniger zu idealisieren und als ›normalen‹ Menschen zu sehen, der selbst Schwierigkeiten im Leben hat und dem gegenüber sie sich nicht prinzipiell minderwertig fühlen müssen. Laura Perls meinte:

> Ich beschreibe einige Probleme und Erfahrungen aus meinem eigenen Leben und von anderen Fällen, wenn ich erwarte, dass dies dem Patienten Unterstützung für ein vollständigeres *Erkennen seiner eigenen Positionen und Möglichkeiten* gibt, – wenn es ihm helfen kann, den nächsten Schritt zu tun. (1989, 82 – H.d.V.)

Es bleibt für mich zwar relativ undeutlich, was Laura Perls meint, wenn sie vom »Erkennen eigener Positionen und Möglichkeiten« durch das Mitteilen von »Problemen und Erfahrungen« der Therapeutin spricht. Aber mir fallen dazu spontan einige Beispiele aus meiner eigenen Praxis ein, in denen ich Klienten Anregungen gegeben habe, in ihrem Alltag etwas auszuprobieren, mit dem ich selbst gute Erfahrungen gemacht hatte – natürlich nicht in dem Sinne, dass ich damit die Lösung für ihre Probleme anzubieten hätte, sondern in dem Sinne, dass ich ihnen einen Vorschlag gemacht habe, mit dem sie experimentieren und ihre eigenen Erfahrungen machen konnten. Ich bin mit solchen Vorgehensweisen aber eher sparsam; sie werden zu leicht als Vorschläge für das ›richtige‹ Verhalten verstanden, oder die Klienten fassen sie so auf, als wollte ich mich ihnen als Modell präsentieren, an dem sie sich zu orientieren hätten.

Zwei andere Varianten privater Mitteilungen sind mir mehr oder weniger unsympathisch. Die erste Variante betrifft das platte Missverständnis von Empathie, das sich darin zeigt, dass der Therapeut auf die Schilderung eines Erlebnisses der Klienten nach dem Muster reagiert, »Das habe ich auch schon erlebt,« und dann ein eigenes, äußerlich mehr oder weniger ähnliches Erlebnis breittritt. Dieses Gleichsetzen eigener Erfahrungen mit denen eines anderen Menschen empfinde ich mal als Vereinnahmung, mal als Fraternisieren, mal als Enteignungsversuch durch Pseudo-Einfühlung (vgl. Staemmler 2009a).

Die zweite Variante betrifft etwas, das man schlicht als Geschwätzigkeit und den Versuch betrachten kann, sich selbst auf Kosten der Klientinnen in den Vordergrund zu spielen:

> Therapeuten …, die alle möglichen Kleinigkeiten über ihre Kinder, Familien, Probleme und Sorgen zum Besten geben, vertun zumindest wertvolle Zeit, für die sie von ihren Klienten bezahlt werden. Und damit verletzen sie deren Vertrauen, weil sie nicht bereit oder fähig sind, auf das Wohl ihrer Klienten konzentriert zu bleiben. (Bloomgarden & Mennuti 2009, 10)

Erotik und Sexualität

Die Orientierung am Wohl der Klientinnen ist selbstverständlich dann von besonderer Bedeutung, wenn die Gefahr von Grenzüberschreitungen im Raum steht, wie es der Fall sein kann, wenn es um erotische und sexuelle Themen geht (vgl. Williams 1997). Die Frage, ob die Mitteilung eigener Lebenserfahrungen durch den Therapeuten in solchen Zusammenhängen sinnvoll ist, hat sich für mich noch nie ernsthaft gestellt. Solche Erfahrungen gehören für mich in meine Privatsphäre. Was meine persönliche Präsenz angeht, sieht es jedoch anders aus. Wenn erotische Empfindungen zwischen einer Klientin und mir auftauchen,[59] muss ich mich durchaus damit auseinandersetzen, wie ich mit meinen Wahrnehmungen, Eindrücken und persönlichen Resonanzen umgehe.

Stephen Mitchell hat die Themen, die hier relevant werden, für die relationale Psychoanalyse wie folgt beschrieben:

> Sollte der Analytiker jemals erotische Empfindungen in der Gegenübertragung offenbaren? Nach Kernbergs … Auffassung sollte er dies niemals tun, weil eben dieses Verbot ihm garantiere, dass er seine sexuellen Fantasien über seine Patienten gefahrlos erleben könne. Das ist zwar eine interessante Auffassung, doch lässt sie die ebenso wichtige Frage außer acht, welche Wirkung es auf das Erleben des Patienten hat, wenn sein Analytiker sich seinen sexuellen Fantasien hingibt, absolut geschützt davor, dass sein Patient jemals etwas über das, was in ihm vorgeht, erfährt? Und inwiefern kann dieses Verhalten dem Patienten hinderlich werden? Ich glaube gern, dass dies bei einigen Patienten eine wichtige Sicherheitsmaßnahme sein kann, doch kann ich mir ebenso gut vorstellen, dass andere ein solches Verhalten als pervers und gefährlich empfinden. Glen Gabbard … hat die Auffassung vertreten, das Eingeständnis sexuellen Interesses, das in der Gegenübertragung auftauche, wirke einfach zu erregend, als dass es ungefährlich sein könnte, und ich bestätige gerne, dass dies für einige analytische Dyaden zutrifft. Doch Davies … hat einen Fall beschrieben, in dem das Nichteingeständnis in der Gegenübertragung aufgetauchten sexuellen Interesses den Patienten und den Analytiker in eine retraumatisierende Reinszenierung hineintrieb, in der das gemeinschaftliche Ableugnen eines wichtigen Aspekts des Prozesses der Übertragung und Gegenübertragung riskanter war als die Offenbarung des Tatbestandes. (Mitchell 2005, 255)

---

59 Als heterosexuell orientierter Mann wähle ich diese Geschlechterkonstellation als Beispiel.

Mitchells Erwägungen verdeutlichen, wie schmal der Grat sein kann, auf dem sich die Beteiligten hier bewegen. Ich möchte dazu von zwei sehr unterschiedlichen Erfahrungen berichten:

Beispiele aus der Praxis 9

Meine Klientin A. wandte sich zunächst an mich, weil sie sich in vielen sozialen Situationen extrem unsicher fühlte und kaum wagte, mit Menschen Kontakt aufzunehmen, die sie nicht schon kannte. Kurz nach dem Beginn unserer gemeinsamen Arbeit begann ich, eine Art des Hingezogenseins zu ihr zu erleben, das ich mir nicht erklären konnte: Ihre äußere Erscheinung war mir zwar in keiner Weise unangenehm, aber als Frau war sie für mich nicht attraktiv; viel zu mädchenhaft und schüchtern wirkte sie auf mich.

Dessen ungeachtet nahm dieses Hingezogensein von Stunde zu Stunde zu und nahm für mich mit der Zeit geradezu quälende Züge an: es fiel mir immer schwerer, mich auf die Arbeit an den Themen meiner Klientin zu konzentrieren, die sie mitbrachte. Diese Themen kreisten um ihre sozialen Ängste und hatten keinerlei Bezug zu irgendwelchen erotischen oder gar sexuellen Gefühlen. Dennoch stiegen in mir immer wieder sexuelle Fantasien auf, die eine mir ansonsten unbekannte Intensität erreichten, sodass ich z. B. große Mühe hatte, einem geradezu zwanghaften Impuls, ihre Brust zu berühren, nicht nachzugehen.

Natürlich erwog ich die Möglichkeit, meine Empfindungen zur Sprache zu bringen; sie waren außergewöhnlich genug, um die Vermutung zu stützen, das sie etwas mit der Situation meiner Klientin zu tun haben und insofern therapeutisch relevant sein könnten. Ich entschied mich aber dagegen, ihr etwas davon mitzuteilen, weil ich den Eindruck hatte, dass das, was ich empfand, so weit weg von dem war, womit sie sich beschäftigte, dass ich davon ausging, sie würde mit einer entsprechenden Mitteilung von mir überhaupt nichts anfangen können oder sich sogar auf unangenehme Weise überrumpelt oder sexuell angemacht fühlen.

Meine Entscheidung gegen eine Mitteilung (und natürlich gegen ein Ausagieren) fühlte sich für mich sehr eindeutig an, die Intensität meiner sexuellen Fantasien und Impulse allerdings ebenso. Über eine längere Zeit hinweg waren die Sitzungen mit A. daher äußerst anstrengend, weil ich mich jedes Mal in einer extremen Spannung befand und mich permanent disziplinieren musste, um mit meiner Aufmerksamkeit bei dem zu bleiben, was sie thematisierte. Ich benötigte dafür einige Unterstützung, z. B. durch Supervision, sodass es mir möglich war, mich der für mich so belastenden Situation mit A. immer wieder auszusetzen.

Die Intensität meiner sexuellen Fantasien und die mit ihnen einhergehende Spannung nahmen erst nach ca. 30 Sitzungen allmählich ab, nachdem sich herausgestellt hatte, dass A. als Kind über Jahre hinweg den sexuellen Machtmissbrauch von einem nahen Angehörigen erlebt hatte. Aber auch dann erschien es mir deplatziert, ihr von meinen merkwürdigen Empfindungen etwas mitzuteilen. Zu groß erschien mir die Gefahr, sie damit zu verschrecken.

Erst in unserem Abschiedsgespräch nach einer mehrjährigen und, wie ich meine, erfolgreichen Therapie, brachte ich meine Gefühle aus der ersten Zeit unserer Arbeit zur Sprache. A. hörte sich meine Mitteilungen zwar durchaus interessiert an, konnte deren Inhalt aber in keiner Weise mit ihrer damaligen psychischen Situation und ihrer Beziehung zu mir in Verbindung bringen. Sie bestätigte allerdings rückblickend meine Einschätzung, dass sie vermutlich die Therapie abgebrochen hätte, wenn ich mich ihr damals mitgeteilt hätte. So fühlte ich mich zwar im Nachhinein in meiner Entscheidung bestätigt, blieb aber mit der nicht belegbaren Vermutung zurück, dass meine quälenden, mir selbst fremden sexuellen Impulse vielleicht Bestandteile einer zwischen meiner Klientin und mir stattfindenden projektiven Identifikation waren (vgl. Staemmler 1993, 167 ff.).

Meine Arbeit mit B., die übrigens ebenfalls in ihrer Kindheit den sexuellen Machtmissbrauch durch wichtige Bezugspersonen erfahren hatte, verlief völlig anders. Im Kontakt mit ihr fühlte ich mich durchgängig frei, ihr zu zeigen oder zu sagen, was ich mit ihr erlebte und für sie empfand. Es gab im Verlauf der langen Therapie mit ihr eine ganze Reihe von Stunden, in denen es um ihre Sexualität ging. Immer wieder wurde dabei eine gegenseitige erotische Anziehung spürbar, über die wir uns – nach anfänglicher Zurückhaltung – offen austauschen konnten.

B., die regelmäßig ein Therapietagebuch führte, war so mutig und großzügig, mir ihre folgenden Notizen über eine dieser Stunden (die ca. 70.) zur Veröffentlichung zu überlassen. Ich habe sie nur geringfügig redigiert, um meinen Leserinnen das Verständnis zu erleichtern. Zugleich möchte ich Sie darum bitten, die folgenden persönlichen Mitteilungen respektvoll zu behandeln:

> Dann habe ich ihn ganz lange angesehen und seine Hand gehalten.[60] Ganz, ganz lange. Und bloß mal mit den Schultern gezuckt oder bemerkt, dass ich auch nicht wisse, was das gerade sei. Ich: »Ich habe dich gern.« Er: »Ich dich auch.« – Ich: »Ich spüre, wie gern ich dich habe und kann es dir gleichzeitig sagen und mich gut dabei fühlen. Ich schäme mich nicht dafür. – Es ist so einfach, so selbstverständlich.« Er: »So gehört es sich auch, schließlich ist es etwas Schönes. Es gibt keinen Grund, sich dafür zu schämen.«
>
> Irgendwann klopfte eine Traurigkeit bei mir an. Eine liebe Traurigkeit. Frank sah es: »Du wirst ernst.« Ich: »Ich werde traurig, ich weiß gar nicht, was das ist.« Er fragte mich, ob er eine Vermutung aussprechen dürfe. Ich stimmte zu, und er sagte: »Es ist manchmal so, dass gerade, wenn man etwas endlich erlebt, wonach man sich lang gesehnt hat, sich auch eine Traurigkeit darüber meldet, wie lange das Ersehnte gefehlt hat.« Ich ließ seine

60 Ich saß mit dieser Klientin häufiger Seite an Seite auf dem Sofa – übrigens eine von mehreren Alternativen zur Arbeit »im Liegen« (das ich sehr selten vorschlage) und »im Gegenübersitzen« (das in der Mehrheit der Fälle stattfindet). Ich habe mit Klienten aber z. B. auch schon im Laufen oder an einsamen Stellen im Wald gearbeitet, wenn das für sie förderlicher zu sein schien.

Worte wirken und mir kamen die Tränen. Ich (unter Tränen): »Es ist so einfach, so leicht jetzt. Wie lang der Weg war. Und wie wenig selbstverständlich dies in mein Leben gehört.« Ich sah ihn weiter an. »Es ist mir so bedeutsam, dich anzusehen, während ich fühle, wie gern ich dich habe. – Es kommt mir vor, als würde ich, indem ich dies ausspreche, mir selbst bestätigen, dass es so in Ordnung ist.« Er: »Du brauchst dich nicht zu schämen.« Ja. So war es.

Dann sagte ich ihm, ein anderer Mann würde es schwer haben, dem Vergleich mit ihm standzuhalten. Er wollte schon etwas dazu sagen, da setzte ich mich auf und sagte: »Ich habe durch dich gelernt, was ich brauche, welchen Kriterien ein Mann genügen muss, damit ich mich auf ihn einlasse. Es wird mir nicht mehr passieren, faule Kompromisse einzugehen. Zumindest hoffe ich das stark. – Es gibt aber eine große Angst: Ich habe Angst, wenn ich mit einem Mann ein gewisses (geringes) Maß an körperlicher Nähe, zum Beispiel einen Kuss auf den Mund, zulasse, ihm auf Gedeih und Verderb zu verfallen. Ich habe ernsthafte Sorge, dann nicht mehr von diesem Mann loszukommen, selbst wenn ich deutlich sähe, wie ungut es ist, mit ihm zusammen zu sein.«

Frank hakte nach: »Was ist es denn, was müsste denn passieren, damit du diesem Mann verfällst?«. Ich: »Wenn ich ein bestimmtes inneres Erleben habe, das Gefühl, im ganzen Körper zu brennen. Und damit verbunden das Empfinden, dieses Brennen nicht für mich allein zu erleben, sondern es als etwas Gemeinsames, wie ein Fließen von dem Einem hin zum Anderen zu fühlen. Wenn ich das erlebe, dann bin ich verloren.« Frank wollte wissen, was ich denn mit »verfallen« meine. Ich: »Ich bin dann nicht mehr in der Lage, mich von diesem Mann zu lösen. Ich fühle mich wie mit einer Schnur verbunden.« Nach einer weiteren Frage von Frank kam mir noch ein Bild: »Es fühlt sich zuerst so an, als ob es einfach ganz und gar unmöglich wäre, diese Schnur zu durchtrennen. Wenn ich mich aber trotz dieser untrennbaren Verbindung lösen würde, dann wäre das, als würde ich mein Innerstes ganz und gar nach außen kehren. Frank: »Ja, und das wäre sehr schmerzhaft.« Ich: »Ich würde sterben!« Frank (fast lapidar): »Ja, Du würdest das Gefühl haben, zu sterben.« Ich haute ihm aufs Bein und begehrte – lachend – auf: »Das sieht Dir ähnlich, typisch! Ich will aber nicht sterben!«

Frank war überrascht über meine heftige Reaktion und es kam zu einem herzerfrischenden Dialog. Frank: »Du würdest ja nicht sterben. Du würdest lediglich eine Zeit lang das *Gefühl* haben, zu sterben. Aber du kannst ja zu mir kommen. Du würdest vielleicht weinen und schreien und trampeln und was weiß ich. Aber irgendwann würdest du tief ausatmen und wärst erleichtert, und es wäre gut. – So wäre der Ablauf vermutlich.« Wir lachten herzlich. »Bislang sind alle am Leben geblieben, die ich kenne, die dieses Gefühl hatten.«

Er wollte wissen, was ich meinte, was »typisch« für ihn sei. Ich: »Dass du es wagst, auf meine Aussage, ich habe Angst, zu sterben, einfach zu antworten, ›Ja, du wirst das Gefühl haben, zu sterben.‹ Dass du davor nicht zurückschreckst. Das erstaunt mich immer wieder und ich empfinde es mittlerweile als typisch für dich. Neben der Empörung macht mir das gleichzeitig sofort ganz viel Mut. Denn wenn *du* davor keine Angst hast, dann kann ich dem vielleicht auch ins Auge sehen.« Er: »Ich glaube schon, dass du das kannst. – Du siehst mir ja die ganze Zeit ins Auge.« Ich verstand nicht ganz, was er damit meinte. Aber es fühlte sich an, als habe es durchaus etwas miteinander zu tun.

Ich fühlte mich sehr stark und er bestätigte das. Ich glaube auch, dass ich es aushalten könnte. Ich habe schon so oft das Gefühl gehabt zu sterben. Wenn mir von vornherein klar ist, dass ich, wenn ich mich auf einen Mann einlasse, mich vielleicht irgendwann wieder lösen will, und es sich dann anfühlen kann, als würde ich sterben, dann – glaube ich – kann ich es umso besser zulassen. Diese Vorstellung schreckt mich nicht so, dass ich es nicht riskieren würde! Im Gegenteil – wenn ich es so sehe, ist die Entscheidung klar. Selbst auf die Gefahr hin, »zu sterben«, will ich es.

Es tut – auch jetzt beim Schreiben – gut, das so zu sehen. Dann brauche ich keine Vermeidung! Ich brauche nicht zu vermeiden, einen Mann kennen zu lernen. Ich kann das Risiko eingehen, dass es in die Hose geht. Ich kann mir zutrauen, den Absprung zu schaffen, wenn ich sehe, dass es auf die Dauer nicht gut ist mit diesem Mann! Ich weiß, was dann auf mich zukommt. Deshalb lasse ich mir die Freuden und die Fülle des Lebens nicht entgehen! Frank sagte etwas Ähnliches. Leidenschaft ist etwas Großes. Die sollte man genießen. Auch wenn man anschließend heftig leidet. Die Größe des Schmerzes entspricht der Größe der Gefühle. Es ist in Ordnung so!

Ich: »Du weißt wohl, wovon du sprichst?« Die Art, wie er antwortete, setzte von seiner Seite viel Vertrauen voraus. Es war zu sehen, dass er einige »Tode gestorben« ist aufgrund von Leidenschaft. Er war äußerst attraktiv in diesem Moment. Er sah mich nicht die ganze Zeit über an! Es war so schön.

Dann fragte Frank: »Gibt es denn einen Mann, den du gern mal auf den Mund küssen würdest?« Ich: »Außer Dir – und das lass ich lieber (Pause – ich überlegte und war von meinen eigenen Worten irritiert. Ich sah ihn nicht an!) – nein, gibt es keinen.« Dann sah ich ihn wieder an. Er sah irgendwie aus, als sei er noch unentschlossen, wie er reagieren wollte. Schließlich: »Und warum lässt Du es lieber, mich zu küssen?« Ich dachte nach. Dann sagte ich – und es fühlte sich sehr gut an, wie ich es sagte: »Ich glaube, es würde etwas zerstören, was wir miteinander haben und was mir kostbar ist. – Ich will etwas, wenn ich einen Mann küsse, was nicht dem entspricht, was wir miteinander haben. Entweder ich würde dich so küssen, dass ich das gar nicht anvisiere – das könnte ich natürlich machen, aber es wäre dann nicht das, was ich suche. Oder ich würde nicht bekommen, was ich suche, weil du Therapeut bleiben würdest, und ich wäre enttäuscht. Oder ich würde es bekommen und wäre enttäuscht, weil ich dich als Therapeut verlieren würde.«

Es war super, das so zu entwickeln. Es war, als hätte ich mir »Gefühlskriterien«, das heißt qualitative Kriterien davon erarbeitet, was in einer Therapie wie Platz hat. Frank enthielt sich jeden Kommentars. Er war nachdenklich. Schließlich: »Glaubst du also, es ist nicht die Angst, mir zu verfallen, weshalb du mich nicht küsst?« Ich: »Da bin ich nicht hundertprozentig sicher. Das kann ich dir dann sagen, wenn ich es bei einem anderen Mann ausprobiert habe!« Ohne es zu merken, hatte ich ihm und mir damit voll und ganz klar gemacht, dass ich ihn trotz meines Wunsches also nicht küssen würde. Frank: »Ich denke, dann es ist an der Zeit, Männer zum Küssen zu finden.« Ich erwähnte etwas nachdenklich: »Ich tue bislang alles dafür, keinen Männern zu begegnen. – Ich weiß natürlich nicht, was in der nächsten Zeit passieren wird, ich bin ja nicht mehr ganz so, wie ich war, als ich heute gekommen bin.«

Aus heutiger Sicht schrieb mir B. zu den damaligen Erfahrungen noch den folgenden Kommentar:

Es ist schön, das alles zu lesen. Ungefähr 14 Jahre sind seither vergangen.

Erneut fühle ich mich bestätigt in meinem Eindruck, dass diese Sitzungen und Begegnungen mit Dir – die sowohl viel gemeinsame Arbeit über lange Zeit als Voraussetzung hatten, als auch die Übernahme von Verantwortung für das gemeinsame Geschehen durch jede/n von uns – zu dem Wesentlichsten gehört, das ich in der Therapie mit Dir lernen konnte. Wesentlich dafür, in die Lage zu kommen, ein zufrieden stellendes Leben zu führen.

Ich habe gerade noch ein bisschen in meinen Aufzeichnungen gelesen und beim Lesen festgestellt – wusste ich schon mal, hatte ich aber wieder vergessen –, wie wesentlich diese körperlich nahen, zärtlichen, erotischen Begegnungen tatsächlich dafür waren, die als Kind erlittene Gewalt aufarbeiten zu können, die ich auf dieser Ebene erfahren habe.[61] Zeitlich habe ich erst danach damit begonnen, mich überhaupt genauer zu erinnern und diese Realität in meinem Leben anzuerkennen. Erst nach diesen besonderen Begegnungen mit Dir bekam das Erinnern sozusagen Konturen und Gestalt und wurde auf einer Ebene bearbeitbar, die zuvor gar nicht aufgetaucht war.

Es ist so schön, die tiefe Verbundenheit mit Dir zu spüren, die dabei entstanden ist. Ich glaube sogar, mich heute so frei Dir gegenüber zu fühlen, hat ebenfalls damit zu tun, diesen Bereich unseres Erlebens innerhalb der Therapie nicht ausgespart zu haben.

Ich würde sogar vermuten, wenn wir diesen Bereich – beispielsweise aus Zurückhaltung aufgrund falsch verstandener ethischer Bedenken meiner- oder Deinerseits – ausgespart hätten, obwohl wir die gegenseitige Attraktion ja gespürt haben, hätte es zu Störungen geführt, wenn nicht sogar zum Abbruch der therapeutischen Zusammenarbeit und zum Ende unserer Verbindung. Und damit wäre eine wertvolle Möglichkeit für mich, ein wesentliches Hindernis in meiner persönlichen Entwicklung zu überwinden, verloren gewesen.

Die beiden Beispiele veranschaulichen, wie ich hoffe, dass es in solchen heiklen Situationen keine allgemeingültigen Regeln für die Mittelung persönlicher Resonanzen gibt. Man bleibt als Therapeut darauf angewiesen, sich auf sein differenziertes Gespür für das therapeutisch Passende und auf eine sensible Abwägung des ethisch Erforderlichen zu verlassen. Die ethischen Leitlinien von Berufsverbänden (vgl. z. B. APA 2017; DVG 2017) oder die einschlägigen Gesetze (vgl. Francke 2006) liefern nur Normen für ›handgreifliches‹ Verhalten, aber keine echte *ethische* Orientierung.[62] Zygmunt Bauman hat in seiner *Postmodernen Ethik* sehr überzeugend dargelegt, dass es falsch wäre, sich Ethik nach dem Muster des Rechts vorzustellen, das (Rechts-)*Sicherheit* und Eindeutigkeit schaffen soll. Denn

> das moralische Selbst fühlt, handelt und bewegt sich im Kontext der Ambivalenz und ist mit Unsicherheit durchsetzt. Daher hat eine ambiguitätsfreie moralische Situation allein die utopische Existenz eines vielleicht unverzichtbaren Horizontes und Stimulus für das moralische Selbst, nicht eines realistischen Zieles ethischer Praxis.… Ungeachtet all der gegenteiligen Anstrengungen wird Unsicherheit die Verfassung des moralischen Selbst immer begleiten. Tatsächlich kann man das moralische Selbst an seiner Unsicherheit erkennen – ob wohl all das, was getan werden musste, getan wurde. (1995, 25)

---

61 Vgl. dazu Smith Lawry 1998.

62 In der gestalttherapeutischen Literatur gibt es nicht viel zu diesem Thema. Lesenswert ist der Text von Murray, Pugh und Clance (2004).

Selektive Authentizität und Takt

Im Zusammenhang mit den Überlegungen darüber, was sinnvoll ist mitzuteilen und was nicht, möchte ich noch an zwei bekannte humanistische Psychologen erinnern, die hierzu dezidierte Ansichten vertreten haben. Der erste ist James Bugental, der in seinem Buch *The Art of the Psychotherapist* sehr nachdrücklich schrieb:

> Zuerst und vor allem ist strikte Ehrlichkeit erforderlich. Das bedeutet, dass die Informationen, die wir unseren Patienten geben, nicht irgendwie verzerrt sein sollten. Unsere Patienten verlassen sich darauf, dass wir ihnen bei ihrer Realitätsprüfung helfen. Wenn wir in dieser Hinsicht nicht authentisch sind, verraten wir sie grundlegend. Ehrlichkeit heißt aber nicht, dass wir alles sagen müssen, was uns zu irgendeinem Thema einfällt. In der Tat ist es oft verantwortungsvoll, das nicht zu tun, aber dann verlangt die Ehrlichkeit, dass wir dabei aufrichtig sind, dass wir etwas zurückhalten: »Ich kann dir etwas zu der Sache sagen, die dich interessiert, aber ich möchte dir nicht alles sagen, was ich darüber weiß; wenn ich das täte, würde ich jemandes Vertrauen verletzen (oder ich würde mehr sagen, als sich für den Moment bzw. unter diesen Umständen stimmig für mich anfühlen würde). (1987, 143)

Als zweite ist Ruth Cohn zu erwähnen, die ein Konzept vorschlug, das sie als »selektive Authentizität« bezeichnete; sie meinte, dass dieses Konzept als generelles Prinzip gelten kann, aber besonders am Anfang einer Therapie und dann so lange weiter praktiziert werden sollte, bis eine tragfähige Vertrauensbasis entstanden ist:[63]

> Wenn ich alles ungefiltert sage, beachte ich nicht meine und des andern Vertrauensbereitschaft und Verständnisfähigkeit. … Wenn ich selektiv und authentisch (*»selective authenticity«*) bin, ermögliche ich Vertrauen und Verständnis. Wenn Vertrauen geschaffen ist, wird Filterung zwischen meiner Erfahrung und meiner Aussage weitgehend überflüssig. Je weniger solches Filtern nötig geworden ist, desto einfacher, produktiver und froher ist die Kooperation. (2009, 125)

Mit anderen Worten: Rogers' erste Variable, die Kongruenz des Therapeuten, kann nicht bedeuten, gegenüber seinen Klientinnen ungezielt, wahllos oder gar taktlos einfach alles auszusprechen, was ihm gerade in den Kopf kommt. »Bedingungslose oder unangemessene Offenheit können leichte, mittelschwere bis schwere Schäden beim Patienten anrichten« (Hutterer-Krisch 1996, 146). Es gehört zur Aufgabe des Therapeuten, eine sorgfältige Wahl zu treffen, die sich nicht nur auf die *Inhalte* dessen bezieht, *was* er in Abhängigkeit von der zu bearbeitenden Thematik anspricht, um den aktuellen therapeutischen Prozess zu fördern, sondern natürlich ebenso darauf, *wie* er das tut.

---

63 Unter diesem Blickwinkel gesehen war mein im *Beispiel aus der Praxis 4* (im Abschnitt »Die zwei Seiten der Beziehung« in Kapitel 4.2) beschriebenes Verhalten zwar authentisch, aber nicht ausreichend ausgewählt, weil ich meine Klientin damit überforderte; die notwendige Vertrauensbasis war noch nicht gegeben.

Damit ist ein Aspekt der Authentizität berührt, der wegen der oft uneingeschränkt positiven Wertung, die ihr im Kontext humanistischer Psychotherapien zugeschrieben wird, m. E. zu wenig Beachtung erfährt. »*Authentizität* mißrät, wenn sie nicht mit dem Bewußtsein der Wirkung gepaart ist, zur *naiven Unverblümtheit*, die … (durch ›schonungslose‹ Offenheit) den Takt vermissen läßt und einen Scherbenhaufen zurücklassen kann« (Schulz von Thun 1989, 45 – H.i.O.).

Für Authentizität gilt darum gerade im therapeutischen Kontext besonders, was auch sonst ein wichtiges ethisches Prinzip darstellt: Ein einzelner Wert darf nie verabsolutiert und losgelöst von anderen relevanten Werten vertreten werden. Authentizität *an sich* ist »ethisch undifferenziert und schließt noch nicht einmal das Gebot ein, keinen Schaden anzurichten« (Orange 2009, 89); mit ihr misst sich der Mensch an sich selbst, ohne sich ernsthaft auf den Anderen zu beziehen. Die ungebrochene Authentizität[64], mit der jemand z. B. seinen Hass gegen geflüchtete und Asyl suchende Menschen zum Ausdruck bringt, begründet keine moralische Legitimation von Xenophobie; sie ruft vielmehr bei vielen Menschen verständliche Irritation hervor, weil sie andere Werte, wie z. B. die Achtung der Menschwürde, vermissen lässt.

Die Kongruenz des Therapeuten hat nur da ihren therapeutischen Wert, wo sie mit Einfühlsamkeit und Wertschätzung der Klientin verknüpft ist, die zusammen einigermaßen sicherstellen können, dass die ehrlichen Mitteilungen des Therapeuten dem Wohl der Klientin dienen und sich an ihre aktuelle Situation anschließen. Man könnte die wünschenswerte Authentizität des Therapeuten mit Buber dann so verstehen:

> Es kommt nicht darauf an, dass einer dem andern alles sage, was ihm einfällt, sondern darauf allein, dass er zwischen sich und den andern keinen Schein sich einschleichen lasse. Es kommt nicht darauf an, dass einer sich vor einem andern ›gehen lasse‹, sondern dass er dem Menschen, dem er sich mitteilt, an seinem Sein teilzunehmen gewähre. Auf die Authentizität des Zwischenmenschlichen kommt es an; wo es sie nicht gibt, kann auch das Menschliche nicht authentisch sein. (1984, 280)

Zusätzlich gehört aus relationaler Sicht zur therapeutischen Wirksamkeit authentischer Therapeutenäußerungen, dass sie einer Haltung entspringen, die der Klientin gleichfalls die Freiheit zugesteht, sich unverstellt und offen zu äußern, und aus der heraus den Ansichten der Klientin *a priori* dieselbe prinzipielle Gültigkeit zugestanden wird wie denen des Therapeuten (vgl. auch *Anhang 1*).

---

64 Man könnte hier auch von der Diktatur einer einzigen Selbst-Position sprechen, die anderen Positionen keinen Platz mehr einräumt (vgl. Staemmler 2015a). Der psychischen Unterdrückung des Anderen im Selbst entspricht die Bekämpfung der Anderen in der sozialen Welt.

Theoretische Ergänzung 13

In seiner *Nikomachischen Ethik* hat Aristoteles (1951) dafür plädiert, bei der Suche nach einer tugendhaften Haltung »die rechte Mitte« zu suchen, z. B. weder feige noch tollkühn, sondern mutig zu sein. Anders gesagt: Wenn Mut der anzustrebende Wert und die »rechte Mitte« ist, sind Feigheit (seine Mangelerscheinung) und Tollkühnheit (seine Übertreibung) Abweichungen von dieser Mitte und damit nicht mehr als tugendhaft anzusehen.

Nicolai Hartmann (1926/1949) hat Aristoteles' Überlegungen fortgeführt und einen Gedankengang vorgeschlagen, mit dessen Hilfe ein bestimmter Wert in einen Kontext gestellt wird; dadurch können ethische Entscheidungen auf differenziertere Art getroffen werden. Diese Idee wurde von Paul Helwig (1936/1965) unter dem Stichwort »Wertequadrat« aufgegriffen und später von Friedemann Schulz von Thun (1989) zu einem »Werte- und Entwicklungsquadrat« weiterentwickelt.

Der erste Schritt in diesem Gedankengang besteht darin, für den zuerst benannten Wert einen positiven Gegenwert zu definieren. So kann man z. B. dem Wert des *Pflichtbewusstseins* den Wert eines unabhängigen, *eigenen Standpunkts* an die Seite stellen (vgl. Helwig 1936/1965, 65) oder, um Aristoteles' Beispiel aufzugreifen, dem Wert des *Mutes* den der *Vorsicht*. Ein solches Wertepaar bezeichnet Schulz von Thun (1989) jeweils als »Schwestertugenden«, die in einem positiven Spannungsverhältnis zueinander stehen. Eine Schwestertugend ›balanciert‹ sozusagen eine Tugend dadurch, dass sie für deren ausgewogene Anwendung sorgt und so verhindert, dass sie sich durch Einseitigkeit ins Negative verkehrt:

Wer anerkennt, dass Vorsicht ebenso wertvoll ist wie Mut, neigt nicht dazu, tollkühn zu werden und sich in unnötige Gefahr zu begeben. Und wer – umgekehrt – einsieht, dass Vorsicht erst in der Ergänzung durch Mut zur echten Tugend wird, verhindert, dass seine Vorsicht zur Feigheit verkommt. Analoges gilt für ein Pflichtbewusstsein, das ohne persönliche Stellungnahme zur Norm erhoben wird: Daraus wird blinder Gehorsam. Und ohne Berücksichtigung bestehender Verbindlichkeiten wird das Vertreten eines eigenen Standpunkts zum willkürlichen oder selbstherrlichen Individualismus.

An den Beispielen zeigt sich, warum hier von einem Werte*quadrat* die Rede ist: »Stehen sich nämlich in positiver Antinomie die Werte A und B gegenüber, so hat jeder von beiden außerdem noch (in der anderen Dimension) seinen zugehörigen Unwert sich gegenüber« (Hartmann 1926/1949, 565). Wert A wird *positiv* ergänzt um Wert B. Den Werten A und B stehen außerdem jeweils *negative* Gegenwerte (»Unwerte« -A und -B) gegenüber, die durch die betreffende Schwestertugend in Schach gehalten werden, damit sie nicht durch ein »Zuviel des Guten« (Schulz von Thun 2017, 6) ihren Wert einbüßen. Ich möchte das zusammenfassend an dem oben angesprochenen Thema der Authentizität veranschaulichen:

Authentizität (Wert A) kann durch Grenzenlosigkeit zur brutalen Konfrontation (negativer Gegenwert -A) führen. Die Schwestertugend des Takts (Wert B) wirkt sich auf die Authentizität so aus, dass die mögliche Brutalität einer nicht balancierten Authentizität verhindert wird. Takt (Wert B) allein, ohne durch die Schwestertugend der Authentizität (Wert A) ergänzt zu werden, läuft wiederum Gefahr, zu einer übervorsichtigen oder schmeichlerischen Schönfärberei zu verkommen, bei der nur noch eine Fassade der Harmonie (Gegenwert -B) den Ton angibt.

Schematisch lässt sich das Wertequadrat so darstellen:

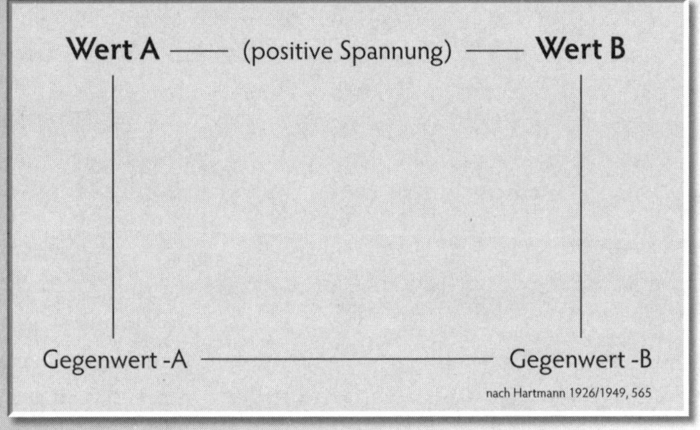

Abb. 2: Das Wertequadrat[65]

Was die Auswahl mitgeteilter *Inhalte* angeht, geben Knox und Hill aufgrund ihrer umfangreichen Recherchen die Empfehlung, dass diese sich in einem *mittleren* Bereich von Intimität bewegen sollten, da zu allgemein gehaltene Auskünfte (»Ich habe schon häufiger mit Klienten über Partnerprobleme gesprochen.«) eher Distanz signalisieren und die Therapeutin nicht in ihrer Person sichtbar machen, wohingegen zu persönliche Mitteilungen den Klienten nicht nur beängstigen und belasten können, sondern auch die Gefahr von Grenzüberschreitungen mit sich bringen:

> Man stelle sich z. B. vor, die Therapeutin arbeitet mit einem Klienten, der gerade in Schwierigkeiten mit seiner Partnerin steckt und sich dadurch täglich beeinträchtigt fühlt. Würde die Therapeutin nun darüber sprechen, dass sie mit ihrem Partner gleichfalls Probleme hatte, die speziell mit den von ihnen bevorzugten sexuellen Aktivitäten zusammenhingen, wäre diese Aussage viel zu intim: Der Klient dürfte sich kaum damit wohlfühlen, über solche Kenntnisse von seiner Therapeutin zu verfügen. Wenn die Therapeutin aber stattdessen einfach nur erwähnen würde, dass sie in ihrer Partnerschaft auch schon Konflikte erlebt hätte, die sie sehr beunruhigt hätten, könnte diese Information

---

65 In dieses Quadrat lassen sich auch noch Diagonale eintragen, durch die weitere interessante Einsichten möglich werden (vgl. Helwig 1936/1965; Sparrer, Varga von Kibéd & Remmert 2017).

dem Klienten helfen, seine eigene Situation als normaler zu betrachten. (Knox & Hill 2003, 534)[66]

Zur passenden Art und Weise einer persönlichen Mitteilung gehören nicht nur ein Sinn für das passende *timing*, sondern überdies eine gewisse Selbstdisziplin, die die Therapeutin befähigt, sinnvolle Prioritäten zu setzen und gegenüber dem Klienten nur das zur Sprache zu bringen, was im gegebenen Moment für seinen therapeutischen Prozess nötig und sinnvoll ist. Das bedeutet einen Verzicht der Therapeutin auf jede überflüssige Demonstration ihrer eigenen Beobachtungsgabe oder empathischen Intelligenz. Es geht hier um ein gesundes Schamgefühl im Sinne eines sorgsamen Umgangs mit den »Schranken der Selbstdarstellung« (Neidhardt 1999, 142), die es verhindern, sich selbst unnötig in den Vordergrund zu spielen. Anders gesagt, es geht um eine Praxis des *Takts*: »Wenn ich Taktgefühl habe, ist meine Rede zugleich Organ meiner Tätigkeit und meiner Sensibilität« (Merleau-Ponty 1984, 42). Gadamer versteht unter dieser Sensibilität

eine bestimmte Empfindlichkeit und Empfindungsfähigkeit für Situationen und das Verhalten in ihnen, für die wir kein Wissen aus allgemeinen Prinzipien besitzen. Daher gehört Unausdrücklichkeit und Unausdrückbarkeit dem Takt wesentlich zu. Man kann etwas taktvoll sagen. Aber das wird immer heißen, daß man etwas taktvoll übergeht und ungesagt läßt, und taktlos ist, das auszusprechen, was man nur übergehen kann. Übergehen heißt aber nicht: von etwas wegsehen, sondern es so im Auge haben, daß man nicht daran stößt, sondern daran vorbei kommt. Daher verhilft Takt dazu, Abstand zu halten. Er vermeidet das Anstößige, das Zunahetreten und die Verletzung der Intimsphäre der Person. (1990, 22)

Theoretische Ergänzung 14

Selektive Authentizität und Takt gehören zwar zur Verantwortlichkeit der Therapeutin, sind aufgrund der erwähnten funktionalen Asymmetrie der therapeutischen Beziehung aber nicht vom Klienten zu verlangen. Dennoch können die entsprechenden Verhaltensweisen des Klienten bei gegebenem Anlass durchaus zum Thema zwischen ihm und seiner Therapeutin werden.

In diesem Kontext kann sich aus meiner Sicht die so genannte psychoanalytische »Grundregel« als problematisch erweisen, die der Förderung der »freien Assoziation« dienen soll und den Klienten anweist »zu sagen, was er denkt und empfindet, ohne auszuwählen und ohne von dem, was ihm einfällt, etwas auszulassen, selbst wenn dessen Mitteilung ihm unangenehm scheint, lächerlich, ohne Interesse, nicht zur Sache gehörig« (Laplanche & Pontalis 1972, 172). Ich bin froh, dass es so eine Regel in der gestalttherapeutischen Tradition nicht gibt; denn es ist wohl unumstritten, »daß der Sinn von Regeln darin besteht, Gehorsam zu

66 Der Artikel von Knox und Hill (2003) enthält auch eine Reihe weiterer lesenswerter Anregungen zu anderen Aspekten des *self-disclosure*.

induzieren; ihr Zweck ist es nicht, die Wechselwirkung zwischen subjektiven Welten und Perspektiven zu fördern oder die Heilung emotionalen Leidens und die Eröffnung neuer Entwicklungsmöglichkeiten zu unterstützen« (Orange, Atwood & Stolorow 1997, 40 f.).

Dazu gehört: Regeln werden oft nicht eingehalten, sondern übertreten – manchmal üben sie sogar den Reiz aus, gegen sie zu verstoßen. Das gilt auch für die »Grundregel«, wie Untersuchungen zeigen: »Eine signifikante Zahl an Patienten enthält ihren Therapeuten wichtige Informationen vor« (Farber 2003, 599), wie eine Übersicht über die entsprechende Forschung ergab.[67] Und natürlich führen Regelverstöße oft zu einem schlechten Gewissen und der Angst, sich zu verplappern, erwischt, gemaßregelt, oder bestraft zu werden. Diese Ängste selbst können dann logischerweise nur noch schwer thematisiert werden. »Man kann einen Patienten nicht wiederholt erniedrigen, indem man ihm Regeln und Vorschriften aufzwingt, ohne ihm eine Erklärung zu geben, und dann auch noch von ihm erwarten, daß er wie ein Erwachsener mitarbeitet« (Greenson 1966, 102).

Die Grundregel, von der schon Ferenczi sagte, sie sei »gewiß nicht adäquat den oft mit großer Schwierigkeit vorgebrachten gefühlschwangeren Mitteilungen des Analysanden« (1988, 39), lässt das von Gadamer so schön beschriebene Taktgefühl – zumindest der Tendenz nach – vermissen, und zwar in Bezug auf *beide* Beteiligte. Erstens kann sie die Therapeutin zu invasivem, respektlosen Nachfragen verleiten, und ist zweitens ungeeignet, den Klienten dabei zu unterstützen, die Grenzen seines Vertrauens und seiner Mitteilungsbereitschaft klar wahr- und ernst zu nehmen. Diese Grenzen sollten nach meiner Auffassung nicht mit einer Regel übergangen werden; sie sind zuerst einmal zu achten und dann, falls *der Klient selbst* damit unzufrieden sein oder sich gar darin gefangen fühlen sollte, zu explorieren und zu verstehen, sodass ihm eine Veränderung seiner Grenzen möglich wird, falls er das wünscht.

Im Übrigen lässt sich Vertrauen wohl kaum mithilfe einer Regel herstellen. Es besteht seinem Wesen nach in der *freiwilligen* Bereitschaft, sich mitzuteilen und zu zeigen; diese Freiwilligkeit lebt von der Voraussetzung, dass die Person autonom ist und selbst entscheidet, was sie für sich behält und was nicht. Nicht zufällig setzt die Fähigkeit, Geheimnisse vor anderen zu haben, die Fähigkeit zum »Mentalisieren«

---

67 Wilhelm Reich hatte das schon früh erkannt: »Da die sogenannte psychoanalytische Grundregel, ›alles zu sagen, was einfällt‹, in der Mehrzahl undurchführbar war, machte ich mich davon unabhängig, indem ich nicht nur das, was der Kranke mitteilte, sondern *alles*, was er darbot, im besondren die *Art* der Mitteilungen und des Schweigens zum Angriffspunkte nahm« (1927/1971, 150 – H.i.O.). Die Konsequenz, die Reich zog, war offenbar zunächst dadurch motiviert, dass er das Unterlaufen der Grundregel durch den Klienten nunmehr seinerseits unterlaufen wollte, indem er sich davon unabhängig machte, was dieser ihm an verbal vorgetragenen *Inhalten* präsentierte. Die Methode, stattdessen mehr auf das *Wie* im Verhalten des Klienten zu achten, wurde bekannterweise zu einer zentralen Vorgehensweise in der Gestalttherapie, die nicht mehr im Bezug zur Grundregel stand.

voraus (vgl. Fonagy, Gergely, Jurist & Target 2004; Staemmler 2009a, 40 ff.; Stone 2007) und stellt eine für die intersubjektive und kognitive Kompetenz bedeutsame entwicklungspsychologische Errungenschaft dar (vgl. Ahern, Lyon & Quas 2011; Sodian 1991), die unter bestimmten Umständen beziehungsförderlich sein kann (vgl. Bonanno, Papa, Lalande, Westphal & Coifman 2004).

Und zweitens nimmt die Grundregel keine Rücksicht auf die persönliche Integrität der Therapeutin, wenn das Taktgefühl des Klienten durch diese Vorgabe eingeschränkt oder außer Kraft gesetzt wird und der Klient *gegenüber der Therapeutin*, ohne den Filter einer angemessenen Achtsamkeit für die Würde seines Gegenübers alles zum Ausdruck bringt, was ihm gerade durch den Sinn geht (vgl. auch Sassenfeld 2015, 134 f.). – Was mich persönlich angeht, teile ich meinen Klienten jedenfalls mit, wenn ich mich von ihnen distanz- oder respektlos behandelt fühle. Ich nehme als Therapeut für mich in Anspruch, was Gabriel Marcel in seinem Buch über Menschenwürde für allgemeingültig erklärt: »Die Selbstachtung beinhaltet … die unerschütterliche Weigerung, sich auf den Zustand eines Instrumentes einschränken zu lassen« (Marcel 1965, 179).

Ich mache in einer solchen Situation unsere Interaktion, innerhalb derer das stattfindet, zum Thema. Das mag zwar einmal dazu führen, dass ein Klient (vorübergehend) daraus die Konsequenz zieht, sich einen für die weitere Arbeit hinderlichen Maulkorb anzulegen. Dann muss eben das zu gegebener Zeit thematisiert werden. – Dass solche Themen des zwischenmenschlichen Umgangs deutlich werden können, wird aus meiner Sicht von der Grundregel nicht unbedingt gefördert.

In diesem Zusammenhang erinnere ich mich an ein Erlebnis, das ich vor nicht langer Zeit mit einer Klientin hatte und das mir an dieser Stelle einfällt, weil es in interessanter Weise zeigt, wie sich die Klientin durch das vorsätzliche *Verheimlichen* relevanter Information in die Lage versetzte, die therapeutische Beziehung mit mir in einer für sie kritischen Situation aufrechtzuerhalten. Das Beispiel illustriert, wie verkürzt und damit irreführend es ist, ein Verhalten, das der Grundregel (die ich natürlich *nicht* etabliert hatte) widerspricht, kurzerhand als Ausdruck eines Widerstands[68] zu interpretieren. Ich meine vielmehr, dass meine Klientin in der für sie gegebenen Situation auf sehr sorgsame, selbstunterstützende und für ihre Beziehung mit mir förderliche Art handelte, indem sie mir eine wichtige Information bewusst vorenthielt. Und ich bin froh, dass Frau X. nicht noch in ein zusätzliches Beziehungsdilemma geriet, in das eine bestehende Grundregel sie mit großer Wahrscheinlichkeit gestürzt hätte:

---

68 Man könnte übrigens generell erwägen, anstatt von »Widerständen« häufiger von »selbstschützenden Prozessen« zu sprechen, »denn dieser Begriff reflektiert zutreffender die primäre Funktion solcher Prozesse« (Mearns & Schmid 2006, 257).

Beispiel aus der Praxis 10

Frau X. wandte sich an mich mit der Bitte um Unterstützung bei der Umsetzung ihres Entschlusses, sich von ihrem Mann zu trennen. Ihre Kinder hätten inzwischen die Schule abgeschlossen und seien dabei, aus dem Haus zu gehen, sodass sie sich nun frei genug fühle, den Schritt zu tun, den sie nur mit Rücksicht auf ihre Kinder nicht schon vor Jahren getan hatte. Ihren Mann schilderte sie als sehr selbstbezogen, herrisch, ungeduldig, manchmal cholerisch und gewalttätig. Ein Gespräch mit ihm sei nicht möglich; er fordere ausschließlich Anpassung und Unterwerfung und sei nicht bereit, ihre Ansichten oder Wünsche auch nur ansatzweise zu respektieren.

Manche Dinge, die ihr sehr wichtig seien, könne Sie nur hinter seinem Rücken tun, weil er ansonsten alle Hebel in Bewegung setzen würde, ihre Pläne zu durchkreuzen. So toleriere er z. B. nicht, dass sie sich mit einer ihrer Freundinnen zum Kaffee treffe, und habe einmal, als er von einem geplanten Treffen erfahren hatte, ihren Computer benutzt, um in ihrem Namen eine Email an die Freundin zu schicken mit der Nachricht, dass das Treffen nicht stattfinden werde, weil ›sie‹ beschlossen habe, mit der Freundin nichts mehr zu tun haben zu wollen.

Es war für mich offensichtlich, dass Frau X. unter einer permanenten Belastung stand, zu der die ständig drohende physische Gewalt gehörte. Aus meiner Erfahrung mit solchen Konstellationen heraus erwuchs meine Vermutung, sie könne auch sexueller Gewalt ausgesetzt sein. In dem Wissen, dass es vielen Frauen sehr schwer fällt, von sich aus darüber zu sprechen, entschloss ich mich, bei passender Gelegenheit diesen Punkt meinerseits zu thematisieren, um ihr eine Brücke zu bauen. Als sie einmal wieder davon berichtete, dass ihr Mann sie nachts aus dem Schlaf gerissen habe, indem er sie anschrie und schüttelte, weil er irgendeinen Gegenstand nicht gefunden hatte, für dessen Verschwinden er sie verantwortlich machte, merkte ich an, dass ich hoffte, er würde bei solchen Anlässen nicht noch sexuell übergriffig.

Sie stutzte einen Moment und sagte dann, dass sie darüber nicht reden wolle, was ich natürlich respektierte. Über Monate hinweg kamen wir darauf nicht mehr zu sprechen. Sie zog in einer Nacht-und-Nebel-Aktion aus der gemeinsamen Wohnung aus und in eine eigene ein, die sie zuvor heimlich gesucht und angemietet hatte. Wie zu erwarten war, machte ihr Mann ihr danach das Leben schwer, wann immer sich eine Gelegenheit dazu ergab, was leider häufig der Fall war, da eine große Zahl bisher gemeinsamer Angelegenheiten auseinander zu dividieren waren. Trotzdem bereute sie ihren Schritt keinen Moment, sondern genoss ihr selbstständiges Leben sehr.

Zu einem Zeitpunkt ca. ein Jahr nach ihrem Auszug, als sich einige Dinge für sie beruhigt und geregelt hatten, eröffnete sie eines Tages das Gespräch, indem sie zu mir sagte, sie müsse mir etwas mitteilen, das ihr überhaupt nicht leicht falle: Als ich sie damals danach gefragt hatte, ob ihr Mann sie sexuell missbrauche, habe sie mir nicht eingestehen können, dass meine Vermutung zutreffend gewesen war. Es sei ihr sofort klar geworden, dass sie mir diese Wahrheit nicht ins Gesicht sagen konnte, ohne sich abgrundtief dafür zu schämen. Zugleich sei in ihr aber die starke Hoffnung entstanden, sie müsse mit dieser für sie schrecklichen Tatsache vielleicht nicht für immer allein bleiben.

In diesem Dilemma hatte sie sich entschieden, mir (noch) nicht mitzuteilen, was sie in vielen Nächten mit ihrem Mann durchmachte, weil sie sich noch nicht reif fühlte, ihn zu verlassen. Vielmehr hatte sie sich zum damaligen Zeitpunkt entschieden, noch ungefähr zwei Monate in der gemeinsamen Wohnung zu bleiben, um ihrem jüngsten Sohn, der gerade inmitten seiner Abiturprüfungen stand, die zu erwartenden Aufregungen zu ersparen. In demselben Moment sei ihr bewusst geworden, dass es für sie unmöglich wäre, mir noch in die Augen zu schauen, wenn ich von den sexuellen Übergriffen wüsste, ohne dass sie ihren Mann sofort verließ. Sie hätte die Scham im Kontakt mit mir nicht ausgehalten, sondern sich gezwungen gesehen, die Sitzungen mit mir zu beenden, was sie jedoch keinesfalls wollte.

So hatte sie sich vorläufig für die Lösung entschieden, nicht über die Vergewaltigungen in der Ehe mit mir zu sprechen; dadurch wurde es für sie möglich, meine Hilfe weiterhin in Anspruch zu nehmen, ohne entweder aus Scham vor mir im Boden zu versinken oder ihren Mann sofort zu verlassen und ihrem Sohn die daraus resultierenden Schwierigkeiten zumuten zu müssen. Dennoch hatte sie sich natürlich mit dieser Entscheidung ein Stück weit von mir distanziert, worunter sie sehr litt und was sie dazu veranlasste, nunmehr alle Karten auf den Tisch zu legen.

In diesem Zuge machte sie mir nun noch ein weiteres ›Geständnis‹, das ihr sehr schwer fiel, da sie Angst hatte, ich könne ihr Verhalten als Ausdruck von Undankbarkeit oder Illoyalität verstehen: Sie hatte nämlich damals, nachdem sie die Antwort auf meine Frage nach den möglichen sexuellen Übergriffen verweigert und sich entschieden hatte, nicht mit mir darüber zu sprechen, auf andere Weise für sich gesorgt: Sie war in eine Beratungsstelle gegangen und hatte dort mit einer Psychologin gesprochen, um nicht alles für sich behalten zu müssen. Dies war ihr möglich gewesen, weil sie schon im Vorhinein beschlossen hatte, nur ein *einziges* Mal in diese Beratungsstelle zu gehen und der dortigen Beraterin danach nie wieder zu begegnen.

Funktionale Asymmetrie

Ich hoffe, das Beispiel illustriert, wie sinnvoll es für Klientinnen zuweilen sein kann, frei darüber entscheiden zu dürfen, was sie zu einem gegebenen Zeitpunkt mitteilen und was nicht. Das schließt selbstverständlich die Freiheit ein, gegenüber dem Therapeuten Dinge zum Ausdruck zu bringen, die in anderen Beziehungen vielleicht unerwähnt bleiben würden, und außerdem, Dinge auf eine Art und Weise zum Ausdruck zu bringen, die sich normalerweise nicht gehört – etwa weil sie als taktlos aufgefasst werden könnte.

Gerade daran zeigt sich exemplarisch ein Unterschied zwischen dem, was eine therapeutische Beziehung ausmacht und was in ›normalen‹ Beziehungen üblich ist: Die therapeutische Beziehung ist aus der Perspektive des Klienten gerade dann gut, wenn er nicht jedes Wort auf die Goldwaage legen muss, sondern sich auch einmal taktlos oder anderweitig unangemessen verhalten darf, eben weil er darauf vertrauen kann, dass die Therapeutin dies – anders als es in alltäglichen Beziehungen geschehen kann – nicht zum Anlass nimmt, sich aus der Beziehung zurückzuziehen, selbst wenn sich ein solches Verhalten wiederholen sollte.[69]

Die therapeutische Beziehung wird nicht unbedingt schlechter, wenn sich die Klientin einmal taktlos verhält, aber sie leidet in der Regel, wenn der Therapeut sich so benimmt. Das ist ein weiterer Aspekt der funktionalen Asymmetrie in der therapeutischen Beziehung. Sie hat ja gerade den großen Vorteil, dass der Therapeut, wenn er seiner Aufgabe gerecht wird, die Erfüllung eigener Wünsche nach Bestätigung oder danach, sich gesehen und respektiert zu fühlen, *in diesem Kontext* zu einem gewissen Maß zurückstellt bzw. da, wo ihm das schwer fällt oder nicht gelingt, sich in einer *anderen* Beziehung, etwa bei seiner Supervisorin, die Unterstützung holt, die ihn befähigt, die Situation mit seiner Klientin konstruktiv zu handhaben und ihr sein Erleben in unterstützender Weise mitzuteilen. Das kann auch der Klientin helfen, sich sicher und frei dabei zu fühlen, wenn sie sich unverstellt und dabei möglicherweise einmal inadäquat zeigt.[70]

Wenn der Therapeut gut für sich sorgt, wird er sich nicht nur bei Bedarf supervisorischen Beistand verschaffen, sondern wird in seinem Privatleben der Erfüllung seiner Wünsche in für ihn befriedigender Weise nachgehen. Das ist ihm wegen seines persönlichen Glücks zu wünschen und hat außerdem die positive Nebenwirkung, dass er sich mit diesen Bedürfnissen nicht primär an seine Klientinnen wenden wird. Damit ist sowohl eine wichtige Voraussetzung dafür geschaffen, dass kein Machtmissbrauch gegenüber der Klientin stattfindet, als auch

---

69 Das schließt natürlich nicht aus, dass der Therapeut der Klientin gegebenenfalls zurückmeldet, wie er ihr Verhalten empfindet.

70 Ferenczis (1988) Experimente mit einer »mutuellen Analyse« waren ja u.a. deshalb so wertvoll, weil sie das nicht nur theoretisch vermutete, sondern das tatsächlich erlebte Resultat erbrachten, dass der Versuch, die Asymmetrie der therapeutischen Beziehung außer Kraft zu setzen, fehlgeschlagen war: »Da der Fall keine Fortschritte zeigte, verdoppelte ich meine Anstrengung, ja ich beschloß vor keiner Schwierigkeit zurückzuschrecken, gab nach und nach immer mehr Wünschen der Patientin nach, verdoppelte die Stunden, besuchte sie anstatt sie zu Besuchen bei mir zu zwingen, nahm sie auf meine Ferienreisen mit, gab ihr auch Sonntag Stunden. … Auf dieser Stufe verharrten wir ohne weiteren Fortschritt weitere 2 Jahre lang. … Doch die Überanstrengung scheint in mir ungeheuere Spannung hervorgerufen zu haben, die mir die Patientin gelegentlich verhaßt machte. Es kam zu einer Art von Krise, als deren Folge ich sozusagen den Rückzug anzutreten begann« (1988, 147 – vgl. auch Ermann 1994; Friedman 1995).

dafür, dass destruktive Interaktionsspiralen, zu denen der Therapeut aufgrund der Frustration privater Wünsche beitragen könnte, verhindert oder wenigstens eingedämmt werden. – So macht für mich Petzolds oben erwähnte Formulierung von der »Nähe mit der rechten Distanz« Sinn.

Dazu trägt eine Voraussetzung bei, die in therapeutischen Beziehungen gegeben ist: Die Beteiligten haben in aller Regel keine Vorgeschichte miteinander, sondern treffen sich im Erstgespräch weitgehend naiv und unvorbelastet. »Darüber hinaus muss natürlich keiner von beiden mit dem anderen leben oder auch nur außerhalb der umgrenzten therapeutischen Situation mit dem anderen interagieren, sodass beide mit viel Schutz gegenüber den konfliktgeladenen Qualitäten des anderen versehen sind« (Hoffman 1996, 119).

Die Therapeutin hat es dadurch leichter, sich mit möglichst wenigen Vorurteilen dem Kennenlernen ihres Klienten zu widmen sowie ihn unbelastet durch die Mühen des zwischenmenschlichen Alltags zu begleiten. Das stützt die Offenheit der Therapeutin für möglichst viele der zahlreichen und unterschiedlichen, teils angenehmen, teils unangenehmen Gefühle und Gedanken des Klienten und versetzt sie hoffentlich weitgehend in die Lage, eine Haltung einzunehmen, die im Zusammenhang systemischer Therapien als »Allparteilichkeit« bezeichnet wird.[71]

Im gestalttherapeutischen Kontext von Therapien mit Einzelnen geht es hier – anders als z. B. in Paar- und Familientherapien – allerdings nur in Ausnahmefällen um eine Haltung gegenüber verschiedenen beteiligten *Personen*, sondern in der Regel um eine Einstellung gegenüber verschiedenen *Selbst-Positionen* des jeweiligen Klienten, mit der sich die Therapeutin für dessen Wünsche, Hoffnungen und Entwicklungsbedürfnisse ähnlich interessiert und sich ihnen ähnlich freundlich zuwendet wie seinen Ängsten und Vermeidungsstrategien, seiner Verzweiflung und Stagnation (vgl. Staemmler & Bock 1998).[72]

Der Klient bekommt durch das Fehlen alltäglicher Begegnungen mit der Therapeutin die Chance, außerhalb seines normalen Lebenszusammenhangs und seiner üblichen sozialen Rollen in einen vertrauensvollen Kontakt zu treten, weil er sicher sein kann, dass alles, was er von sich zeigt und sagt, *keine unmittelbaren* Auswirkungen auf sein alltägliches Leben haben wird – es sei denn, er selbst entscheidet sich dazu.

---

71 Der Begriff der »Neutralität«, der im psychoanalytischen Kontext für diese Haltung häufig verwendet wird, ist mir weniger sympathisch, weil er das fürsorgliche Engagement einer therapeutischen Haltung von Allparteilichkeit nicht recht erkennen lässt.

72 »Im Wesentlichen ist das der Familientherapie sehr nahe. Wenn mein Klient sagt, dass zwei oder mehr Teil-Selbste in der Therapie anwesend sind, muss ich meine Aufmerksamkeit ihnen allen widmen, auch wenn der Klient selbst zu einem bestimmten Zeitpunkt nur einem von ihnen Beachtung schenkt« (Mearns, in Cooper, Mearns, Stiles, Warner & Elliott 2004, 185).

> Im Schutz dieser Rahmensituation kann sich der Patient auf die vorgeschriebenen therapeutischen Aktivitäten konzentrieren. Er kann an komplizierten, emotional gespannten Ritualen teilnehmen, sein kritisches Vermögen suspendieren, Gefühlen freien Lauf lassen, sich in gemächlicher Selbsterforschung ergehen, tagträumen oder was immer die Therapie verordnet, in dem sicheren Wissen, daß ihm während der Sitzung kein Schaden zustoßen und daß er im Alltag für nichts, was er hier tut oder sagt, verantwortlich gemacht werden wird. (Frank 1992, 446)

Das sind natürlich artifiziell hergestellte Bedingungen, die dazu geeignet sind, ein möglichst hohes Maß an Sicherheit und Offenheit zu gewährleisten und dadurch für den therapeutischen Austausch möglichst günstige Voraussetzungen zu schaffen. Die Künstlichkeit dieser Bedingungen erleichtert es der Klientin zunächst, sich auf den therapeutischen Prozess einzulassen, macht es später aber nötig, dem dann erforderlichen Transfer in den Alltag die angemessene Beachtung zu schenken (vgl. auch Kapitel 6.1).

Zu der Kontrolle, die der Klient über die möglichen Konsequenzen seiner Selbsterforschung behält, gehört selbstverständlich die therapeutische notwendige (sowie gesetzlich festgelegte) Schweigepflicht der Therapeutin. Vertraulichkeit begünstigt Vertrauen. Die Therapeutin wird durch die ihr auferlegte Diskretion in einem außergewöhnlichen Sinne zu einer Vertrauten, der der Klient unter Umständen mehr und Heikleres von sich mitzuteilen wagt, als es ihm bis dahin mit irgendeinem anderen Menschen möglich gewesen sein mag. – Weil dies eine Rückwirkung des speziellen Kontextes darstellt, ist es für die Beteiligten übrigens oft schwierig, einander in einem *anderen* Kontext, speziell in irgendeiner Form von Öffentlichkeit, unbefangen zu begegnen (vgl. Hinde 1979, 118).[73]

Theoretische Ergänzung 15

Vertraulichkeit lässt sich als ein bestimmtes Verhältnis zwischen zwei Formen von Grenzen verstehen:

> Eine Grenze, die *dyadische Grenze*, wird von der Person als die Grenze erlebt, innerhalb derer es sicher ist, sich gegenüber einem ausgewählten Rezipienten zu öffnen und über die das Mitgeteilte nicht hinausgelangen wird; d.h., die sich öffnende Person glaubt, dass das Mitgeteilte bei dem Rezipienten sicher aufgehoben ist.... Die zweite Grenze, die *persönliche Grenze*, trennt den Mitteilenden und seine Information vom Rezipienten. (Derlega 1993, 67f. – H.i.O. – vgl. folgende Grafik)

Die sichere Geschlossenheit der *dyadischen* Grenze (Vertraulichkeit) erleichtert die Öffnung der *persönlichen* Grenze und macht unzensierte Mitteilungen gegenüber der anderen Person innerhalb der Dyade wahrscheinlicher. Umgekehrt erhöht eine

---

73 Dies kann gelegentlich zum Empfinden von Peinlichkeit auf beiden Seiten führen. Das zu vermeiden, war vermutlich mit ein Grund dafür, dass Psychoanalytikern während ihrer Ausbildung früher dringend ans Herz gelegt wurde, mit ihren Analysandinnen keinerlei gesellschaftlichen Kontakt zu unterhalten.

durchlässige *dyadische* Grenze die Wahrscheinlichkeit, dass die Beteiligten ihre *persönlichen* Grenzen geschlossener halten.

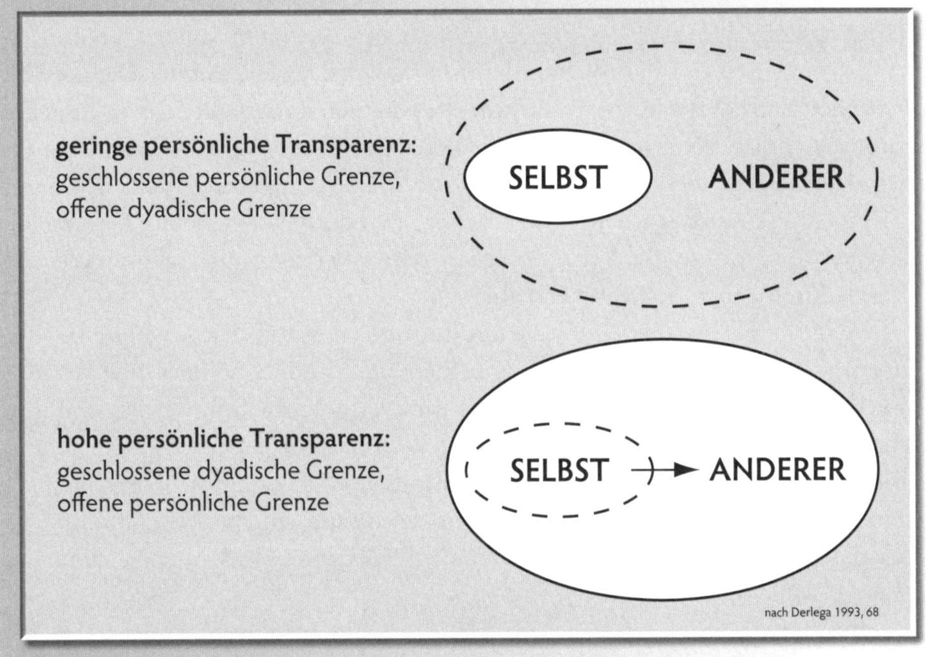

Abb. 3: Dyadische und persönliche Grenze

Was eine gute zwischenmenschliche Beziehung von einer therapeutischen unterscheidet, hat u. a. mit der Strukturierung von Zeit und Raum zu tun: Ambulante Psychotherapie z. B. findet ja in der Regel ein- oder zweimal pro Woche oder in 14-täglichen Abständen für jeweils 50 Minuten statt, wobei zwischen den einzelnen Sitzungen oft kein Kontakt zwischen Therapeut und Klientin stattfindet. Dagegen unterliegen ›normale‹ zwischenmenschliche Beziehungen kaum einmal einer so rigiden Zeitstruktur. Sie sind selten an einen festgelegten Ort (wie eine therapeutische Praxis, Beratungsstelle oder Ambulanz) gebunden; vielmehr ereignen sich die einzelnen Begegnungen in lockerer Reihenfolge und an unterschiedlichen Orten wie den Privatwohnungen der Beteiligten, Restaurants, Parks, Kinos etc., je nach den jeweils gegebenen Wünschen und Vorstellungen.

Alle diese Kontextbedingungen und weitere, wie z. B. die Tatsache, dass bei therapeutischen Beziehungen eine der beteiligten Person damit ihren Beruf ausübt und ihren Lebensunterhalt verdient und daher in irgendeiner Form Geld eine Rolle spielt, können sich auf die eine oder andere Weise innerhalb einer unmittelbaren Begegnung zwischen Klient und Therapeutin bemerkbar machen – oder aber sie bleiben unbemerkt und üben vielleicht dennoch irgendeinen

Einfluss auf die Art und Weise aus, wie die beiden einander erleben. Solche Einflüsse können sowohl unterstützend als auch erschwerend für den Fortschritt der Therapie sein.

Betrachtet man z. B. die Professionalität der therapeutischen Situation, so kann sie einerseits zu Förmlichkeit und Distanz beitragen, andererseits aber das Vertrauen und die Besserungserwartung des Klienten fördern, der davon ausgehen kann, bei einem Profi in kompetenter Behandlung zu sein. Das kann, von der negativen Seite her betrachtet, eine eher passive Patientenhaltung unterstützen und die Eigeninitiative des Klienten schwächen, von der positiven Seite her gesehen dagegen die Hoffnung auf das Erreichen seiner Veränderungsziele stärken und ihm dadurch neuen Schwung verleihen.

Wenn der Klient aber seine eigenen Ressourcen mobilisiert – wobei die Therapeutin ihn in ausgewogener Weise fördern *und* fordern sollte – *und* wenn er die Therapeutin zugleich als kompetent und vertrauenswürdig erlebt, sind gute Voraussetzungen gegeben (vgl. Grawe 1998, 135). Diese Faktoren sind gerade in ihrer Kombination dazu geeignet, die Hoffnung des Klienten auf Fortschritte zu stärken, und diese Hoffnung übt ihrerseits wiederum eine positive Wirkung auf den therapeutischen Prozess aus (vgl. Frank 1992; Grawe 1998; Snyder, Parenteau, Shorey, Kahle & Berg 2002).

Unabhängig davon, in welchem Maße die Besserungserwartungen der Klientin in Erfüllung gehen, stellt sich zum gegebenen Zeitpunkt die Aufgabe, die therapeutische Beziehung zu beenden und Abschied zu nehmen. Diese Tatsache macht einen wichtigen Unterschied zwischen privaten Beziehungen und therapeutischen Beziehungen aus. Denn jede therapeutische Beziehung ist, weil sie u. a. eine Arbeitsbeziehung darstellt, darauf angelegt, zu enden, sobald die Beteiligten die Aufgabe als erledigt betrachten, die sie sich gestellt haben (bzw. sobald sie zu der Einsicht kommen, ihre Aufgabe sei von ihnen nicht zu lösen).

In privaten menschlichen Beziehungen führt die Entwicklung von gegenseitiger Kenntnis, Zuneigung und Engagement füreinander in der Regel dazu, dass die Beteiligten ihre Beziehung – explizit oder implizit – ohne zeitliche Begrenzung fortführen wollen; die Beziehung selbst wird zum Ziel der Beziehung. Dagegen ist das Ende einer therapeutischen Beziehung von Anfang an durch das Erreichen der gesteckten Ziele definiert. Im Verlauf der gemeinsamen Arbeit wird es zwar wiederholt vorkommen, dass die Beziehung zwischen Klient und Therapeutin für eine gewisse Zeit zum Thema und für den Klienten sehr wichtig wird. Ist die Aufgabe der therapeutischen Beziehung, die bisweilen gerade diese Beziehungsarbeit zum Gegenstand hat, aber bewältigt, verliert diese spezielle Form von Beziehung ihre Existenzgrundlage.

In aller Regel dürfte damit aber ein Abschied überhaupt anstehen, denn eine Beziehung, die unter einem bestimmten Vorzeichen begonnen und getragen hat, lässt sich nur selten auf stimmige Weise unter ein anderes Vorzeichen stellen.[74] Für Klient und Therapeutin wird es daher Zeit, sich voneinander zu verabschieden, sobald das vom Klienten angestrebte Therapieziel erreicht ist – nicht etwa weil sich damit die Beziehung hinsichtlich der für die Beteiligten entstandenen Verbindungen überlebt hätte.

Der Abschied aus der therapeutischen Beziehung wird daher oft zum letzten Gegenstand der Arbeit innerhalb dieser Beziehung. Diese Arbeit erfordert noch einmal alle Aufmerksamkeit und alles Engagement auf beiden Seiten. Es geht jetzt nicht nur darum, Bilanz zu ziehen und ehrlich zu benennen, was gelungen und auch was misslungen ist oder unvollständig geblieben ist. Es geht zusätzlich darum, eventuell noch bestehende Irritationen auf der Beziehungsebene zu klären, wenn das möglich ist, oder, wenn das nicht möglich ist, die erlebten Grenzen der Beziehung – gegebenenfalls mit Bedauern – anzuerkennen. Außerdem hilft es vielen Klienten bei der Festigung des Erreichten, die von der Therapeutin empfangene Unterstützung ausdrücklich zu würdigen und sich dafür zu bedanken.

Denn der Vorgang des Abschiednehmens am Ende einer Therapie ist ein Prozess, bei dem sich die Klientin die mit dem Therapeuten gemachten Interaktionserfahrungen aneignet, u. a. dadurch, dass sie die unterstützenden Funktionen, die der Therapeut für sie ausgeübt hat, in unterstützende Selbst-Positionen umformt, durch die es ihr nach der Therapie möglich wird, das Erreichte lebendig und dauerhaft aufrecht zu erhalten.

74 Auch wenn es manche Vorschriften dem Therapeuten verbieten, *unmittelbar* nach Ende der therapeutischen Arbeit eine private Beziehung mit seiner Klientin einzugehen, kann dies gelegentlich – nach einer gewissen Karenzzeit – passieren. Beide Beteiligte sollten sich in solchen Fällen darüber im Klaren sein, dass es durchaus schwierig werden kann, die aus der therapeutischen Beziehung gewohnte Asymmetrie in die Symmetrie einer privaten Beziehung umzuwandeln. Mögliche Enttäuschungen, die sich aus einer misslingenden Transformation ergeben, können dann auch noch rückwirkend für die Klientin negative Auswirkungen auf den Therapieerfolg haben.

4.3 Das therapeutische Beziehungsangebot – Philosophische und ethische Aspekte[75]

Als eine zentrale Aussage des vorangehenden Kapitels lässt sich festhalten:

> Kein Befund der Psychotherapieforschung ist … so häufig bestätigt worden wie der Zusammenhang zwischen dem allgemeinen Wirkfaktor Therapiebeziehung und dem Ergebnis von Psychotherapie. Der positive Zusammenhang zwischen einer guten Therapiebeziehung und dem Therapieerfolg wird mittlerweile durch mehrere Metaanalysen bekräftigt. (Pfammatter, Junghan & Tschacher 2012, 24)

Die Frage, was als eine »*gute* Therapiebeziehung« gelten kann, hat Laireiter aufgrund der vorliegenden Forschungsergebnisse wie folgt zusammengefasst:

> – Eine gute therapeutische Beziehung ist eine intensive und emotional positive Beziehung, die ein starkes emotionales Band zwischen Klient und Therapeut … sowie emotionale Wärme und gegenseitiges Mögen beinhaltet …
> – Eine gute therapeutische Beziehung ist eine enge persönliche Beziehung, die durch gegenseitigen Respekt, Interesse, Feingefühl, positive Wertschätzung, Anerkennung und dem Gefühl der gegenseitigen Nähe gekennzeichnet ist …
> – Eine gute therapeutische Beziehung ist eine intime Beziehung, in der gegenseitiges Vertrauen und absolute Vertraulichkeit herrscht [*sic!*], sodass tiefe Selbstmitteilungen des Klienten möglich sind und über sehr vertrauliche und geheime Inhalte kommuniziert werden kann …
> – Eine gute therapeutische Beziehung zeichnet sich durch positive Komplementarität aus, die aus gegenseitigem Verstehen, emotionaler Resonanz und gegenseitiger Bestätigung und Verstärkung sowie der wechselseitigen Vermittlung positiver Affekte besteht. (2009, 142 f.)

Für die relationale Wende in der Gestalttherapie, die sich während der 1980er-Jahre ereignete, spielten die Befunde der Psychotherapieforschung allerdings nur eine untergeordnete Rolle. Wie ich oben schon angedeutet habe, wurde hier im Wesentlichen Bezug auf Martin Bubers Dialogik genommen, die allerdings in vieler Hinsicht mit den Ergebnissen der Forschung im Einklang steht. Durch die Dominanz der Buber-Rezeption wurden jedoch die Überlegungen anderer dialogischer Philosophen und Ethiker (z. B. Gabriel Marcel oder Emmanuel Lévinas) so gut wie gar nicht berücksichtigt und daher kaum zur Erweiterung des gestalttherapeutischen Horizonts genutzt; Kritik an Bubers Schriften wurde selten überhaupt zur Kenntnis genommen, geschweige denn hinsichtlich ihrer möglichen Relevanz reflektiert.[76]

---

[75] Manche Formulierungen in diesem Kapitel habe ich aus einem früheren, inzwischen vergriffenen Buch übernommen (vgl. Staemmler 1993, 28 ff.).

[76] Es gibt durchaus kritische Überlegungen zu seinen Schriften, mit denen auseinanderzusetzen sich lohnt und die nicht nur pauschal entwertend sind wie die Anmerkungen von Leibowitz, der schreibt: »Ich mei-

Und Bubers Philosophie selbst wurde nur in gewissen Ausschnitten rezipiert: Seine theologischen Gedankengänge blieben unter Gestalttherapeutinnen z. B. weitgehend unbeachtet, wie Christoph Schmidt-Lellek richtig feststellt:

> Diese religiöse Dimension wird gewöhnlich nicht mitgesehen, wenn Buber in Kreisen der Humanistischen Psychologie zitiert wird. Ja, es mag sogar sein, dass seine poetische, religiöse Sprache (in den frühen Schriften) einerseits zwar für viele befremdlich ist, andererseits aber zu harmonisierenden Fehldeutungen einlädt. (2006, 253)

Ähnlich verhält es sich mit Bubers sozialpolitischen Schriften, z. B. *Pfade in Utopia – Über Gemeinschaft und deren Verwirklichung* (Buber 1950)[77], und auch seine anthropologische Dialogik wurde nur zum Teil erschlossen. Diejenigen Aspekte seiner Schriften hingegen – insbesondere in *Ich und Du* (Buber 1936) –, die sich als *normative* Orientierung für die Bestimmung eines Verständnisses von der *therapeutischen Beziehung* in der Gestalttherapie eigneten, wurden sehr viel mehr herangezogen als jene Aspekte, in denen Buber sich den mehr *ontologischen* Fragen widmete.[78]

Theoretische Ergänzung 16

Mit »normativ« oder »ethisch« meine ich jene Überlegungen, die sich damit befassen, wie Menschen, speziell Therapeuten, sich gegenüber anderen, speziell Klientinnen, verhalten *sollten*. So verlangt Bubers Dialogik z. B. den von Yontef[79] genannten Respekt und das Mitgefühl gegenüber Menschen und verweigert sich jeder Instrumentalisierung bzw. Vergegenständlichung eines Menschen durch einen anderen. Sie fordert den Dialog ›auf Augenhöhe‹ und wehrt sich gegen die Inanspruchnahme einer überlegenen Position, mit der eine Person sich selbst einen größeren Wert als ihrem Gegenüber zuschreibt oder meint, prinzipiell bei Streitfragen eher im Recht zu sein als die andere.

---

ne, Martin Buber war ein Philosoph für Damen *(a ladies' philosopher)*. Ich sage ausdrücklich ›für Damen‹ und nicht ›für Frauen‹, denn wenn eine Philosophie gute Philosophie ist, dann ist sie im gleichen Maße für Männer und Frauen gut. Aber es gibt auch eine Sorte von Menschen, die man ›Ladies‹ nennt. Wenn man in philosophischen Kategorien denkt, dann kann man Bubers Philosophie unmöglich ernst nehmen. Er war kein philosophischer Denker. Ich halte ihn in keiner Weise und keinem Aspekt für wichtig oder bedeutend.… Ich kann in Bubers theologischen, philosophischen und politischen Gedanken keinen Sinn entdecken. Er gewann in der Welt einen Ruf, der weit über seine wirkliche Bedeutung hinausreicht.… Man sieht in ihm die große Persönlichkeit der jüdischen Philosophie unserer Generation. Ich denke, dazu besteht keinerlei Anlaß« (1990, 56 ff.).

77 Eine der wenigen Ausnahmen stellt Erving Polsters Text über »Kommunale Encounterarbeit« dar, in dem er dafür argumentiert, »daß gruppendynamische Therapieformen das Gemeinschaftsleben verbessern können« (in Polster & Polster 2002, 307).

78 Dies hat vermutlich sowohl damit zu tun, dass gestalttherapeutische Autorinnen sich damals hauptsächlich für Fragen der therapeutischen Beziehung interessierten, als auch damit, dass Buber selbst keine deutliche Unterscheidung zwischen beiden Aspekten herausgearbeitet hat.

79 Vgl. das Zitat am Ende von Kapitel 4. 1.

Die mehr »ontologischen« Aspekte von Bubers Anthropologie finden sich in jenen seiner Äußerungen, mit denen er das Wesen des Menschen oder des menschlichen Lebens im Grundsatz charakterisiert. Ich denke hier an Sätze wie »Alles wirkliche Leben ist Begegnung« (1936, 18) oder »Der Mensch wird am Du zum Ich« (a.a.O., 36). Hier handelt es sich um *deskriptiv* gemeinte Statements, die keine ethischen Ansprüche stellen sollen, sondern beschreiben, was für grundsätzlich gegeben gehalten wird.

Diese ontologischen Aspekte wurden von Vertreterinnen der relationalen Wende in der Gestalttherapie zwar immer wieder zitiert, in ihrer zentralen psychologischen Bedeutung aber meist nur in Ansätzen erfasst oder exploriert.

Ich-Du und Ich-Es

Was die ethische Dimension betrifft, so beschreibt Buber zwei verschiedene Haltungen, mit denen ein Mensch für eine gewisse Zeit eine jeweils andere Form der Bezugnahme gegenüber anderen Menschen herstellen kann. Beide Haltungen gehören notwendig zum Menschsein und haben jeweils ihren eigenen Wert. Jede dieser Haltungen nennt Buber ein »Grundwort«; damit ist nicht ein Wort im sprachlichen Sinne, sondern eine implizite, grundsätzliche Form der Ansprache gemeint, durch die ein Mensch seine Beziehung zu einem anderen und damit zu sich selber definiert. Daher besteht jedes der beiden Grundworte aus *zwei* Wörtern: »Das eine Grundwort ist das Wortpaar Ich-Du. Das andere Grundwort ist das Wortpaar Ich-Es; wobei, ohne Änderung des Grundwortes, für Es auch eins der Worte Er und Sie eintreten kann« (Buber 1984, 7).

Wer in seiner Interaktion mit einem anderen Menschen diesen als in seiner Eigenart einzigartige Person sieht und dementsprechend behandelt, ›spricht‹ (im übertragenen Sinn) nach Bubers Verständnis das Grundwort Ich-Du. – Wenn ich hier von »Einzigartigkeit« spreche, dann meine ich die Individualität einer Person, in der sie sich von jeder anderen Person unterscheidet. Ihre jeweilige Einzigartigkeit ist somit ein *gemeinsames* Merkmal *aller* Menschen und hat nichts mit einer jemandem zugeschriebenen Besonderheit zu tun, die ihn aufgrund eines angeblich niedrigeren oder höheren Wertes von anderen absondern würde. In diesem Sinne schreibt Hycner:

> Die ›Ich-Du‹-Einstellung bedeutet, so präsent wie möglich zu sein, anderen Menschen mit Offenheit und ohne eigennützige Absichten oder Ziele zu begegnen, eine Haltung der Wertschätzung gegenüber ihrer Andersartigkeit, Ganzheitlichkeit und Einzigartigkeit einzunehmen sowie das In-Beziehungsein mit ihnen zu würdigen. Im Kontrast dazu ist die ›Ich-Es‹-Haltung durch und durch absichtsvoll. Es existiert ein Ziel, dem die andere Person untergeordnet wird. Dadurch wird der andere ebenso zum Objekt gemacht, wie es derjenige, der diese Haltung einnimmt, mit sich selber tut. (1999a, 61)

Wichtig ist für Buber aber nicht nur die sich aus der jeweiligen Haltung ergebende Wirkung auf den anderen, sondern gleichermaßen die Rückwirkung auf den ›Sprecher‹ des jeweiligen Grundworts und – mehr noch – auf das, was sich dadurch *zwischen* beiden ereignet. »Denn wenn er die anderen mit einer eher dialogischen ›Ich-Du‹-Haltung anspricht, wird das eine Rückwirkung auf sein Selbstbild haben, und wenn er die anderen durch eine primär monologische ›Ich-Es‹-Haltung zum Gegenstand macht, wird er auch sich selbst so sehen« (Hycner, a.a.O.).

Das bedeutet: »Das Ich des Grundworts Ich-Du ist ein andres als das des Grundworts Ich-Es« (Buber 1939, 9). Oder anders gesagt: »Es gibt kein Ich an sich, sondern nur das Ich des Grundworts Ich-Du und das Ich des Grundworts Ich-Es« (a.a.O., 10). Es ist also von der Art und Weise abhängig, *wie* ich mein jeweiliges Gegenüber betrachte und behandle, d. h. *wie ich in Beziehung trete*, die sowohl darüber entscheidet, wer die andere für mich ist und wer ich selbst gerade bin. Perls et al. haben darüber mit den folgenden Worten geschrieben:

> Die therapeutische Situation … ist mehr als lediglich ein statistisches Ereignis aus einem Arzt plus einem Patienten. Es ist eine *Begegnung* von Arzt und Patient. Wenn der Arzt rigide ist und unempfindlich für die spezifischen Erfordernisse dieser ständig sich verändernden Situation, so wird er kein guter Therapeut sein. Er ist vielleicht ein Rüpel, Geschäftsmann oder Dogmatiker, aber wenn er es ablehnt, ein Teil des fließenden Prozesses der therapeutischen Situation zu sein, so ist er kein Therapeut. (1951/2007, 18 – H.i.O.)

Das Grundwort Ich-Es – und das *muss* keinesfalls negative Konsequenzen haben – impliziert immer das Verbleiben in einer gewissen Selbstbezogenheit desjenigen Menschen, der es ›spricht‹. Aus ihr heraus erscheinen ihm andere Menschen als Gegenstand des eigenen Handelns, als Mittel zur Befriedigung eigener Bedürfnisse, als ›Erweiterung‹ des eigenen Selbst oder einfach als austauschbare Figuren auf dem Schachbrett sozialer Interaktionen.

Jedermann verhält sich so, wenn er z. B. auf der Post Briefmarken kauft und sich nicht besonders darum kümmert, wer die Person ist, die sie ihm aushändigt; und das ist durchaus in Ordnung: »Ohne Es kann der Mensch nicht leben« (Buber 1936, 43). Das Grundwort Ich-Es zu ›sprechen‹ heißt erst einmal nur, mit dem anderen funktional, analytisch, zweckgerichtet oder unpersönlich umzugehen. Das ist im Alltag unumgänglich und selbst in therapeutischen Situationen immer wieder erforderlich, etwa wenn die Therapeutin vorübergehend eine distanzierte Haltung gegenüber dem Klienten einnimmt, um sich prozessdiagnostisch zu orientieren (vgl. Staemmler 1997a; 1999a), um Verbindungen zu vorgängig erworbenen biografischen Informationen zu ziehen oder um die Wahl einer angemessenen Technik zu treffen (vgl. Staemmler 1999b).

Theoretische Ergänzung 17

»Das Grundwort Ich-Es ist nicht vom Übel – wie die Materie nicht vom Übel ist. Es ist vom Übel – wie die Materie, die sich anmaßt, das Seiende zu sein« (Buber 1936, 57). Es geht also nicht darum, Ich-Es und Ich-Du gegeneinander auszuspielen, sondern sie klar voneinander zu unterscheiden und ihnen die jeweils angemessene Bedeutung für die gestalttherapeutische Praxis zuzuschreiben. Von daher geht manche Kritik am dialogischen Verständnis der therapeutischen Beziehung, wie sie auch heutzutage immer noch vorgebracht wird und wohl ein Relikt aus individualistisch geprägten Zeiten darstellt, an der Sache vorbei. Ich denke hier z. B. an Albrecht Boeckh, der ohne weitere Begründung die falsche Behauptung aufstellt,

> dass die relationale, dialogische Gestalttherapie mit ihrer Fixierung auf die therapeutische Beziehung die vorgängigen, die Persönlichkeit des Klienten prägenden Erfahrungen im Hintergrund belässt – vermutlich, um nicht dem Verdikt zu verfallen, sich aus der Ich-Du-Beziehung im Hier und Jetzt gelöst zu haben. (2015, 140)

Was Boeckh hier in pathologisierender Weise (warum eigentlich?) als »*Fixierung* auf die therapeutische Beziehung« bezeichnet und was besser »besondere Aufmerksamkeit« zu nennen wäre, ist die notwendige Konsequenz aus der Einsicht, dass die Qualität der therapeutischen Beziehung für den Erfolg *jeder* Art von Psychotherapie mitentscheidend ist, wie die Psychotherapieforschung hinlänglich belegt hat; *daher* verdient die Klient-Therapeutin-Beziehung besondere Beachtung. Dass *in* der therapeutischen Beziehung »die Persönlichkeit des Klienten [und übrigens auch die der Therapeutin! – F.-M. St.] prägende Erfahrungen« zum Ausdruck kommen können, weiß jeder relational orientierte Therapeut gerade wegen seiner besonderen Aufmerksamkeit für das Beziehungsgeschehen zur Genüge. Dabei gilt inzwischen selbst für die meisten Psychoanalytiker: »Das Entscheidende ist nicht die biographische Entdeckung, sondern die aufschlüsselnde Bedeutung der basalen Bewegungs- oder Handlungsmuster für die aktuelle Gestaltung des Kontakts« (Heisterkamp 1993, 50).[80]

Die sinnvolle Fragestellung ist, *wie* der Therapeut auf dieses Phänomen antwortet; dazu habe ich mich an anderer Stelle ausführlich geäußert (vgl. Staemmler 1977; 1993, 120 ff.). Solche Erfahrungen *nicht* in die therapeutische Beziehungsarbeit einzubeziehen, wäre aus meiner Sicht sowohl eine problematische Unterlassung als auch Ausdruck eines extrem verengten und therapeutisch kontraproduktiven Begriffs vom »Hier und Jetzt«, den Boeckh allen relationalen Therapeuten zu unterstellen scheint – oder ist das sein eigenes Verständnis dieses Begriffs?

Jedenfalls muss er sich fragen lassen, wann, wenn nicht in einer aktuellen zwischenmenschlichen Situation, sich Übertragungen problematisch bemerkbar machen

---

80 Vgl. dazu auch meine ausführlichen Überlegungen zum Konzept der Übertragung in Kapitel 4.4.

können, und wann, wenn nicht in einer konkreten therapeutischen Begegnung, deren mögliche Bearbeitung stattfinden soll. Schon Freud hatte ja begriffen, dass der ›Dieb‹ der Übertragung *»in flagranti«* ertappt werden müsse, wie Ferenczi (1910, 7) es ausdrückte. In der Geschichte der Gestalttherapie war hier aber wohl Kurt Lewin einflussreicher; er hat den Gegenwartsbezug mit seinem Konzept der »Zeitperspektive« und seinem »Gleichzeitigkeitsprinzip« klar herausgearbeitet und musste sich schon damals gegen Fehldeutungen von der Art verwahren, wie sie noch heute von Boeckh und anderen in die Welt gesetzt werden:

> Jedes Verhalten oder jede sonstige Veränderung innerhalb eines psychologischen Feldes ist einzig und allein vom psychologischen Feld *zu dieser Zeit* abhängig. Dieses Prinzip haben die Feldtheoretiker von Anfang an nachdrücklich hervorgehoben. Es wurde oft mißverstanden und in dem Sinne gedeutet, daß die Feldtheorie weder an historischen Problemen noch an der Wirkung vorausgegangener Erfahrungen interessiert sei. Das ist ganz und gar unrichtig. Fragen der Entwicklung und historische Probleme sind in Wirklichkeit für den Feldtheoretiker von höchstem Belang. (Lewin 1963, 88 – H.i.O.)[81]

Auf die Analysen von Lewin (und Lawrence Frank 1939) habe ich mich in jenen Arbeiten bezogen, in denen ich mich um ein sinnvolles Konzept vom »Hier-und-Jetzt« bemüht habe; Boeckh hat ihren Inhalt offenbar nicht zur Kenntnis genommen (vgl. z. B. Staemmler 2001; 2011[82]). Von mir und/oder anderen relational orientierten Gestalttherapeuten zu vermuten, sie wollten nicht dem »Verdikt verfallen, sich aus der Ich-Du-Beziehung im Hier und Jetzt gelöst zu haben« ist jedenfalls eine unbegründete und nicht belegbare Deutung.

Die Haltungen des Ich-Du und des Ich-Es stehen, so unterschiedlich sie auch sind, im Hinblick auf die therapeutische Praxis zueinander nicht unbedingt im Widerspruch, sondern lassen sich auf sinnvolle Weise verknüpfen. Um zu verstehen, wie das gehen kann, ist es hilfreich, sich noch einmal bewusst zu machen, wie normal und notwendig der immer wieder stattfindende Wechsel zwischen den beiden Grundworten des Ich-Du und des Ich-Es ist. Aus Bubers Aussagen lässt sich nach meiner Meinung für die Therapie das Folgende ableiten: Es gehört zur Aufgabe des Therapeuten, darauf zu achten, dass jene Momente, in denen er von seiner primären Ich-Du-Haltung zu einer Ich-Es-Haltung übergeht, sich nicht verselbständigen und längerfristige Dominanz bekommen.

Wenn er z. B. Experimente entwickelt oder andere Techniken anwendet, nimmt er für eine gewisse Zeit eine Ich-Es-Haltung ein; das ist gut und notwendig, wenn die Technik maßgeschneidert sein und den Bedingungen der Situation

---

81 Laura Perls hat diese Sicht einmal plakativ zusammengefasst: »Das Hier-und-Jetzt ist die Integration alles Disintegrierten der ganzen früheren Geschichte« (in Perls & Rosenblatt 2005, 171).

82 Der Text von 2011 erschien in der Zeitschrift *Gestalttherapie*, in deren Redaktion Boeckh sogar selbst Mitglied und damit an der Entscheidung für die Veröffentlichung unmittelbar beteiligt war.

und der vom Klienten bearbeiteten Thematik gerecht werden soll. Gerade wenn er seine Ich-Es-Haltung derart nutzt, stellt der Therapeut sie in den Dienst seines persönlichen Ich-Du-Engagements für seinen Klienten. Sie trägt dann dazu bei, den Klienten zunehmend zu befähigen, seinerseits in Beziehung zu treten, indem sie ihm, vermittelt über die Technik, Hilfestellung auf seinem Weg in diese Richtung leistet.

Solche Momente der Ich-Es-Haltung des Therapeuten haben daher ihre Berechtigung als Augenblicke der notwendigen Unterstützung für den Klienten. Sie stehen *im Dienste des Ich-Du*. Sie sind die für die notwendige Strukturierung der therapeutischen Situation erforderliche ›Übersetzung‹ der Ich-Du-Haltung auf die Ebene des Handelns. Und der Therapeut bleibt ihnen nach Möglichkeit nicht verhaftet, sondern ist sich ihres passageren Charakters bewusst, um so jederzeit wieder in seine Ich-Du-Haltung zurückkehren zu können. Die Momente des Ich-Es werden auf diese Art zu Momenten der »Latenz« des Ich-Du, »darin das Du präsent bleibt« (Buber 1936, 116).

Zwischen der Absichtslosigkeit der Ich-Du-Haltung und der therapeutisch unumgänglichen Bereitschaft des Therapeuten, Einfluss auf seinen Klienten auszuüben, besteht ebenfalls ein scheinbarer Widerspruch, der sich ähnlich auflösen lässt wie der zuvor diskutierte. Zwar gilt, was Lynne Jacobs so beschreibt:

> Wenn ein Therapeut dem Klienten aus einer Ich-Du-Haltung heraus gegenübertritt, hat er keinen Wunsch, den Klienten zu *verändern*, sondern nur den, seine Existenz zu verstehen und ihm zu *begegnen*. Er unterliegt nicht der Versuchung, zum mächtigen Veränderungsfachmann zu werden, der mit einem hilflosen Klienten konfrontiert ist. (Jacobs 1999, 95 – H.i.O.)

Doch zur Wirklichkeit des Klienten gehört die Tatsache, dass er mit Aspekten seines Lebens unzufrieden ist und sich entsprechende Veränderungen wünscht. Deshalb sucht er ja überhaupt die Therapie auf. Die »Existenz des Klienten zu verstehen und ihm zu begegnen«, bedeutet daher nicht nur, seine Unzufriedenheit mit sich selbst und sein Leid zu verstehen, sondern auch seine Sehnsucht nach Besserung. *Beides* gleichermaßen zu sehen, *beides* mitfühlend ernst zu nehmen und *beides* verständnisvoll zu benennen, ist daher die Konsequenz aus der Ich-Du-Haltung der Therapeutin: »Nur wenn wir die menschliche Person in ihrer *ganzen* Situation, in ihren Beziehungsmöglichkeiten auch zu allem, was *nicht* sie ist, zu fassen versuchen, fassen wir den Menschen« (Buber 1982, 125 – H.d.V.).

Diese Haltung legt der Therapeutin die schon oben genannte Haltung der Allparteilichkeit nahe, die bedeutet, für *keine* der Seiten des Klienten einseitig Partei zu ergreifen – auch nicht für diejenige, die sich Veränderung wünscht, weil der Klient ansonsten nicht mehr in seiner Ganzheit gesehen und die Therapeutin sich auf die Seite des Veränderungswunsches schlagen würde. Sie begäbe sich so in die Gefahr, sich einem entmündigenden Konzept des Helfens zu verschreiben und ihren Einfluss *gegen* die leidende Seite des Klienten geltend zu machen, die damit unbeachtet, unverstanden und nicht respektiert bliebe.

Überdies vertäte sie damit die Chance, die Unzufriedenheit des Klienten mit sich selbst umfassend zu verstehen und jene Motive zu erforschen, die den Klienten dazu veranlassen, das erlebte Leid entgegen seinem zugleich bestehenden Veränderungswunsch aufrechtzuerhalten bzw. immer wieder neu herbeizuführen. Tragischerweise ist psychisches Leid ja häufig Ausdruck einer Selbstunterdrückung, Selbstsabotage oder gar Selbstvergewaltigung (vgl. Perls et al. 1951/2006, 195 ff.), die die Betroffenen sich auferlegt haben, weil sie nur so die Verbundenheit mit wichtigen Bezugspersonen auf bestmögliche Weise aufrechterhalten konnten.

Die therapeutische Unterstützung muss sich daher gleichermaßen auf die mitfühlende Aufmerksamkeit für alle diese Facetten beziehen.

Theoretische Ergänzung 18

Das Konzept der Unterstützung (engl.: *support*) spielt in der Gestalttherapie schon immer eine wichtige Rolle, weil es unmittelbar mit dem Kontakt-Begriff zusammenhängt. Dabei gilt die folgende Grundannahme: »Der Organismus und die Welt, die ihn trägt, müssen in engem Kontakt sein, wenn Wachstum, Entwicklung und Leben weitergehen sollen« (Perls et al. 1951/2007, 111). Im Sinne des eigenen Überlebens und Wachstums muss der Mensch daher Kontakt mit der Welt – im psychologischen Kontext: mit anderen Menschen – aufnehmen und die dafür nötige Selbstunterstützung mobilisieren, d. h. auf andere zugehen, sie ansprechen, sich auf sie einlassen etc.

Im Fall *fehlender* Selbstunterstützung, wenn ein Mensch

> aufgrund früher erworbener Ängste und Zaghaftigkeiten nicht mehr wagt, die nötigen Kontakte herzustellen und sie in eigene Verantwortung zu nehmen, dann (weil sie nun einmal hergestellt werden *müssen*, damit das Leben weitergeht) werden Initiative und Verantwortung der Umwelt aufgeladen. Diese Leistungen werden von verschiedenen Umwelt-Elementen erwartet, im einen Fall vielleicht von den ›Alten‹, im anderen von der ›Regierung‹, ›der Gesellschaft‹ oder ›Gott‹. Von diesen Instanzen wird erwartet, daß sie ›mir das bieten, was ich brauche‹. (Perls et al. a.a.O. – H.i.O.)

Therapeutische Unterstützung wird daher im Grundsatz nicht darin bestehen können, dem Klienten einfach nur kurzfristig »zu bieten, was er braucht«, sondern ihn langfristig darin zu fördern, dass »er wagt, die nötigen Kontakte herzustellen und sie in eigene Verantwortung zu nehmen«. Therapeutische Unterstützung soll ihm ermöglichen, im Rahmen der bestehenden zwischenmenschlichen Interdependenz seine Kontaktfähigkeit zu entwickeln und schließlich weder hilflos auf andere angewiesen zu bleiben noch eine letztlich unmögliche Autarkie anzustreben. Therapeutische Unterstützung ist »Fürsorge und Ermutigung« (L. Perls 1989, 110), sie ist *»das, was fähig macht«* (Jacobs 2006[83]).

Ich habe dazu die folgende Systematik formuliert, auf die Jacobs sich bezieht:

A Unterstützung ist das, was eine Person befähigt, etwas zu tun (oder zu erleben).

B Unterstützung *in der Psychotherapie* ist das, was eine *Klientin* befähigt, etwas zu tun (oder zu erleben).

C Unterstützung in der Psychotherapie ist das, was

  a es einer Klientin möglich macht, sich eine bisher fehlende und gewünschte Fähigkeit anzueignen und/oder eine bereits bestehende Fähigkeit anzuwenden, deren praktischer Gebrauch durch Ängste, Vermeidungen etc. eingeschränkt war;

  b es einer Klientin möglich macht, eine angestrebte neue Erfahrung oder Organisation ihrer Erfahrung zu erleben, zu denen bisher aufgrund von Ängsten oder Vermeidungen der Zugang nicht gelingen konnte.

D Unterstützung in der Psychotherapie ist das, was eine Klientin befähigt, den jeweils nächsten erforderlichen Schritt zu tun, der nötig ist,

  a um sich eine bisher fehlende und gewünschte Fähigkeit anzueignen und/oder eine bereits bestehende Fähigkeit anzuwenden, deren praktischer Gebrauch durch Ängste, Vermeidungen etc. eingeschränkt war;

  b um der Klientin das Erleben einer gewünschten neuen Erfahrung oder Organisation ihrer Erfahrung zu ermöglichen, zu denen ihr bisher aufgrund von Ängsten oder Vermeidungen der Zugang nicht gelingen konnte. (in Jacobs 2006, 11)

Die Punkte D/a und D/b sollen der Tatsache Rechnung tragen, dass viele Veränderungsprozesse aus mehreren, kleinen Schritten bestehen, die nur nacheinander bewältigt werden können. Schnelligkeit – gleichgültig ob sie von der Klientin oder vom Therapeuten gefordert wird – führt meist zu Überforderung und zum Scheitern.[84]

Als grundsätzliche Orientierung beim Anbieten von Unterstützung hat Lore Perls, wie es die mündliche Überlieferung[85] berichtet, die Empfehlung gegeben, die Klientinnen »so viel wie nötig und so wenig wie möglich« zu unterstützen, sodass sie vom Therapeuten weder allein gelassen noch verwöhnt wird. Sie beschreibt damit den schmalen Grat zwischen zwei Übeln, allerdings rein *quantitativ*. Vygotskys Konzept von der »Zone der proximalen Entwicklung«, das die Differenz zwischen zwei Entwicklungsschritten *qualitativ* beschreibt, gibt nach meiner Erfahrung eine klarere Orientierungshilfe: Diese Zone meint jenen prospektiven Bereich möglicher Entwicklungsschritte, in dem der Klientin *mit* der entsprechenden Unterstützung etwas *schon* gelingen kann, was sie *ohne* Unterstützung *noch*

83 Jacobs (2006, 10) nennt Malcolm Parlett als Urheber dieser Formulierung.

84 Vgl. auch *Beispiel aus der Praxis 14* in Kapitel 4.4.

85 Ich habe keine offizielle Veröffentlichung mit dieser Aussage gefunden, sie aber vielfach mit Hinweis auf Lore Perls als Urheberin von Kollegen gehört, die Lore Perls gut kannten.

nicht schafft.[86] Dieses Konzept folgt Vygotskys zentraler Idee, dass jeder Entwicklungsschritt zuerst kooperativ stattfinden muss, bevor er »interiorisiert« werden und dann auch individuell realisiert werden kann (vgl. 1934/2002, 330ff. – vgl. auch Staemmler 2009a, 253ff.).

Dieses Konzept ermöglicht auch eine genaueres Verständnis dessen, was traditionell mit dem Anglizismus »pushen« bezeichnet wird: Dabei geht es nicht einfach nur um *zu viel* Unterstützung, sondern darum, dass die Therapeutin den Klienten dazu bringt, einen Schritt zu machen, der für ihn zu groß ist, um ihn dann auch ohne Unterstützung aufrechterhalten zu können – mit der Folge, dass der Klient eben keinen *Entwicklungs*schritt vollzieht, sondern eine Art Luftsprung, der ihn kurz danach wieder an derselben Stelle landen lässt, von der er abgehoben hatte. Was für die Therapeutin vielleicht zuerst wie ein Erfolg aussehen mag, endet für den Klienten eher in dem Gefühl von Enttäuschung oder der Meinung, versagt zu haben.

Die ausgewogene Zuwendung und Unterstützung für alle relevanten Aspekte im Erleben der Klientin und die dadurch geförderte Bewusstheit von ihrer psychischen Gesamtsituation führen zwar in der Regel zu einer Spannung, die sowohl für die Klientin als auch – auf dem Wege des empathischen Miterlebens – für den Therapeuten sehr unangenehm sein kann. Aber diese Spannung enthält die Kraft zur Veränderung (vgl. Staemmler 1999c), denn, wie die für die Gestalttherapie maßgebliche »paradoxe Theorie der Veränderung« es beschreibt, Veränderung ergibt sich,

> wenn jemand wird, was er ist, nicht wenn er versucht, etwas zu werden, das er nicht ist. Veränderung ergibt sich nicht aus einem Versuch des Individuums oder anderer Personen, seine Veränderung zu erzwingen, aber sie findet statt, wenn man sich die Zeit nimmt und die Mühe macht, zu sein, was man ist; und das heißt, sich voll und ganz auf sein gegenwärtiges Sein einzulassen. Indem der Gestalttherapeut es ablehnt, die Rolle dessen zu übernehmen, der Veränderung ›herstellt‹, schafft er die Voraussetzung für sinnvolle und geordnete Veränderung. (Beisser 1997, 144 – vgl. auch Staemmler 2009b)

Die therapeutische Beziehung insgesamt kann deshalb nur dann ihre therapeutische Wirkung entfalten, wenn die Therapeutin dem Klienten im Grundsatz und immer wieder aus einer Ich-Du-Haltung heraus begegnet – unabhängig davon, was er gerade erlebt. Da die paradoxe Veränderungstheorie bis heute immer wieder sehr individualistisch interpretiert wird – so als ginge es *nur* darum, dass der Klient sich auf *sein* jeweiliges Erleben voll und ganz einlässt –, möchte ich ausdrücklich betonen, dass es mindestens genauso wichtig ist, dass dies *im persönlichen Kontakt*

---

86 Zur Klärung, worin die Zone der proximalen Entwicklung zu einem gegebenen Moment besteht, können Klientinnen oft einiges beitragen; der Therapeut muss das nicht alleine beurteilen, sondern kann auch hier dialogisch vorgehen.

mit einer empathischen und akzeptierenden Therapeutin geschieht, die am Erleben des Klienten Anteil nimmt:

> Korrigierende interpersonelle emotionale Erfahrungen ergeben sich allgemein im Laufe des therapeutischen Prozesses, wenn ein Klient erlebt, wie sich der Therapeut auf seine innere Welt einstimmt und sie validiert. Insgesamt lässt sich festhalten, dass Echtheit und Beständigkeit der Beziehung zwischen Klient und Therapeut für sich genommen schon eine korrigierende emotionale Erfahrung darstellen. (Greenberg 2011, 88)

Mit der Ich-Du-Haltung gegenüber dem Erleben des Klienten nimmt die Therapeutin eine Sichtweise ein, die Gestalttherapeuten wohl mit dem Wort »ganzheitlich« qualifizieren würden und die Buber »synthetisch« nennt. Darunter versteht er »die Anschauung eines Seienden als Ganzheit und Einheit« (1978, 16). Diese Anschauung bedeutet einen (Wieder-) Eintritt in die Aktualität der Beziehung, auch wenn sich die Therapeutin zeitweilig und durchaus in guter Absicht in eine Ich-Es-Haltung begeben haben mag. Die (Wieder-) Aufnahme der unmittelbaren Beteiligung macht dann aber das Einnehmen eines vom Gegenüber abstrahierenden oder gar isolierten Standpunkts unmöglich; was bleibt, ist die Subjektivität der Person der Therapeutin, die die Beziehung, an der sie selbst wesentlichen Anteil hat, von ihrer jeweiligen Seite her erlebt.

Die Therapeutin bleibt hier nicht das beobachtende Subjekt, sie ist unmittelbare Teilnehmerin der Beziehung geworden. Die Beziehung ist aber natürlich immer mehr als die Therapeutin allein, ja sogar mehr als sie und ihr Gegenüber zusammen; denn das Ganze ist auch hier mehr und etwas anderes als die Summe seiner Teile. In den Worten Bubers: »Wer in der Beziehung steht, nimmt an einer Wirklichkeit teil, das heißt: an einem Sein, das nicht bloß an ihm und nicht bloß außer ihm ist. Alle Wirklichkeit ist ein Wirken, an dem ich teilnehme, ohne es mir eignen zu können« (1936, 76).

Die Anderheit des Anderen

Damit ist ein wichtiges Beziehungselement angesprochen, das man als »Bereitschaft zur Nicht-Bemächtigung« bezeichnen könnte. Diese Bereitschaft ist wesentliches Merkmal des Respekts vor dem Anderen und seiner Anderheit, die unabdingbar zur Haltung des Ich-Du dazugehört. Sie muss darum in das Bemühen einfließen, den Anderen zu verstehen. Ungeachtet der Wichtigkeit dieses Bemühens verweist Emmanuel Lévinas dennoch auf die Notwendigkeit, ihm da Grenzen zu setzen, wo es dazu führen kann, die Anderheit des Anderen um des Verständnisses willen einzuebnen:

> Affirmiert Buber, dass das Du wichtig ist, fordert Marcel den grundsätzlichen Respekt vor dem Anderen als Grundlage der Möglichkeit intersubjektiver Begegnung, so stellt Lévinas mit der Betonung der Radikalität der Andersheit das Intersubjektivitätsprinzip

an der Stelle in Frage, wo es in der Gefahr steht, in eine *harmonisierende Bemächtigung* zu verfallen. (Petzold 1996, 343 – H.i.O.)

Ein Verständnis, bei dem die Verstehende versucht, sich die Einzigartigkeit ihres Gegenübers dadurch zu erschließen, dass sie ihren *eigenen* Bezugsrahmen auf den *Anderen* anwendet, kann diesem nicht gerecht werden. Ein solches Vorgehen bringt vielleicht zunächst ein wohliges Gefühl hervor – »Wir verstehen uns ja so gut!« –, beruht aber auf einem Akt der *Assimilation*, der *Angleichung* des Anderen an das Eigene, der letztlich ein *Gewalt*akt ist (vgl. Lévinas 1989).[87]

Gerade als Therapeut sollte man sich immer der Tatsache bewusst bleiben, dass man – wie alle Menschen – geneigt ist, »andere durch die Brille der eigenen verkörperten Kognition zu sehen und das eigene Wissen (einschließlich Überzeugungen, Meinungen, Einstellungen und Gefühlen) zur Basis für das Verstehen anderer zu machen. Diese selbst-zentrierte Perspektive könnte als die ›Standardeinstellung‹ des menschlichen Geistes betrachtet werden« (Decety 2007, 258). Der *ethisch* begründete Respekt vor der Alterität des Anderen erfordert es deshalb, die Grenzen der Möglichkeiten des Verstehens anzuerkennen – ganz im Sinne Gabriel Marcels: »Der andere existiert für mich als anderer nur dann, wenn ich ihm geöffnet bin (wenn er ein Du ist)« (1992, 221), und das erfordert u. a. darauf zu achten, dass ich nicht von mir auf ihn schließe. Denn Respekt ist auch »die Fähigkeit, einen Menschen so zu sehen, wie er ist, und seine einmalige Individualität zu erkennen« (Fromm 1972, 48).

Die von Petzold beschriebene Gefahr der »harmonisierenden Bemächtigung« kann man zwar in manchen Buber'schen Formulierungen sehen, viel mehr noch allerdings in denen einiger seiner Rezipienten, die Lévinas' Einwände gegen Buber nicht berücksichtigen. Taureck fasst die zwei wichtigsten so zusammen:

> Einerseits behauptet die Ich-Du-Philosophie zu viel: Indem man von einer Zweiheit ausgeht, wird die Isolation des Ich, wird das Ausmaß der Trennung unterschätzt, die zwischen Subjekten besteht … Andererseits besagt die Ich-Du-Beziehung jedoch zu wenig: Die Beziehung zwischen Ich und Du bleibt eine äußerliche Relation von für sich frei seienden und frei bleibenden Menschen. Die Beziehung zum anderen Menschen ist nicht selbst zur Basis geworden. (2002, 37)[88]

Dem ersten Kritikpunkt liegt Lévinas' Überzeugung zugrunde, »wenn man den anderen besitzen, ergreifen und erkennen könnte, wäre er nicht der andere« (1989, 61 – vgl. auch *Anhang 1*). Hier wird sein Konzept des »Antlitzes« bedeutsam, in dem sich Lévinas' zentrale Positionen verdichten, insbesondere seine Hervorhebung

---

87 Auch und gerade in diesem Zusammenhang erweist sich die Perls'sche ›Ernährungs-‹ bzw. ›Verdauungspsychologie‹, wie man in Anlehnung an Sartre (1997, 33 f.) sagen könnte, als völlig ungeeignet für ein dialogisches Menschenbild sowie ein entsprechendes Therapieverständnis.

88 Der zweite Kritikpunkt bezieht sich auf die Unterscheidung von »schwacher« und »starker Relationalität«, auf die ich im Weiteren noch eingehen werde.

der Einzigartigkeit eines jeden menschlichen Gesichts, dessen Nacktheit und Verletzlichkeit sowie des appellativ-mahnenden Charakters, mit dem sein Antlitz mich mit der Präsenz des Anderen konfrontiert und Achtung vor ihm, Antwort auf ihn und Verantwortung für ihn fordert.[89]

Dabei geht das Antlitz über die *Vorstellung*, die ich mir vom Anderen bilden kann, hinaus; es lässt sich von mir nicht ›fassen‹. In diesem Sinne benutzt Lévinas den Begriff:

> Die Weise des Anderen, sich darzustellen, indem er *die Idee des Anderen in mir* überschreitet, nennen wir nun Antlitz. Diese *Weise* besteht nicht darin, vor meinem Blick als Thema aufzutreten, sich als ein Ganzes von Qualitäten, in denen sich ein Bild gestaltet, auszubreiten. In jedem Augenblick zerstört und überflutet das Antlitz des Anderen das plastische Bild, das er mir hinterlässt … Das Antlitz manifestiert sich nicht in diesen Qualitäten … Das Antlitz *drückt sich aus*. (1987, 63 – H.i.O.)[90]

Der Andere, so könnte man kurz formulieren, ist mehr und etwas anderes als das Bild, das ich mir von ihm machen kann, wenn ich mir seine verschiedenen Eigenschaften vergegenwärtige. Ich begegne ihm am ehesten, wenn ich mich vom Ausdruck seines Antlitzes ansprechen lasse und mich durch diese »Epiphanie« zu einer Antwort auffordern lasse (vgl. Lévinas 1983, 224). Für Lévinas besteht die Begegnung mit dem anderen Menschen deshalb darin, »mit dem Unfaßbaren in Beziehung zu treten und zugleich seinen Status als eines Unfaßbaren zu gewährleisten« (a.a.O., 225). Selbst wenn ich mit einem noch so subtilen Einfühlungsvermögen begabt bin, bleibt der Andere für mich teilweise rätselhaft: »Einem Menschen begegnen heißt, von einem Rätsel wachgehalten werden« (a.a.O., 120).[91]

Aus Lévinas' Sicht darf man sich nie der besitzergreifenden Illusion hingeben, man könne den Anderen *vollständig* begreifen: »Gewiss besteht unsere Beziehung zu ihm darin, ihn verstehen zu wollen, aber diese Beziehung geht über das Verstehen hinaus« (a.a.O., 110). Hier ist Lévinas durchaus radikal und spricht von einer

---

89 Die *ausschließliche* Meinung, Verantwortung bestehe in der »Fähigkeit zu antworten«, wie Perls (1974, 72) einmal gesagt hat, ist aus Lévinas'scher Sicht eine weitgehende und unzulässige Reduktion. Perls wird oft mit einer solchen Ausschließlichkeit zitiert, aber das wird ihm nicht ganz gerecht, denn er meinte *auch*: »Verantwortung ist, in einem bestimmten Kontext, die Idee der Verpflichtung. … Was es einzig bedeutet, ist, daß ich eine Pflicht habe – ich glaube, daß ich die Pflicht habe, diesen Menschen zu unterstützen« (a.a.O.).

90 Das menschliche Gesicht steht für Lévinas zwar sowohl im wörtlichen wie im übertragenen Sinne im Vordergrund seiner Überlegungen, denn es »ist nicht nur das, was vom Anderen gesehen wird, es ist auch das, von dem das Sehen des Anderen ausgeht« (Taureck 2002, 66); aber es ist für ihn nicht isoliert vom restlichen Körper: »Der *ganze Leib*, eine Hand oder eine Rundung der Schulter, können ausdrücken wie das Antlitz« (Lévinas 1987, 383 – H.d.V.), »und in diesem Sinn ist mehr oder weniger der ganze menschliche Körper Antlitz« (1986, 74).

91 Aus diesem Grund habe ich meinem Buch über Empathie den Titel *Das Geheimnis des Anderen* gegeben; in diesem Buch findet sich auch ein Abschnitt, in dem ich mich unter psychologischen Gesichtspunkten mit der Frage befasse, »Was man vom Anderen einigermaßen wissen kann und was nicht« (Staemmler 2009a, 126 ff.).

> absoluten Distanz zwischen dem Ich und dem Du, … da jeder der Partner als Ich und als Du einzigartig, dem anderen gegenüber absolut anders ist …; andererseits aber entfaltet sich … die außerordentliche und unmittelbare Beziehung des Dialogs, der diese Distanz transzendiert, ohne sie abzuschaffen. … *Gerade weil das Du absolut anders ist als das Ich, gibt es, von einem zum anderen, Dialog.* (1981, 74 ff. – H.i.O.)

Bei aller Unterschiedlichkeit, die man in den Positionen Bubers und Lévinas' erkennen kann, gibt es gerade im Blick auf die Differenz zwischen dem Anderen und dem Selbst weitgehende Übereinstimmung. So schreibt Buber in seinem Buch *Urdistanz und Beziehung*, »daß das Prinzip des Menschseins kein einfaches, sondern ein doppeltes ist, in einer doppelten Bewegung sich aufbauend … Die erste sei die Urdistanzierung, die zweite das In-Beziehungtreten genannt« (1978, 11).

Theoretische Ergänzung 19

Buber fügt hier die Bemerkung an: »Daß die erste [Bewegung] die Voraussetzung der zweiten ist, ergibt sich daraus, daß man nur zu distanziertem Seienden, genauer: zu einem ein selbständiges Gegenüber gewordenen, in Beziehung treten kann« (a.a.O.). Diese Ansicht setzt das Ich an erste Stelle (»Ich-Du«), das dann mit dem Du Kontakt aufnimmt. Das wirkt aus der Sicht eines Erwachsenen zwar auf den ersten Blick logisch überzeugend, entwicklungspsychologisch ist es das allerdings nicht (vgl. Kapitel 5.2).

Auch unter ethischem Blickwinkel kann man das mit Lévinas anders sehen, wie Orange herausstellt: »Statt des Buber'schen Ich, das sich an ein Du wendet, beginnt Lévinas mit dem Anderen, dessen Antlitz eine doppelte Forderung an mich stellt: Du darfst mich nicht töten, und Du musst mich schützen und Dich um mich kümmern« (2009, 92). Von daher ist Petzolds Behauptung zu verstehen, der schreibt: »Mit Lévinas ist Buber invers zu lesen: Du und Ich« (Petzold 1996, 327).

In jedem Fall gilt es, die Unterschiedlichkeit zwischen dem Anderen und dem Selbst ernst zu nehmen und wertzuschätzen. Neben den schon diskutierten Gefahren der Bemächtigung und der Einvernahme ist auch eine Konfluenz, die über das erforderliche Maß hinausgeht,[92] zu vermeiden, denn sie entsteht, *»wenn die Differenzen oder Andersartigkeiten, die sie* [die Menschen] *voneinander abheben, nicht erkannt werden«* (Perls et al. 1951/2007, 166 – H.i.O.). Perls hat das häufig betont. – Wenn ich ihn an dieser Stelle zitiere, ist das allerdings insofern diskrepant zu meinem hauptsächlichen Gedankengang, als ich ihm zwar im Resultat zustimme, dabei aber außer Acht lasse, dass Perls' Aversion gegen Konfluenz vermutlich stark von einem Individualismus geprägt war, den ich selbst gerade nicht zum Ausgangspunkt nehmen möchte.

---

92 An anderer Stelle habe ich gezeigt, dass jede Empathie und zwischenmenschliche Verbundenheit auf ein gewisses Maß an Konfluenz angewiesen sind (vgl. Staemmler 2009a).

An anderer Stelle befasst sich Buber mit den an einer Beziehung beteiligten *Personen* und formuliert nachdrücklich: »Es geht hier … wahrhaft um den *Andern* … also … um ein verbindliches Lebensgeschäft *auf der harten Erde*, bei dem man *unerbittlich* der Anderheit des Andern gewahr wird« (1984, 179 – H.d.V.).[93] Er setzt seine Argumentation dann fort, indem er – ähnlich wie Lévinas – betont, dass der Andere »nicht lediglich der *gedachte* Andere« ist und nicht in der »reinen Ideation« für mich wirklich wird, sondern als ein »*leibhaftes* Faktum der Anderheit« (a.a.O. – H.d.V.).

Lévinas fasst Bubers Standpunkt folgendermaßen zusammen:

> Das Verhältnis zwischen Ich und Du besteht darin, daß das Ich sich einem äußeren, und das heißt: radikal anderen Wesen gegenüberstellt und es als solches anerkennt. Dieses Anerkennen der Anderheit besteht nicht darin, daß man sich eine Idee von der Anderheit macht. Eine Idee von etwas zu haben, ist das wahre Wesen des Ich-Es. Es handelt sich nicht darum, einen Anderen zu denken, auch nicht, ihn als Anderen zu denken, sondern sich an ihn zu wenden, Du zu ihm zu sagen. Der adäquate Zugang zur Anderheit des Anderen ist … dies Du-Sagen. (1963, 123)

Dieses Du-Sagen, da sind sich Lévinas und Buber einig, ist *bedingungslos*, so wie die Anerkennung und Unterstützung, »die wir brauchten, damit wir das wurden, was wir tatsächlich geworden sind, … von einer Art sein [musste], daß sie unbedingte Fürsorge für ein menschliches Wesen als solches war, gleichgültig, welches Ergebnis sie hervorbrachte« (MacIntyre 2001, 118).[94] Es darf an keine Voraussetzung geknüpft sein und muss völlig unabhängig davon bleiben, ob der Andere fähig oder willens ist, seinerseits mit einem Du-Sagen zu antworten. Hier stoßen wir wieder auf die schon oben thematisierte Asymmetrie der therapeutischen Beziehung, die dem Klienten zwar keineswegs das prinzipiell anzunehmende menschliche Potenzial abspricht, seinerseits Du zu sagen, ihm dies allerdings nicht abverlangt – oder ihn gar dazu irgendwie zu zwingen versucht und somit selbst in eine Ich-Es-Haltung verfällt.

> Der Therapeut muss in einer solchen Situation aus ›*unterstellter Intersubjektivität*‹ arbeiten, d. h. aus dem Wissen, dass mit diesem Patienten eine Beziehung möglich ist, in der eine wechselseitige Wahrnehmung personaler Realität sich vollziehen kann, auch wenn dies noch so sehr entfernt erscheint. (Petzold 1986, 333 – H.i.O.)

Hier gilt die altbekannte Devise, dass man den anderen dort abholen muss, wo er gerade steht. Über diese Einsicht in die Notwendigkeit hinaus gibt es für mich allerdings noch einen weiteren wichtigen Grund, Petzolds Empfehlung zu folgen; er hat damit zu tun, dass meine Einstellung eine Wirkung auf den anderen ausüben

---

93 Wer Buber ein rein harmonisierendes Beziehungsverständnis unterstellt, muss sich hier eines Besseren belehren lassen.

94 Ich erinnere hier an Rogers' »*unconditional positive regard*«.

kann: Wenn ich mein Gegenüber aus einer Ich-Du-Haltung heraus anspreche, rufe ich mit größerer Wahrscheinlichkeit eine entsprechende Haltung auf seiner Seite hervor; ebenso gebe ich ihm eher Anlass, mir aus einer Ich-Es-Haltung heraus zu antworten, wenn ich mich in einer solchen Haltung an ihn wende.

Theoretische Ergänzung 20

Das im vorangegangenen Absatz Gesagte lässt sich im Rahmen der dialogischen Selbsttheorie betrachten, die ich mit Bezug auf Hubert Hermans (1999; 2011) an anderer Stelle vorgelegt habe (vgl. Staemmler 2015a). Nach dieser Theorie verfügen Menschen über eine »mentale Gesellschaft« (vgl. Kapitel 6.1): Sie können unterschiedliche »Selbst-Positionen« einnehmen, die jeweils durch eine bestimmte Form der Selbstorganisation und eine dazu gehörige Weltsicht definiert sind.

Wenn sie dann aus einer dieser Selbst-Positionen heraus mit einem anderen Menschen in Kontakt treten, prägt diese Position nicht nur die Art und Weise, wie sie selbst in Erscheinung treten und interagieren, sondern auch die Art und Weise, wie sie ihr Gegenüber wahrnehmen und erleben. Damit üben sie einen gewissen Einfluss darauf aus, wie ihr Gegenüber auf sie reagiert – genauer gesagt: in welcher seiner ihm verfügbaren Selbst-Positionen der andere sich angesprochen fühlt, die er dann zum Ausgangspunkt für seine Antwort nimmt. – Natürlich gilt hier wieder, dass eine Interaktion ihre Wirkung nicht determiniert.

Einer Klientin selbst dann akzeptierend und wohlwollend zu begegnen, wenn sie eine Ich-Es-Haltung gegenüber ihrem Therapeuten einnimmt, gehört zu den Konsequenzen, die u. a. aus Rogers' oben erwähnten Variablen abzuleiten sind: »Die wahrhafte Hinwendung seines Wesens zum andern schließt diese Bestätigung, diese Akzeptation ein« (Buber 1984, 293). Diese Hinwendung zum anderen Menschen ist zugleich die Hinwendung zu seiner Andersartigkeit, die aus einer Ich-Du-Einstellung heraus nicht nur (passiv) toleriert oder akzeptiert, sondern (aktiv) gewollt und willkommen geheißen wird:

> Dieser Mensch ist anders, wesenhaft anders als ich, und diese seine Anderheit meine ich, weil ich ihn meine, ich bestätige sie, ich will sein Anderssein, weil ich sein Sosein will. … Daß die Menschen … wesenhaft anders sind als ich, daß der und der nicht bloß ein andres Gemüt, eine andre Denkweise, eine andre Gesinnung und eine andre Haltung, sondern auch eine andre Weltwahrnehmung, eine andre Erkenntnis, eine andre Sinnhaftigkeit, ein andres Berührtwerden vom Sein her hat. (a.a.O., 233 f.)

Die Alterität des Anderen bedeutet für Therapeutinnen, sich manchmal der Tatsache aussetzen zu müssen, dass Klienten sie in einer Ich-Es-Haltung ansprechen. Manche Klienten haben gar keine Alternative, weil sie es nie anders kennengelernt haben, manche verhalten sich nur situativ selbstbezogen – aus der Not heraus, in der sie sich gerade befinden – oder sehen ihre Therapeutin überwiegend als Erfüllungsgehilfin für ihren Wunsch nach Linderung ihres Leids. Daran lässt sich häufig erst einmal nichts ändern: »Das Du begegnet mir von Gnaden – durch Suchen wird es nicht gefunden. Aber daß ich zu ihm das Grundwort [Ich-Du] spreche, ist Tat *meines* Wesens, *meine* Wesenstat« (Buber 1936, 18 – H.d.V.). Damit benennt Buber sehr klar die Verantwortung von Therapeutinnen, die sich aus der Asymmetrie der therapeutischen Beziehung ergibt:

> Womit wir uns zu befassen, worum wir uns zu bekümmern haben, ist nicht die andre, sondern *unsre* Seite; ist nicht die Gnade, sondern der *Wille*. Die Gnade geht uns insofern an, als wir zu ihr ausgehn und ihrer Gegenwart harren; unser Gegenstand ist sie nicht. (a.a.O., 90)

Der Wille, zum Klienten Du zu sagen, ist also zunächst das Wesentliche; die Gnade, darauf eine Du-Antwort zu bekommen, ist ein nicht herstellbares und nicht vorhersehbares Geschenk.[95] Aus diesem Grund können Therapeutinnen zwar mit ihren Klienten eine ›Arbeitsbeziehung‹ eingehen, wie ich sie in Kapitel 4.2 charakterisiert habe, die Ich-Du-Qualität im *persönlichen* Kontakt können sie aber nur *einseitig*, nämlich dadurch, dass sie sie selbst praktizieren, in die therapeutische Beziehung einbringen – als ein *Angebot*, das den Klienten die *Freiheit* lässt, es durch Du-Sagen ihrerseits anzunehmen – *oder auch nicht!*

Wenn man denselben Sachverhalt in Lévinas'schem Zusammenhang beleuchtet, ändern sich die Verhältnisse nicht wirklich, aber die Akzente der Betrachtungsweise verschieben sich. Lévinas stellt zwar unmissverständlich fest, »die Beziehung zum Nächsten ist nicht symmetrisch« (1995, 134). Er meint damit: »Sein Antlitz, der Ausdruck des Anderen … [ist] das, was mir *befiehlt*, ihm zu dienen. … Das Ich hat immer ein *Mehr* an Verantwortlichkeit als alle anderen« (1986, 74 – H.i.O.). Während die Klientin *psychologisch* und *relational* in der schwächeren Position sein mag, verkehrt sich die Asymmetrie auf der ethischen Ebene: Die Alterität der Klientin allein – nicht erst ihre Not – bringt den Therapeuten aus Lévinas' Sicht[96] sozusagen in eine Bringschuld:

> Meiner Analyse zufolge bekräftigt das Antlitz [des Anderen] … die Asymmetrie; anfangs zählt für mich wenig, wie der Nächste zu mir steht, das ist seine Sache; für mich ist er vor allem anderen derjenige, für den ich verantwortlich bin. (Lévinas 1995, 134)

---

95 Mein Verständnis von Bubers Position bedeutet, dass ich Lévinas' Buber-Interpretation für unzutreffend halte, wenn er schreibt: »Die Beziehung zum Nächsten ist nicht symmetrisch, es ist keineswegs wie bei Martin Buber, wenn ich Du sage zu einem Ich, hätte ich auch nach Buber dieses Ich vor mir als denjenigen, der zu mir Du sagt. Es gäbe folglich eine Wechselbeziehung« (1995, 134). Ähnliches trifft auf die Buber-Rezeption von Bauman zu, der schreibt: »Wenn ich dich als Du statt als Es behandle, dann genau deshalb, weil ich verlange (erwarte, darauf hinarbeite), von dir ebenso als dein Du behandelt zu werden« (1995, 80). Ich bin sicher, Buber würde sich gegen diese Auslegung heftig wehren.

96 Der Bezug zur therapeutischen Situation stammt von mir; Lévinas selbst denkt grundsätzlicher.

Diese Verantwortlichkeit gibt dem Anderen den Vorrang und lässt ihm den Vortritt, ohne dafür – zuvor oder danach – eine Gegenleistung zu verlangen. Die ethische Haltung verlangt den bewussten Verzicht auf Reziprozität: Ich muss das tun, was ich für richtig halte, egal ob andere dasselbe tun oder nicht. Zu welchen manchmal geradezu absurden Situationen es führen kann, wenn dieser Grundsatz nicht eingehalten wird, kann man im Alltag leicht bei Gelegenheiten merken, in denen jemand sein eigenes Fehlverhalten zwar als solches erkennt, es zugleich aber damit zu rechtfertigen versucht, dass ein anderer sich gleichfalls unangemessen benommen hat: Die Rechtfertigung wirkt unglaubwürdig. »Es ist der Gleichmut, mit dem der einzelne die Frage der Rückzahlung, der Belohnung oder dergleichen betrachtet, was ihn oder sie, solange dieser Gleichmut anhält, zu einem moralischen Subjekt macht« (Bauman 1995, 90).

Die grundsätzliche Verantwortung für den Anderen ist für Lévinas derjenigen ähnlich, die ein Gastgeber z. B. gegenüber einem verirrten Wanderer trägt, der in einer einsamen Gegend bei ihm spät abends um Unterkunft bittet. Hier geht es nicht an erster Stelle darum, wer der Andere ist; »die authentische Begegnung mit dem Anderen ist keine Sache der Wahrnehmung oder des Erkennens, sondern der *Ethik*« (Zahavi 2001, 159 – H.i.O.). Der Gebetene – mit Lévinas' Wort: der Angerufene – *muss* dem Anderen Zuflucht gewähren und ihn versorgen; er steht in einer moralischen Pflicht: Seine »Beziehung zum Anderen vollzieht sich als Dienst und als Gastlichkeit« (1987, 435), denn der Andere »ist nicht nur ein alter ego. Er ist das, was ich nicht bin: Er ist … ›die Witwe und der Waise‹« (1997, 117).

Für Lévinas bedeutet diese Sicht allerdings mehr als nur Hilfsbereitschaft in Notsituationen; sie hat insofern *paradigmatischen* Charakter, als sich die Alterität des Anderen für ihn gerade durch die ethische Verpflichtung erschließt, in die der Ausdruck im Antlitz des Anderen den Gastgeber bringt: »Die Fürsorge als Antwort auf eine wesentliche Not ist ein *Zugang zur Anderheit des Anderen*« (Lévinas 1963, 131 – H.d.V.).[97]

---

[97] Wenn ich in diesem Buch den Begriff der Fürsorge im Anschluss an Lévinas aufgreife, dürfte klar sein, dass meine Begriffsverwendung im eindeutigen Gegensatz zur Pervertierung dieses Begriffs steht, die z. B. im Zusammenhang mit den Praktiken einer ›schwarzen‹ Pädagogik im Rahmen repressiver »Fürsorgeerziehung« (davor »Zwangserziehung«) noch bis in die 1970er-Jahre hinein stattfand. Carola Kuhlmann zitiert zur Verdeutlichung der seinerzeit herrschenden Ideologie einen gewissen Kurt Frör, der in dem 1954 erschienenen »Handbuch der Heimerziehung« schrieb: »Gebot und Strafe sind der Menschheit gegeben als Hilfe zum Leben. Das wird die Erziehung unter dem Wort [Gottes] ganz ernst nehmen müssen. Sie hat den göttlichen Auftrag, den rebellischen, unheiligen, maßlosen Menschen unter die Zucht und Ordnung des göttlichen Gebotes zu stellen« (nach Kuhlmann 2008, 25). Wenn man das liest, wundert man sich nicht, dass diese Form eines ›christlichen‹ Menschenbilds sich schon in den 1930er- und '40er-Jahren problemlos mit nationalsozialistischen Anschauungen zum Umgang mit so genannten »Ballastexistenzen« hatte verknüpfen lassen.

Fürsorge

Die fürsorgliche Zuwendung zum anderen allein hat zugleich ihre Begrenzungen. Denn, wie Buber betont,

> das Verhältnis der Fürsorge … kann *als solches* kein wesentliches Verhältnis sein, weil es nicht das Wesen des einen Menschen zu dem Wesen des anderen unmittelbar in Beziehung setzt, sondern eben nur die fürsorgende Hilfe des einen zu dem fürsorgebedürftigen Mangel des anderen. (1982, 105)

Mit kritischem Blick auf Heidegger behauptet Buber darum: »Fürsorge geht ja wesentlich in der Welt nicht aus dem bloßen Mitsein mit den anderen hervor, … sondern aus wesentlichen, unmittelbaren, ganzheitlichen Beziehungen von Mensch zu Mensch« (a.a.O.). Buber bezieht sich hier auf Heideggers Feststellung: »Wenn das Mitsein für das In-der-Welt-sein konstitutiv bleibt, dann muß es … aus dem Phänomen der *Sorge* interpretiert werden« (1953, 121 – H.i.O.). Die Sorge um einen selbst ist von der um andere nicht zu trennen: Wenn ich mich um mich sorge, sorge ich mich wegen meiner grundlegenden Verbundenheit mit den anderen Menschen natürlich immer zugleich um meine Beziehungen mit den anderen und um ihr Ergehen – zumindest wenn sie mir wichtig sind. Diese Fürsorge »gründet in der Seinsverfassung des Daseins als Mitsein«, wie Heidegger (a.a.O.) es formuliert.

Aber Buber – und wohl auch Heideggers Schüler Lévinas, der *Sein und Zeit* nach eigenem Bekunden sehr bewunderte (vgl. 1986, 26) – versteht Heideggers »Mitsein« als eine Art *Nebeneinander* von Individuen im Sinne einer ›schwachen‹ Relationalität (vgl. das folgende Kapitel). Die »unmittelbaren, ganzheitlichen Beziehungen von Mensch zu Mensch« sind für Buber das Primäre, von daher argumentiert er folgendermaßen:

> Aus diesen unmittelbaren Beziehungen, … die am Aufbau der Lebenssubstanz wesentlich wirken, entsteht nebenbei auch das Element der Fürsorge … Nicht die Fürsorge ist also im Dasein des Menschen mit dem Menschen das Ursprüngliche, sondern die wesentliche Beziehung. … In der *bloßen* Fürsorge bleibt der Mensch, auch wenn er von stärkstem Mitleiden bewegt wird, wesentlich bei sich; er neigt sich handelnd, helfend dem anderen zu, aber die Schranken seines eigenen Seins werden dadurch nicht durchbrochen; er erschließt dem anderen nicht sein Selbst, sondern gibt ihm seinen Beistand; er erwartet ja auch keine wirkliche Gegenseitigkeit, ja er wünscht sie wohl kaum, er ›geht‹, wie man sagt, ›auf den anderen ein‹, aber er begehrt nicht, daß der andere auf ihn eingehe. (1982, 105 f. – H.i.O.)

Während ich Buber darin zustimme, dass die Bezogenheit zwischen Menschen das Ursprüngliche darstellt, aus der sich Fürsorglichkeit erst ableitet, widerspreche ich ihm in der Behauptung, dass damit »die Schranken des eigenen Seins nicht durchbrochen« werden könnten. Gerade aus einer Ich-Du-Haltung heraus erwarte ich, wie ich oben erläutert hatte, *keine* Gegenseitigkeit; ich bin mir mit Buber vielmehr darin einig, dass das Du mir »von Gnaden« begegnet. Ich kann diese Begegnung *nicht herstellen*, denn schon dieser Versuch brächte mich in eine Ich-Es-Haltung, durch die die Begegnung *a priori* verhindert würde. »Wird [Ich-Du-] Kontakt ... als Beziehungserlebnis verstanden – so daß er niemals *gemacht*, höchstens *zugelassen* werden kann – dann korrespondiert er mit der Abwesenheit von Manipulation« (Bauriedl 1984, 36 – H.i.O.).

Anders gesagt: Wenn die »unmittelbaren, ganzheitlichen Beziehungen von Mensch zu Mensch« das Primäre sind und die Fürsorge für den anderen Menschen – im hiesigen Kontext: für den Klienten – sich aus ihnen *ableitet*, mit ihnen *verbunden* und von daher keine *»bloße«* Fürsorge bleibt, hat diese Fürsorge nichts Äußerliches, Manipulatives, Arrogantes oder Herablassendes. Sie achtet vielmehr die Würde des Klienten und versucht sie zu stützen und zu stärken (vgl. Miller 2005). Sie sieht den Klienten *nicht nur* als Fürsorgebedürftigen, sondern gleichermaßen mit seinen Ressourcen, Stärken und Potenzialen als »die menschliche Person in ihrer *ganzen* Situation, in ihren Beziehungsmöglichkeiten auch zu allem, was *nicht* sie ist,« wie es Buber an der schon zitierten Stelle (1982, 125 – H.d.V.) von einer Ich-Du-Haltung erwartet. Man kann also mit Lévinas den Schluss ziehen:

> Die Sorge des menschlichen Da-seins impliziert auch die Sorge um den anderen Menschen, die Fürsorge des einen für den anderen.... Das Da-sein, in dem es immer um das Sein geht, wäre demnach eigentlich (in seiner Eigentlichkeit) *Sein-für-den-Anderen.* (1995, 245 f. – H.i.O.)

Für Donna Orange bildete Lévinas' Denken den Hintergrund, der sie dazu bewog, die Klientin paradigmatisch als *The Suffering Stranger* (Buchtitel, 2011) zu bezeichnen (persönliche Mitteilung, 29.11.2010) und zu behaupten, dass »die Bedürfnisse[98] des leidenden Fremden den *raison d'être* der therapeutischen Beziehung darstellen. Wenn wir das vergessen, kann sich daraus jede Form von ethischem Versagen ergeben« (2011, 57). Die Fürsorge ist für sie daher nicht nur der »Zugang zur Anderheit des Anderen«, sondern auch eine ethische Verpflichtung, durch die sich ihm gegenüber Kriterien für praktisches Handeln ergeben. Mit Nietzsches Worten: »Sorgt ihr für mich, denn ich habe Besseres zu tun, nämlich für euch zu sorgen« (1930, 284).

Für die praktische Orientierung hilft eine Unterscheidung, die Heidegger (1952) zwischen zwei sehr verschiedenen Formen der Fürsorge getroffen hat. Bei der ersten Form von Fürsorge wird dem Anderen seine Verantwortung für sich selbst *abgenommen*; die fürsorgliche Person setzt sich quasi an seine Stelle und übernimmt seine Aufgabe der Bewältigung einer konkreten Lebenssituation. Das

---

98 Dass es dabei nach meiner Meinung vorrangig um die *Entwicklungs*bedürfnisse der Klientinnen gehen muss, führe ich in Kapitel 6.2 aus.

sehe ich nicht als ein *psycho*therapeutisches Vorgehen. »In solcher Fürsorge kann der Andere zum Abhängigen und Beherrschten werden, mag diese Herrschaft auch eine stillschweigende sein und dem Beherrschten verborgen bleiben« (a.a.O., 122). Es handelt sich hier um eine bevormundende bzw. entmündigende Fürsorge, mit der die fürsorgende Person für den Anderen »einspringt« (a.a.O.) und auf diese Weise seine Autonomie einschränkt bzw. potenziell untergräbt.

Man könnte hier im Buber'schen Sinn von einer Art ›*Ich-Es*-Fürsorge‹ sprechen, durch die der andere in die Position eines Objekts gebracht wird, mit dem etwas getan und über den eventuell sogar verfügt wird. In bestimmten Ausnahmefällen wie akuter Suizidalität, in denen der Betreffende nicht in der Lage ist, die Verantwortung für sich zu tragen und zeitweise einer stellvertretenden Betreuung bedarf, ist es zwar notwendig und unumgänglich, für ihn einzuspringen, z. B. durch eine stationäre Versorgung. Aber in diesen Fällen ist seine Autonomie bereits eingeschränkt, und der Fürsorgende trägt dieser Tatsache angemessen Rechnung, ohne von sich aus die Selbstbestimmung des anderen einzuschränken, sondern – im Gegenteil – mit der Absicht, seine Autonomie möglichst bald wieder herzustellen. – Das sind natürlich sehr heikle Situationen; mit ihnen ethisch verantwortlich umzugehen, stellt eine Art Gratwanderung dar, die möglichst nur mit Unterstützung durch eine Supervisorin oder eine andere weitere Person vollzogen werden sollte.

Dem steht die Variante einer Fürsorge gegenüber, die man ›*Ich-Du*-Fürsorge‹ nennen könnte und aus der heraus die fürsorgliche Person sich dafür engagiert, dem anderen beim Erschließen und Aktivieren eigener Potenziale und Ressourcen beizustehen und ihn so bei seiner Selbstermächtigung zur kompetenten Sorge um sich selbst zu unterstützen. »Diese Fürsorge, die wesentlich die eigentliche Sorge – das heißt die Existenz des Anderen betrifft…, verhilft dem Anderen dazu, *in* seiner Sorge sich durchsichtig und *für* sie *frei* zu werden« (Heidegger 1951, 122 – H.i.O.).

Im Rahmen ambulanter Therapien ist es diese zweite Form der Fürsorge, um die es aus meiner Sicht bei der Haltung von Gestalttherapeuten in der Mehrzahl der Situationen geht und auch gehen sollte.[99] Wenn man das als Therapeut ernst nimmt, kommt man gelegentlich in Situationen, die Konfliktpotenzial haben: Es kann durchaus vorkommen, dass Klientinnen von einem erwarten oder sogar – bisweilen auf manipulative Weise – darauf drängen, ihnen etwas abzunehmen, das sie selbst bewerkstelligen könnten. Wenn man einer solchen Selbstentmündigung nicht nachgeben und sich nicht auf eine Ich-Es-Fürsorge mit ihren problemati-

---

[99] Diese Unterscheidung steht in engem Zusammenhang mit der weiter unten erläuterten Unterscheidung zwischen Defizit- und Entwicklungsbedürfnissen (vgl. *Theoretische Ergänzung 32* in Kapitel 6.2): »Einspringende« »Ich-Es«-Fürsorge versucht, die Defizitbedürfnisse des anderen zu erfüllen; »Ich-Du«-Fürsorge engagiert sich dafür, dass die Entwicklungsbedürfnisse des anderen von ihm umgesetzt werden können.

schen Konsequenzen einlassen möchte, muss man sich – gerade aus einer Ich-Du-Haltung heraus – den Erwartungen der Klientinnen widersetzen. Das muss zwar keineswegs auf unfreundliche Weise, sondern kann taktvoll geschehen; aber die eine oder andere Klientin mag darauf dennoch mit Widerwillen, Enttäuschung oder Ärger reagieren.

Theoretische Ergänzung 21

»Geschickte Frustration« (engl.: *skillful frustration*) war für Perls eine wichtige therapeutische Strategie, die er gern und häufig anwandte, wie man in den veröffentlichten Transkripten von seinen Sitzungen nachlesen kann (vgl. Perls 1974; 1976).

Ausgangspunkt für die Begründung dieser Strategie war die Annahme: »Ohne Frustration gibt es kein Bedürfnis, keinen Grund, seine Kräfte anzuspannen, zu entdecken, daß man fähig sein kann, selber etwas zu tun« (Perls 1974, 40). Lässt man das für manche Menschen wichtige Motiv einmal außer Acht, sich deswegen zu verändern, weil sie Freude an der eigenen Entwicklung und an ihrer Selbstwirksamkeit empfinden, trifft es sicher zu, dass erst ein aufgrund frustrierter Bedürfnisse erlebter Leidensdruck zahlreiche Menschen dazu bringt, sich um Veränderung zu bemühen.

Damit ist bereits etwas Wichtiges gesagt: Wer sich therapeutische Unterstützung sucht, ist in der Regel bereits frustriert und hat daher »Grund, seine Kräfte anzuspannen«. Die wesentliche Motivation ist also schon gegeben und muss nicht erst noch geschaffen werden: »Es macht keinen Sinn anzunehmen, dass das Problem, in das der Klient aufgrund von Frustrationen geraten ist, durch weitere Frustration gelöst werden könnte« (Colm 2007, 152). Daher wirkt es auf den ersten Blick vielleicht verwunderlich, wenn Perls seine Strategie der geschickten Frustration so begründet:

> Der Therapeut [muss dem Patienten] eine Gelegenheit geben, eine Situation schaffen, in der dieser Mensch wachsen kann. Und das Mittel dazu ist, daß wir den Patienten in einer Weise frustrieren, daß er gezwungen ist, sein eigenes Potential zu entfalten. Wir wenden genügend gezielte Frustration an, so daß der Patient gezwungen ist, seinen eigenen Weg zu finden, *seine* Möglichkeiten, seine eigenen Kräfte zu entdecken und herauszufinden, *daß er das, was er vom Therapeuten erwartet, genauso gut selbst tun kann.* (a.a.O., 45 – H.i.O.)

Das Geschick der Frustrationsstrategie besteht für Perls offenbar darin, Verhaltens- und Erlebensweisen der Klientin gezielt zu enttäuschen, wenn sie nach seinem Eindruck dazu dienen, ihn, den Therapeuten, zu Handlungen zugunsten der Klientin zu bewegen, obwohl sie in der Lage wäre, eigene Ressourcen zu mobilisieren, die zu demselben Ergebnis führen würden. Anders gesagt: Perls ist bestrebt, seinen Klientinnen seine Unterstützung zu verweigern, wenn er der Ansicht ist, sie seien darauf nicht wirklich angewiesen, weil sie über die erforderliche *Selbst*unterstützung verfügten. Wenn sie trotz dieser von ihm unterstellten Kompetenz versuchen, seine Unterstützung in Anspruch zu nehmen, betrachtet er das als ein manipulatives Manöver, dem er nicht zum Erfolg verhelfen will.

Die Strategie der geschickten Frustration ist daher, wenn man sie wohlwollend betrachtet, eine Art Hilfe zur Selbsthilfe. Mit einer pointierteren Formulierung könnte man sagen: Mittels geschickter Frustration schützt Perls seine Klientinnen davor, sich von seiner Unterstützung abhängig zu machen, und veranlasst sie dazu, ihre eigenen Fähigkeiten zu nutzen bzw. eventuell überhaupt erst zu entdecken – Frustration als Verweigerung einer »einspringenden« Fürsorge mit dem Ziel des *empowerment* der Klientinnen. Denn in einer solchen Situation

> wird ein hilfreicher und sehr stützender Therapeut …, der sich durch die Manipulationen des Patienten einfangen läßt, diesen Menschen nur noch weiter ruinieren, indem er ihn der Möglichkeit beraubt, seine eigene Stärke, sein Potential und seine Hilfsmittel zu entdecken. Das einzig wahre Instrument des Therapeuten ist hier eine gezielte Frustrierung. (Perls 1980, 178 f.)

Weil sich Perls, soweit ich weiß, nicht mit den grundsätzlichen Fragen einer *Care*-Ethik (die es unter diesem Namen zu seiner Zeit noch gar nicht gab) oder ähnlichen ethischen Ansätzen auseinandergesetzt hatte, ist seine Strategie nur zu verstehen, wenn man sich vergegenwärtigt, dass manipulatives Verhalten für Perls ein zentrales Merkmal psychischer Störungen war. In seinem Text »Hier kommt der Neurotiker« schreibt er:

> Diese Manöver mögen früher einmal gezielt gewesen und nun so zur Gewohnheit geworden sein, daß der Neurotiker sich ihrer nicht mehr bewußt ist; das heißt aber nicht, daß es keine Manöver wären und daß sie nicht klug wären. Wir sehen die Gerissenheit der kleinen Platinblonden, die Diamanten und Nerze liebt und einen lieben Papi dafür ausnimmt. Nicht weniger geschickt ist die weinerliche, abhängige Frau, die Beachtung und Hilfe aus ihrem Mann, ihren Kindern und sogar ihren Bekannten herauslockt. … Das Problem des Neurotikers ist …, daß seine Manipulationen darauf gerichtet sind, seine Behinderung zu erhalten und zu pflegen anstatt sie loszuwerden. (1976, 64 f.)

Die Weigerung des Therapeuten, sich manipulieren zu lassen, wirft den Klienten – so Perls' Kalkül – auf sich selbst zurück und bringt ihn dadurch in die Lage, seine »Behinderung« nicht mehr »erhalten und pflegen« zu können, sondern fordert ihn heraus, sie »loszuwerden«.

Dass diese Rechnung nicht immer aufging, lässt sich beispielhaft an Perls' Sitzung mit »Gloria« veranschaulichen. Der folgenden Passage sind bereits einige Irritationen zwischen den Beteiligten vorausgegangen, die die Klientin nunmehr thematisiert:

> Gloria: Ich möchte, dass Sie mir helfen, entspannter zu werden, ja. Ich will nicht so defensiv Ihnen gegenüber sein. Ich mag es nicht, mich so defensiv zu fühlen. Sie verhalten sich so wie … Sie behandeln mich, als ob ich stärker sei als ich bin. Ich möchte, dass Sie mich mehr beschützen und netter zu mir sind.

Perls: Bemerken Sie Ihr Lächeln? Sie glauben kein Wort von dem, was Sie sagen. … Sie bluffen und halten mich zum Narren.

Gloria: Meinen Sie das ernst?

Perls: Ja. Sie sagen, Sie hätten Angst, und Sie lachen und kichern und winden sich. Das ist falsch *(phony)*. (in Shostrom 1965 – vom Verfasser transkribiert u. übersetzt)

Nach einigen weiteren Interaktionen, in denen Perls seine Klientin ebenfalls in ihren von ihm für manipulativ gehaltenen Verhalten frustriert, spricht sie ihn direkt an:

Gloria: Ich würde Sie gern etwas fragen, weil ich das Gefühl habe, dass Sie mich von Anfang an nicht mögen, und ich möchte wissen, ob es so ist.

Perls: Können Sie jetzt Fritz Perls spielen, der Gloria nicht mag? Was würde er sagen? (a.a.O.)

Und ein paar Wortwechsel später:

Gloria: Ich fühle mich Ihnen überhaupt nicht nah, Dr. Perls. Ich fühle mich zurückgezogen. Ich habe den Eindruck, Sie spielen ein einziges großes Spiel mit mir.

Perls: Richtig. Sicher spielen wir Spiele. Aber trotz der Spiele denke ich, dass ich Sie hin und wieder erreicht habe. Ich denke, dass ich sie verletzt habe, als ich Sie eine Schwindlerin nannte.

Gloria: Oh, natürlich haben Sie das.

Perls: Und ich denke, dass ich damit ins Schwarze getroffen habe. Deswegen sind Sie verletzt. (a.a.O.)

Schließlich scheint die Klientin zu resignieren:

Gloria: … Sie wirken so unbeteiligt, Sie scheinen noch nicht einmal … sich noch nicht einmal darum zu kümmern, dass ich wütend auf Sie bin. Als ob Sie mich überhaupt nicht bemerken würden, Dr. Perls, nicht ein bisschen.

Perls: Das ist ziemlich wahr. Unser Kontakt ist viel zu oberflächlich, um sich intensiv kümmern zu können. …

Gloria: … Ich fühle mich völlig ohne Kontakt mit Ihnen. (a.a.O.)

Die wesentlichen Probleme in Perls' Handhabung der Frustrationsstrategie liegen meines Erachtens in zwei Aspekten. Den ersten sehe ich darin, dass Perls mit einer Mischung aus Belehrungen und Bestrafungen seine Klientin dazu zu erziehen versucht, ihre von ihm für manipulativ gehaltenen Verhaltensweisen zu unterlassen. Er macht sich dabei weder die Mühe, ihr alternative Verhaltensweisen vorzuschlagen, noch unterstützt er sie dabei, *selbst zu entdecken*, wie sich ihr fragliches Verhalten auf sie selbst und ihre Kontakte zu anderen auswirkt, und dann *selbst zu entscheiden*, ob sie daran etwas ändern will. Es zeigt sich hier, »daß im gleichen Moment, in dem die Intention des Therapeuten auf eine Veränderung im Verhalten des Patienten gerichtet ist, dieser Therapeut in bezug auf den Patienten einen ›Außenstandpunkt‹ einnimmt, d.h. den Patienten als *Objekt* seiner therapeutischen Methode sieht« (Bauriedl 1984, 88 – H.d.V.).

Er nimmt so eine Ich-Es-Haltung ein und trägt auf diese Weise zu all den damit verbundenen Folgen in der Beziehung zu der Klientin bei. Dabei ist der dialogische Weg nach meiner Erfahrung viel leichter für beide Beteiligte. Viele Klientinnen finden mit der erforderlichen Unterstützung und aus eigenem Interesse heraus, dass ihr manipulatives Verhalten zu den Frustrationen beiträgt, die sie bereits in ihrem Alltag erleben und die sie in die Therapie geführt haben. Anders gesagt: Ich meine, dass die Förderung von Bewusstheit mithilfe von Exploration und Experimenten in vielen Fällen die schon bestehenden frustrierenden Wirkungen solcher Verhaltensweisen für die Klientinnen unmittelbar erfahrbar werden lässt, ohne dass zusätzlich hervorgerufene Frustrationen innerhalb der therapeutischen Beziehung mit dem Ziel der Aktivierung einer Motivation zur Veränderung nötig sind.

Und damit komme ich zu dem zweiten, aus relationaler Perspektive problematischen Aspekt: Die Perls'sche Frustrationsstrategie führt häufig zu Irritationen auf der Beziehungsebene. Das liegt nicht nur an Perls' oft ruppigem Stil sowie seinen pejorativen oder vorwurfsvollen Bemerkungen, sondern zu einem großen Teil auch an seiner undialogischen Vorgehensweise: Er entscheidet völlig allein, was »manipulativ« ist, und er tut das auf eine Weise, die keinerlei »Fehlbarkeitsbewusstsein« erkennen lässt. Er spricht nicht von seinen persönlichen Eindrücken, er versucht nicht, die Meinung der Klientin dazu einzuholen und dann zu einer gemeinsamen Perspektive für die weitere Arbeit zu gelangen, sondern besteht darauf, dass die Klientin sich seinen Vorstellungen entsprechend verhält.

Das wirkt auf mich vielfach reaktiv – so als sei Perls darauf festgelegt, seine Frustrationsstrategie anzuwenden, und könne sich den immer wieder auftretenden Irritationen in der therapeutischen Beziehung gar nicht mehr zuwenden; diese bleiben einfach ungeklärt, weil Perls die Bemühungen seiner Klientin, die Beziehungsstörungen zu thematisieren, wiederholt frustriert.

Auf der Beziehungsebene konterkariert er daher aus meiner Sicht, was er inhaltlich zur Begründung seiner Frustrationsstrategie heranzieht: die Absicht, seine Klientin dabei zu fördern, dass sie ihre eigenen Ressourcen aktiviert und sich als möglichst selbstverantwortliche, autonome Person an der Therapie beteiligt. Damit trifft auf dieses Therapeutenverhalten zu, was Thea Bauriedl über das »Spiele kreuzen« in der Transaktionsanalyse sagt: »Wird dieses ›Nicht-Mitspielen‹ zur Methode ..., dann wird der Patient zum Objekt des Therapeuten, der sich auf diese Weise als großer Magier eine Position im Beziehungsfeld schaffen kann, die nicht mehr in Frage gestellt wird« (1984, 18).

Perls' monologisches Vorgehen ist von daher ein deutliches Beispiel für die individualistisch orientierte Phase in der Geschichte der Gestalttherapie.

Ich hoffe, es erübrigt sich nunmehr zu unterstreichen, dass Fürsorge, Großzügigkeit und Mitgefühl gegenüber anderen – sei es in der Therapie oder in anderen

Situationen – als die unmittelbaren Folgen eines ernst genommenen Verständnisses von menschlicher Relationalität gelten müssen. Auch »›Einfühlung‹ konstituiert nicht erst das Mitsein, sondern ist auf dessen Grunde erst möglich« (Heidegger 1953, 125), wie ich in meinem Buch *Das Geheimnis des Anderen* (Staemmler 2009a) schon zu zeigen versucht habe: »Das Mit-Sein ist ursprünglich. Das menschliche Selbst ist … vielleicht nichts anderes als dieses Beim-Anderen-Sein« (Marcel 1985, 25).

Aus den Positionen, die ich auf den vorangehenden Seiten beschrieben habe, sowie aus feministischen Impulsen heraus (vgl. u. a. Benjamin 1990; Gilligan 1996) hat sich seit einigen Dekaden eine Strömung innerhalb der praktischen Philosophie entwickelt, der ich im Zusammenhang mit dem Stichwort »Fürsorge« in der gestalttherapeutischen Literatur dadurch Beachtung verschaffen möchte, dass ich sie hier ausdrücklich erwähne. Ich denke an die »Ethik der Fürsorge« (engl.: *ethics of care*[100]), manchmal »Ethik der Achtsamkeit« oder »Ethik des Mitgefühls« genannt. Diese Ethiken gehen von einem Aspekt der menschlichen Bedingtheit aus, den Alasdair MacIntyre wie folgt beschreibt:

> Wir Menschen sind vielerlei Formen von Leid ausgesetzt, und die meisten von uns werden irgendwann einmal von schweren Übeln heimgesucht. Wie wir damit umgehen, liegt nur zum Teil in unserer Hand. Wenn wir körperlichen Krankheiten und Schäden, ungenügender Nahrung, geistigen Defekten und Störungen, menschlicher Aggression und Vernachlässigung begegnen, verdanken wir unser Überleben, von unserem Gedeihen ganz zu schweigen, oftmals anderen Menschen. In der frühen Kindheit und im Alter wird es am deutlichsten, wie sehr wir für unseren Schutz und Unterhalt auf andere angewiesen sind. Zwischen dem ersten und dem letzten Lebensabschnitt jedoch leiden wir typischerweise für längere oder kürzere Zeit unter Verletzungen, Krankheit oder anderen Beeinträchtigungen, manch einer ist sogar sein ganzes Leben lang behindert. (2001, 12)

Diese Tatsache hat zwei Seiten, eine passive und eine aktive: Jeder Mensch ist irgendwann in seinem Leben mehr oder weniger auf Hilfe angewiesen, und jeder kommt auf die eine oder andere Weise während seines Lebens in die Situation, für andere sorgen zu müssen. Das gegenseitige Aufeinander-angewiesen-Sein, die menschliche Interdependenz, ist ein unumgänglicher Aspekt der *Conditio Humana*, der Achtung verdient. »Die Anerkennung der Interdependenz mündet in die offensichtliche Notwendigkeit, von beiden Seiten her mit Wertschätzung zu antworten« (Noddings 2002, 208). Nicht um Hilfe zu bitten, sie nicht anzunehmen bzw. sich für erfahrene Fürsorge nicht bedanken zu können, ist eine ebenso

---

[100] Das englische Wort *care* wird oft auch entsprechend dem deutschen Wort »Pflege« verwendet – wie etwa in »Altenpflege« oder »Krankenpflege«. Diese Arbeitsfelder sind allerdings nur ein kleiner Ausschnitt des weit mehr umfassenden Anwendungsbereichs einer *Care*-Ethik, in der es generell darum geht, »anderen auf aufmerksame, verantwortliche und respektvolle Weise dabei zu helfen, dass sie ihre Grundbedürfnisse decken, ihre basalen Fähigkeiten entwickeln und erhalten sowie Schmerz und Leid lindern oder verhindern können« (Engster 2005, 54).

gravierende Einschränkung menschlicher Existenz wie der Mangel an Bereitschaft, sich von der Hilfsbedürftigkeit anderer ansprechen zu lassen, Mitgefühl mit ihnen zu empfinden und ihnen Hilfe zu gewähren.

Der Umgang mit allen menschlichen Leiden und Insuffizienzen braucht ethische Maßstäbe. Im Unterschied zur klassischen Moralphilosophie, die ethische Regeln aus *vernünftigen* Überlegungen abzuleiten versuchte (vgl. Kant 1781; Mill 1861/2009; Rawls 1975), die »auf dem Bild vom unabhängigen, autonomen, rationalen Individuum aufbaute und dabei die Realität gegenseitiger menschlicher Abhängigkeit übersah« (Held 2006, 10), folgt *Care*-Ethik einem *relationalen* Ansatz, d. h. sie bemüht sich darum, ethisch begründete Haltungen und Verhaltensweisen aus dem Charakter realer *zwischenmenschlicher Beziehungen* und den in ihnen wirksamen, *auf den Anderen bezogenen, ›moralischen‹ Gefühlen*, also aus »Sympathie, Empathie, Empfindsamkeit und Responsivität« (a.a.O.) heraus zu entwickeln.[101] Dabei geht es, wie Held betont, nicht nur oder primär um eine *Tugend*ethik, »die sich speziell auf Charaktereigenschaften von Individuen konzentriert; *Care*-Ethik richtet den Fokus insbesondere auf fürsorgliche *Beziehungen*. Fürsorgliche Beziehungen haben primären Wert« (a.a.O., 19 – H.i.O.).

Der Verhaltensforscher Frans de Waal kommt aufgrund seiner Forschungen zu einer Einsicht, die den Ansatz der *Care*-Ethik unterstützt; er schreibt in seinem Buch *Der Mensch, der Bonobo und die zehn Gebote – Moral ist älter als Religion*:

> Das moralische Gesetz wird nicht von außen aufgestellt oder aus irgendwelchen gut durchdachten Prinzipien abgeleitet. Vielmehr entspringt es tief verwurzelten Werten, die schon immer vorhanden waren. Der grundlegendste dieser Werte leitet sich von der Aufrechterhaltung des Gruppenlebens ab. Das Bedürfnis, dazu zu gehören, mit anderen auszukommen, zu lieben und geliebt zu werden, bringt uns dazu, alles in unserer Macht stehende zu tun, um mit denjenigen, die wir brauchen, ein gutes Verhältnis zu pflegen. (2015, 306)

Im Ziel müssen diese beiden Zugänge zur Ethik einander keineswegs widersprechen, die menschlichen Ressourcen, aus denen sie schöpften, unterscheiden sich jedoch voneinander und – was ich dabei am wichtigsten finde: – sie sprechen die menschliche Motivation in sehr verschiedener Weise an: Ob ich mir bewusst mache, dass ich etwas tun *sollte*, weil es mir *vernünftig* erscheint, oder ob ich mich von der Situation eines anderen Menschen *unmittelbar in meinem Mitgefühl angesprochen* fühle, hat häufig einen entscheidenden Einfluss darauf, ob ich tatsächlich aktiv werde, und ebenso darauf, auf welche Art und Weise ich das tue: Bin ich mit meinem Herzen dabei oder wäge ich mit meinem Verstand ab, was richtig wäre zu tun?

---

101 Gilligan verweist auf die häufigen genderspezifischen Untertöne in der Debatte über diese Formen der Ethik und stellt entschieden fest: »Fürsorge und Mitgefühl sind keine weiblichen Themen, sie sind menschliche Angelegenheiten« (2011, 23).

Das wird wiederum – *last but not least* – gerade im zwischenmenschlichen Bereich in der Regel auch seinen Niederschlag darin finden, dass ich besondere Aufmerksamkeit darauf richte, wie mein Handeln von denjenigen erlebt wird, auf die es sich bezieht.[102] Schließlich bin ich auf deren Rückmeldung angewiesen, um wissen zu können, ob ich dem gerecht werde, was die Betroffenen selbst als angemessene Fürsorge empfinden.

Theoretische Ergänzung 22

Ein »Beim-Anderen-Sein«, das dessen Alterität wirklich ernst nimmt, muss sich darauf einstellen, dass die Art und Form der Fürsorge, die der Andere braucht, nicht immer identisch ist mit der Art und Form der Fürsorge, die man sich selbst in einer vergleichbaren Situation wünschen würde.

> Die Ethik der Empathie ist daher nicht nur die der Goldenen Regel (»Tue anderen das, von dem du willst, dass sie es dir tun sollen«), denn andere mögen nicht deine Werte teilen. Die Ethik der Empathie verlangt vielmehr, dass man sich ihre Werte zueigen macht. Daraus ergibt sich ein viel stärkeres Prinzip, nämlich: »Tue anderen das, von dem sie wollen würden, dass du es ihnen tun sollst.« (Lakoff & Johnson 1999, 309).

Die Tatsache, dass man nicht immer wissen kann, was andere wollen, verweist auch im ethischen Kontext wieder auf den notwendigen Dialog.

Fürsorge umfasst, zusammenfassend gesagt, zwei Bewegungen; sie beginnt damit, dass man für die Situation des anderen sensibel ist und sich von ihr *berühren* lässt; und sie setzt sich damit fort, dass man sich um den anderen in seiner Situation *engagiert kümmert* und die eigenen Kräfte für ihn mobilisiert. Joan Tronto (1993) hat diese Bewegungen noch etwas weiter differenziert und ein Phasenmodell vorgeschlagen. Für sie besteht eine fürsorgliche Interaktion aus vier Schritten, die sie 1. »sich um den Anderen sorgen« (engl.: *»caring about«*), 2. »sich des Anderen annehmen« (engl.: *»taking care of«*), 3. »Unterstützung geben« (engl.: *»care-giving«*) und 4. »Hilfe annehmen« (engl.: *»care receiving«*) nennt. Im Einzelnen bedeutet

1. »sich um den Anderen sorgen erst einmal die Anerkennung der Tatsache, dass Fürsorge nötig ist. Dazu gehört es, das Vorhandensein eines Bedarfs zur Kenntnis zu nehmen und es für erforderlich zu halten, dass ihm entsprochen werden sollte. Das schließt häufig ein, sich in die Perspektive des Anderen

---

102 Im psychotherapeutischen Kontext wird wegen der Unmittelbarkeit des Kontakts zum Vorteil, was ansonsten als ein Nachteil der *Care*-Ethik zu sehen ist, nämlich dass sie über größere Distanzen zwischen Menschen hinweg und ohne wahrnehmbare Eindrücke ihre Kraft verlieren kann. Die Vertreter rational geprägter Ethiken weisen im Übrigen auch auf die Gefahr der Parteilichkeit hin, die durch persönliche Nähe entsteht und die den Wert der *Gerechtigkeit* beeinträchtigen kann. Engster (2007) hat seinem Buch, in dem er versucht, beide Formen der Ethik miteinander zu verbinden, den programmatischen Titel *The Heart of Justice* gegeben, um mit dessen Hauptworten auf ihr Spannungsverhältnis hinzuweisen.

hineinzuversetzen« (a.a.O., 106) und sich von dessen Lage berühren und ansprechen zu lassen.

2. »Sich des Anderen annehmen … heißt, eine gewisse Verantwortung zu übernehmen und zu entscheiden, wie man auf seine Bedürftigkeit antworten möchte« (a.a.O., 106). In vielen Situationen wird dies zwar eine Konsequenz aus der ersten Phase sein, aber es ist nicht selbstverständlich, dass Menschen die Not eines anderen erkennen und sich dann auch zuständig fühlen (vgl. das sogenannte *Bystander*-Phänomen – Darley & Latané 1968; Latané & Darley 1969).

3 »Unterstützung geben bedeutet, aktiv auf den Bedarf des Anderen einzugehen. Das bedeutet physische Aktivität und erfordert es fast immer, mit dem Anderen in unmittelbaren Kontakt zu treten« (Tronto 1993, 107).

4. Hilfe annehmen:

> Diese letzte Phase … berücksichtigt, dass der Empfänger der Fürsorge auf die empfangene Unterstützung reagiert. Es ist wichtig, das Empfangen von Hilfe in den Fürsorge-Prozess mit einzubeziehen, weil es die einzige Möglichkeit darstellt, wie man herausfinden kann, ob der Bedarf an Unterstützung tatsächlich gedeckt wurde. … Selbst wenn das Erkennen des Bedarfs zutreffend ist, kann die Art und Weise, wie der Fürsorge Gebende versucht, ihm gerecht zu werden, neue Probleme hervorrufen. (a.a.O., 107 f.)

Der vierte Punkt ist mir u. a. insofern besonders wichtig, als er die Perspektive des Hilfeempfängers in den Vordergrund rückt und betont, dass dieser potenziell eine andere Ansicht davon haben kann, was ihm guttut, als derjenige, der sich ihm fürsorglich zuwendet. Fürsorge *ohne* Einbeziehung der Perspektive des Empfängers entspringt wahrscheinlich einer Ich-Es-Haltung und ist gegebenenfalls nicht nur wirkungslos, sondern kann, so gut sie gemeint sein mag, bevormundend oder entmündigend, dominierend oder gönnerhaft wirken. Auch und gerade in Situationen, in denen ein Mensch auf die Fürsorge eines anderen angewiesen ist, gilt es, die Maßstäbe einer Diskursethik einzuhalten, die *allen* Beteiligten *gleiches* Rederecht zubilligt und sie in den Prozess der Findung jener ethischer Normen *einbezieht*, die zwischen ihnen Gültigkeit bekommen sollen (vgl. Alexy 1978; Habermas 2009).

Im Buch *Gestaltpsychologie menschlicher Werte* von Max Wertheimer findet man einen ähnlichen ethischen Ansatz:

> Die wichtigste Frage ist nicht die nach einer subjektiven, einem Objekt äußerlichen Bewertung, sondern die nach den Beziehungen innerhalb des Geschehens selbst, danach, wieweit die Handlung den Gefordertheiten der Situation gerecht wird, nach dem *Zueinander* der beiden, nach dem Verhältnis zwischen der Situation und der Handlung. Das tatsächliche Verhalten kann, ohne Rücksicht auf die Situation, festgelegt sein, blind für das, was es in der Realität für das Objekt bewirkt. Das Verhalten kann der Situation Gewalt antun.

> Das Verhalten kann so beschaffen sein, daß es zur Struktur der Situation paßt und daß es bewirkt, was die Situation fordert. (1991, 48 – H.i.O.)

Theoretische Ergänzung 23

In seiner *Kritik der practischen Vernunft* hatte Kant seinen berühmten kategorischen Imperativ formuliert: »Handle so, daß die Maxime deines Willens jederzeit zugleich als Princip einer allgemeinen Gesetzgebung gelten könne« (1781, 54). Mit dem so aufgestellten Anspruch auf allgemeine Gültigkeit als Kriterium für ethisch begründetes Handeln ging es ihm u. a. darum, die potenzielle Willkür zu überwinden, die sich daraus ergeben kann, wenn Menschen sich allein aufgrund eines situativ entstehenden Mit*gefühls* anderen fürsorglich zuwenden. Er schrieb deshalb:

> Es ist sehr schön, aus Liebe zu Menschen und theilnehmenden Wohlwollen ihnen Gutes zu thun, … aber das ist noch nicht die ächte moralische Maxime unsers Verhaltens, die unserm Standpuncte, unter vernünftigen Wesen, als Menschen, angemessen ist, wenn wir uns anmaaßen, … blos aus eigener Lust das thun zu wollen, wozu für uns kein Gebot nöthig wäre. (a.a.O., 146 f.)

So überzeugend dieses Argument auch sein mag, es kann von einer anderen Gefahr ablenken, die aus relationaler Perspektive mit Kants Imperativ verknüpft ist: der Tatsache, dass es der *individuellen* Beurteilung des Handelnden überlassen bleiben kann, ob die Maxime seines Willens zum Prinzip einer allgemeinen Gesetzgebung werden könnte. Der Handelnde bedient sich dem aufklärerischen Impetus folgend zwar seines eigenen Verstandes, doch gerade dabei könnte die jeweils *eigene* Einschätzung mit allen ihren möglichen individuellen Vorurteilen, (Macht-) Interessen und Weltanschauungen ohne irgendein Korrektiv wirksam werden. Hier setzte nun die Kritik an, die von Habermas vorgetragen wurde:

> In der Formel des kategorischen Imperativs wird der irreführende Anschein erweckt, als sei jedes Subjekt im moralischen Konflikt auf sich alleine gestellt und von allen anderen Betroffenen durch einen Abgrund der Sprachlosigkeit getrennt. In Zusammenarbeit mit Karl-Otto Apel hat Habermas daher dem Verfahrensvorschlag von Kant eine Fassung gegeben, die der … Intersubjektivität des Menschen Rechnung zu tragen versucht; ihr zufolge muß der Universalisierungstest, mit dessen Hilfe jener das einzelne Subjekt prüfen läßt, ob den praktischen Normen seines Handelns moralische Geltung zukommen darf, als ein Verfahren aufgefaßt werden, das nur in einer Diskussion aller potentiell Betroffenen angemessen zur Anwendung gelangen kann; mithin sind es nicht mehr nur die jeweils eigenen Argumente, sondern zugleich die aller mitbetroffenen Personen, in deren Licht ein Subjekt zu erkunden hat, inwiefern eine umstrittene Norm den Anspruch auf Allgemeingültigkeit erfüllt. (Honneth 1994, 200)

Die Qualität von Fürsorge bemisst sich somit nicht nur daran, *welche* Unterstützung man seinen Klienten zur Verfügung stellt, sondern insbesondere auch daran, *wie* man das tut, nämlich mit Respekt für ihre Würde und Autonomie. Mit Respekt ist hier die Überzeugung gemeint,

> dass die anderen meine Aufmerksamkeit und Responsivität wert sind, dass ich sie für fähig halte, ihre Bedürfnisse zu erkennen und auszudrücken und dass sie keine minderwertigen Wesen sind, weil sie Bedürfnisse haben, die sie nicht befriedigen können. Man respektiert andere, indem man sie auf eine Art behandelt, die sie weder in ihren eigenen Augen noch in denen von anderen herabsetzt, und indem man ihre Fähigkeiten anerkennt. (Engster 2005, 55)

Hier kommen also zwei Anforderungen zusammen: einerseits »der Schutz der Person als eines sich selbst *bestimmenden* … [und andererseits] die Förderung der Person als eines sich selbst *verwirklichenden* Wesens« (Habermas 1986, 309 – H.i.O.). Beidem gerecht zu werden, ist manchmal ein hoher Anspruch, jedenfalls wenn es darum geht, ihn jeden Tag erneut in die Tat umzusetzen – ein Anspruch, der bis an die Grenzen der eigenen Belastbarkeit und Möglichkeiten gehen kann und darüber hinaus. Therapeutinnen müssen hier darauf achten, selbst aus den besten Motiven heraus nicht irgendwelchen Allmachtsfantasien zu verfallen, die schnell in den Burnout führen können. Dafür brauchen sie ein Regulativ, und das kann nur die Fürsorge für die ›Anderen‹ sein, die sie jeweils *selbst* sind: die *Selbstfürsorge* (vgl. Hoffmann & Hofman 2008; Reddemann 2005).

Die Sorge um ein möglichst gutes Leben der anderen verbindet sich mit der Sorge um das eigene gute Leben in einer Haltung zwischenmenschlicher Solidarität auf der Grundlage einer gemeinsamen, intersubjektiv gestalteten Lebenswelt und reziproken Anerkennungsverhältnissen. An dieser Stelle schlägt die funktionale Asymmetrie der therapeutischen Beziehung in die allgemein menschliche, auf Gegenseitigkeit beruhende Intersubjektivität um, die Klientinnen und Therapeuten zu Gleichen unter Gleichen macht.

> Der Zusammenhang, der zwischen der Erfahrung von Anerkennung und dem Sichzusichverhalten besteht, ergibt sich aus der intersubjektiven Struktur der persönlichen Identität: die Individuen werden als Personen allein dadurch konstituiert, daß sie sich aus der Perspektive zustimmender oder ermutigender Anderer auf sich selbst als Wesen zu beziehen lernen, denen bestimmte Eigenschaften und Fähigkeiten positiv zukommen. (Honneth 1992, 277 f.)

Das gemeinsame menschliche Schicksal, immer wieder im Leben auf Anerkennung und Unterstützung durch andere angewiesen zu sein, begründet ein gegenseitiges Geben und Nehmen, das ohne Aufrechnen auskommt, weil die Interdependenz allgemein und permanent ist. Ich habe Fürsorge u.a. durch meine Eltern, Lehrerinnen, Mentoren und Freundinnen erfahren, und ich wende mich fürsorglich u.a. meinen Kindern und Enkeln, Kolleginnen und Asylsuchenden zu. Die Gebenden müssen nicht unbedingt dieselben sein, denen die Empfängerinnen etwas ›zurück‹ geben, und die Form der gewährten Unterstützung muss nicht der Art der empfangenen gleichen. Wer zufällig zu einem Verkehrsunfall hinzukommt, leistet erste Hilfe, obwohl er den Verletzten nie zuvor gesehen hat und nie wieder sehen wird sowie unabhängig davon, ob er selbst jemals erste Hilfe erhalten hat oder benötigen wird.

Die Solidarität der gegenseitigen Fürsorge braucht kein pedantisches, einem engen Gerechtigkeitsideal folgendes *Quid pro quo*, sondern ist integraler Teil des kontinuierlichen Laufs zwischenmenschlicher Verbundenheit. Aus ihr heraus zählt vor allem anderen die engagierte Hinwendung zum anderen Menschen in seiner aktuellen Situation – wie es Tolstoi in einer seiner *Volkserzählungen* zum Ausdruck gebracht hat:[103]

> Der Zar trat auf ihn zu und sprach: »Ich bin zu dir gekommen, weiser Einsiedler, um dich zu bitten, mir drei Fragen zu beantworten. Welche Zeit muß man wahrnehmen, damit man sie nicht versäumt und es nachher bereut; welche Menschen sind die nützlichsten und mit welchen muß man sich demnach mehr und mit welchen weniger abgeben; und was ist das Wichtigste auf der Welt, was man vor allen Geschäften tun muß?« (1961, 571)

Der Weise antwortete:

> »Es gibt nur eine wichtige Zeit für uns, und das ist der Augenblick … Der wichtigste Mensch ist aber stets der, dem wir gerade begegnen, und niemand weiß, ob er noch mit einem anderen Menschen zu tun haben wird; und das wichtigste Geschäft ist es, ihm Gutes zu tun, weil nur deshalb der Mensch ins Leben geschickt wird.« (a.a.O., 574)

103 Von dieser Geschichte gibt es zahlreiche Versionen; eine zzt. populäre ist die von Ajahn Brahm, die eine bemerkenswerte Ergänzung enthält: »Den größten Teil des Lebens verbringt man mit sich allein. Dann ist man selbst der wichtigste Mensch, nämlich der, mit dem man zusammen ist« (Brahm 2006, 126 ff.).

4.4 Das therapeutische Beziehungsangebot – Spezielle Aspekte

Bei meinen bisherigen Überlegungen habe ich einen wichtigen Aspekt noch nicht angesprochen – nicht etwa, weil ich der Meinung sei, man könne ihn vernachlässigen, sondern im Gegenteil, weil ich der Ansicht bin, dass er *besondere* Beachtung und damit gesonderte Behandlung verdient. Ich denke an die Implikationen der Tatsache, dass zwischenmenschliche Beziehungen, therapeutische eingeschlossen, nur dann ihren Namen verdienen, wenn sie sich über eine einigermaßen lange Zeit erstrecken und damit sowohl Situationen umfassen, in denen die Beteiligten einander begegnen, als auch Phasen, in denen jeder seine eigenen Wege geht und mit der anderen gar keinen oder nur eingeschränkten Kontakt (z. B. telefonisch oder schriftlich) unterhält.

Die Kontinuität von Beziehungen

Der Begriff der

> »Beziehung« … ist mit der Vorstellung verbunden, dass es ein gewisses Maß an Kontinuität zwischen den aufeinander folgenden Interaktionen gibt. Jede Interaktion wird von vergangenen Interaktionen beeinflusst und kann sich auf zukünftige Interaktionen auswirken. Aus diesem Grund bleibt eine Beziehung zwischen zwei Menschen auch über die mehr oder weniger langen Zeiträume hinweg bestehen, während derer sie einander nicht treffen oder nicht miteinander kommunizieren. Die gesammelten Nachwirkungen früherer Interaktionen stellen sicher, dass die Beteiligten, wenn sie beim nächsten Mal zusammenkommen, einander nicht als Fremde betrachten. »Beziehung« meint also nicht nur eine tatsächliche Abfolge von Interaktionen, sondern auch ein Potenzial für zukünftige Interaktionsmuster. (Hinde 1979, 14)

Beziehungen existieren über längere Zeiträume hinweg; sie haben eine Vergangenheit und eine mehr oder weniger bewusst antizipierte Zukunft. Sie haben, anders gesagt, eine *Geschichte*. Wenn sie für die beteiligten Personen von einigermaßen großer persönlicher Bedeutung sind, ist der jeweils andere daher nicht einfach durch irgendeine andere Person austauschbar; »Beziehungen sind individuiert durch die Identitäten der Beteiligten; sie können den Austausch der Teilnehmenden nicht überleben« (Kolodny 2003, 150).

Sie sind daher nicht beliebig, sondern umfassen eine Verbindlichkeit, d. h. eine klare Entscheidung dafür, für andere dauerhaft und zuverlässig erreichbar und ansprechbar zu bleiben. Das Bestreben, dem ein solches Engagement (engl.: *commitment*) dient, folgt dem Wunsch, »für andere zu sorgen und ihnen zu helfen, Verpflichtungen und Verantwortlichkeiten einzuhalten, sich für andere aktiv und mitfühlend einzusetzen sowie Probleme zu erkennen und zu lindern« (Nunner-Winkler 1993, 144). Diese Verbindlichkeit ist eine Art selbstauferlegte

Verpflichtung, eine Art (implizites oder explizites) Versprechen, sich in schwierigen Zeiten der eventuell nötigen Auseinandersetzung nicht zu entziehen und den Wert der Beziehung, auch wenn er individuellen Interessen und Wünschen entgegensteht, bei der Erwägung persönlicher Entscheidungen nicht nur grundsätzlich und ernsthaft einzubeziehen, sondern, wenn es im Interesse der gemeinsamen Beziehung sinnvoll ist, eventuell über die individuellen Bedürfnisse zu stellen (vgl. Kapitel 6.2).

> *Commitment* ist die Hingabe an den Prozess, der zwischen Therapeutin und Klient abläuft. Es bedeutet Engagement und Treue; es bedeutet die Entschlossenheit, sich auf Dauer in Anspruch nehmen zu lassen. Aus der Perspektive der Therapeutin heißt *commitment*, dass die Therapeutin sich nicht abwenden oder davonlaufen wird, wenn sie beim Klienten auf Widerstand stößt, wenn der therapeutische Prozess stecken bleibt, wenn sie Angst oder Langeweile oder sonst irgendetwas erlebt, während sie dem Klienten begegnet: Die Therapeutin widmet sich der Aufgabe, *mit* dem Anderen zu verweilen. (Brownell 2010, 110 – H.i.O.)

Für Lore Perls bedeutete das: »Freiwilliges *Commitment* erfordert Opfer, die Aufgabe von wertvollen Interessen und Bindungen für die Hingabe an einen größeren Wert. Das ist der schwierigste Aspekt des *Commitments*« (1989, 119). Doch Verzicht ist nur *eine* mögliche Folge des verbindlichen Engagements, das das Eingehen einer bedeutsamen Beziehung mit sich bringt. Eine weitere wichtige Konsequenz liegt in der Bereitschaft, sich unangenehmen oder sogar schmerzlichen Situationen auszusetzen, wenn das für den Erhalt und die Weiterentwicklung der Beziehung nötig ist.

Das bedeutet natürlich nicht, sich selbst aufzugeben oder jedes Leiden in bzw. an der Beziehung unbegrenzt in Kauf zu nehmen. Aber es heißt, sich gegenüber dem anderen empfänglich und gegebenenfalls verletzlich zu machen und sich für die gemeinsame Beziehung und für ihn einzusetzen. Und es heißt, mit dem anderen *mitzufühlen*, also z. B. Freude, Erleichterung oder Dankbarkeit zu empfinden, wenn es ihm gut geht, bzw. traurig, besorgt oder alarmiert zu sein, wenn er in Not ist.

Die Dauerhaftigkeit von Beziehungen bringt es außerdem selbstverständlich mit sich, dass sie Zeiten des Kontakts sowie der Distanz bzw. des Rückzugs einschließen.[104] Das hat zwei Aspekte. Der erste, der schon in dem Zitat von Hinde angesprochen wurde, betrifft den Wechsel zwischen physischer Anwesenheit der Beteiligten an demselben Ort zur gleichen Zeit bzw. ihren Aufenthalt an unterschiedlichen Orten zu einem gegebenen Zeitpunkt. So stark der Wunsch nach Verbundenheit und Zusammensein mit anderen Menschen im Allgemei-

---

104 Sowohl Kontaktaufnahme als auch Distanzierung sind natürlich relationale Handlungen, einmal hin-zu und ein andermal weg-von dem Anderen.

nen auch sein mag, er ist nicht immer dominant; es gibt Zeiten, zu denen man allein sein möchte.[105]

> Ausgehend von einem bevorzugten Level der Kontaktmotivation, welches von Person zu Person verschieden ist, regulieren Personen ihr Kontaktverhalten…: Nach Phasen intensiven Kontaktes mit anderen Personen folgt Rückzug, nach kontaktarmen Phasen steigt das Affiliationsbedürfnis. Personen streben also nicht nach Konstanz, sondern oszillieren zwischen Einsamkeit und Geselligkeit. (Zander 2015, 22 – vgl. auch O'Connor & Rosenblood 1996)

Der zweite Aspekt betrifft die Art der Bezugnahme aufeinander, wenn die Beteiligten zusammen sind: Findet eine intensive, für sie irgendwie bedeutsame zwischenmenschliche Begegnung – vielleicht sogar in der Form eines »Ich-Du«-Kontaktes – statt oder haben sie nur oberflächlichen, vielleicht rein funktionalen »Ich-Es«-Kontakt miteinander?

Beide Aspekte spielen in der therapeutischen Beziehung eine Rolle; der erste Aspekt ergibt sich schon allein aus der Tatsache, dass therapeutische Sitzungen in *zeitlichen Abständen* stattfinden, Therapeuten manchmal krank werden, deswegen oder aus anderen Gründen Sitzungen absagen müssen oder für ein paar Wochen im Urlaub sind. Diese Pausen zwischen den einzelnen Kontakten sind für manche Klientinnen belastend, die sich dann verlassen und einsam fühlen, wodurch Beziehungskrisen entstehen können, z. B. wenn eine Klientin sich schon vor dem Urlaub ihres Therapeuten psychisch von ihm distanziert, weil es ihr leichter fällt, ihn zu verlassen als von ihm verlassen zu werden, oder wenn sie ihm seine Abwesenheit nachträglich übel nimmt, sich nicht mehr auf Nähe mit ihm einlassen oder ihm seine ›Selbstbezogenheit‹ heimzahlen will, indem sie ihn mit Verschlossenheit ›bestraft‹.

Über solche Kontaktpausen hinweg muss die Kontinuität der Beziehung schlicht deswegen bestehen bleiben, weil die Beteiligten sonst einander bei den folgenden Sitzungen so begegnen würden, als sähen sie sich zum ersten Mal; in der psychoanalytischen Tradition ist hier von der erforderlichen »Objektkonstanz« die Rede (vgl. z. B. Fraiberg 1969; Mahler, Pine & Bergman 1980, 142 ff.).[106]

---

105 Eine besondere Form der Verbindung beider Wünsche stellt die Situation des »Alleinseins in Anwesenheit eines anderen Menschen« dar. Winnicott vertrat die Meinung, dass ein Kind diese Erfahrung auf gute Weise gemacht haben müsse, um später in guter Weise allein sein zu können (vgl. 1984, 36 ff.).

106 Die Möglichkeit, dass es einem Klienten aufgrund mangelnder Objektkonstanz nicht gelingt, ihm angebotene Techniken mit dem leeren Stuhl zu nutzen, wird nach meinem Eindruck von Gestalttherapeutinnen nach wie vor zu selten berücksichtigt. Ich habe darauf schon früher hingewiesen (Staemmler 1995, 99 f.; 2015a, 321) und mich auf Joseph Melnick berufen, der schreibt: »Wenn die Schwierigkeit des Klienten als mangelhafte Fähigkeit zur Bildung visueller Vorstellungen erkannt wird, hat der Therapeut die Wahl, sich selbst in den Stuhl zu setzen und die Mutter zu spielen, den Klienten zum verbalen oder tatsächlichen Schreiben eines Briefes aufzufordern, ihn Fotos mitbringen zu lassen oder andere Wege zu suchen, die mehr auf der Linie der therapeutischen Ressourcen des Klienten liegen« (1980, 15).

Beispiel aus der Praxis 11

Ich habe es mehr als einmal erlebt, dass es für Klientinnen keineswegs selbstverständlich war, die Verbindung mit mir über die Zeit zwischen den Sitzungen hinweg aufrechtzuerhalten.

Ich erinnere mich z. B. an eine von ihnen, die über lange Zeit hinweg immer wieder verschiedene Formen der Unterstützung benötigte, um unsere Beziehung wieder aktivieren zu können, wenn wir uns zur nächsten Sitzung trafen. Selbstverständlich mussten wir erst einmal darauf kommen, dass das für sie ein Problem war: Sie kannte es nicht anders, als dass ihre Erinnerung an andere Menschen – einschließlich Verwandte und Freunde – immer wieder nach einer Begegnung schnell verblasste, sodass sie zwar noch ein rein visuelles Bild vom Gesicht der anderen im Gedächtnis hatte, dieses Bild ihr aber emotional weitgehend bedeutungslos erschien – wie eine Erinnerung an eine lange zurückliegende Zeit.

Wenn sie mich dann wiedersah, war sie immer wieder scheu und ›fremdelte‹, wie wir es nannten, nachdem es mir aufgefallen war und ich sie darauf angesprochen hatte. Sie konnte emotional kaum an das anknüpfen, was wir zuvor miteinander erlebt hatten. Es war klar, dass jeder Fortschritt, den wir miteinander erarbeiteten, wenig nachhaltig sein würde, solange sie sich an das Erlebte nicht auf lebendige, bedeutungsvolle Weise erinnerte.

Wir besprachen verschiedene Möglichkeiten, wie sie ihre Erinnerung an mich und das, was sie mit mir erlebte, wachhalten konnte. Mein Foto auf meiner Website zu betrachten, half ihr zwar ein wenig, ließ ihre visuelle Erinnerung an mich aber nur geringfügig plastischer werden, als ihr mentales Bild war. Meine Stimme auf meinem Anrufbeantworter zu hören, war etwas hilfreicher; Ausschnitte aus einem meiner auf *YouTube* zugänglichen Vorträge anzuschauen und anzuhören, war noch effektiver.

Schließlich fanden wir heraus, dass es noch besser für sie war, wenn sie auf den Versuch, ihre Erinnerung zu beleben, eine Reaktion von mir bekam, was natürlich bei den schon genannten Methoden nicht der Fall war. Wir einigten uns deshalb darauf, dass sie mir, wenn sie spürte, dass sie die Verbindung mit mir zu verlieren begann, zwischen unseren Sitzungen oder während meines Urlaubs, ein Email schreiben durfte, auf das ich ihr dann so bald wie möglich antwortete – und sei es nur mit einem kurzen Satz, der aber schon genügte, ihr zu vermitteln, dass ich noch lebte und wusste, wer sie war.[107]

Es dauerte mehrere Monate, bevor diese Hilfsmittel unnötig wurden. In dieser Zeit fanden einige Sitzungen statt, in denen wir uns wiederholt thematisch damit

107 Für andere meiner Klienten mit einer ähnlichen Problematik war es bisweilen hilfreich, wenn sie einen Gegenstand (z. B. einen glatten Kiesel, ein Kissen etc.), der sich in meinem Therapiezimmer befindet, für eine gewisse Zeit mit nach Hause nahmen. Einmal bat mich eine Klientin sogar von sich aus darum, ein T-Shirt von mir geliehen zu bekommen, was mich direkt an Winnicotts »Übergangsobjekte« erinnerte.

befassten, wie schwer es ihr fiel, über Zeiten fehlenden Kontakts hinweg die Beziehung zu anderen Menschen wach zu halten. Dabei erwies sich ihre Problematik zum Teil als Ausdruck eines Defizits, zum Teil als Ausdruck einer Vermeidung, mit deren Hilfe sie sich vor Enttäuschungen schützte (vgl. Staemmler 1993, 251 ff.).

Es gehört zur Aufgabe des Therapeuten, die Beziehung zu seinen Klientinnen über die einzelnen Sitzungen hinweg aufrechtzuerhalten und z. B. im Gedächtnis zu behalten, was die Fragestellungen der Klientin, ihre typischen Lebenssituationen und Anliegen sind, sodass es ihm möglich wird, Muster zu erkennen sowie Zusammenhänge und Bezüge zwischen den in verschiedenen Sitzungen zur Sprache kommenden Themen herzustellen (vgl. Staemmler 1993, 265 ff.).

Das ist, um ein weiteres Beispiel zu geben, auch eine notwendige Voraussetzung dafür, dass der Therapeut seinerseits den Kontakt wiederherstellen kann, falls eine Klientin einmal wegbleibt oder sich über die Spanne eines vereinbarten Zeitraums hinaus nicht mehr meldet. In den meisten Fällen wird der Therapeut selbst, wenn er sich auf die Beziehung einmal eingelassen hat, den Wunsch verspüren herauszufinden, was die Klientin veranlasst, den Kontakt nicht wieder aufzunehmen. Das hat aus meiner Sicht nichts damit zu tun, ihr hinterherzulaufen oder sie nicht loszulassen, wenn ein Abschied ansteht, sondern ist Ausdruck der schon erwähnten Verbindlichkeit, die sich aus dem Eingehen einer persönlichen *Beziehung* ergibt. »Aus den Augen, aus dem Sinn« ist dann keine Option mehr.

Der zweite Aspekt betrifft die unumgänglichen Schwankungen in der *Qualität* des aktuellen Kontakts, während Klient und Therapeutin zusammen sind: Die Beziehung im umfassenden Sinne ist – außer in Fällen der oben beschriebenen Probleme mit der »Objektkonstanz« – in der Regel nicht unmittelbar abhängig davon, *wie* die Beteiligten einander in einem bestimmten Moment begegnen. So können sich Phasen des *small talks* und Phasen der intensiven persönlichen Begegnung abwechseln, wobei *beide* Kontaktqualitäten als integrale Bestandteile der Beziehung erlebt werden: Die Beziehungspartner wissen aus ihrer gemeinsamen Vergangenheit und bauen für die Zukunft darauf, dass beide Qualitäten (und noch mehr) zwischen ihnen möglich sind, und missverstehen den einen Teil ihrer Beziehung *nicht* als Eigenschaft der *gesamten* Beziehung.

Noch wichtiger ist diese überdauernde Gewissheit, mit dem anderen in einer Beziehung zu stehen, während problematischer Episoden. Ein Missverständnis, ein Konflikt oder eine Krise sind natürlich sehr viel leichter durchzustehen und zu bewältigen, wenn man dabei nicht aus dem Blick verliert, dass zu der Beziehung mit dem anderen in ihrer Ganzheit häufig (oder vielleicht sogar mehrheitlich) Zeiten der Verständigung, des Einvernehmens oder des fröhlichen und harmonischen Zusammenseins gehören, die ihre Bedeutung nicht gleich verlieren, wenn man sich einmal enttäuscht oder gekränkt fühlt und es schwierig findet, dem anderen mit Akzeptanz und Wohlwollen gegenüberzutreten. Wer anlässlich eines Konflikts gleich die Beziehung insgesamt in Frage stellt, wird entweder keine dauerhaften Beziehungen erleben oder ist in Gefahr, Konflikte unter den Teppich zu kehren und der Beziehung auf diese Weise langfristig zu schaden.

Auch therapeutische Beziehungen unterliegen diesen Fluktuationen, was in den empirischen Forschungen zur Qualität von therapeutischen Beziehungen jedoch wenig Niederschlag findet:

> Von wenigen Ausnahmen abgesehen … scheinen die Untersuchungen auf der Annahme zu beruhen, dass die Therapeut-Klient-Beziehung entweder stabil sei oder sich linear entwickeln würde. Hohe oder niedrige Werte auf den entsprechenden Skalen, die zu einem bestimmten Zeitpunkt gemessen werden, gelten als Hinweise auf die Qualität der Beziehung über den gesamten Therapieverlauf hinweg. Es gibt allerdings wenig empirische Belege, die diese Annahmen stützen würden. (Horvath & Marx 1990, 240)

Nach meiner Erfahrung gibt es zwar manche therapeutische Beziehungen, die über ihre gesamte Dauer hinweg relativ stabil sind und ohne nennenswerte Irritationen verlaufen; hier besteht aber das Risiko, dass sie relativ oberflächlich bleiben und bei den Klienten kaum zu grundlegenden Veränderungen führen. Zwar bleibt richtig, »dass *positive affektive Beziehungen* und *positive zwischenmenschliche Begegnungen* … als Stimulatoren für Besserungen im Befinden von Patienten hervorstechen« (Lambert 2013, 206 – H.d.V.), das begründet aber nicht den falschen Umkehrschluss, dass Schwierigkeiten zwischen Klienten und Therapeutinnen *per se* schädlich seien und dem Erfolg der therapeutischen Arbeit generell im Weg stünden. Man »darf nie vergessen, dass auch Konflikte erziehen, wenn sie nur in reiner Luft ausgetragen werden« (Buber 1962, 821).

Die positiven Wirkungen therapeutischer Beziehungen insgesamt und die Effekte einzelner Zeitspannen im Verlauf einer Therapie folgen, wie mir scheint, eher dem narrativen Motto »Ende gut, alles gut.« Anders gesagt: Es ist wohl eher die gelingende Bewältigung bisweilen auftretender Schwierigkeiten und Krisen, die gemeinsame und schließlich erfolgreiche Auseinandersetzung mit entstehenden Beziehungsproblemen, aus denen die Klienten (und oftmals die Therapeutinnen gleichfalls) mit Gewinn für ihre Entwicklung, gestärkt und belebt hervorgehen.

> Nicht-optimale Interaktionen haben ihren eigenen therapeutischen Wert. Obwohl solche Ereignisse vom Therapeuten nicht speziell geplant werden, treten sie mit gewisser Häufigkeit auf. Störungen und missglückende Interaktionen kommen überall vor und sind wesentlicher Bestandteil jeder Kommunikation. Sowohl in ihrer Entstehung als auch in ihrer Überwindung werden sie gemeinsam reguliert. Es ist ein wesentlicher Modus therapeutischen Handelns, die Erwartung zu festigen, dass Störungen und Diskrepanzen überwunden werden können. (Lachmann & Beebe 1998, 309)

Damit das möglich wird, muss die überdauernde Qualität der Beziehung die Eigenschaft der *Tragfähigkeit* einschließen; damit meine ich die Zuversicht der

Beteiligten, dass sie es gemeinsam schaffen können, eventuell zwischen ihnen entstehende Schwierigkeiten zu klären und zu lösen – oder wenigstens zu akzeptieren oder ›beiseite‹ zu stellen und sich darauf zu einigen, dass sie sich zwar nicht einigen können, der fortbestehenden Diskrepanz aber keine für die weitere Zusammenarbeit entscheidende negative Bedeutung geben.

Ein Aspekt der Aufgabe des Therapeuten besteht hier darin, die Tragfähigkeit der Beziehung erst einmal mehr oder weniger *einseitig* zu gewährleisten, solange die Klientin dazu noch nicht in der Lage ist, und seine Kontaktangebote unabhängig davon zu wiederholen und aufrechtzuerhalten, ob die Klientin sie schon ganz annehmen und beantworten kann oder nicht. Viele Klientinnen müssen zunächst die Erfahrung machen, dass ein anderer präsent und engagiert bleibt, auch wenn es mal schwierig wird, bevor es ihnen ihrerseits gelingt, darauf zu vertrauen, dass eine Beziehung über Konflikte und Dissonanzen hinweg nicht nur Bestand haben, sondern vielleicht sogar gefestigt werden kann. Wir haben das früher einmal in die folgenden Worte gefasst:

> Mit Klienten, die noch nicht wissen, welche Möglichkeiten eine Therapie ihnen bieten kann, besteht die primäre Aufgabe des Therapeuten am Anfang der Therapie (in den ersten zehn bis zwanzig oder mehr Sitzungen) darin, eine tragfähige Beziehung zu etablieren. »Tragfähig« ist die Beziehung, wenn sie für den Klienten einen bedeutsamen Wert besitzt. Dieser besteht am Anfang der Therapie in der Regel *nicht* darin, daß bereits jene Symptome verschwunden und jene Probleme gelöst wären, die den Klienten ursprünglich in die Therapie gebracht haben. Im Gegenteil: Häufig werden die Klienten nach einigen Sitzungen in ihrer Erwartung eines schnellen Therapieerfolgs frustriert sein.
>
> Der Wert, den die therapeutische Beziehung in dieser Zeit für den Klienten oder die Klientin haben kann und der sie bzw. ihn entgegen der Frustration der Erfolgserwartungen davon abhält, die Therapie abzubrechen, noch bevor sie richtig begonnen hat - dieser Wert liegt in dem Kontaktangebot, das ihm die Therapeutin bzw. der Therapeut macht. Der Klient erfährt, vielleicht zum ersten Mal in seinem Leben, daß sich ein anderer Mensch wirklich für ihn als ganze Person interessiert; daß jemand nicht nur an seinem äußeren Verhalten und an seinen Symptomen Interesse hat, sondern auch daran, wie er sich *in* seiner Haut fühlt, was seine Träume sind, was ihm fehlt, womit er unzufrieden ist in seinem Leben … Er macht so die Erfahrung, daß es möglich ist, sich fasziniert seiner Person zuzuwenden – ohne Bewertungen, aber doch kritisch, ohne Forderungen, aber doch mit Engagement, ohne die Erwartung, daß er sich ändert, aber mit Verständnis für seinen Wunsch danach. Der Wert, den die therapeutische Beziehung durch das Kontaktangebot des Therapeuten für den Klienten zunächst bekommt, liegt also in der Entdeckung einer für ihn neuen Art der Beschäftigung mit sich selbst. Im besten Fall springt der Funke über, und der Klient entdeckt, wie faszinierend es sein kann, sich mit sich selbst zu befassen und sich zu verändern, auch wenn dieser Vorgang mit dem Durchleben unangenehmer Empfindungen verbunden sein mag. (Staemmler & Bock 1998, 141 f.)

Wie alle zwischenmenschlichen Beziehungen *entwickeln* sich therapeutische Beziehungen über die Zeit hinweg. Das bedeutet, dass ihr jeweiliger Charakter nicht nur in der Qualität des jeweils aktuellen Kontakts und der währenddessen aufkommenden Resonanzen besteht, sondern sich gerade dadurch auszeichnet, wie er *unabhängig* von einem aktuellen Kontaktgeschehen beschaffen ist. Hier spielen Vergangenheit und Zukunft eine wichtige Rolle: Die Erfahrungen, die die Beteiligten bisher miteinander gemacht haben, formen ihr Verständnis von der Beziehung und bilden die Grundlage für Erwartungen hinsichtlich zukünftiger Begegnungen.

Diese »Projektion der Beziehung in die Zukunft scheint äußerst wichtig zu sein« (Collins 2015, 38). Eine aktuelle Kontaktepisode mag für die Beteiligten durchaus problematisch oder sogar emotional verstörend sein; wenn sie aber im Kontext mit einer Reihe positiver Erfahrungen und vielleicht sogar mit Erfahrungen davon steht, dass Irritationen konstruktiv geklärt und gelöst werden können, relativiert sich ihre problematische Qualität, und im besten Fall entsteht sogar die Zuversicht, dass schwierige Kontaktepisoden letztlich zu einer Stabilisierung und Verbesserung des übergreifenden Charakters der Beziehung führen.

Beziehungskrisen

Hier schließt sich die Frage an, wie entstandene Irritationen überwunden und fruchtbar gemacht werden können. Gerade in diesem Zusammenhang spielt die funktionale Asymmetrie der therapeutischen Beziehung eine wichtige Rolle und weist der Therapeutin eine besondere Verantwortung zu: Als ›Hüterin des Dialogs‹ (Hycner) gehört es zu ihrer Aufgabe, darauf zu achten und dazu beizutragen, dass Krisen in der therapeutischen Beziehung nach Möglichkeit geklärt, überwunden und mit dem Klienten auf eine Weise verarbeitet werden, die sowohl die therapeutische Beziehung bestärkt als auch generell die Fähigkeiten des Klienten fördert, Beziehungsprobleme zwischen ihm und wichtigen Bezugspersonen mit Gewinn für alle Beteiligten zu bereinigen.

In dem Maß, in dem das gelingt, sind Irritationen in der therapeutischen Beziehung nicht grundsätzlich negativ zu betrachten, sondern als Chance zu sehen, selbst wenn sie in der Regel von beiden Beteiligten zunächst als unangenehm oder schwierig erlebt werden. Denn »misslingende Kommunikationen sind *normale* Ereignisse« (Tronick 1998, 294 – H.d.V.), die keineswegs einen gravierenden Bruch in der Beziehung hervorrufen müssen. Unstimmigkeiten mögen den Fluss der Verständigung zwar stören oder unterbrechen, geben den Beteiligten damit zugleich aber Gelegenheit, aus ihnen zu lernen und mit dem ermutigenden Gefühl daraus hervorzugehen, dass es möglich ist, durch ihre Bewältigung einen Stand in der Beziehung zu erreichen, der gefestigter und fruchtbarer ist als zuvor. Man könnte fast sagen, dass gerade »das Überwinden der Fehlabstimmung und die darauf folgende Neuabstimmung das sind, wodurch Heilung stattfindet« (Mann

2010, 200). Es ermöglicht der Klientin außerdem, neue Formen des Umgangs mit Beziehungskrisen kennenzulernen und sich eventuell anzueignen, durch die sie in die Lage versetzt wird, auch Krisen in anderen für sie wichtigen Beziehungen besser zu bewältigen.

Tronick bezeichnet den Prozess der Wiederherstellung empathischen Bezogenseins als *»interactive repair«* (1998, 294). Andere analytisch geprägte Autoren sprechen ebenfalls häufig von *»rupture and repair«* – einem »Bruch« bzw. »Riss« in der Beziehung sowie seiner dann notwendigen »Reparatur«. Auch das *Steering Committee* der APA formuliert:

> Praktizierende werden ermutigt, regelmäßig die Reaktionen ihrer Patienten auf die therapeutische Beziehung und den Verlauf der Therapie in den Blick zu nehmen. Solche Überprüfungen führen zu häufigeren Gelegenheiten, *Brüche in der Beziehung zu reparieren*, die Beziehung zu verbessern, technische Vorgehensweisen zu modifizieren und Therapieabbrüche zu vermeiden. (*Steering Committee* 2002, 442 – H.d.V.)

Ich werde im Folgenden noch weitere Textstellen mit einer solchen Wortwahl erwähnen. Mir gefällt dieses Vokabular allerdings nicht – erstens, weil es in meinen Ohren recht mechanisch klingt, und zweitens (und hauptsächlich) aus dem Grund, dass die Idee von einer Reparatur suggeriert, der *frühere* Zustand würde wiederhergestellt. Selbst die nicht-mechanistische und richtige Feststellung, »die Herstellung einer empathischen Verbindung und ihre kontinuierliche Wiederherstellung durch das einfühlsame Verstehen empathischen Misslingens ist … ein wichtiger Heilfaktor« (Greenberg & Elliott 1997, 175), wirkt auf mich noch zu konservativ. Sie lässt mit der Formulierung von der »*Wieder*herstellung« (ebenso wie die Reparatur-Metapher) den mir wesentlich erscheinenden, vorwärts weisenden Aspekt außer Acht, der ja gerade darin besteht, dass die erfolgreiche Verarbeitung therapeutischer Beziehungskrisen nicht nur etwas wieder etabliert, das schon vor der Störung existierte, sondern darüber hinaus zusätzlich etwas *Neues schafft*, das die therapeutische Beziehung tragfähiger und wirksamer machen kann.

Beispiel aus der Praxis 12

David war heftig und leicht zu kränken. Er hatte sich an mich gewandt, um sich während der drei Monate Unterstützung zu holen, in denen seine Therapeutin im Mutterschaftsurlaub war. Bei unserem ersten Treffen bat er mich um regelmäßige wöchentliche Sitzungen. Er meinte, sie könnten ihm während dieser für ihn schwierigen Zeit als Notanker dienen. Er fühlte sich von seiner Therapeutin betrogen und verlassen und war außerdem besorgt, dass die Ankunft ihres Babys für ihn zur Folge haben könnte, seinen Platz in ihrem Herzen zu verlieren. Während dieses Gesprächs sagte ich ihm zu, dass wir uns – von gelegentlichen Ausnahmen abgesehen – regelmäßig freitags sehen könnten.

Einige Wochen später teilte ich ihm in ziemlich sachlichem Ton mit, dass ich drei unserer folgenden Sitzungen verlegen müsste. In der darauf folgenden Stunde brachte David zum Ausdruck, wie gekränkt und ärgerlich er wegen meiner saloppen Haltung war. Sie bedeutete für ihn, dass ich unsere vorübergehende Zusammenarbeit nicht ernst nahm, sondern mir nur die Zeit mit ihm vertrieb. Offen gesagt war ich überrascht von der Intensität seines Ärgers. Ich spürte ein Aufblitzen reziproken Ärgers in mir und dachte: »Wie kann er es wagen, mich zu attackieren? Ich bin ihm entgegengekommen, und er weiß doch, dass es für mich nicht leicht war, ihm so kurzfristig regelmäßige Sitzungen zu ermöglichen.«

Meine ärgerliche Reaktion war defensiv. Ich hatte seine Selbstgerechtigkeit für mich als beschämend erlebt und wollte mich gegen die in mir aufkommende Scham wehren, indem ich ihn dafür beschämte, dass er mich beschämte! Außerdem wurde mir klar, dass ich angenommen hatte, er sei sich der Anforderungen bewusst, die die Stunden mit ihm für meinen Zeitplan bedeuteten. Ich war einfach derartig in meiner eigenen Perspektive gefangen gewesen, dass ich nicht zur Kenntnis genommen hatte, wie sehr sich sein Blickwinkel von meinem unterschied. In unserem weiteren Gespräch beschrieb er den Eindruck, auf seine Eltern nie einen Einfluss gehabt zu haben und von ihnen mit seinen Wünschen und Zielen geringschätzig behandelt worden zu sein. Ich fragte ihn, inwiefern ich ihn geringschätzig behandelt hätte. Er antwortete, ich hätte seinen Wunsch nach Zuverlässigkeit und nach einem Anker ignoriert und hielte unsere Arbeit nicht für wichtig. Er sagte, er fühle sich bedeutungslos und nicht als jemand, der es mir wert sei, mich mit ihm auseinanderzusetzen. Ich sagte ihm anerkennend, er habe sich gerade als jemand ins Spiel gebracht, mit dem ich mich auseinanderzusetzen hätte. Ich sei unaufmerksam für seine Bedürfnisse und von meinen eigenen Wünschen eingenommen gewesen. Er war erleichtert und erfreut darüber, dass wir das Problem zwischen uns austragen konnten.

Dieser Austausch schaffte die Grundlage für unsere weitere therapeutische Arbeit. Es gab weitere Anlässe für ihn, die Grenzen meiner Verfügbarkeit zu monieren. Einmal beendete ich aus seiner Sicht unsere Sitzung pünktlich und »kühl«, während seine bisherige Therapeutin das Ende der Stunde meistens überzogen hatte.... Ich erkannte an, dass meine strikteren Zeitgrenzen auf ihn als überraschende Beleidigungen wirkten und er nicht der Einzige war, dem meine scheinbare Kälte am Ende der Sitzungen etwas ausmachte.

Als er sich einmal in einem ruhigeren und reflektierten Zustand befand, lenkte ich seine Aufmerksamkeit auf das Muster, das mir aufgefallen war: Immer wenn er auf jemandes Grenzen stieß, fühlte er sich tief verletzt und reagierte mit selbstschützendem Rückzug. Er lächelte und sagte, er ziehe sich nicht nur zurück, sondern versuche auch, die andere Person zu verletzen! Er lachte über sich selbst. Als wir die Sache weiter explorierten, wurde klar, dass er die Grenzen Anderer als intensiv beschämend für sich erlebte. Er verstand sie als persönliche Ablehnung, weil er

> meinte, einer ernsthaften Beschäftigung mit seiner Person nicht würdig zu sein; jetzt aber verstand er, dass ich ihn nicht *absichtlich* beschämte, auch wenn er Scham empfand. Das war eine aufregende Entdeckung für ihn. Er begann zu sehen, dass das selbstbezogene Verhalten Anderer vielleicht wenig oder gar nichts mit ihren Gefühlen für ihn zu tun hatte. (Jacobs 1995b, 87 f. – H.i.O.)

Es ist mir wichtig, deutlich auf die – zumindest potenziell – positiven Effekte des Auftretens von Irritationen in der therapeutischen Beziehung und ihrer Bearbeitung hinzuweisen, um ihnen bei Therapeuten (und eventuell bei Klientinnen) etwas von dem Bedrohlichen zu nehmen, das sie umgibt. Häufig habe ich in Supervisionen mitbekommen, dass die *negativen Bedeutungen*, die Kollegen einem Beziehungsproblem mit einem Klienten zuschreiben, es problematischer machen als es sein müsste, und dadurch dazu beitragen, dass es schwerer lösbar wird:

Eine nicht unerhebliche Anzahl von Kollegen scheint es auf irgendeine Weise *schlimm* zu finden, wenn ihre Klienten Schwierigkeiten mit ihnen haben. Manche stellen die Qualität ihrer Arbeit aus einem solchen Anlass gleich generell in Frage, manche entwickeln Schuld- oder Schamgefühle, andere fürchten um ihren guten Ruf bei Klientinnen und Kollegen … So eingenommen, wie sie dann von ihren selbstkritischen Gedanken sind, fällt es ihnen schwer, sich dem Problem, das die Klientinnen mit ihnen haben, offen und interessiert zuzuwenden. In gravierenderen Fällen versuchen sie, ihre Betroffenheit und ihre Schuldgefühle dadurch einzudämmen, dass sie das Problem der Klientin bagatellisieren, verleugnen oder als alleinigen Ausdruck von deren psychischer Störung sowie daraus hervorgehenden Übertragungen entwerten bzw. ihr zum Vorwurf machen. Daher vertreten Horvath et al. die Position, »die nicht-defensiven Antworten des Therapeuten auf Negativität oder Feindseligkeit des Klienten sind entscheidend für das Fortbestehen einer guten Zusammenarbeit. Darum müssen Therapeuten die Fähigkeit entwickeln, negative Reaktionen ihrer Klienten weder zu verinnerlichen noch zu ignorieren« (2011, 15).

Defensive Therapeuten-Reaktionen mögen zwar menschlich verständlich sein; sie haben indes überwiegend die Wirkung, dass sie einerseits nicht wirklich zur Klärung der Situation beitragen und andererseits bei der Klientin den Eindruck erwecken können, der Therapeut wende sich ihr und ihrem Anliegen nicht engagiert zu, sondern entziehe ihr gerade dann, wenn es für sie besonders wichtig ist, weil die Beziehung zu ihm herausgefordert ist, die Zuwendung sowie die Empathie, die sie jetzt besonders dringend braucht, um spüren zu können, dass sie mit dem, was sie in der Beziehung zu ihm belastet, verstanden und akzeptiert wird. Das verknüpft sich für die Klientin bisweilen mit einer besonderen Dringlichkeit, z. B. wenn sie – vielleicht aufgrund eines eigenen unsicheren Bindungsstils – Angst davor bekommt, dass ihre Benennung des Problems den Bestand ausgerechnet der Beziehung gefährdet, auf die sie sich in besonderer Weise angewiesen fühlt.

Die Absicht, ein entstandenes Beziehungsproblem zu bereinigen, ist für viele Klienten von daher eine Notwendigkeit und eine Herzensangelegenheit; für sie geht es darum, die Beziehung zu ihrer Therapeutin wieder in die Verfassung zu bringen, durch die sie sich gesehen und unterstützt fühlen und durch die sie für sich Nutzen daraus ziehen können. Es geht ihnen in aller Regel *nicht* darum, die Beziehung weiter zu belasten, zu schädigen oder gar zu zerstören! Nach meiner Erfahrung besteht die gute Absicht fast immer auch dann, wenn *die Art und Weise*, mit der ein Klient den Klärungsversuch unternimmt, ungeschickt oder taktlos wirkt oder von dem für ihn üblichen, möglicherweise kontraproduktiven Kommunikationsstil geprägt ist, der es der Therapeutin eventuell nicht gerade erleichtert, die positive Intention noch klar zu erkennen. Man kann das als Therapeutin zum Anlass nehmen, dem Klienten Anregungen zu geben oder ihn anderweitig dabei zu unterstützen, dass er eine für sich passende und zugleich für die Adressatin akzeptable Form findet, sein Anliegen zu äußern.

Doch bevor man das tut, gilt es zunächst, die Beziehung zu stabilisieren. Zu diesem Zweck halte ich mich in solchen Situationen an drei mir selbst gesetzte Richtlinien:

1. Als erste Richtlinie für mein Vorgehen als Therapeut im Umgang mit Beziehungsstörungen verpflichte ich mich, erst einmal entschieden zu *akzeptieren*, dass in der Tat eine *Beziehungs*störung vorliegt – auch wenn ich selbst das primär nicht so empfunden habe. Doch die schlichte Tatsache, dass meine Klientin ein Problem sieht, wo ich keines empfunden habe, genügt, um es als Beziehungsproblem zu verstehen und nicht nur als ihr individuelles. Denn gerade der Unterschied in unserem Problembewusstsein stellt einen Widerspruch dar, der auf eine mangelhafte Abstimmung oder einen fehlenden Konsens zwischen uns verweist; den gilt es zu untersuchen und zu verstehen. Dazu gehört zu akzeptieren, dass es für die Klientin durchaus zusätzlich problematisch sein kann, wenn sie *einseitig* eine Störung empfindet, die mir offenbar unzugänglich war oder entgangen ist.

2. Die zweite Richtlinie besteht für mich darin, es *nicht* für selbstverständlich zu halten, dass meine Klientin eine von ihr erlebte Störung in unserer Beziehung tatsächlich thematisiert, sondern – aus ihrer subjektiven Sicht – durchaus ein Risiko eingeht, das sich nicht nur aus ihrem jeweils individuell ausgeprägten Maß an Ängstlichkeit, sondern auch aus der Asymmetrie der therapeutischen Beziehung ergibt. Ich *begrüße* es daher, wenn eine Klientin sich traut, eine Schwierigkeit anzusprechen, die sie mit mir hat. Wer sich von seinem Gegenüber ungleich abhängiger fühlt, setzt mehr aufs Spiel, wenn sie etwas tut, das – aus ihrer Sicht – die Beziehung bedrohen könnte. Das verdient Anerkennung, denn es besteht die Gefahr, dass Klientinnen ihre negativen Gefühle nicht

mitteilen, weil sie befürchten, dadurch das Wohlwollen ihrer Therapeuten zu riskieren (vgl. Rennie 1992), was zu einer Verflachung der therapeutischen Beziehung, einer Beeinträchtigung des Therapieerfolgs oder sogar zu einem Therapieabbruch führen kann.

Ich sehe meine anerkennende Haltung bestärkt durch eine Reihe von Untersuchungen wie z. B. die von Rhodes et al. (1994), die ergab, dass ein wesentlicher Unterschied zwischen guten bzw. mäßigen Therapieerfolgen darin lag, wie die Beteiligten mit Missverständnissen umgingen. Gute Therapieerfolge beruhten auf einer schon bestehenden guten therapeutischen Beziehung in Verbindung (1) mit einem mutigen Verhalten der Klienten, was die Mitteilung negativer Gefühle betraf, sowie (2) einer flexiblen und akzeptierenden Haltung des Therapeuten (vgl. auch Bohart & Wade 2013, 240). Dabei

> schien das Missverständnis ein ausschlaggebendes Ereignis im therapeutischen Prozess darzustellen. War es erst einmal erfolgreich bewältigt, wurde es zum Ausgangspunkt einer wichtigen Entwicklung … Wie Bordin (1979) erwähnt hat, führte die Belastung der Beziehung und ihre Reparatur in der Tat zu einer Stärkung der Therapie für die Teilnehmenden. (Rhodes et al. 1994, 479)

3. Meine dritte Richtlinie im Umgang mit Störungen in der therapeutischen Beziehung lässt sich mit einer Feststellung von Greenberg und Elliott gut auf den Punkt bringen: »Wenn der Therapeut sich auf die Möglichkeit von Missverständnissen einstellt und einfühlsam zu erfassen versucht, wie es ihm [zuvor] misslungen ist, die Welt der Klientin zu verstehen, wird der Klientin deutlich, dass der Therapeut [wieder] an ihrer Seite ist« (1997, 175). Mit dem Versuch des *empathischen Verstehens* davon, wie das Problem, das die Klientin mit mir hat, aus ihrer Perspektive aussieht, meine ich nicht nur einen kognitiven Perspektivwechsel. Der gehört zwar dazu; mindestens ebenso wichtig erscheint mir aber meine emotionale, verkörperte[108] bzw. »leibliche« Resonanz auf das Erleben der Klientin, durch die für mich spürbar und – noch wichtiger! – für sie erkennbar wird, dass sie mich mit ihrer Mitteilung erreicht hat und sie von mir eine Antwort bekommt, an der ich emotional beteiligt bin.

Safran, Muran, Samstag und Stevens geben den Therapeuten für den produktiven Umgang mit solchen Situationen die folgenden Ratschläge, die mit meinen eigenen Richtlinien im Einklang stehen bzw. sie sinnvoll ergänzen:

---

[108] Dieser Begriff wird in den letzten Jahren häufig durch einen Anglizismus ersetzt: *Embodiment* (vgl. z. B. Storch, Cantieni, Hüther & Tschacher 2006). Mit ihm wird oft der Versuch unternommen, den Leibbegriff der Phänomenologie durch ein aktueller erscheinendes Wort zu ersetzen. – Auf die Phänomenologie des Leibes habe ich an verschiedenen anderen Stellen ausführlich Bezug genommen (vgl. z. B. Staemmler 2009a, 97 ff.; 2015a, 59 ff.).

1. Therapeuten sollten wissen, dass Patienten häufig negative Gefühle bezüglich der Therapie oder der therapeutischen Beziehung haben, die sie aus Angst vor der Reaktion des Therapeuten zögern, zur Sprache zu bringen. Es ist daher wichtig für Therapeuten, auf subtile Hinweise auf Irritationen in der Beziehung eingestellt zu sein und die Initiative zu ergreifen, wenn es darum geht herauszufinden, was in der therapeutischen Beziehung vorgeht, sobald sie den Verdacht haben, dass eine Schwierigkeit eingetreten ist.
2. Es scheint für Patienten wichtig zu sein, die Erfahrung zu machen, dass sie negative Gefühle bezüglich der Therapie oder der Therapeuten zum Ausdruck bringen können, falls diese aufkommen, und dass sie ihre Sicht von dem, was vorgegangen ist, auch dann vertreten, wenn diese von der des Therapeuten abweicht.
3. Wenn Patienten dies tun, ist es für den Therapeuten wichtig, auf offene und nichtdefensive Weise zu antworten und die Verantwortung für seinen Beitrag zur Interaktion zu akzeptieren. (2001, 410 f.)

Speziell zu dem dritten Punkt möchte ich ein Beispiel geben:

Beispiel aus der Praxis 13

Die Patientin kritisierte mich und setzte alles daran, mit mir in einen Streit zu geraten. Sie behauptete, sie suche verzweifelt nach Hilfe, ließ mich aber mit allen Versuchen, sie zu verstehen und ihr zu helfen, auflaufen. Ich reagierte – zunächst unbewußt – defensiv, indem ich eine überlegen autoritative Haltung ihr gegenüber bezog. Die Begegnung, der Moment des Ich-Du, entstand, als mir bewußt wurde, wie defensiv ich war, und mich entschied, meiner defensiven Haltung mehr Aufmerksamkeit zu widmen.

In der nächsten Sitzung bemerkte ich erneut defensive Reaktionen an mir. Ich fing an, dies meiner Klientin zu eröffnen, während ich mich immer noch in meiner defensiven und autoritativen Haltung befand. Plötzlich wurde mir bewußt, daß ich selbst in diesem Moment noch versuchte, mich zu schützen und die Klienten auf Abstand zu halten. Meine Stimmung hellte sich auf, und ich rief aus: »Schau her! Ich tue es gerade jetzt schon wieder. Verdammt, E., du bist einfach zu gut. Ich geb's auf!« Und ich fing an, über meine absurden Versuche zu lachen, die Klientin zu bedrängen. Die Klientin war überrascht und lachte ihrerseits herzlich. Sie gab zu, daß sie sehr gut in dem war, was sie tat, und daß es ihr auch Spaß machte, obwohl sie auf diese Weise meist unzufrieden und verbittert zurückblieb. Es ergab sich nun unser erster kooperativer Gedankenaustausch. Wir beide hatten neuen Respekt vor unseren Ängsten gewonnen, die uns auf Kosten unserer Präsenz für einander zu defensiven Verhaltensweisen veranlaßt hatten. (Jacobs 1999, 89)

Gemeinsam mit anderen Mitarbeitern hat Safran seine Orientierungshilfen für Therapeutinnen in Beziehungsproblemen mit ihren Klienten noch detaillierter ausgearbeitet. Dazu zählt eine Reihe von Anregungen, die eher diagnostisch gedacht ist und sich auf diejenigen Merkmale bezieht, an denen Therapeutinnen erkennen können, ob für ihre Klienten eventuell Beziehungsschwierigkeiten ihnen gegenüber vorliegen; diese Merkmale sind:

1. *Offener Ausdruck negativer Gefühle.* … Der Klient greift die Kompetenz des Therapeuten zum Beispiel direkt an oder wirft ihm vor, kalt und herzlos zu sein.
2. *Indirekte Kommunikation von negativen Gefühlen oder Feindseligkeit* … Solche Gefühle werden meist indirekt durch Sarkasmus, nonverbales bzw. passiv-aggressives Verhalten kommuniziert. …
3. *Uneinigkeit über die Ziele und Aufgaben der Therapie.* Ein weiteres häufig zu beobachtendes Anzeichen besteht darin, dass der Klient die Aufgaben oder Ziele der Therapie in Frage stellt oder ablehnt. …
4. *Compliance.* Gehorsam gegenüber dem Therapeuten ist gleichfalls ein häufiges Signal für Probleme in der therapeutischen Beziehung … Anstatt Risiken einzugehen, die die Beziehung bedrohen könnten, wird der Klient still und leise. … Ein weiterer Indikator ist in der eiligen Übereinstimmung mit dem Therapeuten zu sehen, die ohne weitere Erwägung stattfindet.
5. *Vermeidungsmanöver.* … Der Klient schützt sich zum Beispiel vor unangenehmen Gefühlen, indem er auf Interventionen des Therapeuten nicht eingeht oder von Thema zu Thema springt, um den Therapeuten davon abzuhalten, dass er ein Thema vertieft. …
6. *Den Selbstwert stärkende Maßnahmen.* Im Falle einer Beziehungsstörung ist das Verhalten des Klienten manchmal dadurch gekennzeichnet, dass er sich rechtfertigt oder verteidigt und sich bemüht, einen erlebten Verlust an Selbstwertgefühl zu kompensieren.
7. *Ausbleibende Antworten auf Interventionen.* … Dieses Anzeichen besteht darin, dass der Klient über eine Reihe von Situationen hinweg auf keine der therapeutischen Interventionen positiv reagiert oder von ihnen Gebrauch macht. (Safran, Crocker, McMain & Murray 1990, 158 f. – H.i.O.)

Sollte die Therapeutin wiederholt einen oder mehrere dieser Hinweise beobachten, empfiehlt es sich, den Klienten auf interessierte und freundliche Art darauf anzusprechen, sodass er sich möglichst weder ›ertappt‹ noch bedroht, sondern in seiner persönlichen Situation gesehen und dazu eingeladen fühlt, mögliche Irritationen zu benennen und gemeinsam mit der Therapeutin genauer zu explorieren.

Übertragung

Die von Safran et al. aufgezählten möglichen Hinweise auf Schwierigkeiten, die die Klientin in Bezug auf ihren Therapeuten erlebt, können auch auf Prozesse hindeuten, die in der Literatur unter dem Stichwort »Übertragung«[109] oft und

[109] Ich konzentriere mich im Zusammenhang mit den hier thematisierten *Krisen* in der therapeutischen Beziehung auf so genannte »negative Übertragungen« und lasse »positive Übertragungen« weitgehend außer Acht, weil sie in der Regel erst dann zum manifesten Problem werden, wenn sie in negative umschlagen, z. B. wenn Idealisierungen zu Enttäuschungen führen.

ausführlich diskutiert werden. Dabei entsteht bei mir bisweilen der Eindruck, als herrsche bei vielen Kollegen die Meinung vor, dass *jedes* Problem, das eine Klientin *mit ihnen* habe, allein *deswegen* schon ein Übertragungsphänomen darstelle. Das wäre eine sehr weitreichende Verallgemeinerung, die vermutlich vielen Situationen nicht gerecht wird. So kann man zwar sicherstellen, sich niemals *persönlich* angesprochen zu fühlen, aber natürlich führt eine so inflationäre Anwendung des Konzepts nicht wirklich weiter.

Lynne Jacobs hat diese Problematik am Beispiel der Projektion thematisiert, ihre Überlegungen lassen sich aber ohne Weiteres auf Übertragungen anwenden:

> Ich lade Sie zu einem Gedankenexperiment ein: Wann haben Sie die letzten Male gedacht, dass ein Patient projiziert [überträgt]? Ich vermute einmal, dass Ihnen dieser Gedanke kam, als die Einschätzung der Wirklichkeit einer Situation für Ihren Patienten und für Sie beunruhigend weit auseinander klaffte.... Von welcher Position aus behaupten Sie, dass Ihr Patient verzerre und Sie nicht? (2010, 24)

Jacobs spricht hier zwei wichtige Aspekte an: Der eine ist die *epistemologische* Grundlage, auf der jemand operiert, der seinem Gegenüber zuschreibt, zu projizieren oder zu übertragen. Er interpretiert und unterstellt dabei, etwas über die impliziten psychischen Prozesse seines Gesprächspartners zu *wissen*, das er, wenn überhaupt, nur *ahnen* kann. Eine derartige Behauptung *mit Gewissheit* aufzustellen, ist anmaßend und arrogant (vgl. Staemmler 1999e und *Anhang 1*); die an den Tag gelegte Gewissheit lässt das erforderliche Fehlbarkeitsbewusstsein vermissen; sie erhebt zwar einen Anspruch auf Wahrheit, kann ihn jedoch in keiner Weise einlösen.

Der zweite von Jacobs angesprochene Aspekt betrifft die *Motivation*, aus der heraus Therapeuten häufig zu Interpretationen dieser Art greifen, nämlich wenn sie sich angegriffen oder ihre Sicht der Interaktion in Frage gestellt sehen. Die Übertragungsdeutung wird dann schnell zur Demonstration einseitiger Deutungsmacht und dient entweder der Abwehr einer anderen Wirklichkeitsauffassung oder der Immunisierung gegen eine Sichtweise der Klientin, die der Therapeut als persönlichen Angriff auffasst. Sie wird dann eher zu einem Mittel der psychologischen Kriegsführung als zum Bestandteil einer kooperativen Suche nach der intersubjektiven Wirklichkeit.[110]

Um die Problematik in den Griff zu bekommen, ist es als Ausgangspunkt vielleicht nützlich, sich zunächst Freuds Definition ins Gedächtnis zu rufen:

> Was sind die Übertragungen? Es sind Neuauflagen, Nachbildungen von den Regungen und Phantasien, die während des Vordringens der Analyse erweckt und bewußt gemacht werden sollen, mit einer für die Gattung charakteristischen Ersetzung einer früheren Person

[110] Diese Feststellung ließe sich selbstverständlich auch als pseudo-gewisse Deutung disqualifizieren, wenn sie nicht auf zahlreichen dialogisch geführten Explorationen mit meinen Supervisanden beruhte.

> durch die Person des Arztes. Um es anders zu sagen: eine ganze Reihe früherer psychischer Erlebnisse wird nicht als vergangen, sondern als aktuelle Beziehung zur Person des Arztes wieder lebendig. (Freud 1905/1971, 180)

Man könnte das als die Freud'sche Version des Hier-und-Jetzt interpretieren, als die psychoanalytische Beschreibung dessen, wie die Vergangenheit sich in der Gegenwart manifestiert. Mir hat von jeher gut gefallen, dass Freud damit der Einstellung des Klienten zur Therapeutin besondere Beachtung schenkte und auf diese Weise die Bedeutung der therapeutischen Beziehung unterstrich. Was mir von jeher missfallen hat, war die praktische Konsequenz, Übertragungen durch die Anonymität der Therapeutin geradezu hervorzurufen. Dass dann alles, was als Übertragung interpretiert wurde, zugleich mehr oder weniger pathologisiert wurde, war mir gleichfalls unsympathisch.

Meine Antipathie gegen diese Pathologisierung hat allerdings nicht nur mit der Negativität zu tun, die dadurch gegenüber Klienten begünstigt wird, sondern auch damit, dass der psychische Prozess, der allen Übertragungen zugrunde liegt, durch diese Einordnung in ein negatives Licht gerückt wird, obwohl er mir außerordentlich nützlich und begrüßenswert erscheint. Denn es geht hier um die großartige menschliche Fähigkeit, sich an Erlebtes (implizit oder explizit) zu *erinnern*, aus Erfahrungen zu *lernen* und daraus für folgende Lebenssituationen *Konsequenzen zu ziehen*.

Von daher ist es eigentlich geradezu trivial festzustellen, dass bei den allermeisten Verhaltens- und Erlebensweisen, die Klienten gegenüber ihren Bezugspersonen (einschließlich ihrer Therapeuten) aktualisieren, irgendwelche früheren Interaktionserfahrungen mit anderen Bezugspersonen einschließlich der dazugehörigen kreativen Verarbeitungsweisen eine Rolle spielen. Alle Menschen (einschließlich Therapeutinnen), die lernfähig sind und etwas einmal Gelerntes auf eine neue Situation anwenden, *generalisieren* ihre früheren Erfahrungen und wenden sie auf aktuelle Konstellationen an:

> Alle Arten von Reaktionen, zu denen der Patient fähig ist, können auf die therapeutische Situation generalisiert werden.... Viele höchst adaptive Gewohnheiten werden unmittelbar auf den Therapeuten und die therapeutische Situation übertragen, und wäre das nicht der Fall, könnte man die Therapie überhaupt nicht durchführen. (Dollard & Miller 1950, 260 ff.)

Generalisierungen sind also nicht generell ›neurotisch‹ oder sonst wie problematisch. Ohne sie gäbe es kein Lernen und keinen Nutzen von Erfahrung; ihr Wert beruht ja gerade darauf, dass man sich nicht in jeder Situation, die man so oder ähnlich schon einmal erlebt hat, völlig neu zurechtfinden muss, sondern dass man das früher Erfahrene auf das aktuell Erlebte anwenden (d. h. generalisieren) kann. Nur so wird das Leben in seiner Komplexität einigermaßen überschaubar. In diesem Sinne sind Generalisierungen ubiquitär und beschränken sich selbstverständlich nicht nur auf Interaktionen, die in irgendeiner Weise von einem oder beiden Beteiligten als problematisch empfunden werden.[111] Dafür ist gerade eine *therapeutische* Beziehung, wenn sie ihren Namen zutreffend trägt, ein Beispiel; was hier an Neuem erfahren wurde, lässt sich (hoffentlich) nutzbringend in anderen Beziehungen anwenden.

»Was in einer Therapie zu Veränderungen führt, liegt an der Tatsache, dass das, was in der Beziehung geschieht…, sich von den Beziehungssituationen *unterscheidet*, in denen die überdauernden Beziehungsmuster entstanden sind und aufrechterhalten wurden« (Jacobs 2017, 10 – H.d.V.). Damit verweist Jacobs darauf, dass Menschen neben der Fähigkeit, zu generalisieren und Gelerntes auf neue Situationen zu übertragen, noch über eine weitere, im Zusammenhang mit Überlegungen zur Übertragung relevante Kompetenz verfügen: Sie sind in der Lage, diejenigen Aspekte einer gegenwärtigen Begegnung mehr oder weniger deutlich zu identifizieren, die sich von vergangenen Interaktionserfahrungen *unterscheiden* – jedenfalls wenn die Differenz einen gewissen (von Person zu Person variablen) Schwellenwert klar genug überschreitet. In diesen Fällen können sie auf das Abrufen vorgefertigter Reaktionen – zumindest teilweise – verzichten und eine speziell der aktuellen Situation angemessen erscheinende Antwort finden.

Damit ergeben sich zwei idealtypische Verhaltensweisen, die von vielen Gestalttherapeuten, z. B. von Erving Polster, einerseits als auf den konkreten Anderen bezogener (Ich-Du-) Kontakt bzw. andererseits als eine von Übertragung geprägte Bezugnahme beschrieben werden, bei der der konkrete Andere verfehlt wird:

> Am einen Ende der Polarität – dem Kontakt – spricht der Patient mit dem Therapeuten als der speziellen Person, die er ist. Am anderen Ende der Polarität – der Übertragung – spricht der Patient mit dem Therapeuten als wäre dieser eine Figur aus der Vergangenheit des Patienten – häufig ist dies der Vater oder die Mutter. (in Polster & Polster 2002, 179)

Das ist zunächst eine relativ holzschnittartige Darstellung der beiden Möglichkeiten, denn sie beschreibt nur die Extreme, die beiden »Enden der Polarität«. Dabei ist noch nicht berücksichtigt, dass ich an jeder Interaktion, auf die ich mich mit jemandem einlasse, ja nicht als ein einziges, präformiertes, statisches und monolithisches Selbst beteiligt bin, sondern eine mehr oder weniger große Anzahl von Selbst-Positionen aktiviere, die ich – in Abhängigkeit von den situativen Umständen und der Art und Weise, wie mir die andere Person gegenübertritt – in verschiedenen Kombinationen und Gewichtungen miteinander verbinden, nebeneinander aktualisieren oder gegeneinander mobilisieren kann (vgl. Staemmler 2015a).

Unter diesen Selbst-Positionen werden sich in aller Regel sowohl solche befinden, die ich in vielen Begegnungen mit anderen Menschen (sozusagen habituell)

---

[111] Lynne Jacobs (2017) hat deshalb den bewusst neutral gehaltenen Begriff der »überdauernden Beziehungsmuster« (engl.: *»enduring relational themes«*) vorgeschlagen.

aktiviere, als auch solche, die ich speziell in Antwort auf die aktuelle Situation und auf mein aktuelles Gegenüber aktiviere bzw. spontan neu entwickele. Dass ich *beide* Arten von Selbst-Positionen in die gegenwärtige Interaktion einbringe, ist insofern sinnvoll, als an einer aktuellen Begegnung ja meist *nicht alles* neu ist, selbst wenn ich einem mir bis dahin unbekannten Menschen erstmalig begegne. Zugleich enthält diese neue Situation natürlich neue Elemente, denen ich mit Selbst-Positionen gegenübertrete, die ich nur selten oder sogar erstmalig aktiviere.

Der Kompetenz zu verallgemeinern steht also die komplementäre Kompetenz zu differenzieren gegenüber. Man könnte pointiert sagen: Alles, was man einmal gelernt hat, ist potenziell nützlich – wenn man darauf achtet, es in den dazu passenden Situationen anzuwenden. Das heißt, Menschen müssen, wenn sie in aktuellen Begegnungen mit anderen *angemessen* antworten wollen, differenzieren und abwägen. Solche Prozesse laufen manchmal sehr schnell und implizit ab, manchmal in Form bewusster Überlegungen; aber immer geht es dabei um die Suche nach der Antwort auf eine kritische Frage, die sich etwa so formulieren ließe:

Entspricht meine momentane Situation in ausreichend ausgeprägter Weise einer bereits früher erlebten, ähnlichen Situation, sodass ich im Sinne meiner aktuellen Interessen nützlicherweise auf meine in früheren Lernerfahrungen ausgebildeten Selbst-Positionen zurückgreifen kann, um mit der jetzigen Situation erfolgreich umzugehen? Oder unterscheidet sich meine aktuelle Situation in einem solchen Maße von den Situationen, die ich bisher kennengelernt habe, dass ich meine bisher entwickelten Selbst-Positionen nicht sinnvoll nutzen kann und mir eine neue Bewältigungsstrategie einfallen lassen muss, um zu dem zu kommen, um was es mir jetzt geht? Oder stehe ich – was am wahrscheinlichsten ist – vor einer Situation, in der sowohl früher ausgebildete Selbst-Positionen gefragt sind als auch solche, die ich selten nutze bzw. vielleicht sogar solche, die ich erst neu erfinden muss?

Wären Menschen *grundsätzlich nicht* in der Lage, in diesem Sinne zu differenzieren, könnte prinzipiell keine aktuelle Beziehung einen verändernden Einfluss auf zuvor einmal angeeignete Erlebens- und Verhaltensmuster ausüben. Wir wären ohne Einschränkung in einmal erworbenen Mustern gefangen und müssten sie *ad infinitum* wiederholen. Damit würde zugleich jeder Therapieversuch unsinnig. Glücklicherweise gibt es zahlreiche überzeugende Hinweise darauf, dass dies nicht der Fall ist, sondern dass Menschen in der Regel über die erforderliche Fähigkeit zur Differenzierung verfügen. Das schließt allerdings nicht aus, dass sie sich irren können, d. h. dass sie die oben formulierte (kursiv gesetzte) Frage auf eine Weise beantworten, die sich – früher oder später – als unzutreffend erweist.

Derartige Überlegungen haben Ralph Greenson dazu veranlasst, Freuds ursprüngliche Definition der Übertragung zu modifizieren und zu spezifizieren. Seine Definition setzt einen neuen Akzent; sie lautet so:

> Übertragung bedeutet das Erleben von Gefühlen, Trieben, Haltungen, Phantasien und Abwehrmechanismen gegenüber einem Menschen in der Gegenwart, die der gegenwärtigen Beziehung zu dieser Person unangemessen sind und eine Wiederholung, eine Verschiebung von Reaktionen darstellen, die von wichtigen Personen der frühen Kindheit herrühren. Ich hebe hervor, daß für eine Reaktion, die als Übertragung angesehen werden soll, zwei Charakteristika erfüllt sein müssen: *Sie muß Vergangenes wiederholen, und sie muß der Gegenwart unangemessen sein.* (1966, 82 – H.d.V.)

Demnach sind Generalisierungen von Übertragungen zu unterscheiden! Übertragungen sind, so verstanden, nicht einfach nur in neuen Kontexten aktivierte frühere Beziehungserfahrungen, sondern *unangemessen* generalisierte Interaktionserfahrungen: Um das Erleben-Verhalten eines Menschen als Übertragung klassifizieren zu können, muss man es demnach zwar 1. als *Generalisierung* einordnen, aber man muss diese Generalisierung außerdem noch 2. als *unangemessen* beurteilen. Auf der Basis von Greensons Definition kann man Übertragungen dann als eine *Untergruppe* von Generalisierungen begreifen, die sich durch ihre *unangemessene* Anwendung auf die aktuell gegebene Situation auszeichnen, d. h. durch eine *falsche* (oder zumindest ungenaue) Beantwortung der (oben kursiv gesetzten) Gretchenfrage.[112]

Wenn es, wie ich oben argumentiert habe, richtig ist, dass es kaum einmal eine Interaktion zwischen Menschen geben dürfte, in die *keine* früheren Lernerfahrungen eingehen (was auch gar nicht wünschenswert wäre), ist die erste definitorische Voraussetzung von Greenson für das Bestehen einer Übertragung, nämlich das Vorliegen einer Generalisierung, so gut wie immer – jedenfalls zu einem gewissen Maß – gegeben. Das ist selbst dann der Fall, wenn eine persönliche Kontaktaufnahme stattfindet, die die Qualität einer Ich-Du-Haltung zeigt. Mit anderen Worten: Eine Kontaktaufnahme mit Ich-Du-Qualität ist kein Widerspruch zum Vorliegen einer *Generalisierung.*

Denn ohne Zweifel ist die Fähigkeit, in einen Ich-Du-Kontakt mit anderen zu treten, auf Interaktionserfahrungen zurückzuführen, an denen die Person gelernt hat, wie sie die dafür nötige(n) Selbst-Position(en) aktivieren kann. Sie hat sich diese Kompetenz, die auf der *Beziehungs*ebene liegt, ebenso wie andere Fähigkeiten durch die Verarbeitung entsprechender Begegnungen mit anderen kreativ angeeignet (vgl. Rogoff 1990).[113] Dass es – auf der *Inhalts*ebene – dabei darum geht, sich auf die Einzigartigkeit und Andersheit des Anderen einzulassen, ist Teil der

---

112 Das erste der beiden von Greenson genannten Charakteristika, die Wiederholung von früher erlernten Mustern, ist dann *per se* kein Differentialkriterium, anhand dessen sich zwischen Übertragungen und anderen Generalisierungen unterscheiden ließe, weil es sowohl auf Generalisierungen als auch auf Übertragungen zutrifft. Das erste Charakteristikum ist aber dennoch notwendig, weil es die logische *Voraussetzung* dafür darstellt, dass eine Generalisierung Übertragungscharakter bekommen kann – umgekehrt: Was keine Generalisierung ist, kann auch keine Übertragung sein.

113 Über dieses Entwicklungsmodell sage ich im nächsten Kapitel noch mehr.

früher erworbenen und nun auf die gegenwärtige Situation angewandten Beziehungskompetenz und bedeutet selbstverständlich nicht, dass diese Kompetenz immer wieder neu entwickelt werden müsste.

Damit rückt die zweite, von Greenson benannte Voraussetzung für das Vorliegen einer Übertragung in den Blick: die *Unangemessenheit* einer Generalisierung. Leider hat Greenson selbst in dem zitierten Text keine Kriterien dafür genannt, was für ihn als unangemessen gelten soll und was nicht. Für mich ist aus einer dialogischen Haltung heraus allerdings selbstverständlich, dass es nur unter Inkaufnahme eines wesentlichen Substanzverlustes auf der Beziehungsebene möglich ist, dafür irgendwelche diagnostischen oder andere ›objektiv‹ erscheinende Kategorien zum Maßstab zu machen. Dasselbe gilt für die subjektiven Kriterien, die ich als Therapeut individuell anlege: Sie allein können nicht zu einer Norm erhoben werden, anhand derer die Frage der Angemessenheit entschieden werden könnte (vgl. Staemmler 1989; 1993; 1999a). Denn ein dialogisches Vorgehen verbietet jede Form von Einseitigkeit und verlangt immer nach der Einbeziehung der Perspektive des Klienten und ein gemeinsam mit ihm in kleinen, nachvollziehbaren Schritten zu entwickelndes Verständnis der Interaktion sowie der darin möglicherweise enthaltenen unangemessenen Elemente.

Beispiel aus der Praxis 14

Als Beispiel für eine Beziehungskrise, bei deren Klärungsversuch sich herausstellte, dass eine Übertragung meines Klienten eine gewisse Rolle spielte, erinnere ich mich an eine Situation mit R. Er ist ein junger Rechtsanwalt, der vor wenigen Monaten in eine renommierte Kanzlei eingestiegen ist und dort mit viel Fleiß und Ehrgeiz die Mandanten betreut, die er von seinen älteren Kollegen übernommen hat. Dabei ist er ständig in Sorge, ob er die in ihn gesetzten Erwartungen seiner Mandanten und Kollegen erfüllen kann und »macht sich«, wie er bemüht salopp sagt, »vor Angst in die Hose«, wenn ihm ein wichtiger Gesprächstermin oder eine Gerichtsverhandlung bevorsteht. Er wendet sich auf Anraten seines Senior-Kollegen an mich und möchte, dass ich ihm helfe, »seine Ängste loszuwerden«.

Als er zu seiner vierten Sitzung zu mir kommt und ich ihm die Tür öffne, fällt mir sofort auf, dass er sehr angespannt wirkt. Wir nehmen in meinem Therapiezimmer Platz, und er platzt ohne irgendeine Einleitung damit heraus, dass er wegen bisher ausbleibender Veränderungen in seiner Symptomatik unzufrieden mit dem Fortschritt der Therapie sei, und teilt mir mit Erregung in der Stimme mit, dass er erwägt, den Therapeuten zu wechseln. Ich fühle mich im ersten Moment etwas überrumpelt, zumal ich selbst zu einem so frühen Zeitpunkt unserer gemeinsamen Arbeit noch mit keinen nennenswerten Veränderungen bei ihm gerechnet habe.

Ich danke ihm, dass er seine Unzufriedenheit so offen anspricht, und füge hinzu, dass ich bedauere, ihn so enttäuscht zu sehen, und seine Frustration als Ausdruck davon verstehe, wie sehr er unter seinen Ängsten leidet und wie dringend er sich deshalb eine Besserung seines Befindens wünscht. Und ich erkläre mich bereit, gemeinsam mit ihm nach einem für ihn akzeptablen Weg zu suchen. Schließlich frage ich ihn, ob er sich für die heutige Stunde darauf einlassen möchte; wir könnten dann in den letzten zehn Minuten überlegen, ob wir uns weiterhin sehen wollen oder nicht.

Er scheint zu stutzen, als ob er mit einer ganz anderen, vielleicht defensiven oder aggressiven Antwort gerechnet hätte und sich nun erst umstellen müsste. Nach einigem Zögern, während dessen er so wirkt, als kämpfe er gegen Tränen an, gewinnt er die Fassung zurück und sagt in nachdrücklichem Tonfall: »Ja, wir können es ja heute nochmal versuchen.« Daraufhin frage ich ihn, ob ich ihm dann eine Rückmeldung geben darf, was er mir mit einem knappen Kopfnicken erlaubt. In sanftem Ton sage ich zu ihm: »Sie wirken auf mich recht angespannt, und Ihre Stimme hört sich für mich vorwurfsvoll an.« Als er verhalten zustimmend »hm« brummt, füge ich hinzu: »Es scheint so, als würden Sie mich dafür verantwortlich machen, dass Sie noch nicht so weit sind, wie Sie gerne wären.«

R. schaut mich eine Weile mit prüfendem Blick an, als wolle er herausfinden, ob er mir vertrauen kann oder ob ich seine Worte gegen ihn verwenden werde, und sagt dann leise: »Ja, das kann schon sein. – Meine Freundin hat mir auch schon manchmal gesagt, dass ich ihr die Verantwortung für meine schlechten Stimmungen zuschiebe.« Daraufhin nicke ich ihm bestätigend zu und antworte: »Vielleicht gibt es ja da ein Muster, das möglicherweise auch zu Ihrer Unzufriedenheit mit der Therapie beiträgt. – Was halten Sie davon, wenn wir uns damit weiter beschäftigen?«

Er stimmt zu, und so entwickelt sich ein Gespräch, in dessen Verlauf immer klarer wird, dass zwei Seiten bei ihm dominante Rollen spielen: Auf der einen Selbst-Position fühlt er sich unsicher, schwach und abhängig, auf der anderen ist er kompetent, leistungsorientiert und erfolgreich. Auf der dependenten Position fühlt er sich oft überfordert und traut sich die Dinge, die von ihm als Erwachsenem insbesondere im Beruf gefordert sind, nicht zu und möchte am liebsten aufgeben und sich verkriechen. (Als ich ihn frage, bei wem, sagt er, »bei meiner Freundin«, aber es klingt wie »bei meiner Mama«.) Diese Schwäche lehnt R. an sich selbst ab und aktiviert dann schnell die andere Selbst-Position, auf der er mit Fleiß und Ehrgeiz die Leistungsanforderungen zwar mit Bravour erfüllt, zugleich im Hintergrund aber weiterhin die Angst der schwachen Position spürt, von der er befürchtet, sie könne die Oberhand gewinnen, seine Selbstsicherheit könne zusammenbrechen oder von Mandanten bzw. Kollegen als reine Fassade entlarvt werden, woraufhin er jeden Respekt verlieren würde.

Der Druck, den er mir macht, ihn schnell kurieren zu sollen, entspringt u. a. seiner Verachtung für die dependente Position, die er schnell abschütteln will; er passt zugleich zu seinem Kompensationsstil, durch angestrengte Aktivität Oberwasser zu bekommen, der sich u. a. in der nassforschen Art zeigte, mit der er mich am Anfang der Stunde mit seiner Unzufriedenheit tendenziell überfiel. Zugleich lag darin aber wiederum seine abhängige Position, die sich ängstlich und beinahe panisch an den vermeintlichen Retter wandte und von der aus er forderte, ihn sofort von seinen Ängsten zu befreien, und dem er subtil vorwarf, nicht schnell genug einzugreifen und ihn so unnötig lange seinen unerträglichen Ängsten auszusetzen.

Dementsprechend hatte meine Gelassenheit für ihn zweierlei Bedeutungen – man könnte auch sagen: – für jede seiner beiden Selbstpositionen eine andere Bedeutung. Aus der ängstlichen Perspektive sah er darin die Ruhe und Zuverlässigkeit einer starken Person, an die er sich vielleicht anlehnen könnte und die ihm helfen würde; aus der Perspektive dessen, der sich selbstsicher und kompetent fühlen wollte, erschien ihm meine Gelassenheit mehr wie eine Passivität, durch die er sich letztlich von mir alleingelassen fühlte – daher der vorwurfsvolle Ton in seiner Stimme am Anfang unseres Gesprächs.

Da unsere Zeit allmählich zu Ende ging, erinnerte ich ihn daran, dass wir vereinbart hatten, die letzten Minuten damit zu verbringen, dass wir klärten, ob er weiterhin kommen wollte. Er wirkte für einen Moment irritiert – so, als ob er unsere Absprache vergessen hätte oder es fast ein bisschen absurd fand, dass für mich die Fortsetzung unserer Arbeit nicht selbstverständlich war. Dann sagte er eindeutig, dass er gerne weiterhin kommen würde. Es hörte sich fast wie eine Begründung für seine Entscheidung an, als er hinzufügte, ihm sei während unseres heutigen Gesprächs – sozusagen nebenbei, ohne dass er Gelegenheit gehabt habe, alles auszusprechen – noch eine Menge darüber klar geworden, was zwischen seiner Freundin und ihm ablief. Darüber wolle er gerne bei unserem nächsten Termin mit mir sprechen.

Da diese Sitzung gerade erst stattfand, während ich an diesem Abschnitt meines Buches arbeitete, weiß ich noch nicht, wie sich unsere gemeinsame Arbeit weiter entwickeln wird. Aber ich denke, man kann jetzt schon festhalten, dass der Klient zumindest in Ansätzen entdeckt hat, dass seine Erwartungs- und Vorwurfshaltung einem *Muster* entspricht – mit anderen Worten, dass hier eine *Generalisierung* wirksam ist. Zweitens scheint er interessiert daran zu sein herauszufinden, ob es sich hier um eine *Übertragung* handelt (ohne selbst natürlich in dieser Kategorie zu denken), die darin bestehen könnte, dass er mir als seinem Therapeuten in *unangemessener* Weise einseitig die Verantwortung für den Therapieerfolg zuweist.

Diese Unangemessenheit ist für ihn zunächst nur vage erkennbar, aber die Erinnerung an den Kommentar seiner Freundin zeigt, dass er durchaus schon eine Ahnung davon hat. Außerdem hat der Verlauf der Stunde für ihn spürbar werden lassen, dass seine verschiedenen Erlebens- und Verhaltensweisen Ausdruck von wichtigen Selbst-Positionen sind, die einen großen Teil seiner Lebenserfahrung beeinflussen. In diesem Zusammenhang beginnt manches für ihn als dysfunktional verständlich zu werden. Er scheint mir u. a. auf dem Weg zur Bewusstheit davon zu sein, dass er durch seine dependente Haltung unserem gemeinsamen therapeutischen Projekt seinen eigenen, für den gewünschten Erfolg wesentlichen Beitrag vorenthält.

Meine Fantasien gehen in die Richtung, dass wir vielleicht in einer der nächsten Stunden dahin kommen herauszufinden, wie er mit seinem vorwurfsvollen Ton sein Gegenüber möglicherweise zum Rückzug einlädt und sich in der Folge womöglich ausgerechnet in einer Situation allein gelassen sieht, in der er sich auf Unterstützung angewiesen fühlt. Doch das wird ihm voraussichtlich erst zugänglich werden, wenn er es riskieren kann, seine hilfsbedürftige Selbst-Position etwas mehr zu akzeptieren und nicht, kaum dass sie für ihn spürbar wird, in die Aktivität der angestrengten Leistung zu wechseln.

Doch das sind *meine* Fantasien. Alle diese Aspekte gilt es, im Weiteren besonders aus *seiner* Perspektive zu untersuchen, um ihm Zugang zu einer klareren Bewusstheit davon zu ermöglichen, wie sein Muster in den für ihn wichtigen Beziehungen *auf ihn selbst* zurückwirkt. Darüber hinaus könnte sich in unseren weiteren Gesprächen zusätzlich herausstellen, dass mein Verhalten zur Aktivierung seines Musters beigetragen hat. Vielleicht habe ich in unseren ersten Sitzungen mit meiner Ruhe und Gelassenheit auf ihn gelegentlich unaufmerksam oder desinteressiert gewirkt, oder er hat sich sonst irgendwie von mir zu wenig unterstützt oder sogar alleingelassen gefühlt. Dann ist es an mir, persönlich dazu Stellung zu nehmen und, falls mir das für unseren Klärungsprozess förderlich erscheint, für eigene Schwächen oder Versäumnisse die Verantwortung zu übernehmen. (In der Art und Weise, wie ich das tue, orientiere ich mich an dem, was ich in Kapitel 4.2 über persönliche Präsenz und persönliche vs. private Mitteilungen gesagt habe.)

Ich möchte darüber nicht weiter spekulieren, weil es mir mit diesem Beispiel eines therapeutischen Dialogs darauf ankommt, auf die dialogische Art und Weise hinzuweisen, die dazu führen kann, dass eine Übertragung im Verlauf einer kooperativen Exploration der gemeinsamen Situation als solche erkannt wird – ohne dass dabei das Wort »Übertragung« unbedingt fallen muss, das für viele Klientinnen ohnehin in seiner fachlichen Bedeutung nicht verständlich ist. Die dialogische Vorgehensweise ist mir besonders wichtig, weil sie für mich eine wünschenswerte Alternative zu der einseitigen Ausübung von Deutungsmacht durch den Therapeuten darstellt, der aufgrund seiner eigenen (ganz persönlichen oder theoriegeleiteten) Kriterien feststellt, ob es sich um eine Übertragung handelt oder nicht.

Bei dem dialogischen Vorgehen wird überdies offensichtlich, dass die von Greenson erwähnte »Unangemessenheit« nicht aus irgendwelchen der aktuellen therapeutischen Situation *äußerlichen* Maßstäben abgeleitet wird, sondern als eine

Dysfunktionalität im Bezug auf die angestrebte Erfüllung eines aktuellen Bedürfnisses des Klienten zu verstehen ist: Sein passives Verhalten, die überwiegende Zuweisung von Verantwortung an den Therapeuten und seine Vorwurfshaltung üben eine hinderliche Funktion im Bezug auf seinen *eigenen* Wunsch aus, in der Therapie schnellere Fortschritte zu machen.

Die im therapeutischen Gespräch deutlich werdende Dysfunktionalität steht also in einem bestimmten Kontext und kann *nur in diesem Kontext* entdeckt und verstanden werden. Ohne einen Bezug zu dem für den Klienten wichtigen Wunsch nach Veränderungen in seiner psychischen Symptomatik wäre die Dysfunktionalität seiner Haltung für ihn und den Therapeuten gar nicht als solche erkennbar. Und die Kontextabhängigkeit hat zwei Aspekte, nämlich erstens den dysfunktionalen Bezug seines nun als Übertragung erscheinenden passiven, vorwurfsvollen Verhaltens zu seinem *Wunsch* nach Veränderung, und zweitens den dysfunktionalen Bezug zu dem ›Gegenstand‹ der Veränderung, bei dem es um seine eigenen *psychischen Prozesse* geht, die er natürlich nicht dadurch verändern kann, dass er die Verantwortung dafür abgibt und sich passiv verhält.[114]

Denjenigen Leserinnen, die unsere Theorie des Veränderungsprozesses kennen, ist inzwischen vielleicht aufgefallen, dass meine Analyse des Übertragungskonzepts deutliche Parallelen zu dem in unserer Veränderungstheorie zentralen Konzept des »Themas« aufweist:

> Ein Thema ist … das im therapeutischen Dialog zwischen Klient und Therapeut entstehende Verständnis davon, auf welchen ›Gegenstand‹ sich ein jeweiliger Veränderungsprozeß im Klienten beziehen soll. Ausgehend vom Leidensdruck bzw. einem konkreten, unbefriedigten (›Alltags‹-) Bedürfnis des Klienten umfaßt ein Thema einerseits ein Entwicklungsbedürfnis (aus dem sich dann auch das Ziel für die anstehende Veränderung ergibt) und andererseits die subjektiven Hindernisse, die dem Erreichen dieses Ziels entgegenstehen (Vermeidungen und/oder Defizite). (Staemmler & Bock 1998, 101)[115]

Vor dem Hintergrund dieses Konzepts bestünde die Unangemessenheit bzw. Dysfunktionalität von Übertragungen darin, dass sie den Stellenwert von subjektiven Hindernissen (also Vermeidungs- und/oder Defizitcharakter) bezüglich eines im Verlauf der Therapie deutlich gewordenen Entwicklungsbedürfnisses des Klienten einnehmen. Dieser Aspekt der Dysfunktionalität verweist auf den Kontext des entsprechenden Bedürfnisses und bedeutet, dass von einer Übertragung nur dann

---

114 Stünde sein Verhalten in einem *anderen* Kontext, wäre es auch anders zu verstehen. Handelte es sich z. B. darum, dass ein Lieferant eine von ihm bestellte und bezahlte Ware nicht termingerecht ausliefert, wäre die Anspruchshaltung, mit der er die Bringschuld dem Lieferanten zuschreibt, und ein Druck, den er – etwa durch Setzung einer Frist – auf diesen ausübt, eine selbstverständliche Wahrnehmung vertraglicher Rechte und nicht als Übertragung zu verstehen, da das Kriterium der Dysfunktionalität in *diesem* Zusammenhang *nicht* erfüllt wäre.

115 Der Unterschied zwischen so genannten »Alltags-« und »Entwicklungsbedürfnissen« wird in Kapitel 6.2 noch deutlicher werden und stärker in den Fokus meiner Überlegungen rücken.

die Rede sein kann, wenn das dazu gehörige Verhalten und/oder Erleben des Klienten die Funktion eines Hindernisses hinsichtlich der Erfüllung des jeweiligen Bedürfnisses hat. Aus diesem Kontext herausgelöst, handelte es sich schlicht um irgendwelche beliebigen Verhaltens- und/oder Erlebensweisen, denen man nur willkürlich, aber nicht sinnvoll Übertragungscharakter zuschreiben könnte.

In Zusammenfassung des bis hierhin Gesagten könnte man, um den Schwerpunkt, den der Übertragungsbegriff von jeher auf die Beziehungen zwischen der Klientin und ihren früheren sowie aktuellen Bezugspersonen legt, noch deutlicher zu berücksichtigen, folgendermaßen formulieren: Eine Übertragung besteht in der *Generalisierung einer früheren Interaktionserfahrung in Form ihrer Anwendung auf eine aktuelle Kontaktsituation, die für die Klientin dysfunktional ist, weil sie damit einer Befriedigung der Bedürfnisse, die sie in der gegebenen Situation an ihr gegenwärtiges Gegenüber und die aktuelle Beziehung zu ihm richtet, selbst im Weg steht.* Mit dieser Definition wäre überdies das Verhältnis zwischen Vergangenheit und Gegenwart bestimmt, das immer wieder einmal für Konfusion sorgt.[116]

Das Verständnis vom Stellenwert einer Übertragung im Kontext der Erarbeitung eines therapeutischen Themas *gemeinsam* mit der Klientin dialogisch zu entwickeln, macht es für sie offensichtlich und in jedem Schritt nachvollziehbar, dass der Therapeut sich dabei für den von ihr selbst intendierten Veränderungsprozess engagiert und ihr nicht irgendwelche Normen oder sonstige Vorstellungen davon, wie sie sein sollte, überstülpt – auch nicht die Idee von einem Ich-Du-Kontakt, der frei von Generalisierungen sei.

In jedem Fall ist es im Rahmen eines relationalen Therapieverständnisses eindeutig kontraindiziert, auf Beziehungsprobleme, die Klientinnen mit ihrem Therapeuten erleben und – glücklicherweise! – auch zur Sprache bringen, mit *Übertragungsdeutungen* zu reagieren. Man stelle sich vor, ich hätte meinem Klienten auf seine Überlegung, den Therapeuten zu wechseln, damit geantwortet, dass ich seine Unzufriedenheit als Ausdruck einer infantilen Anspruchshaltung oder Unersättlichkeit gedeutet hätte, die er ursprünglich gegenüber seiner Mutter erlebt hätte und nun in die Beziehung zu mir übertrüge. Ein solcher Umgang mit Beziehungskrisen ist erfahrungsgemäß eher schädlich, und zwar *unabhängig* davon, ob eine derartige Deutung *inhaltlich* eine gewisse Plausibilität für den Klienten, für mich als Therapeuten oder für irgendeinen unbeteiligten Beobachter hätte.

In jedem Fall wäre das ein Kunstfehler, denn auf der Beziehungsebene hieße die Botschaft: »Das ist *dein* Problem; ich habe damit nichts zu tun!« Auf der Inhaltsebene lautete sie: »Dein Erleben ist *falsch*, es entspricht nicht der Realität.« Und die Metabotschaft wäre: »Ich habe einen privilegierten Zugang zur Wahrheit.«

---

116 Ich hatte das in Kapitel 4.3 in der *Theoretischen Ergänzung 17* am Beispiel von Boeckhs Kommentaren schon aufgezeigt.

Theoretische Ergänzung 24

In diesem Zusammenhang ist es bemerkenswert, als wie unproduktiv für die therapeutische Beziehung sich der Versuch von Therapeuten auch in empirischen Untersuchungen erwiesen hat, die Schwierigkeiten zwischen ihnen und ihren Klientinnen auf frühere Beziehungserfahrungen der Klientinnen zurückzuführen. So stellten Piper, Azim, Joyce und & MacCallum (1999) fest, dass viele Therapeuten mit Übertragungsdeutungen reagierten, wenn ihre Klientinnen Beziehungsprobleme mit ihnen thematisierten. Wenn die Klientinnen diesen Deutungen widersprachen, reagierten die Therapeuten mit weiteren Übertragungsdeutungen. In der Regel gaben die Klientinnen dann zwar nach – blieben von da an aber häufig weg.

Schon früher hatten Piper, Ogrodniczuk, Joyce, McCullum, Rosie et al. beobachtet, »dass der gehäufte Gebrauch von Übertragungsdeutungen bei der Überwindung von Sackgassen in der Arbeitsbeziehung nicht erfolgreich war« (1991, 951). Die etwas provokativ formulierte Schlussfolgerung daraus könnte lauten: Wenn Klientinnen Störungen in der therapeutischen Beziehung erleben, sind die Übertragungs*deutungen* der Therapeuten reaktive bzw. komplementäre Antworten, die dazu beitragen, dass die Störungen unauflösbar werden (vgl. auch Henry, Strupp, Schacht & Gaston 1994) – ganz egal, ob man das Erleben bzw. Verhalten der Klientinnen für Ausdruck von Übertragungen hält oder nicht. Denn solche Deutungen sind keine persönlichen Antworten; sie werden oft als defensive Manöver empfunden.

Mir scheinen diese Befunde nicht verwunderlich. Ich kann mir gut vorstellen, dass ich das Gefühl hätte, ins Leere zu laufen und mich ab- bzw. auf mich zurückgewiesen zu fühlen, wenn mein Gegenüber, dem ich mitteile, was ich in unserer Beziehung als schwierig empfinde, mir mehr oder weniger unverblümt antwortet, dass das nichts mit ihm, mit dem ich das Problem aktuell erlebe, zu tun hätte, sondern stattdessen mit irgendwelchen meiner früheren Beziehungen. In klassisch-gestalttherapeutischer Terminologie würde man so ein Verhalten wohl als »Deflexion« klassifizieren – als eine Form der Kontaktvermeidung, mit der der Angesprochene sich einer persönlichen Stellungnahme entzieht.

Dass das bei Klientinnen zu dem Gefühl des Unverstandenseins, zur Frustration ihres Klärungswunsches und – bei Wiederholung – schließlich zur Resignation führen kann, ist für mich leicht nachvollziehbar. Denn eine persönliche Mitteilung will gehört werden und braucht eine persönliche Antwort, sonst leiden der persönliche Kontakt sowie das Gefühl gegenseitiger Verbundenheit. Gadamer hat diesen Zusammenhang sehr schön beschrieben:

> Im mitmenschlichen Verhalten kommt es darauf an …, das Du als Du wirklich zu erfahren, d. h. seinen Anspruch nicht zu überhören und sich etwas von ihm sagen zu lassen. Dazu gehört Offenheit. Aber diese Offenheit ist am Ende nicht nur für den einen da, von dem man sich etwas sagen lassen will. Vielmehr, wer sich überhaupt etwas sagen läßt, ist auf eine grundsätzliche

> Weise offen. Ohne eine solche Offenheit für einander gibt es keine echte menschliche Bindung. Zueinandergehören heißt immer zugleich Auf-ein-ander-hören-Können. Offenheit für den anderen schließt also die Anerkennung ein, daß ich in mir etwas gegen mich gelten lassen muss, auch wenn es keinen anderen gäbe, der es gegen mich geltend machte. (1990, 367).

Die persönliche Antwort des Therapeuten muss natürlich keine inhaltliche Zustimmung zur Sicht der Klientin enthalten; seine Perspektive kann sich durchaus von der der Klientin unterscheiden.[117] Aber er muss die Perspektive der Klientin *ernst* nehmen, für *möglich* halten, dass sie etwas Zutreffendes benennt und es für *wert* erachten, sich persönlich damit auseinander zu setzen (vgl. *Anhang 1*).

Die Tatsache, dass Übertragungsdeutungen überdurchschnittlich häufig beim Klienten den Eindruck hervorrufen, nicht verstanden zu werden, hat vermutlich auch mit einem sozialpsychologischen Sachverhalt zu tun, der mit einem grundsätzlichen Unterschied zwischen Erklärungen zusammenhängt, die man sich selbst für sein *eigenes* Verhalten gibt, und solchen, mit denen man sich das Verhalten *anderer* verständlich zu machen versucht:

> Die Empfindungen eines Handelnden hinsichtlich der Gründe für sein Verhalten stehen im Widerspruch zu denen von Beobachtern.... Es gibt eine weitgehende Tendenz von Handelnden, ihr Verhalten mit den Erfordernissen der *Situation* in Zusammenhang zu bringen, während Beobachter dazu neigen, dieselben Handlungen auf stabile *Persönlichkeitsmerkmale* zurückzuführen. (Jones & Nisbett 1972, 80 – H.d.V.)

Damit sind Unterschiede zwischen den Perspektiven der Beteiligten beschrieben, und beide können ja durchaus einen gültigen Teil der Wirklichkeit erfassen. Aber die eine hat nicht *a priori* größere Gültigkeit als die andere. Bei Differenzen zwischen den jeweiligen individuellen Sichtweisen, die den Ausgangspunkt des dann anschließenden Dialogs bilden, kann es nach meiner Meinung weder um eine harmonisierende Einebnung der Unterschiede noch um ihre Außerkraftsetzung mit Hilfe einseitiger Inanspruchnahme von Deutungsmacht gehen, sondern nur um die *gemeinsame* Suche nach einer dritten Sichtweise, innerhalb deren die beiden ursprünglichen Perspektiven ihren sinnvollen Platz einnehmen.[118]

In jedem Fall empfiehlt es sich, wenn Klientinnen Probleme in der Beziehung zu ihrem Therapeuten artikulieren, die Frage, ob es sich dabei um eine Übertragungsdynamik handelt, erst einmal zurückzustellen, die Klientinnen immer auf der ganz unmittelbaren Ebene ernst zu nehmen und ihnen *direkt* beantworten – etwa im Sinne Erving Polsters, der den Bogen zwischen der psychoanalytischen Tradition und der Gestalttherapie zu Fragen der Übertragung wie folgt schlägt:

---

117 Dazu gehört auch die Möglichkeit, die *Hypothese* zu bilden, bei dem Verhalten der Klientin *könne* es sich um ein Übertragungsphänomen handeln. Ihr Verhalten *explizit* und/oder *fraglos* so zu *deuten*, ist wegen der Wirkungen auf der Beziehungsebene aber in der Regel kontraproduktiv.

118 Das ist übrigens auch mein Ansatz für die Arbeit mit Paaren (vgl. Staemmler 1997b).

> Als die Gestalttherapie sich entwickelte, vollzog sich darin eine ganz andere Intensivierung des therapeutischen Kontakts als im Freud'schen System. Die Gestalttherapeuten suchen nicht nach Verzerrungen, sondern betonen und untersuchen das, was die Klienten wirklich sagen und nehmen es für bare Münze. Wenn der Klient sagt: »Du verhältst dich mir gegenüber respektlos«, dann schreibt der Therapeut diese Aussage nicht einem alten Konflikt mit dem Vater zu, sondern geht auf das momentane Erleben des Klienten ein, indem er beispielsweise fragt: »Wie bin ich respektlos dir gegenüber?«, oder »Wie, findest du, sollte ich mich stattdessen verhalten?« Durch die Betonung der realen Beziehung zum Therapeuten wird der Kontakt stärker, denn die Verstärkung sorgt für ein erhöhtes Gespür für die Wirklichkeit. (2009, 149)

Egal ob eine Beziehungsstörung primär von der Klientin zur Sprache gebracht wird oder ob der Therapeut sie erahnt und thematisiert, spätestens in diesem Moment wird es erforderlich, die Beziehung selbst zum Thema des Dialogs zu machen: »Die Beziehung schließt die gemeinsame Reflexion der Beziehung ein« (Mearns & Schmid 2006, 261). Dafür schlagen Safran und Muran (2000) acht »Prinzipien der Metakommunikation« vor, auf deren Einhaltung die Therapeuten insbesondere bei sich selbst achten sollten, damit die Bewältigung der Störung gelingen kann:

»Prinzip 1. Geschickt und vorsichtig explorieren« (a.a.O., 114 – H.i.O.). Damit meinen die Autoren ziemlich genau das, was ich unter dem Begriff der »kultivierten Unsicherheit« verstehe (Staemmler 1999e; vgl. auch *Anhang 1*). Es geht dabei um ein interessiertes und möglichst vorurteilsfreies Nachfragen, bei dem man sich darum bemüht, theoretische Vorannahmen und Deutungen ›einzuklammern‹, das eigene Fehlbarkeitsbewusstsein aufrechtzuerhalten und jede Hypothese, die einem in den Kopf kommt, weitgehend außer Kraft zu setzen; »sie ist weiter noch da, wie das Eingeklammerte in der Klammer, … wir machen von ihr aber ›keinen Gebrauch‹« (Husserl 1913/1980, 54). Man verwechselt sie nicht mit gesichertem Wissen, sondern prüft ihre Gültigkeit sorgsam im Dialog mit der Klientin.

»Prinzip 2. Ein ›Wir‹-Gefühl etablieren. Die implizite Botschaft sollte immer eine Einladung an den Klienten sein, sich zusammen mit dem Therapeuten um ein Verständnis des gemeinsamen Problems zu bemühen.« (Safran & Muran 2000, 115 – H.i.O.). Das entscheidende Wort ist *»zusammen«*; es geht darum, den Geist der Kooperation zu etablieren, der an sich bereits einen wichtigen Beitrag zur Problemlösung leistet: »Indem er das Problem als eine gemeinsame Erfahrung darstellt, beginnt der Therapeut schon den Prozess, den Widerstreit zu transformieren« (a.a.O.).

»Prinzip 3. Keine Parallelen zu anderen Beziehungen unterstellen« (a.a.O. – H.i.O.), wie es typischerweise bei Übertragungsdeutungen geschieht. Die Tatsache, dass dabei die aktuelle Problematik zwischen Klientin und Therapeut in Kontext einer

anderen Beziehung der *Klientin* gerückt wird, kann leicht als einseitige Zuschreibung oder Vorwurf verstanden werden. Dadurch wird das bestehende Problem nicht gelöst, sondern eher verschärft. »Wenn der Therapeut aber exploriert, was im Hier-und-Jetzt der therapeutischen Beziehung vorgeht und dabei ehrlich offen für seinen eigenen Beitrag ist, suchen Patienten häufig von sich aus nach generalisierten Mustern« (a.a.O.), wie es ja auch in dem von mir geschilderten Beispiel mit meinem Klienten R. der Fall war (vgl. *Beispiel aus der Praxis 14*).

»*Prinzip 4. Die eigene Subjektivität betonen*« (a.a.O. – H.i.O.). Man kann das auf sehr schlichte Weise tun, z. B. indem man seine Aussagen mit solchen Formulierungen beginnt wie »Ich habe den Eindruck…, mir scheint es so…, für mich fühlt es sich so an…« Damit vermeidet der Therapeut, sich über die Klientin zu stellen, und fördert eher das Gefühl der Gleichberechtigung, wodurch die Klientin sich mit ihrer subjektiven Sicht der Dinge eher angenommen fühlen kann.

»*Prinzip 5. Lieber Bewusstheit fördern als Veränderung fordern*« (a.a.O., 116 – H.i.O.). Aus der gestalttherapeutischen Tradition kennt man das, was hier gemeint ist, unter dem schon erwähnten Begriff der »paradoxen Theorie der Veränderung« (Beisser 1997), der zufolge oft allein die Bewusstheit eines Gefühls, einer Haltung oder Situation zu einem veränderten Wahrnehmen und Erleben führt: »Bloße Konzentration der Aufmerksamkeit der Person, besonders auf einige Teile des Feldes, die typischerweise außerhalb der Bewußtheit blieben, erzeugt… eine Neuorganisation des Feldes und zumindest das Potential für entsprechende Verhaltensänderungen« (Wheeler 1993, 50). Die Forderung nach Veränderung, insbesondere wenn sie an einen anderen Menschen als Vorwurf gerichtet ist, ruft dagegen häufig Widerstand, Trotz oder Rückzug hervor.

»*Prinzip 6. Alle Aussagen auf eigene Gefühle beziehen.* Therapeuten sollten ihre Aussagen über den Patienten auf die Bewusstheit von ihren Gefühlen zurückführen« (a.a.O., 116 – H.i.O.). Dieses Prinzip überschneidet sich offensichtlich mit dem vierten Prinzip; es ergänzt es aber nach meinem Verständnis, indem es die *emotionale* Ebene stärker betont. Diese Betonung ist sinnvoll, weil die Beziehungsebene, die für eine Problemklärung wesentlich ist, sehr stark von Gefühlen beeinflusst und bestimmt ist. Aussagen über eigene Gefühle unterstreichen außerdem den *subjektiven* Charakter der Mitteilung.

»*Prinzip 7. Dort anfangen, wo man ist*« (a.a.O., 116 – H.i.O.). Hiermit ist der Gegenwartsbezug gemeint: Eine Metakommunikation wird effektiver, wenn sie sich auf das bezieht, was für die Beteiligten im Hier-und-Jetzt zugänglich ist. Die Fokussierung darauf macht es außerdem leichter, eventuelle Veränderungen, die während des Klärungsversuches stattfinden, möglichst unmittelbar zu identifizieren und in die weitere Kommunikation mit einzubeziehen: »Was in einer Sitzung zutrifft, kann in der nächsten schon anders sein, und was am Anfang einer Sitzung richtig ist, kann zu einem späteren Zeitpunkt in derselben Sitzung schon nicht mehr stimmen« (a.a.O.).

»*Prinzip 8. Verantwortung für die eigenen Anteile an der Interaktion übernehmen.* Therapeuten sollten immer die Verantwortung für ihre Beiträge zur Interaktion akzeptieren« (a.a.O., 117 – H.i.O.). Auch wenn ihre eigene Sichtweise von der des Klienten abweicht, ist die prinzipiell gleiche Gültigkeit der Klientenperspektive in jedem Fall anzuerkennen. Die funktionale Asymmetrie der therapeutischen Beziehung und das mit ihr verbundene Machtgefälle bringen es mit sich, dass Klienten sich häufig in einer schwächeren Position gegenüber ihren Therapeuten fühlen. »Indem sie … das Erleben ihrer Patienten validieren, können Therapeuten die Selbstzweifel ihrer Patienten und dadurch deren Bedarf an defensiven Verhaltensweisen reduzieren, womit der Weg zur Exploration … der Beiträge des Patienten zur Interaktion geebnet wird« (a.a.O.).

Mir erscheint die Systematik dieser acht Prinzipien nicht ganz klar; trotzdem halte ich sie für nützlich, weil sie unter verschiedenen Blickwinkeln erläutern und Anregungen dazu liefern, was man als Therapeutin zur Klärung von Beziehungskrisen mit Klientinnen beitragen kann. Dabei geht es nicht nur um die Bewältigung einer *aktuellen* Krise, sondern zugleich immer auch um das Lernen von Bewältigungs*strategien*, die die Klientinnen sich anhand eines erfolgreichen Umgangs mit einer akuten Problematik aneignen und von daher auch auf andere Lebenssituationen und auf andere Beziehungen übertragen – nein! – *generalisieren* können.

Begegnungsmomente

> Verschiedenartige Gespräche kann man im Bezug auf die Wirklichkeitsdichte, die sie schaffen oder erhalten, vergleichen. Allgemein steigert die Häufigkeit des Gesprächs seine wirklichkeitssetzende Kraft. Andererseits kann Seltenheit durch Intensität kompensiert werden.… Gewissen Gesprächen wird ausdrücklich eine eindeutige und legitime Vorzugsstellung eingeräumt: beispielsweise der Beichte oder der Analyse. Die ›Autorität‹ des Partners in solchen Fällen beruht auf dem kognitiv und normativ überlegenen Status, der dem Gespräch mit ihm zugeschrieben wird. (Berger & Luckmann 1969, 165).

Wenn sowohl im Beichtstuhl als auch in einer Psychoanalyse eine besondere »Wirklichkeitsdichte« entstehen kann, so sicherlich auch in gestalttherapeutischen Sitzungen. Die dafür erforderliche Intensität der Situation kommt aber nicht nur durch die Schwierigkeiten zustande, die mit Beziehungskrisen einhergehen und belastend empfunden werden. Die beglückenden und befriedigenden Momente, in denen sich die Beteiligten auf ganz intime und intensive Weise begegnen, können gleichfalls ungewöhnlich dicht sein.

Solche Augenblicke ergeben sich zwar immer wieder, sind nach meiner Erfahrung aber meist relativ überraschend; sie lassen sich jedenfalls nicht absichtlich herbeiführen. Sie fühlen sich aber nicht allein deswegen besonders bewegend an, weil sie unerwartet eintreten, sondern – mehr noch – weil währenddessen zwischen den Anwesenden eine enorme zwischenmenschliche Nähe und leiblich erlebte Resonanz entsteht, durch die die stattfindende Erfahrung für beide gleichermaßen mit einer außergewöhnlichen Prägnanz des Erlebens und einer stark empfundenen intersubjektiven Signifikanz angereichert ist. Das verleiht diesen Momenten Ausnahmecharakter und macht sie auf spezielle Weise einprägsam und oft prägend für den weiteren Verlauf der therapeutischen Beziehung.

Beispiel aus der Praxis 15

Ein Therapeut aus meinem Bekanntenkreis pflegte seinen Patienten die Hand zu reichen, wenn sie ins Behandlungszimmer kamen. Dies war die übliche Begrüßung vor Beginn der Arbeit. Und er schüttelte seinen Patienten auch am Ende der Sitzung zum Abschied die Hand. Eines Tages schilderte einer seiner Patienten sehr bewegende Ereignisse, die ihn (und den Therapeuten) tief berührten. Der Patient war traurig und beinahe überwältigt. Als sie einander am Ende der Sitzung die Hand zum Abschied reichten, fasste der Therapeut die Rechte des Patienten mit beiden Händen. Sie blickten einander an, schweigend. Die Episode dauerte mehrere Sekunden und kam in den folgenden Sitzungen nicht mehr zur Sprache. Dennoch hatte sich die Beziehung um ihre eigene Achse gedreht. Alles, was beide Beteiligte in der Sitzung gesagt hatten, war um etwas Entscheidendes bereichert worden – um etwas so Entscheidendes, dass es die gesamte Sitzung veränderte.... Möglicherweise war dieser Händedruck sogar eine der denkwürdigsten Augenblicke der gesamten Therapie. Wenn man einen ehemaligen Patienten fünf oder zehn Jahre nach Abschluss einer erfolgreichen Therapie fragt: »Welches waren die wichtigsten oder ausschlaggebenden Momente in deiner Therapie, die wirklich etwas verändert haben?«, kann die Antwort durchaus lauten: »Der Händedruck, als wir uns an einem bestimmten Tag voneinander verabschiedeten.« (Stern 2005, 38)

Es ist vermutlich kein Zufall, dass der Händedruck zum Abschied mit einem intensiven Blickkontakt – bzw., wie Petzold formuliert: – »Blickdialog« einherging, denn man kann verallgemeinernd feststellen,

> daß die intensivsten und veränderungswirksamsten Sitzungen (so die Aussage vieler Patienten und Analysanden) die waren, wo in tiefer wechselseitiger Berührtheit Blick in Blick getaucht war und der Analysand sich in »seinem Wesen gesehen« fühlte, »in tiefster Seele erkannt und angenommen«, oder wo ein »wechselseitiges Erkennen« auf einer »fundamental menschlichen Ebene« stattfand. (Petzold 1995, 445 f.)

In der gestalttherapeutischen Literatur wurden solche Situationen von Dieter Teschke als »existentielle Momente« bezeichnet und durch vier Merkmalen charakterisiert: »1. Es sind seltene, aber vom übrigen Geschehen abgrenzbare Ereignisse; 2. sie werden von Therapeut und/oder Klient als subjektiv bedeutsam erlebt; 3. sie werden lange nacherinnert und 4. auch von außenstehenden Beobachtern als bedeutsam identifiziert« (1996, 73).[119]

Diese von Teschke hervorgehobenen Merkmale entsprechen weitgehend dem, was man mit dem ›Kairos‹-Begriff zusammenfasst; und der Aspekt des Kairos ist zweifellos wesentlich für die Erfahrungen, um die es hier geht, denn sie können sich nur »auf der Schwelle des Augenblicks, alle Vergangenheiten vergessend« (Nietzsche 1930, 103) ereignen. Dennoch sind das Konzept des Kairos bzw. Teschkes vier Merkmale nicht ausreichend, »weil der Begriff gewöhnlich im Bezugsrahmen einer Eine-Person-Psychologie verwendet wird« (Stern 2005, 16) und deshalb u.a. die besondere Qualität der von Petzold beschriebenen Blickdialoge nicht erfasst.

So bleibt unerwähnt, »dass klinisches Material in höchstem Maße ko-konstruiert wird und wir es infolgedessen mit einer Zwei-Personen-Psychologie zu tun haben« (a.a.O.). Der formenden Wirkung, die »der Glanz im Auge der Mutter« (Kohut 1973, 141) für das Kleinkind hat, entspricht die transformierende Wirkung, die der Glanz im Auge der Therapeutin auf den Klienten ausüben kann. Die Beziehungsdimension kommt in der Benennung als »existentielle Momente« meines Erachtens viel zu kurz und unterwirft sie so einer individualistischen Reduktion, die auch nicht dem von Klientinnen dabei erlebten Verlauf entspricht:

> Diese beschrieben zunächst eine gewisse Verlangsamung, die es ihnen ermöglichte, tiefer in sich hineinzuspüren – bis zu einem Punkt, an dem sie sich verletzlich zu fühlen begannen. Dann öffneten sie sich gegenüber ihrem Therapeuten und, wenn sie sich bei ihm sicher fühlten, öffneten sie sich auch für sich selbst mit einem Empfinden von Ganzheit und Kontakt zu sich selbst. Darauf folgte ein Gefühl von Lebendigkeit und Erregung, die beinahe als eine Art relationaler Höhepunkt beschrieben und als zentral für die gesamte Erfahrung erlebt wurde. Das wiederum führte zum Empfinden von Selbstakzeptanz und Selbstwert und schließlich zu Erleichterung, Ruhe, Wohlbefinden und Frieden. (Knox 2013, 32f.)

Spätestens an diesem Punkt des Verlaufs kommt nach meiner Erfahrung die Person des Therapeuten für die Klientinnen noch einmal stark in den Vordergrund, dem sie sich mit Gefühlen von Nähe, Zuneigung und Dankbarkeit zuwenden.[120] Um gerade diese relationale Dimension zu betonen, spricht Lynne Jacobs in Anlehnung an Bubers Begriffe von »Ich-Du-Momenten« und schreibt:

---

119 Dieser vierte Punkt manifestiert sich nach meiner Erfahrung häufig in der Form, dass die Begegnung für den Außenstehenden eine den Raum füllende, faszinierende Ausstrahlung besitzt.

120 Ich erinnere auch an die Aussagen meiner Klientinnen in den Fragebögen (vgl. Abschnitt »Die zwei Seiten der Beziehung« in Kapitel 4.2).

> Der Ich-Du-Moment ist ein besonderer Augenblick von Klarheit oder Hellsichtigkeit, in dem die Beteiligten sich gegenseitig in ihrem einzigartigen Sein bestätigen. Solche Momente ergeben sich gelegentlich im Verlauf eines echten Dialogs und stellen einen Höhepunkt des dialogischen Prozesses dar. … Manchmal entsteht ein solcher lichter Moment zwischen Therapeut und Klient, wenn sie sich so rückhaltlos aufeinander einlassen, daß sie sich im Wesen ihres persönlichen Seins berühren. (1999, 89)

Bei Daniel Stern ist in ähnlichem Sinne von »Begegnungsmomenten« die Rede; er unterstreicht:

> Der Moment der Begegnung spielt für die Herbeiführung von Veränderung eine ausschlaggebende Rolle. Ein Begegnungsmoment vermittelt eine Erfahrung *mit einem Anderen*, die in der Gegenwart stattfindet. … Ich werde diesen Prozess als eine *gemeinsame Gefühlsreise* bezeichnen. … Während dieser Reise von mehreren Sekunden Dauer befinden sich die Beteiligten auf dem Höhepunkt des Augenblicks. … Diese gemeinsame Reise dauert zwar nicht länger als die Sekunden, die ein Begegnungsmoment hat, aber das reicht aus. Sie wurde gemeinsam durchlebt. Die Beteiligten haben eine private Welt erzeugt, die sie miteinander teilen. Wenn sie jene Welt wieder verlassen, werden sie feststellen, dass ihre Beziehung sich verändert hat. … Sie haben das intersubjektive Feld erweitert, so dass sich neue Möglichkeiten des gemeinsamen Zusammenseins auftun. Beide sind verändert, und sie sind auf eine neue Weise miteinander verbunden, weil sie einander verändert haben. (2005, 178 f. – erste H.d.V., zweite H.i.O.)

Kairos und Gemeinsamkeit werden in diesen Begegnungsmomenten zu zwei Seiten derselben Medaille. In der von den Beteiligten geschaffenen »gemeinsamen Situation« (vgl. Staemmler 2009a, 199 ff.) sind sie emotional intensiv und unzensiert aufeinander bezogen; ihr jeweiliges Erleben geht Hand in Hand mit dem des anderen. Ein gemeinsamer Rhythmus entsteht, durch den – trotz möglicherweise betrüblicher Erlebnisinhalte – der therapeutische Prozess eine Art von Leichtigkeit bekommt, wie sie sich so ähnlich bei gut aufeinander abgestimmten Tänzern ergeben kann. Man könnte auch von einem gemeinsamen *Flow* sprechen, dem die Beteiligten sich überlassen und durch den sie sich koordinieren und synchronisieren (vgl. McMillan & McLeod 2006). Oft verändert sich dabei das Zeiterleben in der Form, dass die Zeit ›wie im Fluge‹ zu vergehen scheint.

»Auf einer gemeinsamen Gefühlsreise wird die Erfahrung geteilt, noch während sie sich entfaltet« (Stern 2005, 179); die spätere Erinnerung an diese *eigene* Erfahrung bleibt unauflöslich verknüpft mit der Erinnerung an den anderen Menschen, *mit dem zusammen* man diese Erfahrung gemacht hat, und auch dieser andere bildet eine plastische Erinnerung daran aus, wie es war, diese Erfahrung *gemeinsam* gemacht zu haben.

> Was dabei für den Klienten äußerst wichtig ist …, liegt in der *andauernden* Erfahrung der Verbundenheit, die sich aus seiner Bereitschaft ergibt, im Beisein des Therapeuten *loszulassen*, und dem Erleben, dass dieser wirklich für ihn sorgt. Diese andauernde Verbindung

> setzt sich vom Therapiezimmer aus in andere Situationen und Momente im Leben des Klienten fort. (McMillan & McLeod 2006, 289 – H.i.O.).

So entsteht während des Begegnungsmoments ein sehr prägnantes Gefühl der Verbundenheit, das aber über den Moment hinausreicht und sich in die Zukunft hinein erstreckt.

Bemerkenswerterweise verliert unter dem Eindruck dieser Verbundenheit das Erleben der funktionalen Asymmetrie an relativem Gewicht, weil das Beziehungserleben sich jenseits dessen zuträgt, was therapeutische Funktionalität intendieren und erreichen kann: Die Erfahrung gemeinsamer Menschlichkeit verdichtet sich und wird zur dominanten Dimension, die die Asymmetrie überstrahlt. Dabei bleiben die Unterschiede zwischen Du und Ich dennoch klar, wie Mick Cooper in seinen Untersuchungen festgestellt hat, deren Ergebnisse im Einklang mit meinen eigenen Erfahrungen stehen:

> Einige signifikante Unterschiede wurden hinsichtlich dessen deutlich, wie Klienten und Therapeuten ihre Erfahrungen von derartiger Beziehungsdichte entsprechend ihrer spezifischen Rollen beschrieben. Was zum Beispiel das Selbsterleben der Therapeuten betrifft, so sprachen diese häufiger von Gefühlen des Respekts und der Anteilnahme für ihre Klienten … Im Kontrast dazu beschrieben Klienten … mit größerer Wahrscheinlichkeit ihre Eindrücke, gesehen, verstanden, umsorgt und akzeptiert zu werden. (2013, 70)

Ich könnte meine Eindrücke von solchen Erlebnissen auch so beschreiben: Die erlebte Anderheit des Anderen bleibt bestehen, trägt aber nicht die Signatur des Trennenden, sondern wird vielmehr als ein Aspekt der Möglichkeit erfahren, sich zusammen mit dem Anderen im gemeinsamen Bedeutungsraum einer geteilten Wirklichkeit zu befinden, die die Beteiligten umfängt und sowohl mehr als auch etwas anderes ist als die Summe ihrer jeweiligen Subjektivitäten. Edward Tronick hat dafür den interessanten Begriff des »dyadisch erweiterten Bewusstseinszustands« geprägt; er geht dabei davon aus, dass

> jedes Individuum ein sich selbst organisierendes System darstellt, das seine eigenen Bewusstseinszustände hervorbringt …, die in Zusammenarbeit mit einem anderen sich selbst organisierenden System zu kohärenteren und komplexeren Zuständen erweitert werden können. Wenn die Zusammenarbeit der beiden Systeme erfolgreich ist, erfüllt jedes System das Prinzip einer gesteigerten Kohärenz und Komplexität. Die Bewusstseinszustände [der Beteiligten] … sind inklusiver und kohärenter, sobald sie einen dyadischen Zustand bilden, der den Zustand des jeweils anderen einschließt. (2007, 291 – vgl. auch Schore 2003, 76ff.).

Dieser dyadische Bewusstseinszustand führt zu der unmittelbaren Erfahrung von Verbundenheit, zu der gemeinsamen »Regulation und Kokreation der … Bedeutungen, die Menschen der Welt und ihrem Platz in ihr zuweisen« (Tronick 2005, 312). Er kann manchmal so ausgeprägt und umfassend werden, dass er fast als etwas Spirituelles erlebt wird: Die Beteiligten empfinden den sie umgebenden gemeinsamen Raum dann als mehr oder weniger unbegrenzt; sie fühlen sich aufgehoben in einem sie umschließenden und zugleich unendlichen Kosmos, in dem sie sich einerseits verschwindend klein, andererseits zugleich geborgen, in der Bedeutung ihres Selbst sowohl stark relativiert als auch sicher und selbstverständlich fühlen, weil sie sich als Teil eines großen Ganzen sehen, das ihr Selbst übersteigt (vgl. Tugendhat 2012).

Im Diskurs der personzentrierten Psychotherapie hat sich in den letzten Jahren ein Begriff etabliert, mit dem etwas Ähnliches gemeint zu sein scheint wie mit Sterns Begegnungsmomenten: »*relational depth*« (deutsch etwa: »Beziehungstiefe«). Dieser Begriff beschreibt

> zunächst das Erleben einer erlebnishaften Dichte und Intensität der therapeutischen Begegnung und zwar sowohl von Seiten des Therapeuten wie des Klienten. Das Arbeiten in der »Tiefe der Beziehung« meint hier das starke emotionale Berührt- und Engagiert-sein von zwei Personen, die sich gegenseitig wahrnehmen und sich sagen, wer sie sind. (Finke 2014, 123).

Während ich die phänomenologischen Beschreibungen solcher Erfahrungen in großen Teilen nachvollziehen kann, bin ich über den Terminus der »Tiefe« nicht gerade erfreut – wie auch manche der personzentrierten Kolleginnen, z. B. Keith Tudor, der anmerkt: »Die Tiefenmetapher, angewandt auf die Persönlichkeit, impliziert eine topographische und sogar archäologische Sicht auf die Psyche mit spezieller psychoanalytischer Herkunft, und in diesem Sinn klingt ›Beziehungstiefe‹ wie ein Echo auf Tiefenpsychologie« (Tudor 2014, 118). Ich wende mich daher lieber dem zu, was Menschen in einem Begegnungsmoment unmittelbar erleben. Cooper fasst die Eindrücke seiner Klientinnen von ihren entsprechenden Erfahrungen so zusammen:

> Die Beteiligten beschrieben eindrucksvolle Gefühle von Verbundenheit, Nähe und Intimität mit dem anderen … Sie hatten ein tiefgehendes Empfinden von Vertrauen, manche auch Gefühle von Liebe. In diesen Momenten von Bezogenheit wurden oft auch starke Ausprägungen von Mutualität erlebt …: ein Empfinden von Gleichheit, Partnerschaft oder wie zusammen auf einer Reise zu sein, mit gegenseitiger Akzeptanz, Offenheit und Achtsamkeit füreinander. Manche Beteiligte sprachen überdies von dem Erleben eines beidseitigen Fließens »wie von Elektrizität von dem einen zum anderen« …; und andere beschrieben eine sich gegenseitig verstärkende Wechselseitigkeit: nicht nur dass sie den anderen erkannten, sondern auch dass sie erkannten, dass der andere sie erkannte. (2013, 69)

Beispiel aus der Praxis 16

Claire, Mitte 50, war eine offene und sprachgewandte Frau; … sie bat mich um einen Termin, obwohl sie mir, wie sie sagte, ›nicht die Zeit stehlen‹ wollte. Ihr Ehemann, Stephen, hatte zwei Jahre zuvor eine Krebsbehandlung erfolgreich hinter sich gebracht. Es hatte sie wie ein Schock getroffen, als sich ein paar Wochen zuvor herausgestellt hatte, dass der Krebs zurückgekehrt war und keine Hoffnung auf Heilung bestand. …

Bei unserem ersten Treffen erzählte Claire mir ihre Geschichte, und ich empfand eine tiefe Trauer und Mitgefühl für sie. Sie meinte, einigermaßen gut zurechtzukommen. Sie sprach davon, wie sie ihre Arbeit, Besuche in der Klinik, Kontakte mit der Familie und Freunden sowie die Vorbereitungen für Stephen, der zum Sterben nach Hause kommen wollte, in Einklang zu bringen versuchte – als ob all das sie keine große Mühe kostete. Ich war beeindruckt von der enormen Belastung, die sie trug. Sie stimmte mir zu, dass es schwierig sei, sie aber damit klarkomme – »schließlich bin nicht ich es, die den Krebs hat.« Ich war sehr bewegt und sagte sanft: »Ich höre, dass Sie das alles schaffen und dabei auch alle anderen unterstützen, aber ich frage mich, wer sich um *Sie* kümmert.« Sie sah mich eine Weile schweigend an, dann stiegen Tränen in ihre Augen und liefen über ihre Wangen; sie schluchzte heftig.

Während sie weinte, saß ich still bei ihr mit Tränen in meinen Augen, sagte aber nichts, um Claires Fluss nicht zu unterbrechen oder zu stören. Als ihr Schluchzen abklang, lächelte sie mich an und sagte: »Wissen Sie, das war das erste Mal, dass ich geweint habe. Vielen Dank.« Ich lächelte zurück und antwortete: »Das freut mich.« Die nächsten Minuten saßen wir schweigend zusammen, und eine wohltuende Ruhe umgab uns. Diese gemeinsam empfundene Nähe fühlte sich unglaublich stark an, und ein Gefühl von Verbundenheit schien zwischen uns zu bestehen. Als sie gegangen war, fühlte ich mich energetisiert und beschwingt, was mir in Anbetracht von Claires Lebenssituation fast unangemessen erschien. (Brown, Deacon, Kerr & Ralph 2013, 17)[121]

Wenn man sich solche Begegnungen vergegenwärtigt oder sie selbst schon erlebt hat, ist es nicht überraschend, bei Stern zu lesen: »In Begegnungsmomenten vollziehen sich zentrale Erfahrungen, die in einer Psychotherapie verändernd wirken. Sehr häufig sind es jene Momente, an die man sich Jahre später am besten erinnert, Momente, die den Verlauf der Therapie verändert haben« (2005, 182).[122] Befragungen von Klientinnen, die Knox durchführte, bestätigen: »Augenblicke von Beziehungstiefe wurden von den meisten Klientinnen als heilsam, unterstützend und kräftigend erlebt und gingen oft mit einer Einsicht oder einer neuen Art einher, wie sie die Dinge sahen« (2013, 29).

Die von Lynne Jacobs benannte Ich-Du-Qualität solcher Begegnungsmomente hat Mearns und Cooper veranlasst zu behaupten, dass

---

121 Das Beschwingtsein des Therapeuten ist natürlich nicht wirklich unangemessen; es ist die Folge seines mit der Klientin erlebten Begegnungsmoments (vgl. auch *Theoretische Ergänzung 35* in Kapitel 6.2).

122 Am Anfang von Kapitel 4.2 war das im *Beispiel aus der Praxis 3* bereits an Yaloms Erfahrung mit seiner Psychoanalytikerin deutlich geworden. In Kapitel 6.2 gebe ich ein Beispiel aus eigener Erfahrung *(Beispiel aus der Praxis 18).*

> es auf dieser Ebene von Verbundenheit absolut keine Übertragungsphänomene gibt.... Die Realität ist, dass Übertragungsphänomene zu einer viel oberflächlicheren Beziehungsebene gehören... Wenn der Klient die Beziehung mit diesem Ausmaß an Vertrauen akzeptiert hat und sich auf sehr fundamentale Aspekte von sich einlässt, liegt all das weit unterhalb der Ebene von Übertragungsphänomenen. (2005, 53)

Auf die Tiefenmetaphorik, die auch hier wieder Verwendung findet, habe ich oben schon Bezug genommen. Was die These der Autoren bezüglich der Abwesenheit von Übertragungen im Verlauf von Begegnungsmomenten angeht, ist sie mir zu generell und undifferenziert. Ich weiß zwar aus eigener Erfahrung, wie authentisch man sich in einem Begegnungsmoment persönlich fühlen und wie offen und unverstellt einem sein Gegenüber dabei erscheinen kann; dieses Erleben ließe sich natürlich leicht als Ausdruck von *Angemessenheit* betrachten und somit als Beleg für die Abwesenheit von Übertragungsphänomenen in dem Sinne deuten, wie ich es im vorangehenden Abschnitt unter Bezug auf Greenson dargestellt habe.

Doch es wäre aus meiner Sicht naiv anzunehmen, dass ein ausgeprägtes Gefühl von Stimmigkeit nicht auch Ausdruck von Beziehungskonstellationen sein könnte, die – vielleicht in der Form einer positiv erlebten Kollusion – auf Übertragungselementen in der Haltung der Klientin *und* zugleich auf Gegenübertragungselementen in der Einstellung des Therapeuten beruhen. Ob das in einem konkreten Fall so ist oder nicht, bleibt der gemeinsamen retrospektiven Erforschung der Beteiligten überlassen. Um einer möglichen Romantisierung oder Idealisierung erlebter Begegnungsmomente entgegenzuwirken, möchte ich darum zum Schluss dieses Abschnitts etwas Wasser in den Wein gießen und die folgende Warnung von Jobst Finke zitieren:

> Der Therapeut [muss] sein eigenes Beziehungserleben, gerade dann, wenn es besonders »tief« ist, immer kritisch hinterfragen. Er muss sich dabei immer fragen, ob sein Erleben eines tiefen »Involviert-Seins« nicht längst in eine emotionale Verstrickung umgeschlagen ist, in der er unbemerkt eigene Bedürfnisse auslebt, z. B. das Bedürfnis, sich als allzeit gütige, überfürsorgliche Mutter zu bewähren. Dabei aber können dysfunktionale Erwartungen sowie autonomie- und wachstumshemmende Einstellungen des Klienten verstärkt werden. (2014, 125)

5. Plädoyer für eine weitere Wende: vom »Selbst-in-Beziehung« zum »relationalen Selbst«

> Dieses Selbst, das gemeint ist, aber hat – so überraschend und verwunderlich dies zunächst auch sein mag – seinen »Ort« in gewissem Sinne nicht in der Psyche.… Das lebendige personale Selbst des Menschen lernen wir … erst wahrhaft kennen im dialogisch konstellierten ereignishaften Geschehen partnerischer Begegnung. (Trüb 1951/2015, 27f.)

Während die individualistische Lesart der Gestalttherapie die Person als abgegrenztes und unteilbares Wesen betrachtet, das von seiner Haut umschlossen wird,[123] trägt die relationale Perspektive der Tatsache Rechnung, dass Menschen immer auf andere bezogen sind, selbst wenn sie allein sind. Sie sind daher *relational unteilbar.*[124] Wie schon Heidegger klar gemacht hat, ist

> Dasein … wesenhaft Mitsein.… Das Mitsein bestimmt … das Dasein auch dann, wenn ein Anderer faktisch nicht vorhanden und wahrgenommen ist. Auch das Alleinsein … ist Mitsein in der Welt. *Fehlen* kann der Andere nur *in* einem und *für* ein Mitsein. Das Alleinsein ist ein defizienter Modus des Mitseins, seine Möglichkeit ist der Beweis für dieses. (1953, 120 – H.i.O.)

Dieses Mitsein, die Bezogenheit von Menschen aufeinander, lässt sich allerdings auf unterschiedliche Weise verstehen.

---

123 Es gehört zu den schwerer wiegenden Irrtümern der klassischen gestalttherapeutischen Theorie, dass der physische *Körper* (der *»Organismus«*) mit dem erfahrbaren *Leib* (einer *Person*) in einen Topf geworfen wurde, wie z.B. in der häufig zitierten Textstelle: »Erfahrung vollzieht sich an der Grenze zwischen dem Organismus und seiner Umwelt, vor allem an der Hautoberfläche« (Perls et al. 1951/2006, 21). Stemberger stellt hierzu richtig fest: »Erfahrung ist … keine physikalische Kategorie, sondern eine phänomenale. Erfahrung hat physiologische Grundlagen, ist selbst jedoch kein physiologischer, sondern ein phänomenaler Vorgang« (1999, 64 – vgl. hierzu auch Staemmler 1996; 2002; 2006; Wheeler 1993, 70f.).

124 Ich habe diese Formulierung von E. Polster (2015, 144) geborgt.

5.1 Schwache und starke Relationalität

Dieses Mitsein, die zwischenmenschliche Bezogenheit, meint nicht nur den grundlegenden Wunsch, sich zugehörig zu fühlen, also den Grund, der Menschen dazu motiviert, sich für Beziehungen mit anderen zu engagieren; es meint ebenso die dauerhafte Bezugnahme auf andere in dem Sinne, dass Menschen sich in ihren Handlungen, Äußerungen und Gedanken permanent an andere wenden (»adressieren« – vgl. Bakhtin 1986) und auf andere antworten – gleichgültig, ob diese nun gerade an- oder abwesend sind. Mit anderen Worten: Wann immer es ein Individuum gibt, gibt es zugleich eine Interaktion dieses Individuums mit anderen Individuen, und diese Interaktion übt ständig einen Einfluss auf die beteiligten Individuen aus. Von daher gibt es keine Erfahrung und kein Verhalten eines Individuums, die ohne Berücksichtigung des Einflusses der Interaktion mit anderen Menschen zu verstehen wären.[125]

Theoretische Ergänzung 25

Tubbs (1972, 5) hat dieses Verständnis von Relationalität in die Form eines alternativen ›Gestaltgebets‹ gebracht:

> Wenn ich lediglich meinen Antrieben folge,
> Und du lediglich deinen,
> Dann sind wir in Gefahr einander zu verlieren –
> Und sogar uns selbst.
> Ich bin nicht dazu da, um nach deinen Erwartungen zu leben,
> Sondern ich bin dazu da, um dich zu bestätigen
> Als ein einzigartiges menschliches Wesen
> Und um von dir darin bestätigt zu werden.
> Wir sind ganz wir selbst nur in Beziehung zueinander;
> Das Ich, losgelöst von einem jeden Du,
> Fällt auseinander.
> Ich finde dich nicht durch Zufall;
> Ich finde dich, indem ich mich entfalte
> Und mich nach dir ausstreckte.
> Anstatt untätig zu warten, ob wir einander begegnen,
> Kann ich bereit sein und dich suchen.
> Ich muß bei mir selbst anfangen – das ist wahr;
> Doch darf ich nicht aufhören bei mir:
> *Die* Wahrheit beginnt mit Zweien.

---

125 Ich habe meiner Formulierung bewusst Anklänge an die folgende Feststellung von Perls et al. verliehen: »Es gibt keine einzige Funktion irgendeines Lebewesens, die ohne Beteiligung von Objekten und Umwelt wirksam sind, ob man die vegetativen Funktionen wie Nahrung oder Sexualität, oder die Wahrnehmungsfunktionen, oder motorische Funktionen, oder Gefühle, oder das Denken selbst im Auge hat« (1951/2006, 22).

Denn wenn ich lediglich meinen Antrieben folge,
Und du lediglich deinen,
Dann sind wir in Gefahr, einander zu verlieren –
Und sogar uns selbst. (Übersetzung nach Petry 1986, 14)

Man kann dieses »Selbst-in-Beziehung«, wie es Peter Philippson (2001) in einem Buchtitel (original: *Self in Relation*) nennt, als ein Individuum interpretieren, das *primär* aus sich selbst heraus existiert und dann, in einem *zweiten* Schritt, auf andere trifft, sich auf Beziehungen mit ihnen ein- und sich dann von ihnen beeinflussen lässt. In seinem Buch *Relational Being* – ich bitte zu beachten, dass dieser Titel sich im Wortlaut scheinbar nur geringfügig, in der Sache aber wesentlich von dem Philippsons unterscheidet! – kommentiert Kenneth Gergen die Vorstellung von einem solchen Selbst-in-Beziehung kritisch:

> Aus dieser Sicht sind Beziehungen die Folge getrennter Wesen, die in Kontakt miteinander treten; die Beziehungen leiten sich von grundlegend getrennten Einheiten ab. … Daher besteht die Tendenz, von der Kultur, der Gesellschaft, der Familie oder nahen Anderen als Größen zu sprechen, die das Individuum »beeinflussen«, »eine Wirkung auf es ausüben« oder »sein Handeln bestimmen«. (2009, xx f.)

Vor dem Hintergrund der immer noch stark individualistischen Ausrichtung unserer westlichen Kulturen (einschließlich des gestalttherapeutischen Diskurses) stellt das Konzept von einem Selbst-in-Beziehung durchaus einen gewissen Fortschritt dar. Denn ohne Zweifel übersteigt es bereits tendenziell ein strikt individualistisches Menschenbild. Außerdem beschreibt es einen wichtigen Aspekt menschlicher Wirklichkeit, der anzuerkennen und zu berücksichtigen ist, wenn man eine nicht-individualistische Konzeption von der Gestalttherapie verfolgen möchte. Aber

> Bezogenheit kann nicht überzeugend als eine Transaktion zwischen grundlegend getrennten Wesen verstanden werden. Es handelt sich nicht primär um einen Austausch, in dem irgendetwas übergeben wird. Vielmehr handelt es sich um eine inhärente und primäre Modalität menschlichen Lebens, die unsere wesentliche Verbundenheit reflektiert. (Barrett-Lennard 2007, 135)[126]

Darum möchte ich den folgenden Gedanken einbringen: Die Vorstellung von einem Selbst-in-Beziehung stellt nur *eine* relationale Betrachtungsweise des Menschen dar – und zwar eine, die von Brent Slife (2004) als »*schwache* Relationalität« gekennzeichnet wird und die nach meiner Meinung um eine weitere, *grundsätzlichere* Weise, Menschen zu sehen, *ergänzt* werden sollte. Dabei möchte ich keineswegs den Eindruck erwecken, die von mir vorgeschlagene Ergänzung stünde im Widerspruch zur Vorstellung von einer schwachen Relationalität, die

126 Im buddhistischen Kontext spricht Thich Nath Hahn (1998) von »*interbeing*« (vgl. auch Kwee 2010).

ich für falsch hielte. Ich denke vielmehr an eine wichtige *Erweiterung* des Begriffs von Relationalität, der es möglich macht, das, »was wir als individuelle Einheiten begreifen, als *abgeleitet* von relationalen Prozessen zu verstehen« (Gergen 2009, xxi – H.d.V.).

Malcolm Parlett beschreibt es folgendermaßen:

> Die fundamentale Einsicht besteht darin, dass unsere Interaktionen – wie wir uns auf andere beziehen und wie wir mit ihnen verbunden sind – nicht irgendeinen sekundären Prozess oder eine Interaktionsfunktion darstellen, die etwas [unserer Individualität] Hinzugefügtes wäre, wie es aus dem Blickwinkel einer Eine-Person-Psychologie erscheint. Vielmehr nimmt unsere Verflochtenheit mit anderen die zentrale Position ein: Anstatt uns als gänzlich separate Individuen zu begreifen, *sind wir zuerst und vor allem miteinander verbunden und interdependent, und wir können gar nicht anders existieren.* (2015, 103 – H.i.O.)

Dieser Begriff von Relationalität versteht den Menschen als ein *relationales Wesen* (im Sinne von Gergens *relational being*): es handelt sich um einen »radikalen« oder »starken« Begriff von Relationalität, um Slifes Formulierung noch einmal zu benutzen. Damit wäre der Ausgangspunkt markiert, von dem eine zweite relationale Wende in der Entwicklung gestalttherapeutischer Theorie ausgehen könnte: *»Eine gute Wende verdient eine weitere«* (Bloom 2011 – H.d.V.). Sie ginge von dem Gedanken aus, »dass nicht Subjekte oder Objekte, sondern Relationen und dynamische Bezogenheit das Ausgangsmaterial der Wirklichkeit bilden könnten. … Selbst und (wahrnehmbare) Welt … sind keine der Beziehung vorgängigen Entitäten, sie formen sich im Relationsgeschehen« (Rosa 2016, 68, 215).

Um es gleich noch einmal zu betonen: Ich meine keineswegs, starke Relationalität könne oder solle schwache Relationalität ersetzen; aus meiner Sicht *übersteigt* die starke die schwache und *schließt* sie zugleich *ein.* Systematisch gesprochen ist schwache Relationalität ein Aspekt starker Relationalität, die bedeutet, »dass wir alle uns durch andere konstituieren (die ihrerseits ähnlich konstituiert sind). Wir sind immer schon aufeinander bezogen aufgrund unserer gemeinsamen Selbst-Konstitutionen« (McNamee & Gergen 1999, 11 f.) – kurz: »Menschliche Beziehungen *beeinflussen nicht nur, sondern sind auch konstitutiv«* (Slife 2004, 160 – H.i.O.) für die beteiligten Personen und ihr Erleben.

Der Psychoanalytiker und Säuglingsforscher Daniel Stern beschreibt den Unterschied zwischen einem schwachen und einem starken Relationalitätskonzept bzw. den wünschenswerten Übergang von dem einem zum anderen so:

> Unser mentales Leben ist ein gemeinsames Produkt unserer selbst und anderer Psychen. Ebendiesen stetigen Dialog bezeichne ich als intersubjektive Matrix.
>
> In diesem Licht betrachtet, sind Eine-Person-Psychologien oder die Vorstellung rein intrapsychischer Phänomene nicht länger haltbar. Das zeitgenössische psychoanalytische Denken hat einen weiten Weg von einer Eine-Person-Psychologie zu einer Zwei-Personen-Psychologie zurückgelegt … Meiner Ansicht nach müssen wir aber noch weiter gehen. Wir

> haben die Intersubjektivität traditionell eher als eine Art Epiphänomen konzeptualisiert, das gelegentlich in Erscheinung tritt, wenn zwei getrennte und eigenständige Psychen interagieren. Heute betrachten wir die intersubjektive Matrix ... als den wichtigsten Schmelzofen, in dem interagierende Psychen ihre Gestalt annehmen.
>
> Zwei Psychen erzeugen Intersubjektivität. Doch ebenso werden die beiden Psychen von der Intersubjektivität geformt. ...
>
> In ähnlicher Weise kann man die Intersubjektivität in der klinischen Situation nicht länger nur als hilfreiches Instrument oder als eine von zahlreichen, je nach Bedarf verfügbaren Möglichkeiten des Zusammenseins mit einem Anderen betrachten. Vielmehr verstehen wir den therapeutischen Prozess als ein Geschehen, das sich in einer fortdauernden intersubjektiven Matrix vollzieht. (Stern 2005, 90 f.)

Übrigens war Lynne Jacobs (2005) auch bezüglich einer möglichen zweiten Wende der Gestalttherapie hin zu einem Verständnis von starker Relationalität insofern maßgebend, als sie (im gleichen Jahr wie Stern sein oben zitiertes Buch) einen Artikel mit dem programmatischen Titel »Die unvermeidliche Intersubjektivität des Selbst« veröffentlichte. Selbstverständlich erkennt Jacobs in diesem Artikel die Tatsache an, dass man bereits bei Perls et al. (1951/2006) einige Aussagen nachlesen kann, mit denen sie eine sinnvolle und nützliche Grundlage für Jacobs' Überlegungen legten. Es gibt dafür einige Beispiele, auf die ich bereits weiter oben hingewiesen habe.

An dieser Stelle meiner Ausführungen komme ich nun aber zu dem Punkt, an dem ich eine Textstelle etwas ausführlicher zitieren möchte, deren hervorgehobenen Teil ich bereits in Kapitel 3 zitiert und mit der Ankündigung versehen hatte, später darauf zurückzukommen. Sie lautet:

> Soziale Beziehungen wie Abhängigkeit, Kommunikation, Imitation sowie Objektliebe sind kennzeichnend für jedes menschliche Umfeld, lange bevor man sich selbst als eigenständige Person erkennt oder in anderen soziale Wesen sieht.[127] *Persönlichkeit ist eine Struktur, die aus ... frühen interpersonalen Beziehungen heraus entsteht.* (Perls et al. 1951/2006, 142)

127 Für den letzten Satzteil steht im englischen Original: »... or identifying the others as constituting society« (1951, 320).

5.2 Entwicklungspsychologie

Es ist für mich keine Überraschung, dass Perls et al. an dieser Stelle auf die Entwicklungspsychologie Bezug nehmen, denn diese Disziplin liefert meiner Ansicht nach den am leichtesten nachvollziehbaren Zugang zum Verständnis und zur Untermauerung von zweien der wichtigsten Behauptungen Martin Bubers, die er mit geradezu apodiktischen Worten zum Ausdruck brachte: »Im Anfang ist die Beziehung« (1936, 35), und: »Der Mensch wird am Du zum Ich« (1984, 32).[128]

Für meinen weiteren Gedankengang ist es wichtig zu betonen, dass diese beiden Behauptungen Bubers *keine ethischen* Stellungnahmen darstellen, wie es im Gegensatz dazu bei seinen Überlegungen zu den von ihm so genannten »Grundworten« »Ich-Du« und »Ich-Es« der Fall ist.[129] Die Grundworte beschreiben *normative Qualitäten* für die praktische Gestaltung von (vorwiegend zwischenmenschlichen) Kontakten sowie deren mögliche Wirkungen auf diejenigen, die auf die eine oder andere Weise angesprochen werden, und schließlich die möglichen Rückwirkungen auf diejenigen, die diese Grundworte sprechen. Damit tragen die Grundworte eine *ethische* Färbung, die – zweifellos! – einen notwendigen und wichtigen Aspekt jeder therapeutischen Praxis darstellen. An *dieser* Stelle geht es mir aber um etwas anderes.

Ich möchte hier nämlich mit Hilfe der Entwicklungspsychologie die »deskriptiv« oder »ontologisch« zu nennende Dimension thematisieren, die häufig als »Dialogizität« bezeichnet wird. Und »Dialogizität ist mehr als Ich-Du« (Marková 2003, 80): Dieser Begriff bezieht sich auf »ein theoretisches Bezugssystem, das möglicherweise die ganze Bandbreite menschlicher Handlungen, Kognitionen, Kommunikationen und semiotischer Praktiken abdeckt. Dabei geht es *nicht* primär um eine normative Theorie darüber, *wie* Menschen sich an einem guten Dialog beteiligen sollten« (Linell 2009, 409 – H.d.V.).[130] Das hier gemeinte Bezugssystem ist Teil einer Tradition, die u. a. auf die Arbeiten der Russen Mikhail Bakhtin und Lev Vygotsky sowie der amerikanischen Pragmatisten William James, Charles S. Peirce, John Dewey und George Herbert Mead zurückgeht.

Theoretische Ergänzung 26

In meinem Buch *Das dialogische Selbst* (Staemmler 2015a) habe ich außerdem auf viele weitere Autoren verwiesen, auf die sich die Theorie der Relationalität stützen lässt. Bei manchen von ihnen geht es nicht nur um die Beziehungen zwi-

---

[128] Das trifft natürlich auch auf problematische Erlebens- und Verhaltensweisen zu. Wachtel drückt es zugespitzt aus, wenn er schreibt: »Eine Neurose aufrechtzuerhalten, ist harte, dreckige Arbeit und lässt sich alleine nicht erfolgreich bewerkstelligen« (2014b, 31).

[129] Vgl. Kapitel 4.3, speziell *Theoretische Ergänzung 16.*

[130] Detaillierte Erläuterungen des Begriffs der »Dialogizität« findet man z. B. bei Josephs (2003), Linell (2009) oder Märtsin, Wagoner, Aveling, Kadianaki & Whittaker (2012).

schen Menschen, sondern noch genereller um das Verhältnis zwischen Selbst und Welt. Mein philosophischer Lehrer Heinrich Rombach gehört zu dieser Gruppe. In seiner *Strukturanthropologie* kommt er nach gründlicher phänomenologischer Untersuchung zu der folgenden Einsicht:

> So scheitert jeder Versuch, ein letztes Subjekt zu finden, es sei denn, dieses Subjekt wäre kein Kern und kein Träger, kein Subjekt und kein Seiendes, sondern ein *Geschehen*, das Geschehen der … »Selbstkonstitution«, wie die Strukturanthropologie sagt.
>
> Diese Selbstkonstitution setzt voraus, daß das »Selbst« … in keiner Weise schon »vorhanden« oder »seiend« ist, da sich sonst jede Konstitution erübrigte. Aus diesem zwingenden Grunde sagt und fordert die Strukturanthropologie, daß das Ich »nichts« ist. Es »ist« eine bloße Vollzugsform, *Konstitution*, die sich im Vollzug ihres Geschehens erst ihre Bestimmtheit gibt, und dazu der »Welt« bedarf. »Welt« ist, struktural gesehen, das Bestimmungsmaterial der Selbstkonstitution. In dieser Weise sind Ich und Welt aufeinander angewiesen. …
>
> Dies, daß das Dasein im innersten »nichts« ist, macht seine »Offenheit« aus. Offenheit ist ein wichtiger Grundcharakter, der heute geradezu die Rolle einer Kardinaltugend übernommen hat. Die Offenheit, die wir meinen, besteht nicht darin, anderen im Sinne einer formalen Toleranz zu begegnen, sondern sich notfalls bis ins Innerste betreffen zu lassen, sich gegebenenfalls im Angesicht einer einschneidenden Wirklichkeit im Hinblick auf die geforderte Antwort neu zu generieren. …
>
> Der Mensch darf sich nicht im vorhinein festlegen. Er darf im Innersten nicht wissen, wer er ist – und er weiß es in der Tat auch nicht. Wer es aber zu wissen glaubt, der hat damit über das, was ihn betreffen kann, vorweg entschieden und die Welt im Grunde festgelegt, wie viele Einzelheiten er auch immer noch offen lassen mag. Wer weiß, wer er ist, der weiß auch, was die Welt ist, und was die Dinge, die ihm in dieser begegnen wollen, je sein können. Er existiert gewissermaßen starr und beschränkt (»borniert«) und bleibt der Welt das Wichtigste, nämlich sich selbst, schuldig. (1987, 282 f. – H.i.O.)
>
> Das *innerste Nichts* ist das Herzstück einer jeden Identität. Auf nichts sollten wir so erpicht sein, wie auf dieses Nichts. Wir fliehen es dagegen. … Würden wir uns auf das innerste Nichts freigeben, könnten wir ganz anders zu Handlungsidentitäten zusammentreten, und jeder wäre nur noch »zufällig« der, für den er gehalten wird. Das menschliche Leben erhielte dadurch etwas außerordentlich umgängliches, fürsorgliches und erleichterndes. Sicherlich würde es dadurch menschlicher. (a.a.O., 287 – H.i.O.)

Selbst wenn dem einen oder anderen, der individualistisch sozialisiert wurde, dabei schwindlig werden mag – der Begriff der starken Relationalität bzw. der Begriff der Dialogizität, der aus der genannten Tradition stammt, versucht zu verstehen, was es heißt, ein menschliches Selbst zu sein, das immer schon auf andere bezogen ist, sich ständig am kommunikativen Austausch mit anderen beteiligt und nur durch diese Interaktionen zu dem wird, was es jeweils ist, wie es sich versteht und wie es sich verwirklicht:

> Alles, was mich betrifft, bei meinem Namen angefangen, tritt aus der externen Welt in mein Bewusstsein durch die Münder der anderen (meiner Mutter usw.), mit ihrer Intonation, in ihrer emotionalen und bewertenden Tonalität. Ich werde meiner selbst anfänglich durch die

anderen gewahr: Von ihnen empfange ich Wörter, Formen und Tonalitäten für die Bildung meiner anfänglichen Vorstellung von mir selbst. So, wie sich der Körper ursprünglich im Mutterleib ... bildet, erwacht das Bewusstsein eines Menschen in der Umhüllung durch das Bewusstsein anderer. (Bakhtin 1986, 138)

Daniel Sterns bahnbrechende Untersuchungen haben solche Annahmen wie die von einem frühkindlichen, »normalem Autismus« (vgl. Mahler et a. 1980) oder Perls' verwunderliche Behauptung, »der Säugling an der Mutterbrust ist ein Parasit« (1978, 137), eindeutig widerlegt und nur allzu deutlich gezeigt, was seither immer wieder bestätigt wurde, nämlich dass »der Säugling vom Augenblick seiner Geburt an in dem Sinne ein von Grund auf soziales Wesen ist, daß er die Anlage hat, unverwechselbare Interaktionen mit anderen Menschen zu suchen und aktiv aufrechtzuerhalten« (Stern 1992, 328).

Wenn ein Baby dann ungefähr ein Jahr alt wird, beginnt sich zu entwickeln, was James und Mead das *»Me«* nannten; damit ist, grob gesagt, die Fähigkeit gemeint, sich selbst zu reflektieren bzw., wie man gleichsinnig formulieren könnte, sich selbst mit den Augen der anderen zu sehen. Wie diese Fähigkeit entsteht, kann man grob so beschreiben:

Durch die angeborene Tendenz, Verhaltens- und Ausdrucksweisen von Bezugspersonen zu imitieren, lernt das Kleinkind zunächst, seine Aufmerksamkeit auf dasselbe Objekt auszurichten, auf das die Aufmerksamkeit des anwesenden Erwachsenen gerichtet ist; so entsteht die Möglichkeit *geteilter* Aufmerksamkeit: Das Baby wird sich allmählich nicht nur des Gegenstandes bewusst, auf den sich die Aufmerksamkeit der Bezugspersonen richtet, sondern auch der Tatsache, dass die Bezugsperson sich in einem bestimmten *Bewusstseinszustand*, nämlich dem der Aufmerksamkeit, befindet (hier ist in den letzten Jahren häufig von »Mentalisierung« die Rede – vgl. Fonagy et al. 2004).

Wenn der Erwachsene seine Aufmerksamkeit dann auf das Kleinkind orientiert, wenn also das Kind zum ›Gegenstand‹ der Aufmerksamkeit der Bezugsperson wird, kann sich die *geteilte* Aufmerksamkeit auf das Baby beziehen. Dies ist der entscheidende Moment, von dem an das Kind beginnen kann, seine Aufmerksamkeit auf sich selbst zu richten und dann – Schritt für Schritt – von dem Modell der Aufmerksamkeit der Bezugsperson unabhängig zu werden (vgl. z. B. Bråten 1998; Tomasello 1993; Trevarthen & Aitken 2001).[131] Dies entspricht der sozialpsychologischen Beobachtung von Mead, der schreibt:

---

131 Wenn man von ontologischen Feststellungen, ethischen Forderungen und entwicklungspsychologischen Abfolgen ausgeht, stellt sich die Frage, ob Bubers *Ich und Du* nicht einen irreführend verkürzten Titel trägt. Unter ethischem Aspekt hat Petzold dementsprechend postuliert: »Mit Lévinas ist Buber invers zu lesen: Du und Ich« (1996, 327). Aus ontologischem Blickwinkel könnte man auch die Frage aufwerfen, ob Bubers Titel nicht durch »Wir und Du und Ich« zu ersetzen wäre. Denn der primär zu setzende andere existiert ja nie allein, sondern immer in einer Gemeinschaft mit weiteren anderen sowie deren Kultur und Sprache etc.

> Der Einzelne … bringt die eigene Erfahrung als Selbst[132] … nicht direkt oder unmittelbar ins Spiel, nicht indem er für sich selbst zu einem Subjekt wird, sondern nur insoweit, als er zuerst zu einem Objekt für sich selbst wird, genauso wie andere Individuen für ihn oder in seiner Erfahrung Objekte sind; er wird für sich selbst nur zum Objekt, indem er die Haltungen anderer Individuen gegenüber sich selbst innerhalb einer gesellschaftlichen Umwelt oder eines Erfahrungs- und Verhaltenskontextes einnimmt, in den er ebenso wie die anderen eingeschaltet ist. (1934/1980, 180)

Das Baby eignet sich von daher die *Bezogenheit* zwischen der Bezugsperson und ihm selbst an mit der Folge, dass es anfängt, sich auch auf sich selbst zu beziehen (vgl. Rogoff 1990). Von nun an gibt es neben dem *»I«* das, was Mead das *»Me«* nennt. »Internalisiert werden nicht ›Objekte‹, sondern *Interaktionserfahrungen*« (Stern 2011, 184 – H.d.V.), und das bedeutet, dass die Bezogenheit es dem Kleinkind ermöglicht, sein individuelles *»I«* (oder sein »prä-reflexives Selbst«) zu transzendieren und darüber hinaus ein *»Me«* (ein »reflexives Selbst« – vgl. Zahavi 2005) zu entwickeln. Damit etabliert sich das *dialogische Format* der kindlichen Psyche, das sich in den weiteren Lebensjahren hinsichtlich seiner Qualität festigen und hinsichtlich seiner konkreten Ausprägungen diversifizieren wird. Durch dieses dialogische Format konstituiert sich das, was wir meinen, wenn wir von einer *Person* sprechen.

Daher ist »Entwicklung im Wesentlichen die Entfaltung des relationalen Lebens« (Schlesinger 1995, 65). Vygotsky hat das Prinzip dieses Entwicklungsprozesses in Anlehnung an Pierre Janet als ein »psychologisches Grundgesetz« bezeichnet. Es besagt, »daß wir erst durch andere wir selbst werden« (1931/1992, 235). Die Parallele zu Bubers Satz, »der Mensch wird am Du zum Ich« (1984, 32), ist offensichtlich, aber Vygotsky führt dieses »Grundgesetz« noch etwas weiter aus:

> Jede Funktion tritt in der kulturellen Entwicklung des Kindes zweimal, nämlich auf zwei Ebenen, in Erscheinung – zunächst auf der gesellschaftlichen, dann auf der psychischen Ebene (also zunächst zwischenmenschlich als interpsychische, dann innerhalb des Kindes als intrapsychische Kategorie). … Hinter allen höheren Funktionen und ihren Beziehungen verbergen sich, genetisch gesehen, gesellschaftliche Beziehungen, das heißt reale Beziehungen zwischen Menschen. (1931/1992, 236)

Theoretische Ergänzung 27

Vygotsky betont dabei: »Es versteht sich von selbst, daß der Übergang von außen nach innen den Prozeß selbst, also dessen Struktur und Funktion, *verändert*« (a.a.O. – H.d.V.). Auf sehr klare Weise zeigt Rogoff, dass sich das Baby im Prozess der Aneignung der geteilten Aufmerksamkeit nicht einfach nur mit dem Standpunkt des Erwachsenen identifiziert:

---

132 In der deutschen Übersetzung steht hier das Wort »Identität«. Ich habe es durch »Selbst« ersetzt, wie es dem englischen Original entspricht, wo »self« steht.

Der Gewinn, der sich aus der geteilten Kognition ergibt, … heißt nicht einfach, dass irgendetwas von dem externen Modell übernommen wird. Vielmehr funktioniert das Individuum im Prozess der Teilnahme an der sozialen Aktivität bereits mit einem geteilten Verständnis. Der Gebrauch, den das Individuum später von diesem gemeinsamen Verständnis macht, ist nicht dasselbe wie das, was gemeinsam konstruiert wurde; es handelt sich vielmehr um die Aneignung der geteilten Aktivität durch das Individuum, in dem sich das Verständnis und die Beteiligung des Individuums an dieser Aktivität widerspiegelt. (Rogoff 1990, 195 - H.i.O.)

Wir haben es also mit einer *kreativen Aneignung von Interaktionserfahrungen* zu tun (vgl. Perls' et al. [1951/2006, 49 f.] Konzept von der »schöpferischen« bzw. »kreativen Anpassung«). Wenn es sprachlich nicht so sperrig klänge, könnte man daher anstatt von kreativer Aneignung von kreativer *»Anverwandlung«* sprechen. Denn »die Welt wird nicht einfach … angeeignet im Sinne eines einfachen Einverleibens, sondern sie wird im Prozess auch transformiert, und in diesem Vorgang der *Weltverwandlung* reproduziert und verwandelt sich auch das Subjekt« (Rosa 2016, 100 – H.i.O.).

Henri Bergson hat diese Tatsache in seinem Buch über *Schöpferische Entwicklung* sehr schön auf den Punkt gebracht, weswegen ich ihn schon in mehreren meiner früheren Veröffentlichungen[133] zitiert habe: »Die äußeren Bedingungen sind kein Gußmodell, dem das Leben sich anschmiegt und dessen äußere Form es empfängt. … Sache des Lebens ist es, *sich selbst eine Form zu schaffen*, die den ihm gesetzten Bedingungen gemäß ist« (1912, 64 – H.d.V.).

Wer den Aspekt der Kreativität und damit den eigenen Beitrag, den schon kleine Kinder bei der Aneignung von Interaktionserfahrungen leisten, nicht berücksichtigt, wird zu falschen oder, wie z. B. Höll, sogar zu unsinnigen Schlussfolgerungen gelangen. Höll deutet das Selbst, das sie mit ihrer irrigen Lesart in meiner Theoriebildung (vgl. Staemmler 2015a/b) zu erkennen wähnt, als ein bedauernswertes Wesen »ohne eigene Interessen, Motive, Standpunkte, das in einer reinen Anpassungsleistung an Situationen und Dialogpartner aufgeht« (Höll 2016, 28).[134]

133 Vgl. u. a. Staemmler (2009c, 33), wo ich auf für Laien verständliche Weise das gestalttherapeutische Konzept der »kreativen Anpassung« erläutert und an Beispielen illustriert habe.

134 Was Papadopoulos in Anlehnung an Vygotsky über Piaget sagt, ist leider auch über Höll zu sagen: »Die Betrachtungsweise von Piaget [bzw. Höll] hat als unausweichliche Konsequenz die Verleugnung der Bedeutung der praktischen Tätigkeit innerhalb der gesellschaftlichen Verhältnisse für die Herausbildung der spezifisch menschlichen psychischen Prozesse. Im Prozess der Sozialisierung, nach Piaget, steckt als verborgenes Moment die Ansicht einer passiven Abgleichung der Denkfähigkeiten des Kindes mit dem der Erwachsenen, *mithin verschwindet die aktive Teilnahme an der Konstruktion der eigenen Lebensumstände* und die Möglichkeit einer Reflexion der eigenen Tätigkeit« (1999, 96 – H.d.V.). – Vygotsky hatte es selbst so gesagt: »Das Kind wird [von Piaget] nicht als Teil des sozialen Ganzen betrachtet, als Subjekt gesellschaftlicher Beziehungen, das von seinen ersten Tagen an teilnimmt am gesellschaftlichen Leben jener Ganzheit, der es angehört. Das Soziale wird als etwas betrachtet, das außerhalb des Kindes steht, als eine ihm fremde und entfernte Macht, die Druck auf es ausübt und die ihm eigenen Denkweisen verdrängt« (1934/2002, 108).

Höll wärmt damit – leider in sehr schlichter Form und in völliger Ignoranz gegenüber der entwicklungspsychologischen Forschung der letzten ca. 30 Jahre – die von Kritikern relationaler Psychotherapie schon früher vorgetragene und von Stolorow gründlich widerlegte Unterstellung auf, »dass eine Betonung der relationalen oder intersubjektiven Kontexte des emotionalen Erlebens die Erfahrungen der individualisierten Selbstheit marginalisiert oder sogar ignoriert« (2009, 405). Diese Behauptung ist typisch für die aus individualistischem Denken resultierende Angst vor dem Verlust des abgegrenzten Selbst und u. a. deshalb abwegig, weil sie Relationalität gegen Individualität ausspielt.[135]

Relationalität ist aber der Boden für jede Individualität. »Anzunehmen, dass das Erleben eines ›Wir‹ … unvermeidlich das Erleben eines ›Ich‹ stört, bedeutet, einen falschen Gegensatz zu konstruieren« (Jordan 1991, 74). »Es ist die kontinuierliche validierende Abstimmung mit und das Verständnis für die eigene, unterscheidbare Affektivität, die die Meinigkeit der eigenen emotionalen Erfahrung stärken und konsolidieren und die Grundlage für das Gefühl individueller Selbstheit bilden« (Stolorow 2009, 408; vgl. auch Zahavi 2005). Daher ist »persönliche Autonomie … nicht etwas, das der Interaktion mit anderen vorangeht, sondern eine ergänzende Eigenschaft interaktiver Prozesse, nicht etwas, das sich vor Einfluss schützen lässt, sondern etwas, das *durch* Einfluss wächst« (Mitchell 2005, 40 – H.i.O).

Der von mir (hier und an anderen Orten) vielfach zitierte Lev Vygotsky war in dieser Frage schon um 1930 herum sehr eindeutig. So schrieb er u. a.: »Das Mittel der Einwirkung auf sich selbst ist ursprünglich ein Mittel der Einwirkung auf andere oder ein Mittel der Einwirkung anderer auf einen selbst« (1931/1992, 236). Und: »Absolut grundlegend ist die Tatsache, dass der Mensch sich nicht nur entwickelt: *Er konstruiert sich auch selbst*« (1929/1989, 65 – H.i.O.)! Viele wohlmeinende Eltern müssen das schmerzlich zur Kenntnis nehmen, wenn ihre Kinder sich trotz ihrer bestmöglichen Begleitung in eine problematische Richtung entwickeln. Denn »selbst die besten sozialen Beziehungen können nicht garantieren, daß sich niemand zum Übeln entwickelt. Ja, selbst die besten sozialen Beziehungen sind in einem gewichtigen Grad mangelhaft. Es könnte auch gar nicht anders sein« (MacIntyre 2001, 120).

Vygotskys Theoriebildung und in ihrer Folge die von Rogoff, Daniel Sterns Untersuchungen sowie die vieler anderer Säuglingsforscher legen überzeugend die entwicklungspsychologische Abfolge dar, in deren Verlauf ein Mensch in seinen Interaktionen mit den anderen – »am Du«, wie Buber sagt – er selbst wird. Damit

135 Cottingham tritt den unbelehrbaren Anhängerinnen des Individualismus mit bissigen Worten entgegen: »Was wir das ›individuelle‹ Bewusstsein nennen ist auf der tiefsten Ebene parasitär und ernährt sich von der sozialen Gemeinschaft der Benutzer einer Sprache« (1991, 798).

ist aber noch nicht Schluss: Man darf nicht in den Fehler verfallen zu meinen, dass die konstitutive Kraft der Interaktion mit anderen irgendwann im Erwachsenenalter verschwände; sie wirkt vielmehr in jeder aktuellen Interaktion weiter, wie Gendlin ausführt:

> Wir denken uns zwei Leute, die getrennt leben, bis sie erwachsen sind; dann treffen sie sich. Ein guter Teil ihrer Interaktion ist erklärbar durch ihre jeweiligen vorhergehenden Leben. Aber nicht alles. Zu einem wichtigen Anteil ist es ihre Interaktion, die bestimmt, wie sich jeder von ihnen verhält.
>
> Es heißt, dass jede unserer Beziehungen ›unterschiedliche Eigenschaften‹ in uns hervorbringt, so als ob alle möglichen Eigenschaften bereits in uns wären und nur darauf warten würden, ›hervorgebracht' zu werden. Aber tatsächlich wirkst du auf mich ein. Und mit mir bist du auch nicht nur wie gewöhnlich du selbst. Das Zusammen-Geschehen von dir und mir macht uns beide unmittelbar anders, als wir sonst sind. … Wie du bist, wenn du auf mich wirkst, ist schon durch mich beeinflusst, aber nicht wie ich gewöhnlich bin, sondern durch mich, wie ich geschehe mit dir. (2015, 94 f.)

Gerade diese Tatsache ist ja die Grundlage dafür, dass die therapeutische Beziehung, wenn sie gelingt, ihre heilsame Wirkung hervorbringen kann: Hier wird es der Klientin möglich, mit der Therapeutin in eine für sie neuartige Interaktion einzutreten, durch die sie sich anders als bisher erleben und dabei neue Selbst-Positionen konstruieren und sich aneignen kann. »Individuen gehen als Interagierende aus der Interaktion hervor, an der sie beteiligt sind« (de Jaegher & di Paolo 2007, 492). Die notwendige Voraussetzung dafür bringt jede Klientin mit, denn »zum Dialog muss sich das werdende Subjekt schon deshalb nicht zwingen, weil es selbst eine dialogische Binnenstruktur besitzt, in die der Andere eingelassen ist« (Altmeyer & Thomä 2006, 17).

5.3 Dialogizität und kreative Aneignung

Ich spreche vom »*dialogischen* Format« psychischer Prozesse (vgl. Hermans & Dimaggio 2004; Hermans & Gieser 2012; Staemmler 2015a), weil die sozialen Interaktionen ihren dialogischen Charakter dann noch immer beibehalten, wenn und nachdem die Person sie sich angeeignet hat: »Die Zusammensetzung der höheren psychischen Funktionen, die genetische Struktur, die Art und Weise, wie sie sich äußert, mit einem Wort, die Natur dieser Funktion ist insgesamt sozial. Sogar nach ihrer Umwandlung in psychische Prozesse bleibt sie quasi-sozial« (Vygotsky 1931/1992, 237).

Anders gesagt: Eine Person ist kein *In*-dividuum im ursprünglichen Sinne des Wortes, also jemand, der nicht unterteilt werden kann. Wie es Martin Buber in seinem berühmten Dialog mit Carl Rogers ausdrückte: »Wenn ich zu bestimmten Erscheinungen ausdrücklich ja oder nein sagen darf, dann bin ich gegen Individuen und für Personen« (in Rogers & Buber 1992, 201). Um eine Person zu werden, muss man sich ›vermehren‹, teilbar werden und zu sich selbst so in Beziehung treten, wie andere zu einem in Beziehung treten (vgl. Bertau 2013, 50), d. h. man muss *zugleich man selbst und ein Anderer für sich selbst sein* (vgl. Ricoeur 1996).

»Wir werden in Beziehungen hinein geboren, und diese Beziehungen werden zu unserer Struktur« (Seikkula 2011, 179). Insofern stimme ich Ghent zu, der

> keine Schwierigkeit darin sieht, sich das Intrapsychische prinzipiell in interpersonalen Begriffen vorzustellen. Alle »psychischen Strukturen« sind als Resultate zwischenmenschlicher Erfahrungen zu sehen – innerhalb der Grenzen biologisch vorgegebener Muster und Grenzen. Von daher sehe ich kein Problem für einen Interpersonalisten, sich für die »innere Welt« des Patienten genauso zu interessieren wie für seine von außen beobachtbare Welt der Interaktionen. Beide ergänzen einander. (1989, 180)

So gesehen ist die Bezeichnung »Individuum« eigentlich irreführend, und Individualismus ist genau genommen ein Ding der Unmöglichkeit, das nur mit Hilfe von Täuschungen und/oder Ideologien sowie den sich daraus ergebenden selbsterfüllenden Prophezeiungen wirklich werden kann. Martin Buber, der anstelle des Wortes »Individuum« von »Eigenwesen« spricht, betont deshalb: »Eigenwesen erscheint, indem es sich gegen andere Eigenwesen absetzt. Person erscheint, indem sie zu anderen Personen in Beziehung tritt« (Buber 1936, 75).

Wie wir gesehen haben, ist eine Person in *mehrfacher* Hinsicht ein relationales Wesen:

1. Sie wird zur Person nur dadurch, dass sie mit anderen in Beziehungen tritt.
2. Zur Person zu werden bedeutet, auch mit sich selbst in Beziehung zu treten.
3. Eine Person zu sein heißt, sowohl ein *relationales Selbst* als auch ein Selbst-in-Beziehungen zu sein und mit anderen sowie mit sich selbst in Beziehungen

zu leben; das eine ist mit dem anderen eng verflochten: Aus relationalem Blickwinkel »wird der individuelle Geist nicht als ein intrapsychischer Apparat verstanden, sondern als emergentes Produkt der relationalen Matrix und gleichzeitig als bedeutendes Element, das interaktiv und dynamisch an dieser Matrix teilnimmt, sobald es sich ausgebildet hat« (Sassenfeld 2015, 66).

Pluralität

Den ersten dieser drei Punkte sollte ich vielleicht noch etwas mehr ausführen: Dazu möchte ich zunächst betonen, dass der Plural (»mit anderen in Beziehungen«) insofern ernst zu nehmen ist, als kaum einmal jemand an einem *einzigen* anderen zur Person wird. »Wir leben nicht in einer Welt nur *eines* anderen menschlichen Wesens, sondern in einer Welt vieler menschlicher Wesen. … Und zu ihrem Wesen gehört der Plural« (Schmid 2002, 86 – H.i.O.). In der Regel wachsen Kinder nicht nur mit ihren Müttern auf, sondern ebenso mit Vätern, Geschwistern, Verwandten, Freunden, gelegentlichen Besuchern, Kindergärtnerinnen, Lehrern etc., die alle in vielfacher Hinsicht unterschiedlich sind, z. B. hinsichtlich ihres Geschlechts, Alters, Temperaments, ihrer Sprache oder ethnischen Zugehörigkeit.

Die Pluralität der Bezogenheit auf *einzelne* Andere geht nahtlos über in die Zugehörigkeit zu verschiedenen *sozialen Gruppen*, mit denen eine Person in Kontakt tritt und sich identifiziert – oder von denen sie sich abgrenzt. Was eine Person dann »von anderen Personen unterscheidet, umfasst ihre Beziehungen zu Einzelnen und ihre Mitgliedschaft in Gruppen« (Aron, Mashek, McLaughlin-Volpe, Wright, Lewandowski et al. 2005, 211) im weitesten Sinne; dazu gehört z. B. die Zugehörigkeit zu Vereinen, Volksgruppen, Ethnien etc. (vgl. Kapitel 6.3).

Die kreativ angeeigneten Erfahrungen aus allen diesen vielfältigen Beziehungen mit ihren speziellen Eigenheiten hinterlassen ihre Spuren als Arten und Weisen, in denen die Person fähig wird, sich auf andere und sich selbst zu beziehen.[136] Diese angeeigneten und dabei ko-konstruierten Spuren tragen dann den Index der »Meinigkeit« (vgl. Staemmler 2015a, 46 ff.), denn jede »Erfahrung gehört zu einem Subjekt, d. h. zu mir oder zu jemand anders. Sie kann nicht zu niemandem gehören« (Zahavi 2000, 60). Einmaligkeit und Meinigkeit der jeweils erfahrenen und kreativ gestalteten Beziehungsgeschichte führen damit zur Unverwechselbarkeit der Person, zu ihrer Individualität:

> Jedes menschliche Leben … [hat] seinen eigenen Kontext und seine Umgebung – Gegenstände, Orte, eine Geschichte, besondere Freundschaften, Standorte, sexuelle Bindungen –,

[136] Kindliche Rollenspiele schaffen zusätzliche Möglichkeiten, Identifikationen auszuprobieren, einzuüben und kreativ zu variieren.

die nicht genau die gleichen sind wie die von jemand anderem und aufgrund derer die Person sich in einem gewissen Maß selbst identifiziert. (Nussbaum 1993, 337)

Als relationale Wesen sind wir Menschen jeweils einzigartig und zugleich durch und durch verbunden mit allen anderen Menschen, die für uns wichtig waren und sind. Und über sie sind wir sekundär mit jenen anderen, gleichfalls jeweils einzigartigen Menschen verbunden, die mit jenen verbunden sind, mit denen wir selbst primär verbunden sind.

Theoretische Ergänzung 28

> *Connectedness* bedeutet, die Welt nicht als eine Ansammlung voneinander isolierter Teile zu sehen, sondern als ein lebendiges Netz, in dem alles miteinander verbunden und wechselseitig voneinander abhängig ist. Dies beinhaltet die Erkenntnis, dass das Ganze immer schon mehr ist als seine Teile. (Hüther & Spannbauer 2012, 11).

Eine schöne Metapher, die die vielfache Bezogenheit des menschlichen Selbst illustriert, stammt aus der hinduistisch-buddhistischen Tradition und wird »Indras Netz« genannt.[137] Gemeint ist damit ein wunderbares Netzwerk, dessen Knoten aus Edelsteinen bestehen. Diese sind untereinander durch die Lichtstrahlen verbunden, die ihre Reflexe auf die anderen Edelsteine werfen, sodass jeder Edelstein in sich die Reflexionen aller anderen enthält.

Sehr viel nüchterner klingen ähnliche moderne Konzepte: Jacob Moreno sprach von »soziometrischen Netzwerken«, deren kleinste Einheiten »soziale Atome« (keine Individuen!) sind:

> Betrachten wir die soziale Struktur einer Gemeinschaft … so gelangen wir schließlich zur Vorstellung der soziometrischen Geographie einer Gemeinschaft. Betrachten wir die einzelnen Teile der Struktur, so gewahren wir die konkrete Stellung eines jeden Einzelnen und sehen, wie jeder von einem Beziehungskern umgeben ist, der bei dem einen ein größeres, beim anderen ein kleineres Volumen hat. Dieser Beziehungskern ist die kleinste soziale Struktur, ein *soziales Atom*. …
>
> Während gewisse Teile dieser sozialen Atome an die beteiligten Individuen gebunden zu sein scheinen, stehen bestimmte Teile mit Teilen anderer sozialer Atome in Verbindung, die ihrerseits mit wieder anderen Atomen verknüpft sind. Auf diese Weise entstehen komplexe Beziehungsketten, die, gemäß der soziometrischen Ausdrucksweise, soziometrische Netzwerke genannt werden. …
>
> Die soziometrischen Netzwerke sind Teile einer nochmals größeren Einheit, der soziometrischen Geographie einer Gemeinschaft, und die Gemeinschaftsgeographie ist ein Teil der größten Konfiguration, der soziometrischen Gesamtheit der menschlichen Gesellschaft. (1967, 22f. – H.i.O.)

David Orlinsky formuliert es aus Neo-Durkheim'schen Blickwinkel so:

---

[137] Ich habe darüber an anderer Stelle ausführlicher geschrieben (vgl. Staemmler 2015a, 182ff.).

> Aus einer kollektiven Perspektive heraus betrachtet sind die Mitglieder einer Gemeinschaft als interagierende, kommunizierende Knotenpunkte in einem Netzwerk von Beziehungen, Ideen und Werten zu sehen, die eine Gemeinschaft ausmachen. Als lebendige Knoten in dem Netzwerk der Beziehungen, aus denen eine Gemeinschaft besteht, werden die Leben der Personen erfüllt, energetisiert und ausgerichtet auf das größere System, dessen Teil sie sind. Menschen werden durch Kontakt miteinander angeregt, auf positive und negative Weise. (2009, 64)

Die neuere psychologische Literatur macht natürlich von einer anderen Sprache Gebrauch: Der Gestalttherapeut Erving Polster (1995) hat ein Buch über einen jeden Menschen als *»A Population of Selves«* geschrieben, wobei jede Selbst-Population, die eine Person ausmacht, aus ihren Beziehungen hervorgeht; der Rogerianer Godfrey Barrett-Lennard (2004) spricht von »kontextuellen Sub-Selbsten«; der Begründer der dialogischen Selbsttheorie, Hubert Hermans (2002; 2005), von der Person als einer »mentalen Gesellschaft« (engl.: *»society of mind«*); und der Philosoph Gabriel Marcel stellt fest: »Es handelt sich in Wahrheit in mir um ein *geistiges Gemeinwesen*, das fähig ist, ebenso vielfältige, ebenso abgestufte Formen anzunehmen wie die soziale Gemeinschaft selber« (1985, 20 – H.d.V.). In meiner eigenen Theoriebildung (vgl. Staemmler 2015a; 2015b) habe ich den Begriff der »Selbst-Positionen« vorgeschlagen, die eine Person einnehmen oder spontan erfinden kann, je nach gegebener Situation und den jeweiligen anderen, auf die sie sich bezieht.

Ich begreife diese Konzeption als eine auf zwischenmenschliche Prozesse zugeschnittene Konkretisierung der allgemeineren Charakterisierung des Selbst »als System der Kontakte[138] in jedem Augenblick«, die Perls et al. (1951/2006, 31) vorgenommen haben; und aus dieser Definition leiten sie ab: »Als solches ist das Selbst sehr flexibel, denn es variiert mit den vorherrschenden organischen Bedürfnissen und sich aufdrängenden Reizen aus der Umwelt; es ist das System der Reaktionen« (a.a.O.).[139]

Sozialität und Individualität

Ich möchte diese Skizze einer starken Relationalität nunmehr mit einer Bemerkung über das Verhältnis zwischen Gesellschaft und Kultur einerseits und der Entwicklung der Person andererseits abschließen: Wenn es richtig ist, dass Beziehungen den Personen vorangehen, bzw., wie Vygotsky es formuliert, wenn »der tatsächliche

---

138 Perls et al. meinen mit »Kontakten« nicht nur zwischenmenschliche.

139 Daher ist es sinnvoll, Klienten Fragen zu stellen wie die, die ich oben erwähnte habe »Was ist es nach deiner Meinung, das ich zu den Schwierigkeiten beitrage, in denen wir uns gerade befinden?«). Solche Fragen sind sozusagen abgeleitet von der allgemeineren und abstrakteren Frage, »Inwiefern wirkt sich dein Kontakt mit mir und die Art, wie du mich in unserer gemeinsamen Situation erlebst, darauf aus, wie du dich gerade aktualisierst?« Oder kurz: »Wie kokonstruieren wir unsere jeweiligen Selbste?«

Entwicklungsprozess … nicht vom individuellen zum sozialisierten, sondern vom sozialen zum individuellen« (1934/2002, 97) Geschehen verläuft, dann macht die traditionelle Vorstellung davon, dass Individuum und Gesellschaft einander gegenüber stehen und dass soziale Kräfte so etwas wie die ›natürliche‹ Entwicklung eines angeblich vorgegebenen, so genannten ›wahren‹ oder ›authentischen‹ Selbst behindern (oder im besten Fall fördern), nicht mehr viel Sinn. Vygotsky weist sehr deutlich darauf hin, wie in diesem undifferenzierten Denkmodell

> die Sozialisierung des Denkens … als äußere, mechanische Verdrängung der individuellen Besonderheiten des kindlichen Denkens betrachtet [wird]. Von diesem Standpunkt aus ist der Entwicklungsprozess direkt vergleichbar der Verdrängung einer in einem Gefäß enthaltenen Flüssigkeit durch eine andere, von außen in das Gefäß hineingedrückte: Befindet sich anfangs eine weiße Flüssigkeit in dem Gefäß und wird dann unaufhörlich eine rote Flüssigkeit hineingepresst, so kommt es notwendigerweise dazu, dass die weiße Flüssigkeit, die hier die dem Kind anfänglich maximal eigenen Besonderheiten symbolisiert, sich im Verlauf der Entwicklung verringert und aus dem Gefäß verdrängt wird, das sich mehr und mehr mit roter Flüssigkeit füllt, die schließlich das ganze Gefäß ausfüllt. Entwicklung wird im Grunde auf Absterben reduziert. Neues in der Entwicklung kommt von außen. Die Besonderheiten des Kindes selbst spielen keine konstruktive, positive, progressive, formbildende Rolle in der geistigen Entwicklung des Kindes. (1934/2002, 264)

Dieses entwicklungspsychologisch falsche, mechanistische Denkmodell unterstellt sowohl eine weitreichende Kluft als auch ein Tauziehen zwischen der Person und ihrer ›inneren‹ Welt einerseits sowie der ›äußeren‹ Welt von Kultur und Gesellschaft andererseits; es suggeriert, das primär abgegrenzte Individuum sei prinzipiell in der misslichen Notlage, seinen privaten psychischen Bereich abgrenzen und gegen die Angriffe der Gesellschaft und ihrer Normen verteidigen zu müssen.

Manche Gestalttherapeuten scheinen diesem Denkmodell auf den Leim zu gehen. So nimmt z. B. Peter Schulthess Anstoß daran, dass Gordon Wheeler (2006a) sich für ein Ende des Individualismus einsetzt und daran die Hoffnung knüpft, »eine neue Orientierung an den Grundlagen unserer ökologischen wie sozialen Lebenswelt würde zu einer Aufwertung des ›Wir‹ führen« (Schulthess 2009, 50). Dagegen wendet er dann ein: »Ein Wir kann nur entstehen, wenn es Ichs, also voneinander abgrenzbare Individuen, und Dus gibt, die sich zu einem Wir zusammenfügen können, ohne sich deswegen in Konfluenz zu verlieren« (a.a.O., 50 f.).[140]

Die Angst, die unüberwindbare Einzigartigkeit eines jeden Menschen und insbesondere seine Autonomie könnten übersehen und auf dem Altar eines romantisierenden Ideals von harmonischer Zusammengehörigkeit geopfert werden, und die Befürchtung, die Gefahren von Konfluenz und Entmündigung, z. B. in der

140 Entwicklungspsychologisch ist das, wie wir bereits gesehen haben, die verkehrte Reihenfolge.

Form von Massenphänomenen oder spirituell gefärbten Entgrenzungen, könnten begünstigt werden – das ist die typische Angst, die sich für die Verfechter eines individualistischen Menschenbilds ergeben muss, sobald ihre grundlegende Vorannahme – die Existenz eines klar abgegrenzten, aus sich selbst heraus bestehenden Selbst – infrage gestellt wird. Doch diese Ängste vernebeln den Blick, denn die Anerkennung menschlicher Relationalität bedeutet weder ein kollektiv gebrülltes »Ja« fanatisierter Massen zur Frage nach dem totalen Krieg noch ein dümmlich-seliges, aus den Mündern von Guru-hörigen Sektierern erklingendes »Om«.

Der zentrale Denkfehler, der solche Ängste befeuert, liegt dabei darin, dass angenommenen wird, Relationalität und Individualität seien *Gegensätze*, Verbundenheit und Autonomie seien *Widersprüche*, und die Möglichkeit der Verständigung stehe der unaufhebbaren Andersartigkeit des Anderen *entgegen*. Aber das jeweils eine und das jeweils andere sind gleichermaßen wichtig und notwendig, und das kann nicht bedeuten, sich auf die eine oder andere Seite zu schlagen. Denn, wie Rosa mit Bezug auf Durkheim formuliert, »ein völlig auf sich konzentriertes, beziehungsloses Subjekt steht in der Gefahr *egoistischen* Selbstmord zu begehen, während umgekehrt das ganz auf andere bezogene und an sie gebundene Subjekt, welches seine eigene Stimme verliert, zum *altruistischen* Selbstmord tendiert« (2016, 564 – H.i.O.).

Ich möchte an dieser Stelle nicht erneut begründen, wofür ich schon früher argumentiert habe, nämlich dass Konfluenzphobie auf Beziehungsphobie hinausläuft (vgl. Staemmler 2009a, 51 ff., 157 f., 183 f.); ohne ein gewisses Maß an Konfluenz sind weder Empathie noch Mitgefühl noch verantwortliche Beziehungen möglich. Mir geht es an dieser Stelle mehr um einen anderen Aspekt: Schulthess verfällt exakt dem grundlegenden Irrtum, den Vygotsky in seiner Kritik an Piaget[141] sowie in der von mir oben zitierten Textstelle deutlich widerlegt und der darin besteht, dass der Entwicklungsprozess ins Gegenteil verkehrt wird, weil er das Individuelle *vor* dem Sozialen verortet.

Die kreative Aneignung der Interaktionen mit anderen hat nichts mit dumpfer Anpassung an die Gesellschaft oder undifferenzierter Konfluenz mit anderen Individuen zu tun, ebenso wenig mit einer entpersönlichenden »Ideologie des Eingehens des Individuums in das größere Ganze«, wie Schulthess (2009, 52) argwöhnt, sondern bedeutet die vielfache *Verschränkung* zwischen dem Selbst und den anderen. »So ist am Ende ebensowenig zunächst ein isoliertes Ich gegeben ohne die Anderen.… Die Welt des Daseins ist *Mitwelt* … *Mitsein* mit Anderen« (Heidegger 1953, 116 ff. – H.i.O.).

Das primordiale Mitsein ist die notwendige Voraussetzung für jede Individualität und zugleich für praktizierte Solidarität sowie für engagiertes politisches,

---

141 Vgl. *Theoretische Ergänzung 27* in Kapitel 5.2.

gegebenenfalls organisiertes Handeln: Wer würde sich denn für andere und das Gemeinwohl einsetzen, wenn er sich nicht selbst in irgendeiner Weise mitbetroffen fühlte? Heinrich Rombach hat dazu einmal gesagt: »Solidarität ist … kein Fall von Psychologie, keine Frage der Emotionen, der Sympathie, des sozialen Kalküls, sondern eine wirkliche daseinsmäßige Einigung, die sich mit dem anderen eins weiß, obwohl sehr vieles unterschieden bleibt« (1987, 256). Das Prinzip der Solidarität

> wurzelt in der Erfahrung, daß einer für den Anderen einstehen muß, weil alle als Genossen an der Integrität ihres gemeinsamen Lebenszusammenhangs in derselben Weise interessiert sein müssen. … Jede autonome Moral muß zwei Aufgaben in einem lösen: sie bringt die Unantastbarkeit der vergesellschafteten Individuen zur Geltung, indem sie Gleichbehandlung und damit gleichmäßigen Respekt vor der Würde eines jeden fordert; und sie schützt die intersubjektiven Beziehungen reziproker Anerkennung. … Solidarität [bezieht sich] auf das Wohl der in einer intersubjektiv geteilten Lebensform verschwisterten Genossen … und damit auch auf die Erhaltung der Integrität dieser Lebensform selbst. (Habermas 1986, 311)

Sich mit den anderen verbunden und als Teil eines gemeinschaftlichen Ganzen zu erleben, ist daher keineswegs gleichbedeutend damit, Autonomie und selbstständiges Denken an irgendwelche spirituellen bzw. esoterischen Führer zu delegieren und ihnen dann blind hinterherzulaufen, wie es die offensichtliche Angst mancher ›politischer‹ Gestalttherapeutinnen ist. Sie meinen offenbar, alles Spirituelle oder Esoterische (was sie im Übrigen gerne in einen Topf werfen), z. B. eine Haltung der Achtsamkeit, führe *per se* zum Rückzug aus der Welt, zu einer Art Nabelschau und zu einer unpolitischen Einstellung.[142] Sie können sich anscheinend nicht vorstellen, dass es eine Spiritualität des tätigen Mitgefühls und des mitmenschlichen Engagements geben kann.

Die existiert allerdings in vielfältigen Formen. Beispiele christlicher Prägung aus dem eigenen Kulturkreis dürften eigentlich in großer Anzahl bekannt sein; ich möchte hier nur an Dietrich Bonhoeffer (1990) erinnern. Die in Lateinamerika entstandene »Theologie der Befreiung« ist gleichfalls wohlbekannt (vgl. Gutiérrez 1992). Aber auch buddhistisch orientierte Menschen leben ihre Überzeugungen nicht nur in abgeschlossenen Klöstern oder abgelegenen Meditationshöhlen. Bernie Glassman (2001) ist ein prominenter Vertreter dieser Richtung (vgl. auch www.zenpeacemakers.org); weitere Beispiele sind

---

142 Auch der von mir ansonsten sehr geschätzte Soziologe Harmut Rosa äußerte sich kürzlich in dieser Sache ähnlich einseitig und ungnädig: »Der Achtsamkeit haftet etwas Esoterisches an. Sie gilt [wem? – F.-M. St.] als individualistischer Wohlfühltrend, den sich in der Regel Mittel- und Oberschichten leisten. Bürgerliche Eliten, die schon privilegiert sind, wollen aus der Hetze des Alltags aussteigen und gönnen sich ihr eigenes individuelles Wohlbefinden. Was mich daran stört, ist die unpolitische Haltung dahinter. Es geht um Wellness, und diese Attitüde wird den aktuellen gesellschaftlichen Problemen nicht gerecht. … Achtsamkeit ist eine individuelle Strategie zur Stressbewältigung und sonst nichts« (2017, 44 f.).

> thailändische Mönche, die sich für den Schutz des tropischen Waldes einsetzen; taiwanesische Buddhisten, die Millionen an Hilfsgeldern für Tsunami-Opfer in Sri Lanka sammeln oder in Afrika Krankenhäuser und Sterbehospize errichten; buddhistische Mönche und Laien, die Friedensmärsche in Kambodscha durchführen; japanische Buddhisten, die sich um die Einhaltung der Menschenrechte in Burma bemühen; tibetische Nonnen, die Aktionen des gewaltlosen Widerstands gegen die Unterdrückung Tibets durch die chinesische Regierung praktizieren – sie und viele andere repräsentieren die weltzugewandte, sozialengagierte Seite des Buddhismus, die im Westen zumeist völlig übersehen wird. (Litsch 2005)

Wenn man alle solche Beispiele ignoriert und den eigenen Horizont auf weltferne Formen der Spiritualität oder dubiose Varianten von so genannter »Esoterik« beschränkt, kann man den positiven Wert nicht mehr erkennen, den ein spirituell oder religiös fundiertes Empfinden von Verbundenheit auch im gesellschaftlichen und politischen Kontext mit sich bringen kann, und wird es daher fürchten wie der Teufel das Weihwasser (vgl. Schulthess 2009; Daecke 2009[143] – Ich selbst mache mir gerade in den letzten Jahren eher über *politische* Verführungen wie etwa die durch rechtsradikale Populisten größere Sorgen.)

Natürlich ist die beschriebene Verschränkung, die vom relationalen Modell betont wird, nicht geeignet, den Einzelnen psychologisch von den anderen so strikt zu unterscheiden, wie es manche individualistischen Schwarz-Weiß-Maler gerne täten. Aber bei dem Denkmodell der genannten ›politischen‹ Gestalttherapeuten handelt es sich um eine viel zu schlichte, mechanistische Vorstellung von einem

---

[143] Diese Autorin meint erstaunlicher Weise sogar, in der Entwicklung der Gestalttherapie eine »spirituelle Wende« erkennen und sogar »Transpersonalisierungsoffensiven« (welch ein Wortmonstrum!) beobachten zu können (2009, 121 bzw. 138). Die wenigen Beispiele, die sie dafür heranzieht, reichen aus meiner Sicht nicht aus, um ihre Behauptungen auch nur annähernd zu untermauern. Und wenn ich die von ihr angeführten Hinweise auf Veröffentlichungen betrachte, an denen ich selbst beteiligt bin, kommen mir ernsthafte Zweifel an der Seriosität ihrer Zitationsweise.

So verdächtigt Daecke mich eines »spirituellen Selbstentwicklungsbezugs« (a.a.O., 148), von dem ich durch die Lektüre ihres Textes erstmals erfuhr; auf persönliche Nachfrage blieb sie mir die Nennung einer genauen Quelle schuldig (persönliche Mitteilung vom 11.9.2010) – für mich allerdings kein Wunder, denn die gibt es nicht.

Völlig unglaubwürdig machte sie sich mit angeblichen Zitaten aus einem Vortrag von Gordon Wheeler (2006c), den ich für ihn aus dem Englischen ins Deutsche übersetzt hatte, bevor er ihn auf der Basis meiner Übersetzung auf einem von mir und Rolf Merten veranstalteten Kongress hielt. Daecke (a.a.O., 129) kritisiert, dass Wheeler dort Formulierungen wie »planetares Bewusstsein«, »Notrettung der Welt« oder »Öffnung des Herzens« benutzt habe – was wäre an dem zuletzt genannten eigentlich zu bemängeln? In der englischen Datei, die Wheeler mir zur Übersetzung gab, tauchen die entsprechenden Wörter ebenso wenig auf wie in der von mir erstellten und publizierten deutschen Version; ich habe beide Dateien daraufhin durchsucht. Auch in der mir vorliegenden Videoaufnahme des Vortrags, die ich mir nach Daeckes verstörenden Behauptungen noch einmal genau angesehen habe, ist nichts dergleichen zu hören; Wheeler hielt sich fast wörtlich an die von mir angefertigte Übersetzung.

Es ist mir schleierhaft, aus welchen Gründen Daecke zuerst einen solchen Popanz herbeifantasiert, um ihn dann mit großem Energieaufwand zu bekämpfen. Und sie setzt ihren Feldzug – oder sollte ich sagen: Kreuzzug? – ja eifrig fort (vgl. Daecke 2016; dazu Dietz 2016) und initiiert damit eine weitere Phantomdebatte in der Zeitschrift *Gestalttherapie*, von denen es nach meinem Empfinden ohnehin schon zu viele gab.

Kampf zwischen Individualismus und Kollektivismus. Das sind für mich allerdings falsche Alternativen, worauf schon Buber, der übrigens auch nicht apolitisch war, deutlich hingewiesen hat:

> Wenn ... der Individualismus nur einen Teil des Menschen erfaßt, so erfaßt der Kollektivismus nur den Menschen als Teil: zur Ganzheit des Menschen, zum Menschen als Ganzes dringen beide nicht vor. Der Individualismus sieht den Menschen nur in der Bezogenheit auf sich selbst, aber der Kollektivismus sieht den *Menschen* überhaupt nicht, er sieht nur die »Gesellschaft«. Dort ist das Antlitz des Menschen verzerrt, hier ist es verdeckt. (Buber 1982, 159 – H.i.O.)

Theoretische Ergänzung 29

Aus soziologischer Perspektive erscheint die Konstruktion eines Gegensatzes zwischen Individualismus und Kollektivismus veraltet: »Subjekte stehen der Welt ... nicht gegenüber, sondern sie finden sich immer schon *in einer Welt*, mit der sie verknüpft und verwoben sind« (Rosa 2016, 62 f. – H.i.O.). Aus neuerer psychoanalytischer Perspektive sieht es ähnlich aus:

> Im Unbewussten brodelt nicht jener ursprünglich asoziale oder gar antisoziale Dampfkessel, den Freud noch vor Augen hatte, als er einen natürlichen Gegensatz zwischen gesellschaftsfeindlichem Trieb und triebfeindlicher Gesellschaft behauptete, der vom reifen Ich nur durch Triebunterdrückung aufzulösen war, d. h. durch die Unterwerfung des rebellischen Es im Auftrag eines strengen Über-Ich, das die Eltern und im weiteren Sinne die Normen der Gesellschaft repräsentieren und soziale Anpassung gegen den Willen des Einzelnen erzwingen sollte. Diese Behauptung ist von der modernen Säuglingsforschung eindrücklich widerlegt worden. ... Individuen bewegen sich nicht *außerhalb der Gesellschaft* oder behaupten sich *gegen die Gesellschaft*, wie die klassische Psychoanalyse nahelegt, sondern *innerhalb der Gesellschaft*. (Altmeyer 2016, 73 – H.i.O.)

Glücklicherweise ist das Leben kreativ und komplex, und die Kommunikation zwischen Menschen ist vielseitig, vielschichtig und reziprok verflochten. Unsere soziale, kulturelle Welt einerseits und unsere »mentalen Gesellschaften« andererseits sind auf enge, flexible und veränderliche Weise miteinander verknüpft. Um das deutlich zu machen, hat Peter Berger in seiner *Einladung zur Soziologie – Eine humanistische Perspektive* zwei aufeinander folgende Kapitel dementsprechend betitelt: »Mensch in der Gesellschaft« und »Gesellschaft im Menschen«. Dabei bezieht er sich auf George Herbert Mead (1934/1968), »der die Genese des Selbst und die Entdeckung der Gesellschaft durch die Person als ein und denselben Vorgang auffaßt« (Berger 1970, 111). – Ich werde an diese Gedanken in Kapitel 6.3 über die Bedeutung der Gemeinschaft anknüpfen.

6. Mögliche klinische Implikationen einer weiteren Wende

> Durch den radikalen Begegnungsentzug des Kernneurotikers wird der Psychotherapeut unvermittelt in das Erlebnis eines klaffenden Abgrundes zwischen Seele und Welt und somit vor das äußerst dringliche und schwierige Problem gestellt, *wie* dieser Abgrund beim Patienten zu überbrücken sei. Dieser therapeutisch erforderliche Brückenschlag ist nach unserer Darstellung nur realisierbar im Hand-in-Hand-Gehen *zweier Verfahren*, die einander diametral entgegenkommen. Das eine Verfahren ist die introspektiv-psychologische Erhellung und Bewußtmachung der immanent-seelischen Vorgänge und Sinnzusammenhänge, das andere, in der Praxis erst noch zu entwickelnde, ist die *extraspektive Annäherung, Betrachtung und Klärung* des zwanghaft gemiedenen oder auch zwanghaft überlaufenen *Weltkonkretums*. (Trüb 1951/2015, 63 – H.i.O.)

Weil das Konzept einer starken Relationalität in der Gestalttherapie noch in den Kinderschuhen steckt, kann ich nur einige rudimentäre und vorläufige Hinweise auf die klinischen Konsequenzen geben, die sich aus diesem Konzept ableiten lassen. Hier gibt es noch viel zu tun, und ich möchte nicht den Eindruck erwecken, bereits viele oder gar weit fortgeschrittene Antworten anbieten zu können. Ich möchte vielmehr Anstöße für einen weiteren Diskurs zu den zahlreichen, noch offenen Fragen geben.

Daher werde ich mich auf einige Beispiele beschränken, von denen ich hoffe, dass sie im Verlauf des zukünftigen Diskurses zum umfassenderen Verständnis und der Entwicklung weiterer praktischer Konsequenzen beitragen mögen.

6.1 Die »mentale Gesellschaft«

Meine Überlegungen in diesem Kapitel beruhen auf zwei Annahmen, deren Grundlagen ich oben erörtert habe:

1. Personen sind nicht monolithisch, sondern *plural*; sie können in Abhängigkeit von der gegebenen Situation verschiedene Selbst-Positionen aktivieren.
2. In der therapeutischen Situation aktualisieren sowohl Klient als auch Therapeutin bestimmte Selbst-Positionen, mit denen sie aus ihrem jeweiligen Blickwinkel heraus darauf antworten, wie sie die Bezugnahme des jeweils anderen auf sich selbst erleben.

Diese beiden Annahmen haben einige Implikationen; die erste, die ich erwähnen möchte, ist keineswegs neu: Die Resonanzen zwischen Klientin und Therapeut können Selbst-Positionen der Klientin aktivieren, die sie in früheren Beziehungen ausgebildet hat; dieses Phänomen habe ich in Kapitel 4.4 schon unter den Begriffen der »Generalisierung« bzw. der »Übertragung« diskutiert. Übertragungen hinsichtlich ihrer Unangemessenheit zu verstehen, kann für die Klientin hilfreich sein und ihr ermöglichen, rigide Beziehungsmuster, die sie als unbefriedigend empfindet, zu überwinden. Diese Muster können durch den Therapeuten mit Fragen angesprochen werden wie z. B. »Hast du so etwas schon früher mit jemandem erlebt?«[144]

Was für manche Leser aber vielleicht neu sein könnte, ist der Hinweis auf die ähnlich fruchtbare Frage nach Interaktionen, die früheren Mustern gerade *nicht* ähneln.

Beispiel aus der Praxis 17

Anne ist unglücklich in ihrer Ehe. … Sie berichtet ihrem Therapeuten, dass sie sich selbst nicht damit mag, wie sie sich ihrem Mann gegenüber fühlt. Ihr Therapeut fragt, »Magst du dich damit, wie du dich mir gegenüber fühlst?« Anne ist etwas überrascht, aber antwortet direkt auf die Frage: »Ja, ich mag mich, wenn wir unsere Sitzungen haben – wenn ich hier bin – wenn wir miteinander sprechen.« Ihr Thera-

[144] Dazu zwei Anmerkungen: 1. Die Frage ist selbstverständlich nicht im Sinne monokausal gedachter Ursachenforschung zu verstehen. Niemand ist ausschließlich deswegen so, wie er heute ist, nur ›weil‹ früher ein bestimmtes Ereignis stattfand (vgl. Staemmler 2013b). Die eigenen Verarbeitungsweisen der Person haben einen nennenswerten Einfluss auf die späteren Nachwirkungen solcher Ereignisse. Daher sind die Folgen negativer Kindheitserfahrungen längst nicht immer so gravierend, wie gerade in psychologischen Kreisen angenommen wird, obwohl eigentlich spätestens seit der bahnbrechenden Untersuchung von Werner und Smith (1977) andere Erkenntnisse vorliegen. Parallele salutogene Faktoren (vgl. Antonovsky 1997) üben gleichfalls ihren Einfluss aus und können die Resilienz beträchtlich stärken (vgl. Reich, Zautra & Hall 2010). – 2. Ich brauche hier die Gründe nicht noch einmal zu nennen, die gegen eine solche Frage im Falle einer aktuellen Übertragung auf den Therapeuten sprechen (vgl. *Theoretische Ergänzung 24* in Kapitel 4.4).

peut fragt daraufhin: »Wie machst du es, dass es dir möglich wird, dich zu mögen, wenn du bei mir bist? (Slife et al. 2005, 1 f.)

Offensichtlich geht der Therapeut nicht nur darauf ein, wie die Klientin sich auf *ihn* bezieht, sondern auch darauf, welche *Selbst-Position(en)* sie aktiviert, damit sie fähig wird, sich in einer Weise auf ihn zu beziehen, die sich von der Art *unterscheidet*, wie sie sich üblicherweise auf ihren Ehemann bezieht.

Allerdings lässt sich aus den oben genannten Annahmen schließen, dass dies wahrscheinlich *nicht* die *einzige* Selbst-Position darstellt, die die Klientin aktiviert, selbst wenn sie zuerst in den Vordergrund tritt. Doch auch wenn sie, wie in diesem Fall, positiv erlebt wird, muss die erste Idee nicht immer die beste sein. Daher könnte der Therapeut die Gelegenheit nutzen und die Klientin einladen herauszufinden, welche *anderen* Arten, sich auf ihn zu beziehen, für die Klientin ebenfalls im Bereich des Möglichen liegen. Diese Alternativen könnten beide dann experimentell ausprobieren und erforschen, wobei der Therapeut der Klientin seine jeweiligen Resonanzen zur Verfügung stellen könnte. Eine solche Vorgehensweise lebt von der Idee, dass es kein ›wahres‹ Selbst gibt: Wenn es mehr als eine Selbst-Position gibt, die sich aktivieren lässt, wird die Klientin sich der Alternativen zu ihrer ersten Reaktion bewusst. Sie kann nun eine *Wahl* treffen.

Theoretische Ergänzung 30

Gerade im Kontext meiner Beschäftigung mit Relationalität erscheint es mir wichtig, an dieser Stelle das Folgende anzumerken: Obwohl »sowohl Therapeut als auch Klientin als plurale Wesen in die therapeutische Beziehung eintreten und beide die Spuren vielfältiger Beziehungen mitbringen« (Gergen 2009, 282), sind diese in ihrer Anzahl begrenzt. Daher ist es mehr als wahrscheinlich, dass Klientinnen nicht die Gelegenheit haben werden, in der Gegenwart *eines* Therapeuten *alle* möglichen Selbst-Positionen zu entdecken und/oder zu entwickeln.

Dies führt zu mindestens zwei wichtigen Konsequenzen:

1. Wenn sie ihre Therapie mit mir beenden, empfehle ich meinen Klientinnen immer, wenigstens für einige Stunden noch mit einem anderen Therapeuten zu arbeiten, vorzugsweise mit einer Therapeutin bzw. einem Therapeuten anderen Geschlechts und Alters.
2. Ich ermutige meine Klientinnen nachdrücklich, mit den neuen Optionen, die ihnen im therapeutischen Dialog zugänglich werden, außerhalb des Therapiezimmers zu experimentieren.

Die alte Idee der ›Hausaufgaben‹ hat für mich unter dem Aspekt der Relationalität neue Wichtigkeit bekommen (vgl. Bodenmann & Görtz 2012; Fehm & Helbing-Lang 2009; Mahrer 1998); ich stimme mit Wachtel überein, der meint, dass »sich ein

Großteil der Expertise eines guten Psychotherapeuten in Beziehungsereignissen und Interaktionen niederschlägt, durch die genug Vertrauen und Zutrauen für die Patientin entsteht, neue Formen des Interagierens mit wichtigen anderen in ihrem Leben zu wagen« (2014a, 347). So wichtig die Entdeckungen und Veränderungen sein mögen, die Klienten in den Beziehungen mit ihren Therapeutinnen erleben, so wichtig ist deren Transfer in die *alltäglichen* Beziehungen der Klienten, wenn die Therapie nicht zum Selbstzweck verkommen soll:

> Neue Beziehungsfähigkeiten, die aus der in der Therapie verbesserten Bewusstheit erwachsen, müssen außerhalb des therapeutischen Raums praktiziert werden, und daraus ergeben sich manchmal Schwierigkeiten. … Wenn der Klient neue Lebensmöglichkeiten außerhalb der Therapie ausprobiert, kann er danach seine Erfahrungen in der sicheren Umgebung des Therapiezimmers mit seinem Therapeuten auswerten. (Mann 2010, 138)

Diese Wahl zwischen verschiedenen Selbst-Positionen muss nicht unbedingt nach dem Muster eines Entweder-Oder stattfinden. Alternative Optionen mögen nicht immer zueinander passen, aber sie können dennoch allesamt authentische Verhaltensweisen darstellen, mit denen die Klientin sich auf ihr Gegenüber beziehen kann. Die Annahme, dass Menschen über eine »Population von Selbsten« verfügen, macht das Vorhandensein von Inkonsistenzen und sogar Widersprüchen möglich. Die *in*-dividualistische Sichtweise, die das Konsistenzprinzip hochhält, wie es viele psychologische und psychotherapeutische Schulen bis heute tun (vgl. z. B. Grawe 1998), steht nicht im Einklang mit dem Konzept einer starken Relationalität. Zweifellos kann eine Person *sowohl* eine aggressive *als auch* eine freundliche Selbst-Position zugleich aktualisieren und sich *sowohl* ärgerlich fühlen *als auch* gleichzeitig lächeln – ohne deshalb gleich »*phony*«[145] oder anderweitig unehrlich bzw. unecht zu sein (vgl. Staemmler 2005; 2015a, 239 ff.).

Im Zusammenhang mit der Idee von einer starken Relationalität sowie der damit verbundenen Vorstellung von einem pluralen personalen Selbst könnte die Beachtung von Authentizität im therapeutischen Prozess bedeuten, dem Vordergrund-Hintergrund-Prozess der Selbstaktualisierung des Klienten zwar nachzugehen und jene Selbst-Position in den Vordergrund kommen zu lassen und zum Ausdruck zu bringen, die von selbst zur Figur wird. Das würde aber *nicht* bedeuten, die parallele Aktivierung anderer Selbst-Positionen um der Uniformität willen zu verleugnen, zu diskriminieren oder zu unterdrücken und sich *ausschließlich* mit dem zu beschäftigen, was schnell und eindeutig in den Vordergrund kommt: Gordon Wheeler hat sich (mit einer etwas problematischen

145 Perls' berühmt-berüchtigte Sitzung mit »Gloria«, auf die ich in Kapitel 4.3 im Abschnitt über »Fürsorge« (*Theoretische Ergänzung 21*) schon Bezug genommen habe, liefert gleich mehrere Beispiele dafür, wie Perls ihr zwei parallele, unterschiedliche Ausdruckweisen als einen Widerspruch auslegt und zugleich unterstellt, dass nur eine von beiden authentisch sein könne.

Formulierung) kritisch zu einem solchen »figurgebundenen« Vorgehen geäußert und mit Recht unterstrichen, »daß Psychotherapie … immer eine Angelegenheit der Neuorganisation der Strukturen des Grundes über die Zeit hin ist und nicht nur der Kontakt-Figuren im Augenblick« (1993, 11 f.).

Um nicht einem auf den jeweiligen Vordergrund reduzierten, verengten Procedere zu erliegen, könnte man – jedenfalls *auch* – in Betracht ziehen, eine bestimmte Selbst-Position, gerade *weil* sie sich *häufig zuerst* in den Vordergrund schiebt, als eine möglicherweise »*fixierte* Gestalt« zu verstehen, deren unmittelbare Wirkung bzw. psychische Funktion gerade darin besteht, alternative Selbst-Positionen in den Hintergrund zu (ver-)drängen. Aber »fixierte Gestalten sind ja genau das, was wir in der Therapie oder der Theorie nicht anstreben« (L. Perls, in L. Perls & Rosenblatt 2005, 174).

Erving Polster hat es mit einer musikalischen Metapher zu sagen versucht:

> Wenn ich die unterschiedlichen Stimmen dieser Selbste anerkenne, helfe ich meiner Patientin, sie als Teil ihres gesamten Selbst zur Kenntnis zu nehmen und so eine *Synthese innerhalb der Unterschiedlichkeit* herbeizuführen. In musikalischen Begriffen gesprochen: Die Melodie und ihr Kontrapunkt werden beide als individuelle Stimmen gehört, wobei keine von beiden ihre Eigenart verliert. (1995, 15 – H.d.V.)

Die Neigung zahlreicher Klienten, häufig nur *eine* Selbst-Position zuzulassen, hängt mit ihrer gering ausgeprägten Toleranz für Ambiguität zusammen (vgl. Frenkel-Brunswik 1949; Norton 1975): Kognitive Widersprüche, emotionale Ambivalenzen und Meinungsverschiedenheiten oder Spannungen in Beziehungen werden dann als schwer erträglich empfunden und nach Möglichkeit vermieden, bagatellisiert oder völlig ausgeblendet.

Wenn Therapeutinnen der kulturell verankerten Konsistenznorm erliegen und die Möglichkeit, an der Steigerung der Ambiguitätstoleranz ihrer Klienten zu arbeiten, gar nicht erwägen, ergibt sich das Risiko, dass alles, was für die Klienten nicht zu ihrem psychischen »*mainstream*« gehört, marginalisiert oder verleugnet wird – ähnlich der Art, wie die Forderung nach Assimilation und Integration in der politischen Welt zur Unterdrückung und Ausgrenzung von Minderheiten führen kann.

Theoretische Ergänzung 31

Als Carolin Emcke den Friedenspreis des Deutschen Buchhandels empfing, sagte sie in ihrer Dankesrede:

> Verschiedenheit ist kein Grund für Ausgrenzung. Ähnlichkeit keine Voraussetzung für Grundrechte. Das ist großartig, denn es bedeutet, dass wir uns nicht mögen müssen. Wir müssen einander nicht einmal verstehen in unseren Vorstellungen vom guten Leben. Wir können einander merkwürdig, sonderbar, altmodisch, neumodisch, spießig oder schrill finden. (2016, II)

Es war nicht der Gegenstand ihrer Rede, aber sie hätte hinzufügen können: Dasselbe gilt für das Verhältnis der verschiedenen Selbst-Positionen, die jeder Mensch in sich vereint. Auch sie müssen einander nicht unbedingt mögen, sondern können in ihrer Unterschiedlichkeit nebeneinander existieren.

Wie Rosa betont, »geht von der leiblichen Präsenz oder vom Antlitz eines Anderen stets eine unmittelbare Resonanzaufforderung aus, der gegenüber wir uns als unsererseits leibliche Wesen niemals vollständig verschließen können, so dass die vollständige Verdinglichung eines Anderen immer ein Moment der Selbstverstümmelung enthält« (2016, 666 f.). Jeder Ausschluss und jede Diffamierung von Alterität schadet nicht nur denjenigen anderen und denjenigen Selbst-Positionen, die man ablehnt, sondern führt zugleich zu einer Verarmung der eigenen Person.

Sowohl im psychischen wie auch im politischen Bereich liegt die Präferenz eines starken relationalen Ansatzes auf der *Inklusion* von Anderheit und dem Willkommenheißen von Unterschieden.

6.2 Die Bedeutung von Bedürfnissen

Was Menschen unter ihren »Bedürfnissen« verstehen und wie sie meinen, zu deren Befriedigung gelangen zu können, bestimmt in großen Teilen, wie sie die Welt verstehen und wie sie zu anderen Menschen in Beziehung treten. Von daher ist es kein Zufall, dass das Konzept »Bedürfnis« in der Geschichte der Gestalttherapie ein großes Gewicht hatte – wie in anderen therapeutischen Ansätzen auch, teilweise allerdings unter anderem Namen, z. B. »Trieb«. Obwohl es viele gute Gründe gibt, Motivationen als signifikante Dimension für therapeutische Veränderung zu betrachten, gehen einige Gefahren mit diesem Konzept einher; ihr Ursprung ist in individualistischen Vorannahmen zu finden.

Zuerst und vor allem ist festzustellen, dass in der primären gestalttherapeutischen Literatur (vgl. Perls 1978; Perls et al. 1951/2006) *physiologische* Bedürfnisse, insbesondere der Hunger, in *paradigmatischer* Weise behandelt wurden.[146] Das ist meines Erachtens bedauerlich, weil sich daraus eine recht unglückliche, aber nachhaltige Wirkungsgeschichte ergeben hat: Theoretisch betrachtet wird »der von der Gestalttheorie immer wieder betonte Unterschied zwischen phänomenaler und objektiv-physikalischer Wirklichkeit verwischt« (Hoeth 1980, 116); und praktisch gesehen ergibt sich aus der Übertragung des besonderen Charakters physiologischer Bedürfnisse auf psychosozialen Wünsche die irrige Annahme, ihre Befriedigung sei gleichermaßen dringend und alternativlos: Wer nicht innerhalb den nächsten paar Minuten atmet, wird ersticken; und wer nichts isst, wird in absehbarer Zeit verhungern etc.

Theoretische Ergänzung 32

Bei dem, was ich im vorangegangenen Absatz »physiologische« Bedürfnisse genannt habe, handelt es sich um typische Beispiele für die Kategorie der »*Defizit*-Motivation«. Dieser Begriff stammt von Abraham Maslow (1962, 37 ff.)[147] und verweist auf einen subjektiv als mehr oder weniger unangenehm erlebten Mangel, der die Motivation hervorruft, ihn nach Möglichkeit zu beseitigen; wenn das gelingt, ist das Bedürfnis befriedigt und wird nicht mehr als solches empfunden. Dem stellt Maslow (a.a.O.) die »*Wachstums*bedürfnisse« gegenüber, die immer nur schrittweise zu befriedigen sind, weil psychische Entwicklung, Veränderung

---

146 Vgl. dazu *Theoretische Ergänzung 4* in Kapitel 3.

147 Maslows »Bedürfnis*hierarchie*« ist in vielfacher Hinsicht und mit guten Gründen kritisiert worden (vgl. Fox 1982). Wenn ich mich hier auf ihn beziehe, dann aus dem Grund, dass ich seine *begriffliche* Unterscheidung zwischen Defizit- und Wachstumsbedürfnissen im therapeutischen Kontext für nützlich halte, wenn man sie *qualitativ* versteht. Die jeweilige Zuordnung dieser Bedürfnisse zu bestimmten Stufen in der »Bedürfnispyramide«, wie sie Maslow vornimmt, ist allerdings problematisch und spielt bei meiner Verwendung der fraglichen Begriffe keine Rolle.

oder Wachstum[148] prinzipiell unbegrenzt sind und fortgesetzt werden können, solange ein Mensch lebt.

Im psychotherapeutischen Kontext stehen Defizitbedürfnisse (die ich »Alltagsbedürfnisse« nenne) und Wachstumsbedürfnisse (die ich »Entwicklungsbedürfnisse« nenne), in einem besonderen Verhältnis zueinander; es ist wichtig, sie klar voneinander zu unterscheiden und keinesfalls in einen Topf zu werfen. Typischerweise leiden die Menschen, die therapeutische Hilfe suchen, darunter, dass in ihrem Alltag die Befriedigung bestimmter Bedürfnisse defizitär bleibt; dabei handelt es sich in wohlhabenden Gesellschaften wie der unseren aber in der Regel nicht um physiologische Mangelerscheinungen, sondern um *psychosoziale*.[149]

Dieser erlebte Mangel ist meist darauf zurückzuführen, dass die Betroffenen *sich selbst* bei deren Befriedigung auf die eine oder andere Weise im Weg stehen; ich spreche hier von »subjektiven Hindernissen«. Daher können sie prinzipiell *selbst* etwas daran ändern, und eine Psychotherapie ist sinnvoll. – Wenn die Gründe für den Mangel in *äußeren* Bedingungen liegen, müssen diese »objektiven Hindernisse« verändert werden. Dann kann *Psycho*therapie nicht direkt helfen, sondern nur indirekt, nämlich indem sie die Betroffene dabei unterstützt, auf ihre Umwelt entsprechend einzuwirken.

Wenn sich aber bei der Klärung der Problematik herausstellt, dass der Klientin *subjektive Hindernisse* im Weg stehen, heißt das konkret, dass ihr entweder bestimmte zur Befriedigung ihres Defizitbedürfnisses erforderliche Fähigkeiten fehlen und/oder bestimmte Vermeidungsstrategien deren Befriedigung verhindern (vgl. Staemmler 1993, 251 ff.). Daran etwas zu ändern zu wollen, bedeutet, sich um den Erwerb solcher Fähigkeiten bzw. die Aufgabe von Vermeidungsstrategien zu kümmern: Wenn die Klientin diesem Veränderungswunsch nachgeht, folgt sie dem, was man ihr *Wachstums-* oder *Entwicklungsbedürfnis* nennen könnte. Diesen Prozess zu fördern, ist die Aufgabe des Psychotherapeuten.

»Vermeiden«[150] heißt entweder (in der *aktiven* Form) etwas zu *tun*, das die Bedürfnisbefriedigung verhindert, oder (in der *passiven* Form) etwas zu *lassen*,

---

148 Der Begriff des »Wachstums« ist insofern etwas problematisch, als auch er manchmal im Sinne eines *körperlichen* Vorgangs verstanden wird und außerdem die irreführende Konnotation eines rein *quantitativ* bedeutsamen Prozesses enthält. Ich spreche daher im Weiteren lieber von »Entwicklung« bzw. »Entwicklungsbedürfnissen«.

149 Und wenn es sich einmal um physiologische handelt, dann landen die Betroffenen in aller Regel nicht beim Psychotherapeuten.

150 Weil dieses Wort in der traditionellen Redeweise von Gestalttherapeutinnen oft in einer sehr individualistisch gedachten Weise verwendet wird, ist mir wichtig, darauf hinzuweisen, dass auch die so genannten Vermeidungen *relationale* Vorgänge in dem Sinne darstellen, dass hier verschiedene Selbst-Positionen in ein konträres Verhältnis zueinander treten, wobei die Selbst-Position, die der Bedürfnisbefriedigung entgegensteht, eine dauerhaft dominante Stellung einnimmt. Aber Vermeidungen sind *keine* prinzipiell statischen *Instanzen*; an ihnen lässt sich dadurch etwas ändern, dass der *Dialog* zwischen den beteiligten Selbst-Positionen (das ›Selbstgespräch‹) wieder aufgenommen und explizit gemacht wird (vgl. Staemmler 2015a, 298 ff.).

das zur Bedürfnisbefriedigung notwendig ist, obwohl man es tun *könnte*. (Die hier relevante Fragestellung lautet: »Was *tut* bzw. *unterlässt* die Klientin, sodass sie nicht zu dem kommt, was sie sich wünscht?«).

Eine andere Konstellation liegt vor, wenn die Klientin über eine zur Bedürfnisbefriedigung erforderliche *Fähigkeit* nicht verfügt, ihrem unerfüllten Bedürfnis daher zum gegebenen Zeitpunkt (noch) nicht nachgehen *kann*. (Die relevante Fragestellung hier ist: »Was *fehlt* der Klientin an *eigenen* (!) Ressourcen, um zu dem kommen zu können, was sie sich wünscht?«)

Subjektive Hindernisse sind also entweder Akte der Selbstsabotage (aktive Vermeidungen), des Vergebens von Chancen (passive Vermeidungen) und/oder des Fehlens von Kompetenzen (Defizite). Aus dem Bestehen von Defiziten ergibt sich, falls der Klient daraus die notwendigen Konsequenzen ziehen möchte, das Entwicklungsbedürfnis, d. h. die Motivation, die fehlende/n Kompetenz/en zu erwerben. (Diesem Entwicklungsbedürfnis können natürlich wiederum Vermeidungen im Wege stehen. – vgl. Staemmler 1993, 192 ff.)

So ergibt sich das *Ziel* der therapeutischen Arbeit. Das (meist chronisch) frustrierte (Alltags- oder Defizit-) Bedürfnis ist dazu der Motor, es liefert die Motivation für das Entwicklungsbedürfnis und den Wunsch nach der entsprechenden persönlichen Veränderung. Die Befriedigung dieses *konkreten* Bedürfnisses ist aber nicht das Ziel der Arbeit, sondern die erhoffte Folge der Tatsache, dass die Klientin ihrem Wachstumsbedürfnis nachgegangen ist und *damit* ihr therapeutisches Ziel erreicht hat, d. h. nunmehr über die notwendigen Fähigkeiten zur Befriedigung des konkreten Alltagsbedürfnisses verfügt bzw. dieser keine Vermeidungen mehr entgegensetzt.

Unter dem Blickwinkel des Entwicklungsbedürfnisses und des Ziels wird also deutlich, was die Klientin an *sich* ändern muss, um der Befriedigung ihres Alltags- bzw. Defizitbedürfnisses nachgehen zu können. Das ist nicht dadurch möglich, dass ihre Defizitbedürfnisse von anderen (z. B. dem Therapeuten) befriedigt werden, wie viele Klientinnen (und auch manche Therapeuten) irrtümlich annehmen.[151] Die Befriedigung von Defizitbedürfnissen innerhalb der Therapie ist nur dann sinnvoll, wenn sie in Form und Ausmaß für die Arbeit am gerade relevanten Entwicklungsbedürfnis erforderlich ist und/oder zur Ich-Du-Qualität der therapeutischen Beziehung beiträgt.

Damit wird die Verantwortung der Klientin klar. – Dazu ein Beispiel:

---

151 Ich kann an dieser Stelle nicht weiter ausführen, sondern nur darauf hinweisen, dass die in dieser *Theoretischen Ergänzung 32* erläuterten Unterscheidungen wichtige Anhaltspunkte für Therapeuten liefern, die ihnen helfen können, vielfältige Formen der Verwicklung und des Machtmissbrauchs von Klientinnen nach Möglichkeit auszuschließen, die häufig auf der falschen Annahme aufbauen, dass es in der Therapie darum ginge, die Defizitbedürfnisse von Klientinnen (oder auch die ihrer Therapeuten) zu befriedigen.

»Ich möchte von anderen gesehen werden, wie ich bin!« wäre dann als die Beschreibung eines *Defizit*bedürfnisses zu sehen; aus ihm ergibt sich vielleicht das *Entwicklungs*bedürfnis der Klientin, sich damit zu *zeigen*, wie sie ist, weil die anderen, von denen sie so gesehen werden will, das nur tun können, wenn sie sich ihnen zeigt. Wenn dem kein subjektives Hindernis mehr im Weg steht, ist das Ziel *ihres* Veränderungsprozesses erreicht.

Ob die anderen sie dann so sehen, wie sie – aus ihrer Sicht – ist und sich zeigt, kann nicht Gegenstand *ihrer* Veränderung, d. h. der Arbeit an *subjektiven* Hindernissen, sein, denn es liegt nicht in ihrer eigenen, unmittelbaren Verantwortung, ob die anderen ihre Einstellung zu ihr ändern. Aber es kann Gegenstand eines konstruktiven Dialogs zwischen den Beteiligten werden, zu dem die Klientin beitragen kann und der vielleicht zu einer Änderung in den dafür relevanten Beziehungen führt, was dann, als Resultat der Beziehungsveränderung, auch dazu beitragen kann, dass die Klientin sich von ihren Beziehungspartnern besser gesehen fühlt.

Wie der vorangehende Absatz zeigt, lassen sich derartige zwischenmenschliche Prozesse mit der Metapher der Nahrungsaufnahme nicht adäquat beschreiben.

Wenn dem Hunger, d. h. einem typischen *Defizit*bedürfnis, nun – wie bei Perls – *Modell*charakter für Bedürfnisse überhaupt und speziell für *psychische* Bedürfnisse zugeschrieben wird, entstehen irreführende Eindrücke: Es gerät aus dem Blick, dass unerfüllte Defizitbedürfnisse nicht die Gegenstände, sondern nur die Anlässe für therapeutische Bemühungen sein können, die auf die eigentlich zu bearbeitenden subjektive Hindernisse und damit auf *Wachstums*bedürfnisse verweisen. Außerdem wird irreführend insinuiert, Defizitbedürfnisse dienten *generell* dem individuellen Überleben und verlangten nach der Zufuhr *materieller* Gegenstände wie Wasser, Nahrung oder Luft. Beißen, Kauen, Schlucken und Verdauen werden dann zur dominanten, in psychosozialer Hinsicht jedoch völlig unpassenden und irreführenden Metapher für Bedürfnisbefriedigung.

Theoretische Ergänzung 33

Wer metaphorisch davon spricht, er habe einen Roman »verschlungen«, meint damit in der Regel nicht, ein dickes Bündel Papier verspeist zu haben. Er suggeriert sich dabei allerdings irrtümlich, dass die Rezeption der im Roman geschilderten Geschichte in analoger Weise stattfände wie das Schlucken von pflanzlichen Fasern. Im Alltagsleben mag diese Analogiebildung belanglos sein; wer aber meint, auf einer solchen Analogie eine seriöse *psychologische Theorie* aufbauen zu können, muss zu abstrusen Schlussfolgerungen kommen.

Perls, der beobachtet hatte, »daß es den meisten Leuten schwerfällt, die strukturelle Ähnlichkeit seelischer und leiblicher Vorgänge zu akzeptieren«, glaubte, dies auf einen »Aberglauben« zurückführen zu können, der sie dazu verleitete zu glauben, »Leib und Seele seien zwei verschiedene Dinge« (1978, 136). Er selbst erlag dabei wohl reaktiv dem Aberglauben, dass die Nivellierung entscheidender Unterschiede zwischen somatischen und psychischen Prozessen schon eine holistische Betrachtungsweise sei.

Glücklicherweise steht das Leben nicht gleich auf dem Spiel, wenn ein psychosozialer Wunsch unerfüllt bleibt, und man sollte Menschen ohnehin nicht generell auf die biologischen Organismen reduzieren, die sie *auch* sind (vgl. Staemmler 2002; 2006; Bloom 2012). Denn Personen sind nicht nur ein

> Konglomerat physisch begründeter Antriebe, sondern Wesen, die in eine Matrix von Beziehungen mit anderen Menschen eingebettet und von ihr geformt sind sowie darum ringen, sowohl ihre Bindungen zu den anderen aufrechtzuerhalten als auch sich von ihnen zu unterscheiden. Aus dieser Sicht ist die basale Einheit der Untersuchung nicht das Individuum als eine separate Entität, dessen Bedürfnisse mit der externen Realität kollidieren, sondern ein interaktionales Feld, innerhalb dessen das Individuum entsteht und sich darum bemüht, in Kontakt zu treten und sich zu artikulieren. *Bedürfnisse* werden immer *im Kontext von Bezogenheit* erfahren, und es ist dieser Kontext, der ihre Bedeutung definiert. (Mitchell 1988, 3 – H.i.O.)

Von daher wäre es vielleicht günstiger, im psychosozialen Kontext von »Wünschen« oder »Neigungen«, »Sehnsüchten« oder »Begehren« zu sprechen, denn Dringlichkeit und unbedingte Notwendigkeit sind – jedenfalls bei Erwachsenen – nicht gleichermaßen gegeben, wenn es um diese Art von Motivationen geht: Wünsche nach Anerkennung, Nähe oder erotischer Freude und vitaler Verbundenheit lassen sich ohne unmittelbare existenzielle Konsequenzen den gegebenen Situationen entsprechend modifizieren, transformieren, aufschieben, deflektieren, sublimieren oder ganz unterdrücken.

Diesen Optionen steht häufig entgegen, was Kurt Lewin als »Fixation« bezeichnet hat:

> Die Fixation an *bestimmte* Aufforderungscharaktere und *bestimmte* Befriedigungsarten spielt im psychischen Leben eine große und sehr bedeutsame Rolle. Es ist bekannt, wie außerordentlich fest die Fixation … auf allen Gebieten der echten Bedürfnisse sein kann, welche radikal ausschließende Funktion sie besitzen kann und wie schwer sie häufig zu lösen ist. (1926, 357 – H.i.O.)

Solche Festlegungen führen häufig zu einer Ansprüchlichkeit, die auf der Beziehungsebene von den Adressaten leicht als manipulativ oder sonstwie unangenehm empfunden wird und sie dazu bringen kann, auf derartig vorgetragene Bedürfnisse eher aversiv zu reagieren, sich von der bedürftigen Person zurückzuziehen oder sie anderweitig zu frustrieren. Für solche Konstellationen gilt häufig, was Ghent so charakterisiert:

> Was wie ein Bedürfnis aussieht, erweist sich als ein rachsüchtiges Einfordern, das zu einem großen Teil einen Ausdruck der Wut auf eine lebenslange Deprivation der einen oder anderen Art darstellt; weit davon entfernt, eine angemessene Antwort auf ein echtes Bedürfnis anzustreben, zielt es entweder darauf ab, irgendeine sofortige Befriedigung zu erreichen, die dem inneren Empfinden von Leere nichts Nahrhaftes bietet und das Gefühl der Deprivation eher vergrößert, oder es ruft eine Entfremdung und empathischen Rückzug des anderen hervor, die der Liste von Deprivationen nur einen weiteren Punkt hinzufügt. (1992b, 142)

Doch die Fixation und die mit ihr verbundene Ansprüchlichkeit sind nicht unauflöslich, sondern können – und sollten manchmal – zum Thema der therapeutischen Bearbeitung gemacht werden. Dazu ist es für Therapeuten wichtig, nicht einer weit verbreiteten begrifflichen Verwirrung zum Opfer zu fallen, durch die der falsche Eindruck entsteht, dass die Rede von Bedürfnissen immer gleichbedeutend mit dem Vorliegen eines *aktuellen Mangels* sei. Oft ist damit einfach nur eine *Disposition* gemeint (vgl. Thomson 2005): Wenn ich sage, dass ich Liebe und Anerkennung brauche, beschreibe ich erst einmal nur meine menschliche Bedingtheit, nicht zwingend zugleich einen aktuellen oder dringenden Bedarf, mit dem ich mich an die gerade anwesenden Personen wende.

Die Disposition bedingt *per se* noch keine unmittelbare Not; sie schafft auch keinen akuten Zeitdruck, und vor allem legt sie die Art der anzustrebenden Bedürfnisbefriedigung in keiner Weise fest. Auf die weitgehende Formbarkeit von Bedürfnissen bzw. von Arten ihrer Befriedigung hat z. B. Kurt Lewin schon hingewiesen: »Das Bedürfnis spricht auf allerhand verschiedenartige Gelegenheiten an und zeigt eine starke *Anpassungsfähigkeit* der Ausführungsart an die *Situationen*« (1926, 359 – H.i.O.). Umgekehrt kann es gerade dann zur Frustration von Bedürfnissen kommen, wenn die Person ihnen nachzugehen versucht, *ohne* die gegebene Situation zu berücksichtigen.

Harry Frankfurt (1971; 2005) thematisiert noch einen anderen wichtigen Punkt, indem er eine bedeutsame Unterscheidung einführt und von »Wünschen erster Ordnung« spricht, die sich im Idealfall den »Wünschen zweiter Ordnung« unterzuordnen haben:

> Wesen wie wir lassen sich nicht auf Wünsche beschränken, die sie zum Handeln bewegen. Sie verfügen darüber hinaus über das Vermögen, Wünsche auszubilden, die sich auf ihre eigenen Wünsche beziehen – das heißt auf das, wovon sie wollen, dass sie es wollen, und auf das, wovon sie wollen, dass sie es nicht wollen. (2005, 24 f.)

Was *unmittelbar* erstrebenswert zu sein scheint, kann durchaus einem Wunsch höherer Ordnung bzw. einem übergeordneten Ziel oder Wert *widersprechen*. Die Fähigkeit, sich dieses Unterschieds bewusst zu sein und sich willentlich entsprechend verhalten zu können, stellt für Frankfurt etwas typisch Menschliches dar. Aus seiner Sicht

> besteht ein wesentlicher Unterschied zwischen Personen und anderen Kreaturen in der Struktur des Willens einer Person. Menschen stehen nicht allein damit, Wünsche und Motive zu haben oder Entscheidungen zwischen Alternativen zu treffen. … Es scheint mir aber charakteristisch für Menschen zu sein, dass sie in der Lage sind, »Wünsche zweiter Ordnung« zu bilden. (1971, 6)

Theoretische Ergänzung 34

Wünsche *zweiter* Ordnung können entweder durch *Prioritäten* entstehen, die mehrere konkurrierende Wünsche erster Ordnung in eine Rangreihe bringen, oder es kann sich um ethische *Werte* handeln, deren Berücksichtigung einem Menschen wichtiger ist als die Erfüllung seines aktuellen Wunsches erster Ordnung.

1. Ein Beispiel für eine *Priorität* als Wunsch zweiter Ordnung: Wer es bei begrenzten finanziellen Möglichkeiten wichtiger findet, einem guten Freund eine Freude zu machen als sich selbst etwas zu kaufen, wird bereit sein, für ein Geschenk Geld auszugeben, auch wenn er es deswegen nicht für sich selbst ausgeben kann.
2. Ein Beispiel für einen *Wert* als Wunsch zweiter Ordnung: Wer es z. B. wichtiger findet, die Beziehung zu einem lieben Menschen zu fördern und zu stärken als sich selbst zu bereichern, wird damit einen guten Grund haben, den Anderen nicht zu übervorteilen, zu betrügen oder zu bestehlen.

Daraus lässt sich folgern: »Ob jemand glücklich ist, wird nicht davon bestimmt, was er gerne hätte. … Der Grund dafür ist, dass manche der Dinge, die Menschen gerne hätten [Wunsch erster Ordnung], keine Dinge sind, die ihnen wirklich wichtig sind [Wunsch zweiter Ordnung]« (Frankfurt 1999, 157).

Menschen können also darüber entscheiden, welchen Wünschen sie unter den jeweils gegebenen Umständen nachgehen wollen und welchen nicht; sie müssen das sogar häufig tun, denn in vielen Situationen spielen gleichzeitig mehrere Bedürfnisse und Werte eine Rolle. Daher gilt: »Wer sicherstellen kann, dass sein Handeln seinen Wünschen zweiter Ordnung entspricht, handelt nach seinem freien Willen« (Frankfurt 1971, 15). Wer aber gegen seine Wünsche zweiter Ordnung handelt, z. B. weil seine Wünsche erster Ordnung – etwa bei einer Sucht – so mächtig sind, dass sie höhere Prioritäten oder Werte außer Kraft setzen, fühlt sich nicht mehr frei:

> Trotz seiner Ablehnung treibt ihn der ungeliebte Wunsch zum Handeln an. Angesichts der Tatsache, dass er dieser Kraft so gut als möglich widerstanden hat, lässt sich mit gutem Grund sagen, dass ihn dieser Wunsch [erster Ordnung] gegen seinen Willen [Wunsch zweiter Ordnung] angetrieben hat und dass er dementsprechend auch gegen seinen Willen gehandelt hat. (Frankfurt 2005, 25)

Nun erleben Menschen häufig das, was in der Literatur als »Grundbedürfnisse« bezeichnet wird (vgl. z. B. Epstein 1991; 1993; Grawe 1998; Lichtenberg

1989).[152] Grawe zählt zu ihnen jene »Bedürfnisse, die bei allen Menschen vorhanden sind und deren Verletzung oder dauerhafte Nichtbefriedigung zu Schädigungen der psychischen Gesundheit und des Wohlbefindens führen« (2004, 185). Man könnte sich sogar Harry Frankfurts Argument anschließen und es »zum definierenden Charakteristikum der Dinge, die wir wirklich brauchen, erklären, dass sie mit dem zu tun haben, was notwendig zur Vermeidung von Schaden ist« (1999, 163).

Der Begriff »*Grund*bedürfnisse« verweist ja schon darauf, dass man sie für relevanter und hinsichtlich ihrer Wichtigkeit für bedeutsamer und weniger veränderlich hält als andere, weniger grundlegende. Grundbedürfnisse stehen daher für die meisten Menschen in der Mehrheit der Situationen mit ihren Wünschen zweiter Ordnung im Einklang. Zu ihnen zählen die Wünsche nach

1. Orientierung und Kontrolle;
2. Lustgewinn/Unlustvermeidung;
3. Bindung und
4. Selbstwerterhöhung/-schutz[153] (vgl. Grawe 2004, 189).

Dabei kommt dem Wunsch nach sozialem Kontakt und Bindung – je nach Autorin auch Affiliations- oder Anschlussmotiv bzw. Bedürfnis nach Zugehörigkeit, Bezogenheit oder Verbundenheit genannt – ganz besonderes Gewicht zu: Er scheint nicht nur universell zu sein, sondern kann außerdem »als das empirisch am besten abgesicherte Grundbedürfnis angesehen werden, gerade auch aus einer neurobiologischen Sicht« (Grawe 2004, 192). Deswegen wird es wohl in allen einschlägigen Texten unter dem einen oder anderen Begriff erwähnt.[154]

> Das Bedürfnis, wenigstens ein Minimum zwischenmenschlicher Beziehungen einzugehen und aufrecht zu erhalten, scheint in Menschen angelegt (und daher fast universell) zu sein. … Nach dieser Ansicht erscheint der Mensch natürlicherweise motiviert, nach Zugehörigkeit zu streben und sie nach Möglichkeit zu erhalten. (Baumeister & Leary 1995, 499)

---

[152] Epstein, auf den sich Grawe stark beruft, hat festgestellt, »dass fast jede bedeutende Persönlichkeitstheorie ein bestimmtes Bedürfnis für fundamentaler hält als alle anderen« (1993, 404).

[153] Dieses vierte von Grawe aufgeführte Bedürfnis, das man auch unter dem Begriff der »sozialen Anerkennung« diskutieren kann, scheint mir in besonderem Maße kulturspezifisch zu sein, zumindest was die Formen seiner Befriedigung angeht. Außerdem birgt es gerade in einer individualistischen Kultur eine Anzahl von ernsthaften Risiken (vgl. Staemmler 2015a, 348 f.).

[154] Das Bindungsbedürfnis nimmt vielleicht unter den genannten Motivationen auch deshalb eine Sonderstellung ein, weil es häufig in die anderen Grundbedürfnisse mit einfließt: Der Wunsch nach Orientierung und Kontrolle entsteht vornehmlich in sozialen Situationen, in denen es u. a. auch um Zugehörigkeit geht. Dasselbe gilt für das Selbstwertbedürfnis. Auch scheint es mir offensichtlich, dass das Streben nach Lust und nach der Vermeidung von Unangenehmem in der überwiegenden Zahl der Fälle im Kontext von menschlichen Beziehungen steht. Und schließlich gilt als eine der zentralen Formen sozialer Anerkennung – neben Recht und Solidarität – die Liebe (vgl. Honneth 1992, 148 ff.), deren parallele Relevanz für das Bindungsbedürfnis wohl unbestritten ist.

Um dieses Bild vom Menschen zu kennzeichnen, hat Carl Rogers einmal pointiert gesagt: »Er ist vor allem unheilbar sozial« (1965, 20). Natürlich hatte Rogers nie im Sinn, das soziale Wesen des Menschen sei krankhaft und er solle, wenn es denn ginge, davon kuriert werden; er wollte vielmehr auf etwas amüsante Art zum Ausdruck bringen, was er für eine anthropologische Konstante hielt, auf der jede Form von Psychotherapie aufbauen muss.

Doch bei allem Engagement für seine Klientinnen war Rogers nicht naiv: Das soziale Wesen des Menschen zeigte sich für ihn im Positiven wie im Negativen; deshalb fügte er der zuvor zitierten Feststellung sofort hinzu: »Der Mensch hat eine grundlegende Sehnsucht nach sicheren, nahen, kommunikativen Beziehungen mit Anderen, und er fühlt sich abgeschnitten, einsam und unerfüllt, wenn solche Beziehungen nicht existieren« (a.a.O.). Sowohl in ihrer Erfüllung als auch in ihrer Frustration zeigt sich die menschliche Relationalität.

Das Affiliationsmotiv als »Grundbedürfnis« im Sinne Grawes zu verstehen, ist u. a. deswegen berechtigt, weil »die Abwesenheit enger sozialer Bindungen … stark verknüpft [ist] mit Unglück, Depression und anderen Leiden« (a.a.O.). Ich möchte nur einige der zahlreichen, hier einschlägigen Untersuchungen erwähnen. Beispielsweise

- führt schon die *Aussicht* auf zukünftige Einsamkeit zur Einschränkung kognitiver Funktionen (vgl. Baumeister, Twenge & Nuss 2002). Wenn Menschen sich aber tatsächlich sozial ausgeschlossen fühlen,
- verhalten sie sich häufiger selbstschädigend (Twenge, Catanese & Baumeister 2002),
- zeigen seltener prosoziale Verhaltensweisen (Twenge, Baumeister, DeWall, Ciarocco & Bartels 2007),
- haben verstärkte Schwierigkeiten, sich selbst emotional zu regulieren (Baumeister, DeWall, Cirarocco & Twenge 2005[155]),
- entwickeln häufiger koronare Herzerkrankungen oder Schlaganfälle (Valtorta, Kanaan, Gilbody, Ronzi & Hanratty 2016) und
- haben eine höhere Sterblichkeit (Holt-Lunstad, Smith & Layton 2010): Der so genannte »soziale Tod« verliert seine metaphorische Bedeutung und wird zur bitteren Realität.

155 Die Autoren dieser Untersuchung berichten interessanterweise von Hinweisen darauf, dass diese Schwierigkeiten auf das *Vermeiden von Bewusstheit* zurückzuführen sein könnten: Die Betroffenen möchten ihr Alleinsein nicht spüren, schränken daher ihre Selbstwahrnehmung generell ein und verfügen dann nicht mehr über die für eine gute Selbstregulation erforderliche Bewusstheit von ihrem subjektiven Erleben. Aus relationaler Sicht ist allerdings auch zu vermuten, dass die durch Einsamkeit selten werdenden Möglichkeiten zur *Ko*regulation mit signifikanten Anderen auch ganz direkt zu Einschränkungen in der Selbstregulation führen können.

Obwohl es also als eine erwiesene Tatsache gelten kann, dass Menschen auf vielfältige Weise leiden, wenn sie die Qualität ihrer Verbundenheit mit anderen als ungenügend erleben, ist all das zwar in der Regel *nicht sofort* lebensgefährlich[156], wie es etwa bei Sauerstoff- oder Wassermangel der Fall ist. Gerade weil dabei aber ein wichtiges, wenn nicht *das wichtigste* psychosoziale Grundbedürfnis unbefriedigt bleibt, ist das erlebte *psychische* Leid in solchen Fällen für die Betroffenen oft umso schlimmer und quälender.

»Die Entwicklung der Seele im Kinde hängt unauflösbar zusammen mit der des Verlangens nach dem Du, den Befriedigungen und Enttäuschungen dieses Verlangens«, schreibt Buber (1936, 36). Das gilt fast genauso ausschließlich für Erwachsene und veranlasst sie dann manchmal, therapeutische Hilfe aufzusuchen. In den meisten Fällen stellt sich früher oder später heraus, dass es *die Art und Weise* ist, *wie* sie mit anderen Menschen in Beziehung zu treten gelernt haben, die wesentlich zu ihrem Scheitern beim Aufnehmen oder Aufrechterhalten befriedigender Freund- oder Partnerschaften oder zu den Enttäuschungen beiträgt, die sie in bestehenden Beziehungen erleben. Nach meiner Erfahrung hängt die Mehrzahl solcher negativer Erfahrungen mit einem individualistischen Missverständnis menschlicher Beziehungen zusammen.

Ihm zufolge erscheint das Individuum sich selbst »als das Zentrum seines moralischen Universums … und glaubt, die Sorge um Andere ergäbe sich aus seiner eigenen Selbstverwirklichung« (Frank 1978, 6). Bezogenheit wird dann als ein *Mittel* zur Befriedigung eigener Wünsche gesehen. Aber »Bezogenheit ist eine grundlegende, nicht reduzierbare existenzielle Tatsache. Der Mensch sucht nicht nach Bezogenheit, um eine Selbststruktur zu erhalten; vielmehr ist die Selbstverwirklichung eine Erscheinungsform der Bezogenheit« (Jacobs 2013, 274).

Natürlich sind manche Beziehungen glücklicherweise dazu geeignet, wichtige Wünsche der beteiligten Personen zu erfüllen. Das ist allerdings gerade dann der Fall, wenn die Beteiligten *nicht* versuchen, einander für ihre individuellen Interessen auszubeuten, sondern wenn sie einander als Personen wertschätzen und immer wieder bereit sind, ihre individuellen Bestrebungen in das Projekt der gemeinsamen Beziehung zu integrieren – wenn sie nicht immer vorrangig danach fragen, »Was habe ich davon?«, sondern ebenso häufig danach, »Was kann ich beitragen?« – kurz: wenn die Beteiligten es zu ihren Wünschen zweiter Ordnung machen, die Beziehung zu fördern, anstatt nur ihren Wünschen erster Ordnung zu folgen und primär zu erwarten, dass die Beziehung deren Befriedigung dient.

---

156 Auch wenn Selbstmorde vielleicht zunächst als Gegenbeispiele erscheinen mögen, halte ich sie nicht dafür – jedenfalls nicht im unmittelbaren Sinne. Ich möchte das aber hier nicht weiter ausführen.

Theoretische Ergänzung 35

In seinem lesenswerten Buch *Resonanz – Eine Soziologie der Weltbeziehung* hat Hartmut Rosa zahlreiche Beziehungsformen beschrieben, die auf dem Phänomen »eines wesenhaften inneren Berührens oder Entsprechens und eines wechselseitigen Reagierens im Sinne eines genuinen *Antwortens* beruhen« (2016, 101 – H.i.O.). Der Wunsch nach resonanten Kontakten lässt sich mit guten Gründen als eine wesentliche Facette des Grundbedürfnisses nach Verbundenheit verstehen, bei der es allerdings ganz dezidiert nur an zweiter Stelle um individuelle Befriedigung, primär aber um Gegenseitigkeit geht:

> Das Resonanzverlangen [zielt] nicht auf Lust oder Entspannung, sondern auf einen Widerhall aus der Welt ›da draußen‹. Wer Resonanz erhält, hat einen Beweis dafür, dass er sozial überhaupt vorhanden und von Bedeutung ist. Resonanzbeziehungen sind deshalb lebens- und überlebensnotwendig. Ohne Antworten des Anderen beginnt das Selbst an der eigenen Existenz zu zweifeln. (Altmeyer 2016, 193)

Für die Aufgabe des Therapeuten bedeutet das:

> In der therapeutischen Situation ist der Therapeut achtsam auf seine Resonanz, er pendelt mit seiner Aufmerksamkeit hin und her zwischen dem Wahrnehmen des Klienten und dem Wahrnehmen seiner Resonanz zu diesem Klienten. Achtsames Verweilen mit der Resonanz ermöglicht ihr Entfalten … zu deutlichem, explizitem Erleben bzw. Handlungsimpulsen … Die Resonanz [des Therapeuten auf den Klienten] ist somit die Hauptquelle therapeutischen Verhaltens. (Renn 2009, 593)

Resonanzerfahrungen geben nicht nur Orientierung für Therapeutinnen, sondern haben auch eine Reihe wichtiger Wirkungen auf Klienten:

1. Im vorangehenden Zitat verweist Altmeyer auf die bestätigende Wirkung, die Resonanz auf das Gefühl von Menschen ausübt, wirklich zu existieren. Sie beruht darauf, »dass der Sinn für das Selbst durchaus selbst schon beziehungsweise erst das Ergebnis von Beziehungs- und Begegnungsprozessen ist; er bildet sich heraus als Folge von psychischen und physischen Berührungen oder Resonanzen« (Rosa 2016, 216).
2. Geht der Wunsch nach dem Erleben von Resonanz in Erfüllung, entsteht das Gefühl von Verbundenheit;[157] von daher hängt das »Responsivitätsbegehren«, wie Waldenfels (2007) es nennt, mit dem Streben nach Affiliation bzw. sozialer Anerkennung (vgl. Honneth 1992) zusammen: Es geht Menschen »immer auch darum, in der Welt gemeint, gesehen, angesprochen, berührt zu werden und *in Verbindung zu sein*« (Rosa 2016, 159 – H.i.O.).

---

157 Daniel Stern hat beschrieben, wie das Gefühl von Verbundenheit durch Affektabstimmung, insbesondere bezüglich so genannter »Vitalitätsaffekte« (1992; 2005) bzw. »Vitalitätskonturen« (2011) zustande kommt (vgl. auch Staemmler 2009a, 87 ff.).

3. Eine dritte Wirkung liegt im unmittelbaren Empfinden, bereichert oder erfüllt davon zu sein, wenn eine solche Resonanz stattfindet. Dabei ist es wichtig zu verstehen: »Resonanz … ist etwas kategorial anderes als die begleitende *Emotion* und verhält sich dieser gegenüber zunächst autonom. … *Resonanz ist kein Gefühlszustand, sondern ein Beziehungsmodus*« (a.a.O., 288 – H.i.O.). Das wird in Situationen besonders deutlich, in denen das resonierende Gefühl – z. B. die Trauer einer Ehefrau über den Tod ihres Partners, auf die ihre Freundin mitfühlend reagiert – zwar auf der emotionalen Ebene für beide Frauen durchaus unangenehm, belastend oder schmerzlich sein kann, aber die Resonanz zwischen ihnen zugleich als eine positive Kontaktsituation spürbar ist, die sich aus der Erfahrung der intensiven Gemeinsamkeit speist: »Was positiv erlebt wird, ist nicht die Trauer selbst, sondern die dadurch ausgelöste Resonanzwirkung« (a.a.O., 289).

Das Ensemble dieser drei Wirkungsdimensionen macht verständlich, warum es gerade im psychotherapeutischen Kontext so wichtig ist, dass die Therapeutin sich dem Klienten nicht nur kognitiv-verständnisvoll zuwendet; vielmehr ist es zusätzlich erforderlich, dass sie sich ihm auch *affektiv* öffnet, sich vom Erleben des Klienten *berühren* und sich das Berührtsein *anmerken* lässt, wie ich an anderer Stelle ausführlich dargestellt habe (vgl. Staemmler 2009a). Denn »Subjekte wollen Resonanzen gleichermaßen *erzeugen* wie *erfahren*« (Rosa 2016, 270 – H.i.O.). Nur so kann sich am Anfang einer Therapie das für den Klienten notwendige Vertrauen entwickeln, und nur so kann die therapeutische Beziehung auf Dauer tragfähig und wirksam bleiben.

Im Resonanzgeschehen wird

> das Subjekt einerseits … affiziert, also berührt und bewegt …, während es andererseits mit einer entgegenkommenden, nach außen gerichteten emotionalen Bewegung … reagiert. Affekt … und Emotion … bilden dann also den ›Draht‹, dessen bidirektionale Schwingung sich in spielerischer Form vielleicht als Af←fekt und E→motion darstellen ließe.
>
> Diese Doppelbewegung hat … fast immer (auch) eine unmittelbar leibliche Seite. Gefühle im Sinne der Af←fekte gehen einher mit Empfindungen des Durchströmtwerdens, beispielsweise von Hitze oder Kälte, von angenehmen oder beunruhigenden Schauern, von Wallungen etc., während unsere E→motionen dann Ausdruck finden in Momenten des Sich-Aufrichtens oder Zusammensinkens, Lachen oder Weinens usw. (a.a.O., 279 f. – H.i.O.)

Im therapeutischen Kontext kann das bewusste Vorenthalten bzw. Vermeiden von für den Klienten erkennbaren Resonanzen der Therapeutin, das früher nicht selten unter der Überschrift der »Abstinenz« propagiert, von Moser aber mit Recht als »Deprivationsexperiment« (1989, 71; vgl. auch Moser & Staemmler 2013) gebrandmarkt wurde, desintegrierende Wirkungen beim Klienten hervorrufen: »Nichts ist entmutigender für einen Patienten als die Unmöglichkeit, seinen Therapeuten als menschliches Wesen erkennen zu können« (Horner 2007, 196). Petzold sagt es so:

»Es gibt wenige Strategien, die machtvoller sind, ohnmächtiger machen und deshalb bemächtigender sind als die Abstinenz, die absolute Situationskontrolle gewährleistet« (Petzold 1996, 326). Und Bakhtin, der primär die verbale Kommunikation vor Augen hat, schreibt: »Für das Wort (und folglich für ein menschliches Wesen) gibt es nichts Schrecklicheres als das Fehlen einer Antwort. … Gehört zu werden ist an sich schon eine dialogische Beziehung. Das Wort will gehört, verstanden und beantwortet werden, um wiederum auf die Antwort zu antworten und so weiter *ad infinitum*« (1986, 127 – H.i.O.).

Die oben schon erwähnten Untersuchungen zur *»still-face«*-Situation zeigen eindrücklich, dass Bakhtins Beobachtung bereits auf präverbale Entwicklungsstadien zutrifft.

Wie wichtig die Sichtbarkeit der Person des Therapeuten und die Transparenz seiner emotionalen Reaktionen und Resonanzen bisweilen für einen Klienten werden können, habe ich erst kürzlich wieder erlebt:

Beispiel aus der Praxis 18

W. gehört zu denjenigen meiner Klienten, die mich immer wieder besonders berühren. W. lebt ein einsames Leben. Er verdient seinen Lebensunterhalt mit einer Arbeit, die weit unterhalb seines intellektuellen Niveaus und seiner beruflichen Qualifikation liegt. Und seine Freizeit verbringt er zu einem großen Teil mit Wanderungen im Wald – ohne Begleitung.

Im Laufe der Jahre, in denen ich mit ihm gearbeitet habe, hat sich zwischen uns ein durchaus freundschaftlich zu nennendes Verhältnis entwickelt, das auf seiner Seite von Vertrauen, gelegentlichem Humor und einer sich langsam entwickelnden Emotionalität bestimmt ist, während ich mich ihm gegenüber – unabhängig von den eher langsamen Fortschritten in seiner Entwicklung – durchgängig interessiert und engagiert fühle. Es ist mir immer wieder ein Rätsel, wie es kommt, dass ich mich mit ihm trotz unserer manchmal zähen und mühsamen Kommunikation nie langweile.

Seine Herkunftsfamilie spielte in der ersten Zeit der Therapie kaum eine Rolle; seine wenigen Bemerkungen zu diesem Thema vermittelten hauptsächlich den Eindruck von Gleichgültigkeit und großer Distanz. Erst nachdem die lange Zeit auf unseren unmittelbaren persönlichen Kontakt fokussierte Arbeit seinen sehr verbal und intellektuell geprägten Interaktionsstil etwas aufgelockert und zu einem emotionaleren Austausch zwischen uns geführt hatte, thematisierte er die beinahe vollständige Abwesenheit von Emotionalität, die er in seiner Herkunftsfamilie, insbesondere im Kontakt mit seiner Mutter erlebt hatte. (An das Verhalten seines überwiegend abwesenden Vaters kann er sich kaum erinnern.)

Ein offensichtlicher Aspekt der Veränderungen in unserer Kommunikation bestand darin, dass er eines Tages inmitten einer Sitzung vorschlug, wir sollten unsere

Stühle verlassen und uns auf meine Sitzkissen am Fußboden setzen. Es war das erste Mal, dass er mich, wenngleich indirekt, um etwas anderes als um einen neuen Termin bat. Das Sitzen am Fußboden wurde mit der Zeit zur Voraussetzung, aber auch zu einer Art Symbol für einen von mehr und mehr körperlichen Berührungen und Handlungen sowie dem Ausdruck von Gefühlen geprägten neuen Stil in unseren Gesprächen, an dem er zunehmend Gefallen fand.

Insbesondere genoss er es sehr, wenn ich mit lauter Stimme und der entsprechenden Intonation auf eine Aussage von ihm reagierte, bei der mir seine erhöhte Lautstärke und/oder ein besonderer Tonfall aufgefallen waren. Manchmal wiederholte er dann seine Aussage etwas lauter sowie mit intensivierter Intonation und freute sich dann offensichtlich sehr daran, wenn ich meinerseits lauter und deutlicher auf seine Aussage antwortete.

Diese Entwicklung stieß allerdings ab dem Punkt an Grenzen, an dem er befürchtete, unsere lauten Äußerungen könnten von Nachbarn gehört werden. Diese Vorstellung löste starke Schamgefühle in ihm aus und ließ ihn erst einmal wieder leise werden oder sogar zeitweilig verstummen.

Es war vermutlich kein Zufall, dass er an diese Grenze stieß, als er seinen Ärger auf seine Mutter entdeckte, der sich über mehrere Sitzungen hinweg verstärkte und sich bis in eine heftige Wut hinein steigerte, während er sich mit zunehmender Deutlichkeit daran erinnerte, wie er als Kind mit seinen Wünschen nach Körperkontakt und emotionaler Resonanz bei ihr ins Leere gelaufen war. Im Fantasiegespräch (vgl. Staemmler 2015, 314 ff.) nannte er sie u. a. »eiskalt«, »völlig gefühllos« und »eigentlich nicht menschlich«. Seine Ablehnung und seine Wut darüber, dass sie ihm das Gefühl vermittelt habe, er sei »Luft für sie«, verdichtete sich schließlich während einer unserer Sitzungen zu einem lauten, lang gezogenen *»Nein!!!«*

Obwohl ich sein lautes Nein aufgriff und abwechselnd mit ihm ausrief, um ihn zu ermutigen, war es ihm auch jetzt nicht möglich, über eine bestimmte Lautstärke hinauszugehen, was er jedoch sehr bedauerte, denn er hatte den Eindruck, noch längst nicht so laut geworden zu sein, wie es seiner Wut entsprochen hätte und wie es notwendig gewesen wäre, um bei seiner Mutter durchzudringen und von ihr wahrgenommen zu werden. Ich fragte ihn danach, ob er eine Idee habe, welche Unterstützung er zusätzlich gebrauchen könnte, um seine Stimme so zu erheben, wie er es für angemessen und erforderlich hielt.

Seine Antwort deutete sich zunächst in einer Mimik an, die einem Stummfilm-Darsteller Ehre gemacht hätte: Zuerst sah ich ein Aufleuchten in seinem Gesicht, das so auf mich wirkte, als freue er sich nicht nur über meine Nachfrage, sondern habe zugleich spontan eine gute Idee. Darauf folgte ein leichtes Erröten, und er setzte mehrfach an, etwas zu sagen, brachte aber zunächst kein Wort heraus, so als befürchtete er, in eine peinliche Situation zu geraten. Ich teilte ihm mit, was ich geglaubt hatte, in seinem Gesicht zu lesen, und er antwortete mir zögernd und vorsichtig: »Vielleicht würde ich mich trauen, wenn wir im Wald wären ...«[158]

Ich beschließe, mich auf dieses Experiment einzulassen, und W. scheint seinen Ohren nicht zu trauen, als ich ihm vorschlage, sich für unsere nächste ›Sitzung‹ einen Ort im Wald zu suchen, der ihm für sein Vorhaben geeignet erscheint, und mich rechtzeitig vor dem Termin zu informieren, wohin ich kommen soll.

Wir treffen uns auf einem Waldparkplatz, von wo aus wir dann ca. 15 Minuten ins Innere des Waldes laufen, bis W. sich bei einer kleinen Lichtung sicher ist, dass wir hier unbeobachtet und, vor allem, ungehört sein werden. Er schaut sich ein paarmal um und versichert sich, dass wir wirklich allein sind. Er fühlt sich zunächst etwas unbeholfen und scheu in dieser ungewohnten Situation und sagt mehrmals, wie verblüfft er ist, dass ich mich auf seine Idee einlasse. Dann nehmen wir den Faden unserer vorangegangenen Stunde wieder auf.

Er vergegenwärtigt sich seine Mutter sowie seine an sie gerichtete Wut. Nach einer kurzen Weile findet er offenbar den Zugang zu seinem Gefühl und sagt wiederholt sein Nein – anfangs in normaler Gesprächslautstärke, dann aber zunehmend lauter. Er unterbricht sich zwar noch einige Male, setzt aber immer wieder an; seine Stimme wird kräftiger, und er scheint seine Zurückhaltung allmählich aufzugeben.

Zwischendurch fordert er mich auf, meinerseits mit einem lauten Nein zu antworten, was ich tue. Unsere Neins wechseln einander für eine Weile ab, während wir immer lauter werden. Dabei bekommt mein Nein für mein Empfinden eine doppelte Bedeutung: Einerseits ist es wie eine ermutigende Wiederholung seines Neins, andererseits ist es etwas, das ich ihm provokativ entgegensetze und das ihn herausfordert, noch mehr Nachdruck in seinen Ruf zu legen. Mit voller, kraftvoller Stimme schreit er endlich sein Nein so laut heraus, dass ich den Eindruck bekomme, er hat geschafft, was er wollte.

Eine Pause entsteht. Er wirkt einigermaßen zufrieden und entspannt. Aber irgendetwas scheint noch zu fehlen. Wie unser Gespräch ergibt, hätte er gerne noch Gelegenheit, sein Nein nicht nur mit der Stimme, sondern mit seinem ganzen Körper zum Ausdruck zu bringen. Wir strecken beide spontan die Arme aus, unsere Handflächen berühren und umklammern einander; wir drücken gegen die Hände des Anderen, stemmen unsere Füße in den Boden und legen unsere ganze Kraft hinein, als wollten wir den Anderen wegschieben, während wir einander direkt ins Gesicht sehen und abwechselnd *»Nein!«* rufen.

Als unsere Kraftanstrengung und unsere Lautstärke ihren Höhepunkt erreichen, lässt W.s Druck gegen meine Hände nach, wir stehen für einen Moment tief atmend

[158] Die Natur, speziell der Wald, ist für W. eine unterstützende Umgebung – so wie für manche Menschen, die ihre soziale Umgebung als nicht förderlich für sich kennengelernt haben. Die Natur wird von ihnen als zwar lebendig, aber auch als nicht bedrohlich erlebt.

voreinander, da macht W. plötzlich einen Schritt nach vorn, umarmt mich mit ganzer Kraft, drückt mich an sich und schreit ein letztes »*Nein!!!*«, das jetzt auf einmal befreit klingt, beinahe triumphierend und glücklich.

Auf unserem Weg zurück zum Parkplatz schlägt er mir immer wieder fröhlich und dankbar auf den Rücken; er sagt, wie wunderbar lebendig er sich fühlt und dass er einen so intensiven Kontakt gerne viel häufiger erleben würde. Wir lachen immer wieder zusammen, und ich bemerke, dass unsere beschwingten Schritte sich synchronisiert haben.

»Die freudige Anteilnahme an der wiedererwachenden Lebendigkeit des Patienten ist ein bis heute weitgehend vernachlässigter Wirkfaktor der Psychotherapie«, bedauert Heisterkamp mit Blick auf die »tiefenpsychologischen Entwicklungs- und Behandlungstheorien« (1993, 121). Glücklicherweise trifft das auf die Gestalttherapie nicht zu, deren Grundlagenwerk bereits im Titel die Bedeutung des *excitement* betonte, das in der deutschen Übersetzung mit »Lebensfreude« wiedergegeben wurde (Perls et al. 1951/2006).

Das Erleben von vitaler Resonanz in der unmittelbaren Begegnung kommt zu einem großen Teil durch Affektabstimmung zustande, speziell durch die Abstimmung so genannter Vitalitätsaffekte: »›Affektabstimmung‹ … bedeutet dasselbe wie ›Angleichung der Vitalitätsformen‹« (Stern 2011, 59).[159] Dadurch entsteht das aktuelle Gefühl, mit dem Gegenüber in intersubjektiver Verbindung zu stehen.

> Indem wir uns mit Hilfe der Vitalitätsaffekte aneinander orientieren und aufeinander abstimmen, können wir mit einem anderen Menschen »zusammensein«, das heißt eine Basis entwickeln, auf der wir innerliche Erfahrungen nahezu kontinuierlich miteinander teilen. Auf diese Weise entsteht das Gefühl der Verbundenheit, das Gefühl, aufeinander abgestimmt zu sein, das uns wie eine ununterbrochene Linie erscheint. (Stern 1992, 224)

Selbstbezogenheit oder egoistisches Eintreten für die Erfüllung der *eigenen* sozialen Wünsche, führt unvermeidlich zur Unterbrechung von Affektabstimmung und Resonanz und damit zu einer Störung im Gefühl des miteinander Verbundenseins. Wenn wir sind, was wir durch Andere werden, werden wir auch nur durch Andere bekommen, was wir wollen, und das bedeutet, dass wir sie und vor allem die *Beziehungen* mit ihnen an *erste* Stelle zu setzen haben. In diesem Sinne schreibt Bauman unter Berufung auf Lévinas: »Das Selbst kann nur aus der *Verbindung* geboren werden. Wenn ich mich zu dem anderen hinwende, werde ich einzig, der Eine, das unersetzliche Selbst, das ich bin« (1995, 120 – H.i.O.).

Diese Einsicht schwingt im Hintergrund für mich mit, wenn ich die folgenden weisen Worte von Phil Lichtenberg und Cathy Gray lese:

---

159 Was mit »Vitalitätsaffekten« bzw. »-formen« genau gemeint ist, habe ich an anderer Stelle erörtert (vgl. Staemmler 2009a, 87 ff.).

> Wir haben behauptet, dass Menschen bei der Kontaktaufnahme mit anderen gut daran tun, nicht mit festgelegten Bedürfnissen und ohne eine definitive Vorstellung davon in die gemeinsame Situation einzutreten, wer sie selbst sind. … Wenn eine Person zu Beginn einer Beziehung definitive Bedürfnisse hätte und darauf bestünde, dass diese Bedürfnisse ohne Änderung erfüllt werden, dann würde diese Person den Beziehungscharakter menschlichen Seins ignorieren und stattdessen ein Verhältnis von Dominanz und Unterwerfung begünstigen. (2006, 24)

Wenn die beteiligten Personen einander auf diese Art instrumentalisieren und einander »nur als an ihrem privaten Vorteil interessierte Subjekte begegnen, vermögen sie einander nicht die Anteilnahme entgegenzubringen und sich reziprok nicht die Unterstützung zu bieten, die erforderlich wären, damit von gesellschaftlichen Verhältnissen der Brüderlichkeit oder Solidarität gesprochen werden kann« (Honneth 2015, 38).

Von daher sehe ich es als die Aufgabe relational orientierter Therapeutinnen, darauf zu achten, dass sie ihre Klienten nicht dabei ermutigen, ihre sozialen Wünsche als Ziele zu begreifen, die sie *gegen* andere erreichen könnten; sie werden sie nur in Verbindung *mit* anderen erfüllen können. Das schließt die Idee von einer »relationalen Verantwortlichkeit« ein (vgl. McNamee & Gergen 1999), die es erforderlich macht, sich um die Wünsche der Anderen zu kümmern, selbst wenn das manchmal den (vorläufigen oder andauernden) Verzicht auf eigene Vorteile unvermeidlich werden lässt. Zu den wichtigsten Positionen des Kommunitarismus, auf den ich gleich noch zurückkommen werde, gehört die Ansicht, dass individuelle Rechte immer durch entsprechende Pflichten ausbalanciert sein müssen. Privilegien kann nur für sich beanspruchen, wer sich dafür engagiert, dass andere gleichfalls in deren Genuss kommen.

Mit einer individualistischen Einstellung und u. U. sogar einem schwachen Verständnis von Relationalität sind Menschen in Gefahr, andere als Mittel zum eigenen hedonistischen Zweck zu benutzen. In der seinerzeit üblichen psychoanalytischen Terminologie hat Fairbairn schon vor langer Zeit darauf aufmerksam gemacht: »Das Objekt, nicht die Gratifikation, stellt das eigentliche Ziel libidinösen Strebens dar« (1943, 327).[160]

> Im Zuge dieser [relationalen] Wende ist man dabei, die klassische Beschränkung auf innerseelische Vorgänge aufzugeben und dem zwischenmenschlichen Geschehen mehr Aufmerksamkeit zu widmen. Man ersetzt das veraltete Triebmodell durch ein Beziehungsmodell der Seele, das den Anderen nicht länger auf eine bloße Funktion als Objekt eines triebhaften Subjekts reduziert, sondern als anderes Subjekt anerkennt, das jenseits der Lustbefriedigung zu Zwecken emotionaler Bindung, sozialer Beziehung und eigener Selbstvergewisserung gebraucht wird. (Altmeyer 2016, 109)

---

160 Um die veraltete psychoanalytische Sprache hinter sich zu lassen, könnte man Fairbairn hier etwa wie folgt übersetzen: ›Der Andere, nicht meine Bedürfnisbefriedigung, stellt das eigentliche Ziel meiner maßgeblichen Wünsche dar.‹

Diese Einsicht hat manche Autoren dazu veranlasst, der Vorstellung von einer *bedürftigen* Psyche die von einer *erotischen* Seele gegenüberzustellen; den Unterschied zwischen ihnen sieht Riker darin, »dass Bedürfnisse weder ein tiefes *commitment* noch den Wunsch nach Weiterentwicklung einschließen, wohingegen gerade das beim Eros der Fall ist« (2005, 22). Eine erotische Haltung gegenüber anderen Menschen (und der Welt insgesamt)[161] verbietet es, sich ihrer zu bemächtigen; sie schließt den absoluten Respekt vor ihrer Andersheit und Würde ein, weswegen Lévinas feststellt: »Nichts ist dem Eros ferner als der Besitz« (1987, 389).

Beispiel aus der Praxis 19

Meine Arbeit mit X im Rahmen einer meiner Therapiegruppen erstreckte sich bereits über mehrere Jahre, bevor sich etwas ereignete, wovon ich hier berichten möchte. Wir hatten daran gearbeitet, dass sie eine hartnäckige Angst davor verspürte, von anderen, die ihr wichtig waren, ›nur‹ wegen bestimmter ›nützlicher‹ Eigenschaften und Verhaltensweisen geschätzt zu werden, nicht aber bedingungslos und als ganze Person. Diese Angst veranlasste sie immer wieder dazu, sich bei vermeintlichen Indizien für diese nur bedingte Zuneigung von anderen zurückzuziehen oder zumindest auf skeptische Distanz zu gehen.

Als ich sie dabei unterstützte, in einer für sie im obigen Sinne heiklen Gruppensituation mit den anderen im Kontakt zu bleiben, anstatt sich auf die eine oder andere Weise zu distanzieren, erlebte sie eine für sie überraschende und intensive Befreiung von ihrer Angst und die Sicherheit, dass sie sich selbst in ausreichendem Maße mochte und unterstützen könnte, falls andere sich tatsächlich ihr gegenüber so verhalten würden, wie sie es bislang befürchtet hatte. (Wie sich später herausstellte, führte diese Erfahrung zu einer nachhaltigen Überwindung ihrer bisher sehr starken Ängste.) – Dies zum Hintergrund der folgenden Begebenheit, um die es mir nun im Wesentlichen geht:

Nachdem sich ihre oben beschriebenen Ängste nachhaltig gelegt hatten, begann sie interessanterweise, sich mit der Frage zu beschäftigen, ob nicht vielleicht auch sie selbst gegenüber ihr wichtigen Menschen jene selektive Wertschätzung an den Tag legte, die sie zuvor von anderen sich selbst gegenüber befürchtet hatte. Diese Frage bzw. die mögliche Antwort darauf löste eine neue Art von Angst in ihr aus, die Angst, es könne sich herausstellen, dass sie selbst andere Menschen instrumentalisierte.

So ist es zu verstehen, dass sie sich sehr bemühen musste, den Mut zu finden, den es sie kostete, durch die Bitte um Rückmeldungen von den anderen Gruppenmitgliedern zu explorieren, welche Grundlage ihre Besorgnis im Erleben der

161 Ich habe an anderer Stelle die Gestalttherapie als ein Bemühen um ein erotisches Verhältnis zur Welt beschrieben (vgl. Staemmler 2017).

anderen Teilnehmerinnen besaß. Da sie sich mir gegenüber noch am sichersten fühlte, wandte sie sich mit ihrer Frage zuerst an mich.

In dem Bewusstsein, dass sie sich in einer subjektiv sehr verletzlichen Situation befand, antwortete ich ihr ruhig und freundlich, aber ehrlich auf ihre Frage und sagte ihr, dass ich gelegentlich, wenn sie nach meinem Eindruck unter irgendeinem Druck gestanden und sich mit einer entsprechenden Bitte an mich gewandt hatte, nicht mehr uneingeschränkt das Gefühl der Entscheidungsfreiheit gehabt und in einigen Fällen sogar erlebt hatte, dass ich von ihr angegriffen und entwertet worden war, nachdem ich auf ein Anliegen von ihr nicht eingegangen war.

Obwohl ich damit gerechnet hatte, dass meine Antwort für sie nicht leicht zu nehmen sein würde, war ich dann doch überrascht von der Heftigkeit ihrer Reaktion: Sie zuckte zusammen wie von einem elektrischen Schlag getroffen, rang um Luft, war offenbar extrem aufgeregt und versuchte angestrengt, die Fassung wiederzuerlangen. Dabei hielt sie allerdings den Blickkontakt mit mir aufrecht und schien meinem Gesichtsausdruck anzumerken, dass ich ihr freundlich zugewandt war; ich hatte sogar fast den Eindruck, dass sie sich mit ihrem Blick an meinen Augen ›festhielt‹. So entstand in mir das zuversichtliche Gefühl, dass wir gemeinsam diese schwierige Situation verarbeiten und solidarisch bewältigen würden. Und so kam es dann auch. –

Die vorangehende Schilderung habe ich meiner Klientin vorgelegt und sie nicht nur um ihre Erlaubnis zur Veröffentlichung gebeten, sondern auch darum, meinen Bericht aus ihrer eigenen Perspektive zu ergänzen. Sie schrieb mir dazu Folgendes, wofür ich ihr herzlich danke:

> Als ich mich in dieser Gruppensituation der Frage nach *meiner* Haltung und dem Umgang mit Menschen zuwandte, entstand zunächst eine Art Spannung: Einerseits spürte ich eine ängstlich gefärbte Ahnung davon, wie ich bin, zugleich eine Abwehr, aus der heraus ich es nicht wissen wollte, und andererseits fühlte ich den schon seit längerer Zeit gewachsenen Wunsch, mich umfassender kennenzulernen.
>
> Nach Franks Rückmeldung über sein Erleben meines Verhaltens in bestimmten Situationen empfand ich dann ein tiefes Erschrecken über die Bestätigung der kurz vorher gespürten Ahnung; dieser Schreck war mit einem tiefen und heftigen Schmerz verbunden, bei dem sich alles in mir zusammenzog, zunächst nicht verständlich, sondern nur fühlbar. Ich hatte das Gefühl, den Boden unter mir zu verlieren. Dabei wirkten Franks Worte ruhig; er beschrieb einfach seine Erinnerung an seine Erfahrung mit mir, wertete nicht und ließ mir vor allem Zeit, mich wieder zu beruhigen und meinen Halt zu finden. So entstand in mir keinerlei Gegenreaktion ihm gegenüber, und nichts lenkte mich von meinen eigenen Gefühlen ab.
>
> Ich erinnere mich sehr genau an den Blickkontakt mit Frank in dieser Situation, der mir sehr wichtig war. Durch die Wahrnehmung seines Blicks, seiner Stimme, seiner Körperhaltung (in meiner Erinnerung nicht ›nah‹ von ihm zu mir, sondern eher in einer zwar zugewandten, aber auch deutlich abgegrenzten Haltung) war für mich sehr spürbar, dass Frank wirklich wohlwollend da blieb, aber weiter nichts an ›aktiver Unterstützung‹ unternahm, sodass ich meine eigenen Ressourcen zur Bewältigung dieser Situation nutzen konnte.

Vielleicht als eine Art Gegengewicht zu dem tiefen Erschrecken, das ich kurz zuvor erlebt hatte, war mir die Erfahrung sehr wichtig, *mich selbst halten zu können* und in dieser Situation *Frank als meinem Gegenüber aufrecht und in offenem Blickkontakt begegnen und bleiben zu können.* Und dafür war eben auch Franks klar abgegrenzte Haltung hilfreich. Ich erlebte in dieser Situation trotz der Heftigkeit meiner Gefühle unseren Kontakt als eine gleichwertige und aufrichtige Begegnung, in der meine Würde zu jedem Zeitpunkt bestehen blieb.

Während der Schmerz nicht aufhörte und ich immer wieder weinen musste, konnte ich mir allmählich eingestehen, dass ich mit meinem Verhalten wohl immer wieder anderen Menschen *in subtiler Weise grenzüberschreitend und bedrängend begegne* und so das Warme, Lebendige, Schwingende zwischen mir und dem Du störe, indem ich den Anderen als eigenständiges Du nicht vollständig achte und primär mich selbst im Fokus habe.

»Es ist unmöglich, besonders glücklich zu sein, wenn nicht *alle* glücklicher sind« (Perls et al. 1951/2006, 54 – H.d.V.). Wenn individuelle Wünsche aber dialogisch vertreten und im Rahmen eines Verständnisses von starker Relationalität realisiert werden, können sie dazu beitragen, dass sich die Motivation der Betroffenen verstärkt, sich *primär* für das *gemeinsame* Wohl zu engagieren (vgl. Etzioni 2004), sodass gemeinsame Bedeutungen, Visionen und Ziele entstehen, die wiederum zur Sinnhaftigkeit des Lebens derjenigen beitragen, die sich dem gemeinsamen Projekt widmen.

> Wir finden die beste Form zu leben nicht in privater Befriedigung, sondern in der Teilnahme an gemeinsamen Projekten, die unser Leben mit Sinn erfüllen und es möglich machen, jene Art von Nutzen zu erlangen, den wir nur in der Gemeinschaft mit Anderen genießen können. (Fowers 2005, 40)

6.3 Der Wert der Gemeinschaft

Ich möchte nun ein drittes Beispiel anführen, das eine weitere mögliche Dimension der klinischen Konsequenzen illustrieren soll, die sich aus dem Konzept einer starken Relationalität ableiten lassen. In einem lesenswerten Artikel haben Brent Slife und Bradford Wiggins zehn Merkmale aufgelistet, deren erstes eine grundlegende Annahme jedes relationalen Ansatzes benennt: »*Beziehungen, insbesondere zwischenmenschliche, stellen die wesentlichsten Aspekte des Lebens dar*« (2009, 20 – H.i.O.). Interessanterweise machen die Autoren diese ziemlich allgemeine Feststellung zum Ausgangspunkt für Überlegungen, die in eine recht spezielle Richtung gehen, und zwar in eine, die in der Regel nicht unbedingt mit dem üblichen Verständnis von Psychotherapie verknüpft wird. Sie schreiben:

> Wir alle brauchen es, uns zugehörig zu fühlen, und Teil von etwas zu sein, das größer ist als wir selbst, wie etwa eine Gemeinschaft. In der Tat betreten Menschen, die sich als Teil eines größeren gemeinschaftlichen Ganzen betrachten, die sich geliebt fühlen und andere Mitglieder ihrer Gemeinschaft lieben, relativ selten unsere Therapiezimmer. Der Begriff der »Gemeinschaft« ist für Vertreter einer starken Relationalität ziemlich wichtig, weil er das Gefühl gemeinsamen Lebens, gemeinsamer Bedeutungen und gemeinsamer Ziele vermittelt, das sie für wesentlich und für die Heilsamkeit von Gruppen und gesunden Familien für unbedingt notwendig halten. Aus diesem Grund verstehen viele starke Relationisten sich als Kommunitarier in diesem Sinne. (a.a.O.)[162]

Ich finde diese Bemerkung wertvoll, weil sie zeigt, wie viel mehr es bedeuten kann, über den Rahmen von psychologischen Beratungsstellen und therapeutischen Praxen hinaus zu denken, als Klientinnen nur mit ›Hausaufgaben‹ zu versorgen (vgl. oben). Menschliche Bezogenheit schließt die Zugehörigkeit der Person zu allen möglichen Gemeinschaften ein, u.a. zu den Kollektiven von Kultur und Sprache, zu landschaftlich geprägten regionalen Volksgruppen, zu städtischen oder dörflichen Strukturen, Kirchengemeinden, politischen Parteien, Gewerkschaften, Vereinen, Bürgerinitiativen, Arbeitsgemeinschaften, Mehrgenerationen-Projekten, zu Selbsthilfegruppen wie etwa den Anonymen Alkoholikern etc., ja selbst zu mehr oder weniger diskriminierten Minderheiten.

> Bindungen und Beziehungen in Gemeinschaften … unterscheiden sich von jenen in Wirtschaft, Freundschaft oder sogar Nachbarschaft in zwei wichtigen Hinsichten. Erstens enthalten sie ein moralisches Engagement nicht nur für eine andere Person oder für Personen

---

162 Eine gut verständliche Einführung in die Vorstellungen des Kommunitarismus gibt Etzioni (1995). Kommunitarier vertreten die Ansicht, dass Individualismus unsinnig ist und »die einzige Art, menschliches Verhalten zu verstehen, darin besteht, Menschen in ihrem sozialen, kulturellen und historischen Kontext zu sehen. Das heißt, man muss, wenn man über Individuen nachdenkt, zuerst auf ihre Gemeinschaften und ihre Beziehungen in diesen Gemeinschaften achten« (Avineri & de-Shalit 1992, 2 – vgl. auch Etzioni 1998). – Übrigens: Etzioni (1999) hat auf einige bemerkenswerte Parallelen zwischen Bubers Denken und kommunitarischen Ideen hingewiesen.

> innerhalb naher Beziehungen, sondern für alle Mitglieder der Gemeinschaft (einschließlich derer, mit denen man keine persönliche Beziehung hat) einschließlich zukünftiger Mitglieder (sowohl für neugeborene Kinder von Mitgliedern als auch für neu beitretende Mitglieder). Zweitens enthalten sie ein Bekenntnis zu dem, was die Gemeinschaft als ihren gemeinsamen Wert erachtet, z. B. ihre Umwelt. (Etzioni 2004, 18 f.)[163]

Solche Zugehörigkeiten sowie die Vorstellungen der entsprechenden Gemeinschaften davon, was als ihre gemeinsamen Werte gelten, tragen dazu bei, was eine Person ausmacht und welchen Sinn sie in ihrem Leben findet, denn Gemeinschaften beziehen ihren Zusammenhalt aus den Bedeutungen, die ihre Mitglieder teilen. Die Gemeinsamkeit von Werten und Bedeutungen bringt jene Verbundenheit hervor, die der Gemeinschaft dann auch prägende Wirkung für den einzelnen verleiht: »Gemeinschaften dürfen nicht einfach als instrumentell aufgefasst werden, d. h. als mehr oder weniger frei gewählte Assoziationen zur Verwirklichung individueller Ziele. Vielmehr spielen sie eine *konstitutive* Rolle im Leben der Individuen, indem sie ihre Identität definieren« (Rosa 2006, 222 – H.i.O.).

Das Individuum verdankt seine Identität der Gemeinschaft, wie schon George Herbert Mead (1934/1968) überzeugend herausgearbeitet hat. Daher sind persönliche Individualität und die Zugehörigkeit zu einer Gemeinschaft kein Widerspruch, wie manche Anhänger individualistischer Ideologie noch immer meinen. Mit den Worten von Gabriel Marcel liest sich das so: »Ich bin, indem ich immer schon dem anderen verbunden und der Gemeinschaft anderer Menschen einbezogen bin: Gesellung, Gemeinsamkeit, Beisammensein wird dann nicht mehr als Funktion zwischen Individuen verstanden, … sondern als Grund der Existenz selber« (1985, 25).

Theoretische Ergänzung 36

Es ist Gerhard Stembergers (2002) Verdienst, mit der Herausgabe eines Buches (Untertitel: *Gestalttheorie und psychotherapeutische Krankheitslehre*) auf einige frühe gestalttheoretische Beiträge zu Fragen der Psychopathologie hingewiesen zu haben, die lange Zeit weitgehend in Vergessenheit geraten waren. Dazu zählt insbesondere ein Aufsatz des Psychiaters Heinrich Schulte aus dem Jahr 1924, der seine Überlegungen über paranoide Störungen aus grundsätzlichen anthropologischen Annahmen ableitet und schreibt:

> Sind mehrere Menschen dauernd in einem gemeinsamen Raum, in realer Lebensgemeinschaft, z. B. in Arbeitsgemeinschaft zu einem gemeinsamen Zweck bei ineinandergreifender Arbeitsteilung, oder z. B. in Schicksalsgemeinschaft … verbunden, so intendiert diese

[163] Martin Buber nennt – in seinem Kontext – diesen Wert die »lebendige Mitte« und schreibt: »Die wahre Gemeinde entsteht nicht dadurch, daß Leute Gefühle füreinander haben (wiewohl freilich auch nicht ohne das), sondern durch diese zwei Dinge: daß sie alle zu einer lebendigen Mitte in lebendig gegenseitiger Beziehung stehen und daß sie untereinander in lebendig gegenseitiger Beziehung stehen. … Die Gemeinde baut sich aus der lebendig gegenseitigen Beziehung auf, aber der Baumeister ist die lebendige wirkende Mitte« (1984, 47 f.).

> Situation typisch das Vorhandensein eines »Wir«, im Gegensatz zu dem Vorhandensein einer Summe von Einzel-«Ich«en. … Das heißt: Er fühlt, handelt, denkt, erhält sich in allen wesentlichen Bezügen nicht als ein Ich gegenüber anderen Ichen und gegenüber einer Umwelt, sondern als Glied einer Menschengruppe gegenüber andern (auch der Gruppe angehörenden) Menschen, resp. gegenüber einer Umwelt. Seine Handlungen sind von vorherein so geartet, daß sie auf ein Ineinandergreifen in der gemeinsamen Situation gerichtet sind. Und solches gilt nicht nur für die Handlungen, sondern ebenso für intellektuelle Prozesse usw., ja für die Wahrnehmungen. … *Es kann nun dazu kommen, daß ein Mensch, der sich in einer Situation befindet, die ein Wir erfordert, aus irgendeinem Grunde doch nicht recht als Wir-Teil da sein*, nicht in einem Wir handeln, sich nicht in einem Wir fühlen kann. (1924/2002, 28 f. – H.i.O.)

Damit ist ein zentrales Grundbedürfnis (vgl. oben) frustriert, woraus sich mit großer Wahrscheinlichkeit psychische Probleme ergeben.

Der Mangel an Verbundenheit, Zugehörigkeiten, Mitgliedschaften etc. wird höchstwahrscheinlich eine ernsthafte Belastung für das Wohlbefinden einer Person darstellen. So durchleben z. B. manche Menschen schon eine durchaus einschneidende Krise, wenn sich nur *eine* ihrer gewohnten Zugehörigkeiten auflöst.

Beispiel aus der Praxis 20

Ich erinnere mich an einen erfolgreichen Banker, der sich an mich wandte, nachdem er im Alter von 55 Jahren unvermittelt die Kündigung erhalten hatte. Er geriet dadurch in keinerlei finanzielle Schwierigkeiten, da sein bisheriger Arbeitgeber bereit war, ihm sein Gehalt in vollem Umfang für die Zeit bis zu seiner Pensionierung zu bezahlen.

Dennoch fühlte mein Klient sich niedergeschlagen; sein Leben erschient ihm nicht mehr sinnvoll. Seine Ehe geriet zunehmend in eine Krise, da seine Frau seine permanent düstere Ausstrahlung immer weniger ertrug. Ein Jahr lang bearbeiteten wir eine Reihe von Themen – ohne nennenswerten Erfolg.

Dann, durch reinen Zufall, traf er einen früheren Kollegen, dem ebenfalls gekündigt worden war, der meinen Klienten aber mit seiner fröhlichen Vitalität sehr beeindruckte, weil diese in so krassem Gegensatz zu seiner eigenen Stimmungslage stand. Der Kollege erzählte ihm, wie er eine neue Aufgabe und damit einen neuen Sinn in seinem Leben gefunden hatte, indem er seine Expertise als Banker dazu nutzte, mittellose ältere Menschen kostenlos in finanziellen Fragen zu beraten, die sich ansonsten keine fachmännische Beratung hätten leisten können.

Während mein Klient mir von dieser Begegnung mit seinem vormaligen Kollegen berichtete, wirkte er angeregt, auch ein wenig neidisch sowie vorsichtig hoffnungsvoll. Es war ihm klar, dass er nicht dieselbe Aufgabe übernehmen wollte wie sein Kollege, aber er war sich sicher, dass es etwas gab, was er von diesem lernen konnte.

Als wir uns damit beschäftigten, was ihn animiert und eine gewisse Zuversicht hervorgerufen hatte, wurde ihm allmählich klar, dass er seine fachliche Qualifikation gleichfalls gerne in den Dienst anderer Menschen stellen würde. Allerdings fand er es überhaupt nicht mehr interessant, irgendwem bei der Sicherung oder gar der Vermehrung seines Wohlstands zu helfen.

Ich fragte ihn, ob er jemals Geld *ausgegeben* habe, ohne irgendeine Gegenleistung dafür zu erwarten, z. B. in der Form von Spenden, und wenn ja, wem er es gegeben habe. Seine Miene hellte sich spontan auf, und er berichtete davon, dass er seit vielen Jahren als stiller Unterstützer von *Greenpeace* tätig sei. Von diesem Moment an mussten wir sozusagen nur noch Eins und Eins zusammenzählen, und die Idee entstand, er könne sein Fachwissen dieser oder einer ähnlichen Non-Profit-Organisation zur Verfügung stellen und helfen, deren Finanzen zu managen.

Ein paar Tage später nahm er Kontakt zu *Greenpeace* auf. Nach einigen klärenden Gesprächen übernahm er für diese Organisation die Funktion eines Finanzberaters. Es dauerte nur noch ein paar Monate, bis er sich frei von seinen Depressionen fühlte.

Die Erfahrung mit diesem Klienten war für mich eines von mehreren Beispielen, die die von Hasler aufgestellte These stützen, »dass Therapien, die das Selbst und die Biografie in den Vordergrund stellen, an Wirksamkeit einbüßen. Im Gegensatz dazu werden Soziotherapien immer wirksamer … Je mehr sich eine psychologische Therapie auf das aktuelle soziale Umfeld bezieht, desto wirksamer ist sie« (2017, 31). Vermutlich ist es auf den Individualismus in unserer Kultur zurückzuführen, dass die meisten Psychotherapeutinnen mit solchen Krisen ihrer Klienten auf mehr oder weniger individuelle Weise umgehen, so wie ich selbst mich zunächst verhalten hatte.[164]

Ich bin vermutlich nicht der einzige Psychotherapeut, der seinen Beruf und damit sich selbst in der Form zu ernst nimmt, dass er bisweilen vergisst, eine wie kleine Zeitspanne seines Lebens eine Klientin bei ihrem Psychotherapeuten verbringt – etwa im Vergleich zu der Dauer ihres Zusammenseins mit Familienmitgliedern oder Arbeitskollegen. Rein quantitativ-zeitlich betrachtet wirkt dagegen die Einflussmöglichkeit, die durch wöchentliche psychotherapeutische

164 An dieser Stelle möchte ich an zwei Bemerkungen erinnern, die Perls gegen Ende seines Lebens über das klassische therapeutische Setting machte: »Dieser ganze Kram von Einzeltherapie ist völlig überholt. Das ist ein lebendes Fossil aus der Freudschen Periode« (1980, 187 f.). An anderer Stelle äußerte er sich zunächst zwar ähnlich pauschal und abwertend über die übliche therapeutische Situation, worin ich ihm nicht folge, schloss aber mit einer bemerkenswerten Aussage: »Vor zwei Jahren hielt ich bei der amerikanischen psychologischen Vereinigung einen Vortrag. Ich behauptete, daß die ganze Einzeltherapie überholt sei und erläuterte die Vorteile des Workshops. … Allmählich komme ich zur Einsicht, daß Workshop und Gruppentherapie gleichfalls überholt sind, und nächstes Jahr, 1969, werden wir unser erstes Gestalt-Kibbuz beginnen. … *Die Hauptsache ist der Geist der Gemeinschaft*« (1974, 80 f. – H.d.V.).

Sitzungen gegeben ist, relativ gering und ruft – ungeachtet aller ermutigenden Ergebnisse der Wirksamkeitsforschung – nach einer realistischen Einschätzung der Bedeutung von Psychotherapie.

Manche Therapeuten, die im Gruppensetting arbeiten, versuchen allerdings durchaus, dieser Realität Rechnung zu tragen und ihre Klientinnen z. B. dadurch zu unterstützen, dass sie sie der umfassenderen sozialen Situation einer kontinuierlichen Therapiegruppe oder therapeutischen Gemeinschaft aussetzen, die ihnen helfen können, ihr Gefühl des Verbundenseins mit anderen zu stärken und bestehende Probleme mit gegenseitiger Unterstützung zwischen den *peers* anzugehen. In diesem Zusammenhang erinnert Erving Polster, der – gemeinsam mit seiner Frau Miriam – bereits in den 1970er-Jahren mit sogenannten »Caféhaus-Gruppen« von 50 bis 100 oder mehr Personen experimentiert hat (vgl. Polster & Polster 1975, 273 ff.[165]), u. a. an Jakob Morenos frühe Arbeit mit Großgruppen (vgl. Burmeister 2009) und wirbt für seine

> Vision der *Life Focus Communities* … Was diese … Ansätze gemeinsam haben, ist die Übertragung psychotherapeutischer Grundkonzepte auf einen Bereich, der über die Grenzen der klassischen Praxissituation und der Symptomfokussierung hinausreicht. Alle … gehen davon aus, dass das Zusammentreffen von Menschen eine belebende und beseelende Wirkung haben kann und prophezeien eine Zukunft, in der nicht nur gemeinsame Leitbilder im Hinblick auf den Umgang mit alltäglichen Bedürfnissen von Menschen eine größere Rolle spielen werden, sondern auch gute und befriedigende zwischenmenschliche Beziehungen sowie Respekt vor dem eigenen und dem Leben anderer. (Polster 2009, 75)

Paul Goodman dachte noch einen Schritt weiter und thematisierte den Zusammenhang zwischen zivilgesellschaftlichem Engagement und persönlichem Wachstum: »Wenn ich herausfinde, worin ich gut bin und wozu ich gut bin, was meine Gemeinschaft gebrauchen kann und was sie unterstützt, und wenn ich das dann tue, entwickle ich mich weiter« (in Stoehr 1994, 63).[166] Dennoch ist festzustellen, dass nur wenige Kollegen bis heute den nicht-therapeutischen sozialen Kontext in Erwägung ziehen, um ihre Klientinnen dabei zu unterstützen, neue Formen von Zugehörigkeit und Sinnhaftigkeit zu entdecken. Gemeindepsychologische Programme oder verschiedene Formen der Netzwerkintervention (vgl. Röhrle, Sommer & Nestmann 1998) könnten durchaus noch häufiger genutzt werden.

---

165 Vgl. hierzu auch Polsters Text über »Kommunale Encounterarbeit« (in Polster & Polster 2002, 301 ff.).

166 Die evolutionäre Bedeutung »gegenseitiger Hilfe« in Gemeinschaften hat interessanterweise der als Anarchist bekannt gewordene Pjotr Kropotkin (1904) untersucht, der u. a. einen gewissen Einfluss auf Paul Goodman ausübte. Jack Aylward benennt noch eine andere historische Linie, die hier interessant ist: »Vieles von Goodmans Denken war durch seine Verbindung mit kommunitarischen Philosophen … beeinflusst« (1999, 113). »Gemeinschaft«, wie sie von Goodman gedacht wurde, ließe sich als Inspiration nicht nur z. B. für Fragen der Wirtschaft und des Städtebaus (vgl. Goodman & Goodman 1994), sondern auch für therapeutische Gemeinschaften im weiteren Sinne auswerten.

Denn »niemand kann seine Integrität für sich alleine behaupten. Die Integrität der einzelnen Person erfordert die Stabilisierung eines Geflechts symmetrischer Anerkennungsverhältnisse, in denen … Einzelne ihre zerbrechliche Identität als Angehörige einer Gemeinschaft *nur gegenseitig* sichern können« (Habermas 2009, 298 – H.i.O.).

Die bestätigende und im besten Fall heilsame Wirkung von Gemeinschaften hängt natürlich stark davon ab, in welchem Maß unter ihren Mitgliedern die Ich-Du-Haltung verbreitet und ausgeprägt ist. Buber hat versucht, diesen Geist einer Gemeinschaft mit dem Wort »Wir« zu beschreiben:

> Mit Wir meine ich eine Verbindung mehrerer selbständiger, zum Selbst und zur Selbstverantwortung erwachsener Personen, die gerade auf dem Grunde dieser Selbstheit und Selbstverantwortung beruht und durch sie ermöglicht wird. Die besondere Beschaffenheit des Wir bekundet sich darin, daß zwischen seinen Gliedern eine wesentliche Beziehung besteht oder zeitweilig entsteht; d. h. daß in dem Wir die ontische Unmittelbarkeit waltet, die die entscheidende Voraussetzung des Ich-Du-Verhältnisses ist. Das Wir schließt das Du potentiell ein. Nur Menschen, die fähig sind, zueinander wahrhaft Du zu sagen, können miteinander wahrhaft Wir sagen. (1982, 115 f.)

Damit ist deutlich: Das hier gemeinte »Wir« ist weder der *pluralis majestatis* eines grandios erweiterten individualistischen Egos, das die anderen Menschen in sein eigenes System einbaut, noch die anonyme Masse, die den einzelnen vereinnahmt und dominiert, sondern eine Gemeinschaft, aus der der einzelne sich selbst empfängt und zu der er beiträgt.

Theoretische Ergänzung 37

Die Bedeutsamkeit dieses »Wir« drückt sich auch auf sprachlicher Ebene aus, wie sozialpsychologische Untersuchungen zeigen:

> Individuelle Unterschiede beim Gebrauch von Pronomen der ersten Person haben wichtige psychologische Implikationen. Genauer gesagt haben frühere Studien gezeigt, dass die häufige Benutzung der ersten Person Singular mit depressiven Symptomen … und Neurotizismus einhergeht. Andererseits korreliert die vielfache Verwendung von Pronomen der ersten Person Plural mit zwischenmenschlichem Engagement und Nähe, guten Beziehungen, ehelicher Zufriedenheit, … positiven Problemlösungen bei Partnerschaftsproblemen … und, im weiteren Sinne, seelischer Gesundheit. … Kurz gesagt: Es scheint so, dass der Selbstbezug im Singular negative, während die Selbstbezugnahme in der Form des Plurals positive psychologische Implikationen hat. (Zimmermann, Wolf, Bock, Peham & Benecke 2013, 218)[167]

Sigmund Freud, natürlich ebenfalls ein Kind seines Zeitgeists und dessen Horizonten unterworfen, hat sich immer wieder als Visionär erwiesen und schon im Jahr 1921 auf den Nutzen der Sozialpsychologie für die Psychotherapie aufmerksam gemacht:

---

[167] Diese Befunde werfen ein neues Licht auf die von vielen Gestalttherapeuten bislang von ihren Klientinnen durchgängig geforderte »Ich-Sprache« (vgl. Perls 1980, 195 f.).

Der Gegensatz von Individual- und Sozial- oder Massenpsychologie, der uns auf den ersten Blick als sehr bedeutsam erscheinen mag, verliert bei eingehender Betrachtung sehr viel von seiner Schärfe. Die Individualpsychologie ist zwar auf den einzelnen Menschen eingestellt und verfolgt, auf welchen Wegen derselbe die Befriedigung seiner Triebregungen zu erreichen sucht, allein sie kommt dabei nur selten, unter bestimmten Ausnahmebedingungen, in die Lage, von den Beziehungen dieses Einzelnen zu anderen Individuen abzusehen. Im Seelenleben des Einzelnen kommt ganz regelmäßig der Andere als Vorbild, als Objekt, als Helfer und als Gegner in Betracht, und die Individualpsychologie ist daher von Anfang an auch gleichzeitig Sozialpsychologie in diesem erweiterten, aber durchaus berechtigten Sinne. (Freud 1921, 1)

Als ich vor einiger Zeit auf diese Bemerkung Freuds stieß, fühlte ich mich in einem Eindruck bestätigt, den ich bei den Recherchen zu meinen Texten immer wieder gewonnen habe: Die Literatur zur Sozialpsychologie liefert mindestens ebenso viele nützliche Anregungen zu therapeutischen Fragen wie die Schriften zur klinischen Psychologie, insbesondere weil sie zwischenmenschliche Interaktionen untersucht. Und sie untermauert Erving Polsters Forderung: »Wir [müssen] unsere auf das Individuum fokussierte Denkweise erweitern und den Aspekt der Gemeinschaft mit einbeziehen, der jedem individuellen Leben dauerhaft und unsichtbar innewohnt« (2009, 18).[168]

Allerdings stellt sich hier die grundsätzliche Frage nach der Art des Verhältnisses zwischen Psychotherapie und sozialen Netzwerken bei der Unterstützung von Klientinnen:

> Für das Zusammenspiel von Sozialer Unterstützung und therapeutischer Beziehung kommen wenigstens folgende Interaktionsformen in Betracht, die sich nicht unbedingt ausschließen, sondern in Abhängigkeit von situativen Faktoren zum Tragen kommen können:
>
> – Kooperation: Therapie und Soziale Unterstützung streben übereinstimmende Ziele an und verstärken sich in ihren Effekten.
> – Kompensation: Die Therapie gleicht Defizite des Sozialen Netzwerks aus (vorstellbar ist auch der umgekehrte Fall, der aber vermutlich zu einem Therapieabbruch führt).
> – Konkurrenz: Therapie und Soziale Unterstützung rivalisieren miteinander bei übereinstimmenden Zielen um Effekte.
> – Gegnerschaft: Therapie und Soziale Unterstützung rivalisieren miteinander bei unterschiedlichen Zielen um Effekte.
> – Unabhängigkeit: Therapie und Soziale Unterstützung üben ihre Einflüsse unabhängig voneinander aus; sie kommen sich nicht ›in die Quere‹. (Hermer 2009, 196)

168 Es ist weitgehend übersehen worden, dass E. und M. Polster bereits in ihrem ersten, ansonsten viel beachteten Buch Anregungen gegeben haben, über das übliche therapeutische Setting hinauszugehen: Der Gestalttherapeut »kann also dahin gehen, wo auch immer sich Menschen versammeln … Den Bedürfnissen von einzelnen Menschen zu entsprechen, die in großen Gruppen zusammenkommen, ist in sehr verschiedenen Bereichen wichtig, beispielsweise in der Arbeitsorganisation … Das gleiche gilt für Kirchen, Wohnheime, Schulklassen, Krankenhäuser usw.« (1975, 273). Im Weiteren schlugen die Autoren auch die »Gestaltung von Großgruppen« vor (a.a.O., 282 ff.).

Es steht wohl außer Frage, dass ein kooperatives Verhältnis optimal ist, Unabhängigkeit akzeptabel, Konkurrenz und Gegnerschaft hingegen mit negativen Effekten einhergehen dürften. Ein Kompensationsverhältnis in der Form, dass die therapeutische Beziehung Mängel in der sozialen Verbundenheit von Klientinnen (zumindest teilweise) ausgleicht, kann gerade am Anfang einer Therapie günstige Wirkungen auf Klientinnen haben, die sich dadurch weniger einsam fühlen. Andererseits besteht hier längerfristig gesehen natürlich eine Gefahr insofern, als manche Klientinnen dazu neigen, sich dann mehr oder weniger ausschließlich an den Therapeuten zu binden und sich von seiner Zuwendung abhängig zu machen, anstatt sich mit seiner Unterstützung um eine bessere soziale Einbindung in ihrem Alltag zu bemühen.

Hier sind Therapeutinnen gefordert, darauf zu achten und dazu beizutragen, dass ein solches Kompensationsverhältnis möglichst bald in eines der Kooperation mündet. Das setzt allerdings die Offenheit der Therapeutinnen voraus, für ihre Klienten an Wichtigkeit zu verlieren und sie nicht auf die eine oder andere Art festzuhalten und für sich zu instrumentalisieren – etwa um der eigenen Selbstbestätigung willen. Anders gesagt: Das Engagement von Therapeutinnen für ihre Klienten sollte die Bereitschaft einschließen, sie loszulassen und zu respektieren, wenn sie die therapeutische Begleitung nicht mehr in Anspruch nehmen wollen.

Das ist nach meiner persönlichen Erfahrung nicht immer leicht, besonders in Situationen, in denen der Therapeut die Beendigung der Therapie durch die Klientin als *Abbruch* und daher als Scheitern seiner Bemühungen auffasst oder es einfach schwer erträgt, von der Klientin ›verlassen‹ zu werden. In solchen schon vom Begriff her negativ gedeuteten ›Abbrüchen‹ kann aber durchaus Positives zum Ausdruck kommen: Vielleicht sehen Klientinnen ja manchmal klarer als ihre Therapeuten, wenn sie erreicht haben, was in dieser speziellen Beziehung an Entwicklung möglich war. Vielleicht liegt das Positive des Entschlusses, die Therapie zu beenden, für manche Klientinnen allein darin, ihre Autonomie zu behaupten bzw. sich wieder vollständig anzueignen. Vielleicht ist es auch so, dass sie

> mithilfe der Therapie bessere interpersonelle Fertigkeiten entwickeln und ihr zuvor defizitäres Soziales Netzwerk so ausbauen, dass sie nun über befriedigende private Beziehungen verfügen, deren Kosten niedriger liegen als der für die Therapie aufgebrachte Aufwand. Die größere Zufriedenheit mit der Sozialen Unterstützung könnte sich nach dem Austauschmodell in einem Abbruch der Behandlung niederschlagen, der kein Misserfolg wäre, sondern im Gegenteil Beleg einer durch die Therapie bewirkten höheren Netzwerkkompetenz. (Hermer 2009, 205)

Beispiel aus der Praxis 21

Frau K. war ungefähr 25 Jahre alt, als zu mir kam. Sie hatte bereits eine längere Odyssee durch verschiedene Arztpraxen und andere medizinische Einrichtungen hinter sich.

Ungefähr ein halbes Jahr zuvor, während sie sich auf eine schwere Prüfung vorzubereiten hatte, war ihr aufgefallen, dass ein bestimmtes körperliches Phänomen gehäuft auftrat: Gelegentlich zuckte eines ihrer Augenlider wiederholt für eine oder zwei Minuten, oder sie empfand ein ähnliches nervöses Flattern im Nacken, am Bauch und anderen Körperstellen. Diese Phänomene waren zwar von außen kaum sichtbar, für sie aber sehr deutlich zu spüren, zwar nicht schmerzhaft, aber unangenehm.

Für sie waren die Missempfindungen an sich allerdings weniger das Problem als die Sorgen, die sie sich darüber machte. Nach einigen Arztbesuchen, die ohne Befund geblieben waren, hatte sie im Internet recherchiert und war dabei auf Informationen über eine ernsthafte neurologische Erkrankung, die Amyotrophe Lateralsklerose (ALS), gestoßen. Von da an war sie extrem beunruhigt, befürchtete an ALS erkrankt zu sein und innerhalb weniger Jahre nach einem schrecklichen Leidensweg daran zu sterben. Alle weiteren, z. T. sehr aufwändigen medizinischen Untersuchungen brachten zwar keine Ergebnisse, die ihren Verdacht bestätigt hätten, führten allerdings auch nicht dazu, dass sie sich beruhigt hätte; vielmehr wurden ihre Missempfindungen häufiger und intensiver.

Wir arbeiteten einige Zeit miteinander, wobei sich manche bedeutsame Themen entwickelten. Sie ließ sich emotional auf die Therapie und auch auf meine Begleitung ein, war offen und engagiert, und schon nach sieben oder acht Sitzungen waren ihre Symptome fast völlig verschwunden. Sie war sehr erleichtert. Da für sie und für mich zu unterschiedlichen Zeitpunkten der Sommerurlaub anstand, ergab es sich, dass wir uns erst zu einem Termin ca. zwei Monate später, nach unseren jeweiligen Abwesenheiten, wieder treffen konnten. Wir hatten aber dennoch beide ein gutes Gefühl, als wir uns für diese relativ lange Zeit verabschiedeten.

Bei unserem Wiedersehen berichtete sie, dass es ihr zunächst weiter sehr gut gegangen sei und sie ihren Urlaub sehr genossen habe. Dann sei ihr allerdings aufgefallen, dass ihr deutlich mehr Haare ausfielen, als es bei ihr ansonsten üblich sei. Untersuchungen beim Hautarzt hatten zwar keinen krankhaften Befund ergeben; sie hatte aber begonnen, sich große Sorgen darüber zu machen, dass sie alle ihre Haare verlieren könnte. (Mir selbst fiel an ihrer äußeren Erscheinung nichts Ungewöhnliches auf.)

Interessanterweise beschrieb sie ihre Sorgen über den Haarausfall als ebenso heftig und belastend wie ihre früheren Sorgen über den ALS-Verdacht. Ihr war selbst aufgefallen, dass ihre damaligen und jetzigen Befürchtungen sich auf jeweils sehr unterschiedlich gravierende Krankheitsfolgen bezogen: einerseits die Angst vor einer quälenden und letztlich tödlichen Krankheit, andererseits die Angst davor, keine Kopfbehaarung mehr zu haben. Ungeachtet dieses Unterschieds empfand sie ihre Sorgen in beiden Fällen als ähnlich beunruhigend und peinigend.

An dieser Diskrepanz setzten wir nun an, und es dauerte nicht lange, bis ihr bewusst wurde, wie ausschließlich sie ihr Gefühl von Sicherheit im Leben daran knüpfte, durch eigene Anstrengungen und Leistungen zu dem kommen zu können, was sie wollte und brauchte. Sobald ihr Gefühl von Selbstwirksamkeit aber auch nur einen kleineren Knacks bekam, weil Unvorhergesehenes und von ihr nicht unmittelbar Kontrollierbares passierte, stürzte sie in einen Abgrund von Ängsten, aus denen heraus sie keinen Weg mehr wusste.

Sie empfand keinerlei Vertrauen ins Leben und hatte keine Zuversicht bezüglich ihres Schicksals – es sei denn, sie hatte den Eindruck, sie selbst könne es durch eigene Bemühungen steuern und sich so vor Leid bewahren, was bezüglich irgendwelcher Erkrankungen natürlich nur bedingt möglich war. Unabhängig davon, wie schwerwiegend eine tatsächliche oder befürchtete Krankheit war, erlebte sie eine grundlegende Verunsicherung und geriet in jene selbstquälerischen Gedankenzirkel, mit denen sie sich das Leben schon zur Hölle machte, lange bevor ein körperliches Leiden eine ähnliche Qual hätte hervorrufen können.

Da sie mir glaubhaft sowohl von einer sehr guten und vertrauensvollen Beziehung zu ihren Eltern als auch von einer festen und für sie befriedigenden Partnerschaft berichtet hatte, war mir zunächst rätselhaft, wie es zu dieser Symptomatik gekommen war. Da fiel mir zu meiner eigenen Überraschung eine Randbemerkung wieder ein, die sie in einer unserer ersten Stunden über ihren christlichen Glauben gemacht hatte. Ich bat sie um Erlaubnis, sie auf ihre Religiosität ansprechen zu dürfen, die sie mir gewährte. Daraufhin fragte ich sie nach der Bedeutung, die eine Passage aus dem Vaterunser für sie habe: »Dein Wille geschehe …«

Sie wirkte wie vom Donner gerührt und brauchte ein paar Minuten, um sich wieder zu fassen. Dann erzählte sie mir, wie sehr sie in ihrer Kindheit und Jugend christlich orientiert gewesen sei, ein starkes Gottvertrauen empfunden habe und an vielen Aktivitäten ihrer damaligen Kirchengemeinde teilgenommen habe. Dort habe sie sich sehr aufgehoben gefühlt und viele Menschen gekannt, sowohl gleichaltrige als auch ältere. Dadurch, dass sie mit Beginn ihres Studiums in eine andere Stadt gezogen sei und dort ihren jetzigen Freund kennengelernt habe, der in keiner Weise religiös orientiert sei, habe sie, ohne es selbst recht zu bemerken, den Bezug zu ihrem Glauben und zu der vormals so wichtigen Kirchengemeinde aus dem Blick verloren.

Mein Hinweis auf das Vaterunser, den ich in der Absicht gegeben hatte, sie im Rahmen ihrer eigenen Ressourcen auf die Möglichkeit hinzuweisen, dass man sich in vertrauensvoller Weise dem Leben überlassen kann, hatte sie deshalb so getroffen, weil er einerseits ihr Gottvertrauen und ihr Gefühl von Verbundenheit in der Kirchengemeinde angesprochen und reaktivert hatte, was Freude und Optimismus bei ihr auslöste, andererseits auch, weil ihr dadurch zugleich mit Schrecken und Trauer klar wurde, was ihr lange Zeit gefehlt hatte.

Ich unterstützte sie dabei, die Bedeutungen zu erinnern und deutlich zu spüren, die ihr Glaube und ihre Zugehörigkeit zu einer Gemeinde für sie gehabt hatten und, wie sie jetzt entdeckte, immer noch für sie hatten. Daraus erwuchs für sie der Wunsch, diese Verbindungen wieder aufzunehmen. Sie beschloss, bei nächster Gelegenheit zu ihren Eltern zu fahren, die nach wie vor am Ort ihrer Kindheit lebten, und von dort aus den Kontakt mit verschiedenen Menschen, z. B. mit einigen Mitgliedern ihres früheren Chors, zu suchen.

Wir vereinbarten, dass sie diesem Wunsch zunächst nachgehen und sich dann in ein paar Wochen bei mir melden würde, um mit mir einen Termin zu vereinbaren, an dem wir besprechen wollten, was sich dadurch für sie verändert hätte. Nach sechs Wochen bat sie um einen Termin, in dem sie mir davon berichtete, wie beglückend für sie die Begegnungen mit ihren ›alten‹ Freundinnen und Freunden aus der Gemeinde gewesen seien und dass sie dabei einen neuen Zugang zu ihrem Glauben gefunden habe. Beides sei ihr sehr wertvoll.

Sie erwähnte allerdings auch einige Schwierigkeiten, die sich zwischen ihr und ihrem Freund ergeben hatten, weil es für ihn nicht ohne Weiteres nachvollziehbar und wohl auch nicht ganz leicht zu akzeptieren war, dass sie sich nunmehr (neben ihren Eltern) noch intensiv auf einige andere Menschen bezog, die ihr sehr wichtig waren. Wir arbeiteten heraus, dass es wohl nicht nur der Ortswechsel gewesen war, der sie von ihrem früheren Bezugssystem entfernt hatte, sondern auch ihre Neigung, sich ihrem Freund anzupassen, um die Beziehung mit ihm zu stabilisieren. Daraus ergab sich ein neues Entwicklungsbedürfnis danach, ihre eigenen Werte und Interessen mit der Unterschiedlichkeit zwischen sich selbst und ihrem Freund in Einklang bringen zu lernen.

Von Krankheiten oder der Angst davor war keine Rede mehr. Wir trafen uns noch ein paar Male in Abständen von mehreren Wochen, in denen sich ihre positive Veränderung sowie ihre alten-neuen Beziehungen stabilisierten. Nach ca. einem halben Jahr war sie der Meinung, die Therapie beenden zu können. In unserem Abschlussgespräch fragte ich sie danach, was aus ihrem Haarausfall und den entsprechenden Sorgen geworden sei. Sie sagte, sie dächte nur noch selten daran, sei darüber aber nicht mehr beunruhigt.

Ich verstehe dieses Beispiel als Beleg dafür, dass es nicht immer genügt,

> auf individuelle Faktoren wie Gefühle, Selbst-Aspekte und die Biografie zu fokussieren. Wir sollten uns die Zeit nehmen, die psychischen Probleme in ihrem sozialen Kontext zu begreifen. Dazu gehört es, Beschwerden und Symptome in Bezug auf die soziale Integration, die soziale Unterstützung und den sozialen Status zu verstehen. (Hasler 2017, 2004)

Es wäre für Klientinnen deshalb sicher nachteilig, professionelle therapeutische Unterstützung einerseits und eine im Alltag durch soziale Beziehungen und Gemeinschaften gewährte informelle Unterstützung andererseits gegeneinander auszuspielen und damit dem oben genannten Konkurrenz- oder gar dem Gegnerschaftsmodell zu folgen. Die bessere Alternative ist das Kooperationsmodell

– allerdings nicht nur in dem hier bisher beschriebenen Sinne, dass man als Therapeut mit Gruppen oder Organisationen sozialer Unterstützung zusammenarbeitet und/oder seine Klientinnen ermutigt, beides für sich zu nutzen. Zusätzlich könnte man ›Kooperation‹ in diesem Zusammenhang so verstehen, dass Therapeutinnen beide Aspekte in ihrer beruflichen Tätigkeit miteinander verbinden und »sowohl Psychotherapie als auch Soziotherapie praktizieren, d. h. die Entwicklung von *Personen* (als sozialen Wesen) und von *Gemeinschaften* (als äußerst wirksame therapeutische Gebilde …) und der *Gesellschaft insgesamt* fördern« (Schmid 2015, 224 – H.i.O.).

Im Sinne solcher Kooperationen verstehe ich einen neuerdings entstehenden Trend im gestalttherapeutischen Diskurs: Philip Lichtenbergs Buch *Community and Confluence* (1990) sowie die in den letzten Jahren erschienenen Bücher von Erving Polster (2009; 2015), speziell das letzte mit dem Titel *Beyond Therapy: Igniting Life Focus Community Movements*, könnten hier als Wegweiser zu verstehen sein (vgl. auch O'Neill 2009). Andere Autoren deuten in dieselbe Richtung: Nigel Copsey und Talia Bar-Yoseph (2005) berichten z. B. von einem praktischen Experiment innerhalb einer Gemeinschaft; Fred Newman empfiehlt die Bildung von sozialen Therapiegruppen: »Die Gruppenmitglieder entwickeln für sich selbst eine gemeinsame Erfahrung, eine relationale Lebensform« (Newman & Goldberg 1996, 219); Malcolm Parlett (2015, 90 ff.) schreibt in allgemeinerer Form über die Signifikanz des *»interrelating«* und entsprechende Möglichkeiten, Veränderungen in vielerlei alltäglicher Hinsicht anzustoßen. Sally Denham-Vaughan und Michael Clark (2016) berichten von ihren ermutigenden Erfahrungen mit verschiedenen Formaten zur Gestaltung von Gemeinschaftsgruppen. Mark Fairfield (2013) hat mit der Gründung von *The Relational Center* und der dort erarbeiteten Methodologie des *Community Building* (vgl. http://www.relationalcenter.org/community) eine wichtige Anregung gegeben, und auch innerhalb der *European Association for Gestalt Therapy* (EAGT) entwickeln sich Initiativen, die in eine ähnliche Richtung weisen (vgl. Klaren, Levi & Vidakovic 2015[169]).

Diese Aufzählung ließe sich noch fortsetzen, soll zur Anregung aber genügen. Alle Beispiele sind für mich Ausdruck davon, dass ein Aspekt des menschlichen Wunsches nach Affiliation immer ernster genommen wird, den schon Murray in seine Beschreibung dieses Motivs mit aufgenommen hatte. Er beschrieb es so: »Freundschaften einzugehen und *sich in Gesellschaft zu begeben*. Andere zu begrüßen, sich ihnen anzuschließen und mit ihnen zu leben. Mit Anderen zu *kooperieren* und sich gesellig mit ihnen zu unterhalten. Zu *lieben*. Sich *Gruppen anzuschließen*« (1938, 83 – H.d.V.). Nach dem Schritt von der Eine-Person-

[169] Der Titel dieses Buches spielt auf Obamas Wahl-Slogan an und verweist sowohl auf die Dimension der *Gemeinschaft* als auch auf das weiter oben diskutierte Thema der *Fürsorge*; er lautet: *Yes we care! Social, political and cultural relationship as therapy's ground: A gestalt perspective.*

Psychologie zur Zwei-Personen-Psychologie geht es hier um den nächsten Schritt hin zu einer Mehr-Personen-Psychologie.

Für mich besteht kein Zweifel daran, dass wir als Gestalttherapeuten die Dimension der Gemeinschaft in unserer Arbeit stärker berücksichtigen müssen, wenn wir uns entscheiden, den starken relationalen Ansatz in unserer therapeutischen Praxis ernst zu nehmen. »Es gibt viele Befunde, die zeigen, dass Soziale Unterstützung und Psychotherapie vergleichbare Effekte, zumindest in einer Reihe von Ergebnismaßen und aus der persönlichen Sicht der Behandelten heraus, erzielen« (Laireiter 2009, 179). Auch wenn es zugleich Unterschiede geben mag, müssen diese sich keineswegs widersprechen: Psychotherapie und soziale Unterstützungssysteme können einander zum Wohl der Betroffenen fruchtbar ergänzen.[170] Was für das Kleinkind die von Winnicott so genannte »ausreichend gute Mutter« ist, könnte für viele Klienten eine Kombination von einer ausreichend guten Therapeutin und einem ausreichend guten sozialen Netzwerk sein (vgl. Hasler 2017, 132).

Dabei sehe ich die Betroffenen allerdings nicht nur als Empfänger von Unterstützung, sondern – insbesondere was ihre Beteiligung an Gemeinschaften angeht – zugleich als Mitwirkende, die einen aktiven und substanziellen Beitrag zu etwas Gemeinsamen leisten, das anderen und schließlich ihnen selbst zugutekommt. »An dem Andern habe ich erst das Bewußtsein der Menschheit; durch ihn erst erfahre, fühle ich, daß ich Mensch bin; in der Liebe zu ihm wird mir erst klar, daß er zu mir und ich zu ihm gehöre, daß wir beide nicht ohne einander sein können, daß nur die Gemeinsamkeit die Menschheit constituiert« (Feuerbach 1848, 235).

Denn die Teilnahme an Gemeinschaften, insbesondere primären und informellen[171] Gruppen, und das Engagement für sie ist »wesentlich für unsere ganzheitliche Selbstgestaltung. Wir können ohne sie *überleben*, aber ohne ein gewisses Ausmaß an Gemeinschaft können wir weder völlig erreichen noch zur Gänze aufrechterhalten, was ein vollständiges menschliches Wesen ausmacht« (Etzioni 2004, 20 – H.i.O.). Man könnte es zunehmend zur Aufgabe von Therapeuten zählen, ihre Klientinnen dabei zu unterstützen, dass sie ihr Gespür für die Verbundenheit mit anderen und ihr Engagement für andere ernst nehmen, dass sie sich an gemeinsamen Aktivitäten für das gemeinsame Wohl beteiligen und dabei in Erinnerung behalten, »daß wir uns nicht selbst geschaffen haben, daß wir, was wir sind, den Gemeinschaften verdanken, die uns geformt haben« (Bellah et al. 1987, 334).

---

170 Laireiter wirft die berechtigte Frage auf, »warum dieses Feld, das zwischen der Psychotherapie- und der Unterstützungsforschung liegt, bis jetzt so wenig systematische wissenschaftliche Aufmerksamkeit erhalten hat« (2009, 180).

171 »›Informell‹ ist … ein Kürzel für jene Aspekte der sozialen Wirklichkeit, in denen das Menschliche im humanen Sinn, das Persönliche und Spontane, das Freundschaftliche und Gefühlsmäßige zum Ausdruck gebracht werden können« (Schäfers 2002, 136).

> Wir begegnen da einem Phänomen am Menschen, das ich für fundamental anthropologisch halte: die Selbst-Transzendenz menschlicher Existenz! Was ich damit umschreiben will, ist die Tatsache, dass Menschsein allemal über sich selbst hinaus weist auf etwas, das nicht wieder es selbst ist – auf etwas oder auf jemanden: auf einen Sinn, den zu erfüllen es gilt, oder auf ein anderes menschliches Sein, dem wir da liebend begegnen. (Frankl 1977, 18)

Sich dieser Einsicht entsprechend zu verhalten, kann nicht nur über »Das Leiden am sinnlosen Leben« (Frankl) hinausweisen, sondern auch positiv auf die dyadischen Beziehungen (Partnerschaften, Freundschaften etc.) der Einzelnen zurückwirken und somit die Qualität dieser Beziehungen verbessern, woraus dann wiederum der Einzelne für seine Beziehung zu sich selbst Nutzen zieht. Das liegt daran, »dass jede menschliche Dyade sich in einem lebendigen, mehr-relationalen Kontext kommunikativ am besten entfalten kann, dort also günstigere Bedingungen vorfinden kann als in der Exklusivität einer ein-relationalen Beziehungskonstellation« (Rothe & Sbandi 2002, 169), wie jeder weiß, der sich einmal – z. B. zu Zeiten starker Verliebtheit[172] – in eine Zweierbeziehung eingeschlossen und dann erlebt hat, wie eng und letztlich destruktiv für die Beziehung eine solche Abkapselung werden kann.

Ich möchte dieses Beispiel am Ende dieses Abschnitts zum Anlass nehmen, auf eine Problematik hinzuweisen, die sich – ähnlich wie in Paarbeziehungen – auch in größeren Gemeinschaften aus starken Verbindungen zwischen Menschen ergeben kann. Diese Problematik hat zwei Seiten. Die ›Innenseite‹ ergibt sich, wenn der Zusammenhalt und die Sinnstiftung innerhalb der Gemeinschaft zu einem Konformitätsdruck führen, der unter Umständen so stark werden kann, dass der Einzelne die Gültigkeit seiner eigenen Wahrnehmung verleugnet (vgl. Asch 1958). Die ›Außenseite‹ der Problematik entsteht, wenn die Gemeinschaft ihre Kohärenz nicht nur aus der Übereinstimmung hinsichtlich ihrer gemeinsamen Werte, sondern auch aus eine Aversion oder sogar aus einer Feindschaft gegen andere Gemeinschaften gewinnt.

Wie nahe diese Gefahr liegt, zeigen die berühmten Untersuchungen von Henri Tajfel (1970), in denen er demonstrierte, dass irgendeine Vorgeschichte von Konflikten oder Feindseligkeiten *keine* notwendige Bedingung für diskriminierende Verhaltensweisen zwischen Angehörigen unterschiedlicher Gruppen darstellt, sondern dass *die simple Zugehörigkeit zur jeweils anderen Gruppe* als Voraussetzung genügen kann. Man kennt das in stärkerer Ausprägung von religiösen oder politischen Gruppen, die dann häufig als »Massen« bezeichnet werden. Sie können sich mehr oder weniger fanatisch gegen die Angehörigen anderer Gruppen richten, die sie dann als »Feinde« begreifen, im Extremfall in

---

172 Beck & Beck-Gernsheim sehen darin einen allgemeineren Trend: *»Je mehr andere Bezüge der Stabilität entfallen, desto mehr richten wir unser Bedürfnis, unserem Leben Sinn und Verankerung zu geben, auf die Zweierbeziehung«* (1990, 71 – H.i.O.).

der Form von spontan sich bildenden Mobs, die bereit sind, ihre Gegner physisch zu attackieren oder zu vernichten.

Gemeinschaften, die dieser doppelten Gefahr entgegenwirken wollen, müssen nach innen hin einen besonderen Wert auf Pluralität, Diversität und Inklusion legen, d. h. die Unterschiedlichkeit der Individuen innerhalb ihrer Ganzheit begrüßen und bestätigen, anstatt sie schon bei geringfügigem Anlass als Bedrohung ihrer Zusammengehörigkeit zu betrachten und zu bekämpfen. Nach außen hin ist es nötig, die eigene Gemeinschaft als eine von mehreren Gemeinschaften zu verstehen, die zusammen eine größere Gemeinschaft höherer Ordnung bilden. Diese größere Gemeinschaft existiert dann wiederum neben anderen größeren Gemeinschaften, die ihrerseits eine noch größere Gemeinschaft noch höherer Ordnung formen – etwa im Sinne einer Holarchie, wie Koestler (1968; 1978) sie konzipiert hat.

Ebenso wie die Individuen Teile eines gemeinschaftlichen Ganzen sind, sind Gemeinschaften auf vielen Ebenen der Holarchie Teile größerer Ganzheiten, die sich aus mehreren Ganzheiten von Gemeinschaften zusammensetzen und sich auf diese Weise letztlich als Teile der umfassenden Gemeinschaft aller fühlenden Wesen und des sie unterstützenden Kosmos verstehen. So ist jede Gemeinschaft gemeinsam mit denen, die auf der gleichen Hierarchieebene existieren und von denen sie sich unterscheidet, Teil eines größeren Ganzen, das sie einzelnen Gemeinschaften und ihre Differenzen einschließt. Damit werden auch in dieser Hinsicht die Werte von Pluralität, Diversität und Inklusion entscheidend.

Aus der Einsicht in die Bedeutung von Gemeinschaften folgt schließlich eine Erweiterung der traditionellen Vorstellung von persönlicher Verantwortung, denn es wird offensichtlich, dass jeder Mensch Anteil an der Holarchie von Gemeinschaften hat, die ihn formen und auf die er selbst einwirkt. Zur Verantwortung des Einzelnen für sich und sein Verhalten gesellt sich eine »relationale Verantwortung« (McNamee & Gergen 1999) für die anderen und die Gemeinschaften. Sie beruht auf der Vorstellung von einer sozialen

> Welt von Beziehungen und gegenseitigen Abhängigkeiten, in der jeder Einzelne einen Knotenpunkt der Überschneidung und Verbindung bildet. Jede Aktivität findet innerhalb von Beziehungen zwischen Menschen statt und hat ihren Sinn, ihre Bedeutung und ihren Zweck nur in diesem Kontext. Allen Handlungen gehen immer andere Handlungen voraus, allen Beziehungen gehen andere voraus, und jedes Selbst lebt von den Selbsten der Anderen. Es gibt keine Handlung, die von einem rationalen Bewusstsein ausgeführt würde, das in irgendeiner mythischen, exklusiven Stratosphäre über Beziehungen und Interdependenzen schwebte. Alle Handlungen finden im Kontext von anderen Handlungen und innerhalb des Bereichs von gegenseitigen Verbindungen statt. Jede Tat oder Praxis folgt immer auf andere Taten oder wird in Verbindung mit Anderen ausgeführt. Dabei befinden sich die Einzelnen meist in einem Dialog mit Anderen, sodass ihre Praxis aus einer gemeinsamen Urheberschaft hervorgeht. (Burkitt 1999, 72)

7. Schluss

> Nur im Gang der *dialogisch* geführten … Zusammenarbeit erwacht und wächst im Patienten allmählich beides: das neue Vertrauen zu sich *selbst* und das zum anderen Menschen. (Trüb 1951/2015, 64 – H.i.O.)

Mit einem gewissen Maß an Vereinfachung lässt sich die Geschichte der Gestalttherapie von ihrer Begründung durch Perls, Hefferline und Goodman (1951/2006) bis zum heutigen Tag grob in drei Phasen unterteilen, von denen die dritte gerade erst beginnt. Ich bezeichne sie als

1. die Phase des *Individualismus*,
2. die Phase der *schwachen Rationalität* und
3. die Phase der *starken Rationalität.*

Jede dieser Phasen lässt sich als eine Hervorhebung bestimmter Aspekte unserer Theoriebildung begreifen, deren jeweilige Wurzeln bei Perls, Hefferline und Goodman zu finden sind; *Gestalt Therapy* war keineswegs eine konsistente, weit entwickelte oder ausgereifte theoretische Grundlage. In Abhängigkeit von dem jeweils dominanten Zeitgeist kamen zunächst die individualistischen Aspekte in den Vordergrund der Art und Weise, wie die Gestalttherapie aufgefasst wurde; später übernahm ein relationales Verständnis die dominante Position, die es bis heute einnimmt.

Allerdings muss die Art von Relationalität, die die aktuelle Lesart der Gestalttherapie bestimmt, überwiegend als eine *schwache* Form von Relationalität begriffen werden, da sich darin noch einige Reste eines individualistischen Menschenbilds zeigen: Obwohl die große Bedeutung menschlicher Bezogenheit sowie der Wunsch nach Verbundenheit anerkannt werden, wird das Individuum bisweilen immer noch als die *primäre* Entität gesehen, die erst *sekundär* in Beziehungen eintritt und dann von ihnen beeinflusst wird. Aus diesem Grund schlage ich in dem vorliegenden Text vor, Relationalität auf radikalere Weise zu denken und sie zu einem *starken* Relationalitätskonzept weiter zu entwickeln. In diesem Konzept wird die relationale Matrix als das primordiale Phänomen verstanden, das die Entstehung einer Person überhaupt erst möglich macht.

Im Sinne dieses starken Relationalitätsbegriffs üben Beziehungen nicht nur einen Einfluss auf das Individuum aus, *nachdem* es in sie eingetreten ist; Beziehungen sind der Personen nicht nur äußerlich: Sie definieren, was die Person *ist.* Beziehungen sind der Boden, auf dem eine Person wächst und der ihr Leben lang den Charakter ihrer psychologischen Prozesse formt. Relationalität ist umfassend, sowohl hinsichtlich der Bedingungen, durch die eine Person zur Person wird, als auch hinsichtlich der Art und Weise, wie eine Person sozial und individuell funktioniert (das dialogische ›Format‹ psychischer Prozesse). Darum hat Vygotsky betont: »In ihrer eigenen, privaten Sphäre behalten Menschen die Funktionen der sozialen Interaktion bei« (1981, 164[173]).

Aus dieser Perspektive wird der enge Zusammenhang zwischen dem offensichtlich, wie Menschen ihre Beziehungen mit anderen gestalten, und dem, wie Menschen sich auf sich selbst beziehen, und *vice versa*: Das Engagement für zwischenmenschliche Beziehungen ist immer zugleich ein Engagement für sich selbst. Mitgefühl mit anderen steht in gegenseitiger Beziehung zu Selbstmitgefühl (vgl. Staemmler 2015a, 346ff.); Selbstfürsorge steht in gegenseitiger Beziehung zur Fürsorge für andere. »Die Beziehung zum Anderen vollzieht sich als Dienst und als Gastlichkeit« (Lévinas 1987, 435).

Sie hat außerdem eine starke ethische Dimension, denn »wo außer dem Ich kein Du, kein anderer Mensch ist, ist auch von Moral keine Rede, nur der gesellschaftliche Mensch ist Mensch« (Feuerbach 1868/1994). Damit ist keine Selbstlosigkeit gemeint, sondern eine engagierte Anerkennung des Primats des Anderen. Der fürsorgliche Dienst für andere, der sich als eine Einstellung verstehen lässt, aus der heraus man sich gegenüber anderen so verhält, *als ob* man sie persönlich liebte, wirkt auf den Fürsorglichen ebenso bereichernd zurück wie die Liebe auf den Liebenden.[174] Das macht die Arbeit des Therapeuten so bereichernd, denn »schon der Akt der Anteilnahme am Wohlergehen anderer erzeugt … einen Zustand eigenen, erhöhten Wohlbefindens« (Goleman 2003, 41).

Im psychotherapeutischen Kontext zeigt sich die liebevolle Fürsorge von Therapeuten in der Praxis einer dialogischen Haltung gegenüber ihren Klientinnen. »Der Dialog ist die Nicht-Gleichgültigkeit des *Du* für das *Ich*, ein … Gefühl, das … man – vielleicht mit Vorsicht – mit Liebe oder der Liebe Ähnlichem benennen muss« (Lévinas 1981, 78 – H.i.O.). Und diese Haltung hat dem Wesen von Relationalität entsprechend immer eine bereichernde Rückwirkung auf diejenigen, die sie praktizieren. »Denn das Ich des Grundworts Ich-Du ist ein andres als das des Grundworts Ich-Es« (Buber 1936, 9).

In Abwandlung von Bubers berühmtem Diktum, »der Mensch wird am Du zum Ich« (a.a.O., 36), könnte man auch sagen: Im dialogischen Engagement und in der Fürsorge für die anderen und für die Gemeinschaft verbinden Menschen sich miteinander und werden dabei sie selbst.

---

173 In der deutschen Übersetzung heißt es hier ungenau: »Der Mensch gibt, auch wenn er mit sich alleine ist, die Funktion der Verständigung nicht auf« (1931/1992, 237). Ich zitiere darum oben die entsprechende englische Textstelle, die ich selbst übersetzt habe.

174 Erich Fromm definiert Liebe als »die aktive Fürsorge für das Leben und das Wachsen dessen, was wir lieben« (1972, 46).

Anhang 1:

Der Wille zur Unsicherheit – Vorläufige Überlegungen über Interpretation und Verstehen in der Gestalttherapie[1]

> In der Tat ist das Heilen durch Gespräch ein eminentes hermeneutisches Phänomen. (Gadamer 1974, 1072)

Die meisten Philosophen und Psychotherapeuten dürften darin übereinstimmen, »daß der zentrale Begriff einer Psychologie des Menschen *Bedeutung* bzw. *Sinn* ist, zusammen mit den Prozessen und Transaktionen, die bei der Konstruktion von Bedeutungen eine Rolle spielen« (Bruner 1997, 51 – H.i.O.). Dennoch findet man in der gestalttherapeutischen Literatur bislang wenig zu den Fragen, wie Bedeutung in der Gestalttherapie konstruiert wird, welcher Stellenwert der Dimension von Verstehen und Interpretation zugewiesen werden soll, und wie im gestalttherapeutischen Rahmen damit praktisch umzugehen ist (vgl. Staemmler 1999d). Das ist insofern erstaunlich, als bereits im zweiten Satz des theoretischen Grundlagenwerkes von Perls, Hefferline und Goodman zu lesen ist: »Was im psychologischen Sinn real ist, sind die ganzheitlichen Konfigurationen …, sobald deren *Bedeutungen* erkannt wurden« (1951/2006, 21 – H.d.V.).

In dem vorliegenden Artikel möchte ich einige vorläufige Überlegungen anstellen, von denen ich hoffe, dass sie bei zukünftigen Bemühungen hilfreich sein werden, ein theoretisches Konzept auszuarbeiten, das sich mit dieser wichtigen Thematik befasst.

Die Kurzgeschichte eines langen Missverständnisses

Ich möchte mit der Zusammenfassung einer Kurzgeschichte beginnen, deren vollständige Lektüre ich wegen ihrer intellektuellen Schärfe und literarischen Qualität jeder Leserin und jedem Leser nachdrücklich empfehle. Sie stammt aus der Feder des Literatur-Nobelpreisträgers Gabriel Garcia Márquez; ihr Titel ist »Ich bin nur zum Telefonieren gekommen« (1993).[2]

---

1 Diesen Aufsatz habe ich ursprünglich in englischer Sprache verfasst (vgl. Staemmler 2010). Die deutsche Übersetzung habe ich selbst vorgenommen.

2 Ich habe diese Kurzgeschichte bereits in einem früheren Text (Staemmler 1999e) verwendet, der inhaltlich mit dem vorliegenden durchaus verwandt ist.

Der Autor beschreibt die Erlebnisse einer Frau, deren Auto auf der Landstraße wegen einer Panne liegenbleibt und die versucht, bei strömendem Regen als Anhalterin das nächste Telefon zu erreichen. Sie wird schließlich von dem Fahrer eines Kleinbusses mitgenommen, in dessen Fahrzeug sich eine Gruppe schlafender, in Decken gehüllter Passagiere befindet. Auch sie bekommt, nass und unterkühlt wie sie ist, eine Decke.

Als der Bus an seinem Ziel angelangt ist, steigt sie mit den anderen Fahrgästen aus und betritt ein Gebäude, in dem uniformierte Frauen ihr auf die Frage nach einem Telefon antworten, sie möge zunächst mit den anderen in den Schlafsaal gehen und ihr Bett belegen. Ihre Erklärungen, Proteste und Fluchtversuche werden mit mehr oder weniger sanfter Gewalt beantwortet und bleiben erfolglos.

Am nächsten Tag wird sie dem ärztlichen Leiter des Hauses vorgestellt, das sich inzwischen als psychiatrische Anstalt entpuppt hat. Dieser geht ausgesprochen freundlich und geduldig mit ihr um. Auf ihre Mitteilung, sie sei nur zum Telefonieren gekommen, und den wiederholt zum Ausdruck gebrachten Wunsch, doch endlich ihren Mann anrufen und von ihrem Verbleib unterrichten zu dürfen, reagiert der Chefarzt mit dem in väterlichem Tonfall gesprochenen Satz: »Alles zu seiner Zeit« – und beendet das Gespräch.

Nach einigen Wochen gelingt es ihr, ihrem Mann eine Nachricht zukommen zu lassen. Als Preis dafür muss sie den sexuellen Anträgen einer Nachtschwester nachgeben. Der Besuch ihres Mannes in der Anstalt, von dem sie sich ihre Befreiung ersehnt, beginnt mit einem Gespräch, in dessen Verlauf der Anstaltsleiter ihm die psychische Krankheit seiner Frau erläutert. Dabei ist von Erregungszuständen, vehementen Aggressionen und fixen Ideen (insbesondere der, telefonieren zu wollen) die Rede. Eine weitere Behandlung sowie die verständnisvolle Kooperation des Ehemannes im Interesse eines positiven Krankheitsverlaufs seien unbedingt erforderlich.

Als er seiner Frau dann begegnet, tröstet er sie liebevoll, sagt ihr, dass sicher bald alles besser werde, und verspricht ihr, sie regelmäßig zu besuchen. Sie ist zunächst fassungslos; dann fängt sie an zu toben und zu schreien wie eine Irre. Bei dem nächsten Besuch ihres Mannes weigert sie sich, mit ihm zu sprechen. Der Chefarzt beruhigt ihn: »Das ist eine typische Reaktion, das geht vorüber.« –

Diese fesselnde Geschichte illustriert einige Ideen, die ich im Folgenden ausführlicher formulieren möchte. Ich nehme an, es ist für die meisten Leser klar, dass die Mitarbeiter der Klinik ebenso wie später der Ehemann einer Deutung über die Situation der Frau anhängen, die ihnen genauso wenig fragwürdig erscheint wie der Frau ihre eigene Sichtweise. Aus der Perspektive der Leser ist es geradezu offensichtlich, dass das Klinikpersonal die Frau misshandelt und sie, indem es sie für manisch und psychotisch erklärt, zum Wahnsinn treibt. Daher kann man als Leser sich auch leicht über die Ungerechtigkeit empören, die der Hauptperson der Kurzgeschichte angetan wird.

Die Frage von Interpretationen

Man könnte auch sagen: Es ist ein bisschen zu einfach, sich als Leserin zu empören, denn die zur Empörung führende Lesart der Geschichte ist nur eine von vielen möglichen Interpretationen, und aus meiner Sicht noch nicht einmal die interessanteste. Ich muss natürlich sofort hinzufügen, dass diese Deutung eine wichtige Botschaft enthält – eine Botschaft, die im Einklang steht mit der phänomenologischen und der dialogischen Tradition der Gestalttherapie; man könnte sie etwa wie folgt formulieren: »Halte nicht an deinen Vorurteilen über Menschen fest, sondern höre ihnen sorgfältig und ernsthaft zu und beziehe in deine Überlegungen ein, was sie dir mitzuteilen haben!«

Daraus haben einige Gestalttherapeutinnen, darunter auch und gerade Lore und Frederick Perls, die weitgehende Konsequenz gezogen, von Interpretationen *grundsätzlich* abzuraten. Für Lore Perls war *jede* Deutung »eine intellektuelle Abkürzung. Sie fördert Introjektion anstatt Assimilation und Integration, und das ist Zeitverschwendung« (in Perls & Polster 1992, 202). Und Frederick Perls forderte schlicht, *»nie, niemals zu interpretieren«* (1974, 129 – H.i.O.).

Vor dem Hintergrund von Perls' Lebensgeschichte kann man vermuten, dass er an Interpretationen im klassisch-psychoanalytischen Sinn dachte, als er diesen Bann verhängte, also an Deutungen, die aus einer bestimmten psychologischen Theorie und Metatheorie abgeleitet sind. Als Beispiel für diese Art von Deutungen möchte ich den Psychoanalytiker Arlow zitieren, der einmal schrieb: »Manche Patienten haben die Schwierigkeit, der Realität ins Gesicht zu sehen bzw. mit ihr umzugehen; sie beruht auf der unbewussten Gleichsetzung der weiblichen Genitalien mit der Realität« (Arlow 1969, 962).

Denjenigen Leserinnen, die etwas über die Person von »Fritz« Perls wissen, dürfte klar sein, dass seine Aversion gegen derartige Interpretationen nicht unbedingt mit deren sexuellem Inhalt zu tun hatte; in der Regel war er an sexuellen Dingen durchaus interessiert (vgl. Perls 1981). Was er nicht mochte, war jene Sicherheit, die von einer bestimmten theoretischen Überzeugung suggeriert wird, indem sie alle möglichen Phänomene im Rahmen eines festgelegten Bezugssystems mit vorgegebenen Bedeutungsmustern zu verstehen glaubt und es den Klientinnen damit erschwert, ihre eigenen Bedeutungen zu finden und/oder zu erfinden.[3]

---

3 Als die beiden Perls' diese Ansichten vertraten, standen sie wohl unter dem Einfluss eines Zeitgeistes, der nicht nur Auswirkungen auf die Psychotherapie, sondern auch auf andere soziale Bereiche wie z. B. die Kunst oder die Literaturkritik hatte. Eine bekannte Vertreterin aus dem zuletzt genannten Bereich, Susan Sontag, schrieb in ihrem 1964 erstmals veröffentlichten Essay *»Against interpretation«*: »In einer Kultur, deren bereits klassisches Dilemma die Hypertrophie des Intellekts auf Kosten der Energie und der sensuellen Begabung ist, ist Interpretation die Rache … des Intellekts an der Welt. Interpretieren heißt die Welt arm und leer machen – um eine Schattenwelt der ›Bedeutungen‹ zu errichten. … Die Welt, unsere Welt, ist leer und verarmt genug. Weg mit all ihren Duplikaten, bis wir wieder unmittelbarer erfassen, was wir haben« (1968, 13). ▶

Dennoch – oder gerade deswegen? – machte seine Abneigung gegen psychoanalytische Interpretationen Perls weitgehend blind, was seinen eigenen Gebrauch von Deutungen betraf. Wer mit der Geschichte der Gestalttherapie vertraut ist, kennt sein Dogma, dem zufolge jedes Traumelement einen nicht anerkannten Aspekt der Persönlichkeit des Träumenden darstelle. Und wenn man die Transkripte von Perls' Workshops durchsieht, trifft man immer wieder auf unverblümte Interpretationen wie diese: »Wenn du vermeidest, eine andere Person anzusehen, bedeutet das, daß du nicht offen bist. ... Übrigens, diese leise Stimme ist immer ein Zeichen von versteckter Grausamkeit« (Perls 1976, 158).

»Einklammerung« und »natürliche Einstellung«

Man kann alle solche Deutungen als *Vorurteile* begreifen. Das Klinikpersonal in Márquez' Kurzgeschichte, die klassischen Psychoanalytiker sowie Perls und andere Gestalttherapeuten verschreiben sich bestimmten Deutungsmustern; sie alle gehen auf der Basis von Vorurteilen vor – aber: Das ist nicht so problematisch, wie es auf den ersten Blick erscheinen mag. Das eigentliche Problem besteht darin, dass sie sich des vorurteilshaften Charakters ihrer Verstehensversuche gar *nicht bewusst* sind. Dieser Mangel an Selbstreflexion ermöglicht es ihnen, sich in viel zu großer Sicherheit zu wiegen; in der Folge werden sie unfähig, die Dinge auch anders zu sehen und die Möglichkeit unterschiedlicher Deutungen in Erwägung zu ziehen. Sie gehen weder phänomenologisch noch hermeneutisch vor. Sie sind besessen von der »natürlichen Einstellung«, wie Husserl (1913/1980) sie nannte, und von den entsprechenden Vorannahmen und Ideologien geleitet.

Husserl war nicht bereit, etwas schon für wahr zu halten, nur weil es zuerst in Erscheinung tritt. Ihm lag daran, alle voreingenommenen Betrachtungsweisen der Phänomene zu überwinden. Sein erklärtes Ziel war es,

> die gesamten bisherigen Denkgewohnheiten aus(zu)schalten, die Geistesschranken (zu) erkennen und nieder(zu)reißen, mit denen sie den Horizont unseres Denkens umstellen,

---

Die Analogie zu Perls' Forderung, »Verliert den Kopf und kommt zu euren Sinnen« (1974, 77) scheint mir hier deutlich. Ähnlich wirkt auch Sontags Forderung nach »Transparenz«: »*Transparenz* meint die Erfahrung der Leuchtkraft des Gegenstandes selbst, der Dinge in ihrem Sosein« (a.a.O., 17 – H.i.O.). Schließlich schreibt sie: »Statt einer Hermeneutik brauchen wir eine Erotik der Kunst« (a.a.O., 18), womit Perls vermutlich einverstanden gewesen wäre und dabei gemeinsam mit Sontag übersehen hätte, dass es natürlich auch eine Form von Hermeneutik darstellt, die Welt, die Psychotherapie oder die Kunst vorzugsweise unter »sensuellem« bzw. »sinnlichen« oder »erotischem« Aspekt zu betrachten.

Sontag sah sich deswegen ähnlicher Kritik ausgesetzt, wie sie aus heutiger Sicht an Perls zu üben ist. So weist z. B. Spree mit Recht darauf hin, »daß ein im strengen Sinn ›interpretationsfreier‹ Umgang mit Kunstwerken und literarischen Texten nicht möglich sei« (2001, 192). Trotzdem hebt er positiv hervor, dass »Sontags Projekt ... einen überzeugenden Versuch der Abkehr von allzu schematisierten Formen der Lektüre« (a.a.O.) bedeutet – und benennt damit dieselbe begrüßenswerte Intention, die ich auch Perls unterstelle.

und nun in voller Denkfreiheit die echten, die völlig neu zu stellenden philosophischen Probleme (zu) erfassen, die erst der allseitig entschränkte Horizont uns zugänglich macht. (1913/1980, 3)

Dazu war aus seiner Sicht »eine neue, gegenüber den natürlichen Erfahrungs- und Denkeinstellungen *völlig geänderte Weise der Einstellung* nötig« (a.a.O. – H.i.O.). Sie erforderte die »phänomenologische Reduktion«, deren erster Schritt in der »Methode der Einklammerung« bestand:

Die zum Wesen der natürlichen Einstellung gehörige Generalthesis setzen wir außer Aktion ..., setzen wir in Klammern: *also diese ganze natürliche Welt,* die beständig »für uns da«, »vorhanden« ist, und die immerfort dableiben wird als bewußtseinsmäßige »Wirklichkeit«. ... *Also alle auf diese natürliche Welt bezüglichen Wissenschaften ... schalte ich aus,* ich mache *von ihren Geltungen absolut keinen Gebrauch. Keinen einzigen, der in sie hineingehörigen Sätze, und seien sie von vollkommener Evidenz, mache ich mir zu eigen, keiner wird von mir hingenommen, keiner gibt mir eine Grundlage* – wohlgemerkt, solange er verstanden ist, so wie er sich in diesen Wissenschaften gibt, als eine Wahrheit *über Wirklichkeiten* dieser Welt. *Ich darf ihn nur annehmen, nachdem ich ihm die Klammer erteilt habe.* (a.a.O., 56f. – H.i.O.)

Diese Methode nannte Husserl auch »Epoché«. Mithilfe einer freien Variation der Untersuchungsgegenstände und einer zweiten, »eidetischen Reduktion« wollte er dann ihre »Invarianten« und letzten Endes ihr Wesen erkennen, das von allen kontingenten (zufälligen) Eigenschaften frei wäre.

An diesen Konzepten und mehr noch an Husserls Konzept eines »transzendentalen Ich«, das aus einer dritten, »transzendentalen Reduktion« hervorgehen sollte, ist reichlich Kritik geübt worden. Philosophen (z. B. Sartre, Merleau-Ponty und in gewissem Maße sogar Husserl selbst in seinen letzten Lebensjahren), aber auch Historiker, Kultursoziologen, Ethnologen und viele andere haben betont, dass es niemals möglich sein wird, das eigene Denken von jeglichem Vorverständnis oder Vorurteil zu befreien, weil »bestimmte Aspekte eines jeweiligen Verständnishorizontes unausweichlich der Selbstreflexion verschlossen bleiben« (Rennie 2000, 486).[4] Ich stimme den Kritikern zu:

Ruckartige Auflösung aller naiven Befangenheit ist schon deshalb unmöglich, weil kein Mensch je ganz weiß, was er glaubt. Unser Glauben, unsere Überzeugung ist im Kern etwas Ganzheitliches, dessen wir stets nur zum Teil habhaft werden, soweit wir es nämlich zur Annahme, zum ausdrücklichen Vorurteil vergegenständlichen können. ... Man kann aber niemals sicher wissen, daß die phänomenologische Reduktion gelungen ist. (Schmitz 1980, 21)

---

4 Innerhalb der gestalttherapeutischen Literatur wurde diese Position von Lolita Sapriel thematisiert, die schrieb: »Das Projekt der transzendentalen Phänomenologie scheint implizit die Annahme zu beinhalten, man könne die Grenzen menschlicher Subjektivität überschreiten und in den Bereich einer voraussetzungslosen Sicherheit eintreten« (1998, 39).

Als Therapeutinnen (und als Menschen überhaupt) betrachten wir unsere Klienten (und andere Menschen überhaupt) aus einem Blickwinkel, der weitgehend von der »natürlichen Einstellung« geprägt und von unseren kulturellen und historischen Bedingungen beeinflusst ist. Obwohl wir so weit wie möglich versuchen, eine gewisse Form von »Einklammerung« zu praktizieren, uns unserer Vorannahmen bewusst zu werden und für unsere Klienten offen zu sein, müssen wir uns eingestehen, dass wir in unserer alltäglichen Arbeit meistens weit von einer ›antiseptischen‹ phänomenologischen Haltung entfernt bleiben. Unsere Bemühungen um das Außer-Aktion-Setzen unserer Vorurteile werden immer nur Versuche sein, die vielleicht zu einem Teil erfolgreich sind. Dennoch gilt: »Das empirische Individuum in seiner ›sozialen Realität‹ kann nicht anders, als alle seine … Interessen, Vorurteile, Traditionen, kulturellen Begrenzungen und sozialen Anforderungen einzubringen, die nach Husserls Ansicht der Wahrheit und dem Verstehen im Wege standen« (Bauman 1978, 129).

Interpretieren und Verstehen heißt Mensch sein

Baumans nüchterne Feststellung beschreibt keine Katastrophe, sondern einen positiven Aspekt der Tatsache, dass Therapeuten ebenso menschlich sind wie ihre Klientinnen. Was mich persönlich angeht, so finde ich es wenig erstrebenswert, ein »nicht menschliches Ich« zu sein, was, wie Husserl (1962, 275[5]) selbst zugeben musste, die letzte Konsequenz aus der transzendentalen Reduktion wäre. Und was ich hier über mich selbst sage, trifft auch auf meine Klientinnen zu: Einer meiner Lehrer an der Würzburger Universität, der Phänomenologe Heinrich Rombach, hat darauf hingewiesen, dass die Praxis einer radikalen »eidetischen Reduktion« die individuelle Person (das »empirische Subjekt«) opfert (vgl. 1980, 81). Dies mag für bestimmte philosophische Zwecke angemessen sein, aber es ist sicher nichts, was ich in meinen Beziehungen mit meinen Klientinnen anstreben wollte.

Martin Heidegger, Husserls berühmtester Schüler und zugleich einer seiner prominenten Kritiker, hat eindeutig aufgezeigt: »Alles vorprädikative schlichte Sehen des Zuhandenen ist an ihm selbst schon verstehend-auslegend« (1953, 149). Für ihn waren Verstehen und Auslegen nicht primär eine menschliche *Aktivität*, die man ausüben kann – oder eben auch nicht; vielmehr sah er darin einen wesentlichen Zug des *Menschseins*: »Unser Wesen ist von vornherein derart, daß es

5 Diese Formulierung findet sich im dritten Entwurf zu seinem Artikel für die *Encyclopedia Britannica* – eine Formulierung, die Heidegger, der Husserls unveröffentlichtes Manuskript gelesen hatte, kritisch kommentierte. In der letzten, vierten Version schrieb Husserl dann vorsichtiger: »Mein transzendentales Ich ist also evident ›verschieden‹ vom natürlichen Ich« (1962, 294). – Dazu bemerkt Bauman: »Es war Husserl, der am Ende seines Weges bestürzt entdeckte, dass ›das ursprüngliche Problem ungelöst bleibt: Wie kann es eine Identität des solitären, nicht-weltlichen Ich mit der intersubjektiven Gesellschaft natürlicher menschlicher Wesen in ihrer kulturellen Welt geben?‹« (1978, 151 f.)

versteht und Verständlichkeit bildet« (1983, 444). Und Heideggers bekanntester Schüler, der hermeneutische Philosoph Hans-Georg Gadamer, stimmte ihm zu: »Verstehen ist die ursprüngliche Vollzugsform des Daseins, das In-der-Weltsein ist. ... Verstehen ist der ursprüngliche Seinscharakter des menschlichen Lebens selber« (1990, 264).

In den letzten Jahrzehnten haben die modernen Säuglingsforscher überzeugende Untersuchungsergebnisse vorgelegt, die die Einsichten der Philosophen bestätigen. Schon

> am Ende des ersten Lebensjahres bestimmen nicht die Ereignisse selbst, sondern das, was die Babys daraus machen, ihre emotionalen Reaktionen ... Darüber hinaus haben sich zu diesem Zeitpunkt bereits dramatische individuelle Unterschiede in den Bedeutungen von Ereignissen und der emotionalen Erregung etabliert, die mit ihnen einhergehen. (Sroufe 1996, 131)

Selbst Wahrnehmungen enthalten Interpretationen,[6] denn man sieht etwas immer *als* etwas: Man sieht das eine Ding *als* Tisch, das andere *als* Stuhl etc. Das bezeichnete Heidegger (1953, 149) als die hermeneutische »Als-Struktur« von Wahrnehmung und Verstehen. Und die Gestaltpsychologen wurden nicht müde zu demonstrieren, wie Menschen (und auch viele Tiere, sogar Vögel und Bienen – vgl. Hertz 1928a; 1928b; 1929; 1930; 1931; Köhler 1933, 100 ff.) ihre Wahrnehmungen in sinnvollen Ganzheiten organisieren.

Aus dem bisher Gesagten möchte ich nun eine erste grundsätzliche Feststellung ableiten, die sich in Anlehnung an Watzlawicks berühmten Satz, »daß man nicht *nicht* kommunizieren kann« (Watzlawick et al. 1969, 51 – H.i.O.), so formulieren lässt:

1. Man kann nicht nicht interpretieren.

In dem Moment, in dem man etwas wahrnimmt oder versteht, nimmt man es *als* etwas wahr[7] und versteht es *als* etwas; d. h. man bezieht es auf eine Kategorie, unterscheidet es von etwas Anderem, bildet eine Gestalt und gibt ihm damit eine Bedeutung. Man kann Interpretation und Deutung daher schlicht begreifen als eine notwendige »Aktivität, deren Ziel darin besteht, Verständnis zu erreichen« (Bleicher 1980, 29).

---

6 Die interpretativen Vorgänge, die im Rahmen von Wahrnehmungen stattfinden, könnte man als »*Mikro*-Interpretationen« bezeichnen, im Unterschied zu »*Makro*-Interpretationen«, die auf den vorigen aufbauen. Sowohl Perls' Behauptung, dass eine leise Stimme auf versteckte Grausamkeit verweist, als auch Arlows Gleichsetzung von weiblichen Genitalien mit der Realität sind Beispiele für Makro-Interpretationen. Wichtig ist dabei jedoch, dass es sich bei beidem um Interpretationen handelt und dass es zwischen ihnen natürlich keine eindeutige Trennung gibt.

7 Es gibt Ausnahmen, die diese Regel bestätigen. Heidegger äußert sich zum Beispiel dazu, was es heißt, etwas anzustarren: »Das Nur-noch-vor-sich-Haben von etwas liegt vor im reinen Anstarren als Nicht-mehrverstehen. Dieses als-freie Erfassen ist eine Privation des schlicht verstehenden Sehens, nicht ursprünglicher als dieses, sondern abgeleitet aus ihm« (1953, 149).

Die Phänomenologen geben ohne Weiteres zu, dass bereits eine phänomenologische *Beschreibung* »ein Bezugssystem von Begriffen für Kategorien voraussetzt und dass alles, was mit ihr bewirkt werden kann, in einer Bestimmung des Ortes besteht, der dem Phänomen hinsichtlich dieses Bezugssystems zugeschrieben wird« (Spiegelberg 1960, 673). Außerdem »kann eine phänomenologische Beschreibung … immer nur selektiv sein: Es ist unmöglich, alle Eigenschaften, insbesondere alle relationalen Eigenschaften eines Objekts oder Phänomens zu erfassen« (a.a.O.). Darum ist noch »nicht einmal einzusehen, daß verschiedene Beurteiler bei der phänomenologischen Reduktion, wenn sie gewissenhaft und klarsichtig verfahren, zu übereinstimmenden oder doch konvergierenden Ergebnissen kommen müßten« (Schmitz 1980, 22).

Wenn man diese Erkenntnisse auf die Psychotherapie anwendet, wird klar,

> dass zu behaupten, ein Therapeut … könne für sich in Anspruch nehmen, sich mit einem Klienten auf einen von interpretativen Faktoren freien Dialog einzulassen, nicht nur eine falsche Behauptung wäre, sondern sogar eine absurde. In einem wichtigen Sinne … *können wir gar nichts Anderes tun als zu interpretieren* (Spinelli 1996, 197 – H.i.O.).

Dies mag denjenigen als unangenehme Einschränkung erscheinen, die immer noch daran glauben, sie könnten die Dinge so sehen, »wie sie wirklich sind«, und nicht begriffen haben, dass nach aller Wahrscheinlichkeit für Menschen die Dinge-wie-sie-wirklich-sind nicht existieren. Aber diejenigen, die willens sind, sich auf eine gewisse Unsicherheit einzulassen, begrüßen vielleicht die Freiheit, die sich aus der Tatsache ergibt, dass Menschen nicht so automatisch funktionieren wie Skinners Ratten.

> Wir werden, was wir sind, und wir sind, was wir werden, wir haben keinen ein für allemal festlegbaren Sinn, sondern einen *sich wandelnden Sinn*, und deshalb ist unsere Zukunft relativ unbestimmt, ist unser Verhalten für den Psychologen verhältnismäßig unvorhersehbar, sind wir frei. (Lyotard 1993, 135 – H.i.O.)

Wir reagieren nicht einfach nur auf Reize. Im Gegenteil, wir sind menschliche Wesen, die zwischen Reiz und Reaktion einen Zwischenschritt machen und wählen können, welche Bedeutungen sie den Reizen geben, und daher eine gewisse Freiheit haben zu entscheiden, wie sie reagieren wollen.[8]

Ein Beispiel

Das folgende Beispiel aus meiner Praxis soll die Allgegenwart von Interpretationen im therapeutischen Dialog veranschaulichen. Ich habe an bestimmten Stellen zu

---

8 Miriam Polster hat einen weiteren positiven Aspekt erwähnt; für sie war Interpretation »der Versuch einer Person, die einzigartige Erfahrung einer anderen Person in die Bedeutung zu übersetzen, die über das reine Ereignis hinausgeht« (in Perls & Polster 1992, 202).

Anfang und gegen Ende jeweils Kommentare in Klammern und kursiv gesetzt hinzugefügt, um zu verdeutlichen, worauf es mir ankommt. Ich lade die Leserinnen außerdem ein, selbst auf die zahlreichen Interpretationen zu achten, die an anderen Stellen des Beispiels dokumentiert sind und die ich nicht im Einzelnen kommentiert habe.

Beispiel aus der Praxis

Die Klientin ist 36 Jahre alt und arbeitet als Masseurin und Physiotherapeutin in einer Rehabilitationsklinik für Krebskranke, die zuvor chirurgisch behandelt wurden. Es handelt sich um ihre 19. therapeutische Sitzung. Die Zahlen im folgenden Transkript verweisen auf den jeweiligen Zeitpunkt nach Beginn der Sitzung; «(00:50)« bedeutet also z. B., dass eine knappe Minute seit Anfang der Stunde vergangen ist. Diese Information soll es den Leserinnen ermöglichen, ein Gespür für den Rhythmus des Gesprächs zu bekommen.

Therapeut: Wir hatten das letzte Mal damit aufgehört, dass wir festgestellt hatten, dass zwischen uns eine bestimmte Form von Nähe fehlt. *(Der Therapeut spricht über sein Verständnis vom Ende der vorangegangenen Sitzung.)*

Klientin: Ja, und ich habe auch zuhause gemerkt, dass ich entweder zu nachgiebig bin, z. B. mit meinem Sohn [12 Jahre alt], und in der Arbeit in der Klinik mit den Krebspatienten bin ich dann eher strenger … Das sind zwei Pole: Entweder bin ich zu weich und lasse es schleifen oder ich raste fast aus, wenn ich merke, etwas klappt nicht. Und so, habe ich gedacht, ist es vielleicht auch mit Nähe und Distanz. *(Die Klientin interpretiert einige ihrer Verhaltensweisen als Ausdruck zweier Pole.)*

Th. (00:50): Das hatten wir ja auch zwischen uns festgestellt, dass du zwar schon Kontakt aufnimmst, aber irgendein Rest Nähe dennoch fehlt. – Wie fühlt sich das denn an für dich? Hast du keinen Wunsch danach? *(Der Therapeut sagt etwas mehr über seine Sicht der letzten Stunde und fragt dann die Klientin nach ihrer Sicht.)*

Kl.: Ich weiß nicht, ob das was mit Interesse zu tun hat. Jedenfalls nicht nur … Es geht auch um das Einlassen auf den Anderen. Das merke ich auch bei meinen Patienten. Ich lasse mich nämlich auf meine Patienten nicht richtig ein. Es bleibt immer eine gewisse Distanz auch mit denen, mit denen ich mich gut verstehe, bei denen ich von Anfang an eine Verbindung spüre. *(Die Klientin sucht nach Zusammenhängen, die ihr helfen können, ihrer Erfahrung Sinn zu geben.)*

Th. (02:15): Ja, das passt zu meinem Eindruck: Ich finde, wir haben einen guten Draht miteinander, du bist mir sympathisch, und ich habe auch den Eindruck, ich bin dir sympathisch. Du wendest dich auch recht vertrauensvoll an mich und sprichst die Dinge offen an, die dich bedrücken oder beschäftigen. Und gleichzeitig empfinde ich es so, als ob ein Rest von Nähe oder einer warmen Schwingung nicht zu Stande kommt … oder vielleicht eine Herzlichkeit. *(Der Therapeut artikuliert sein Verständnis eines Aspekts ihrer Beziehung.)*

Kl.: Ja, es ist irgendwie nicht ganz stimmig. Schon bis zu einem gewissen Grad, aber dann ist da Schluss.

Th. (03:00): Kannst du vielleicht diese Grenze beschreiben, an der da für dich Schluss ist?

Kl.: Ja, da wird's für mich irgendwie komisch, irgendwas ist da … (Pause) Das ist ja sogar mit meinem Sohn so, dass ich da eine Grenze ziehe, obwohl ich es mir oft anders wünsche. Manchmal gelingt mir das auch, aber dann kommt es leicht dazu, dass ich verschmelze und mitleide, wenn er in Situationen ist, die für ihn unangenehm sind. Und das möchte ich nicht … Aber ich weiß nicht, ob das nicht wieder ein anderes Problem ist. Wenn ich jetzt an uns zwei denke … Irgendwas ist da … *(Die Klientin sucht immer noch nach bedeutsamen Zusammenhängen, um sich selbst zu verstehen.)*

Th. (04:30): Ich weiß nicht, ob dir das vielleicht schon zu nahe wäre, aber ich fände es am günstigsten, wir würden beleuchten, wie das zwischen uns ist, da ist es am konkretesten, und da haben wir beide unmittelbare Eindrücke, über die wir miteinander sprechen können. *(Der Therapeut schlägt einen Kontext vor, von dem er meint, er sei nützlich für die Schaffung von Sinn.)*

Kl.: Ja, richtig.

Th. (05:00): Also, wenn du mal deine Aufmerksamkeit auf dein Gespür von der Nähe *zwischen uns* richtest, wie fühlt sich das an jetzt mit mir?

Kl.: Das ist nicht ganz gut, nicht ganz fließend … Ich war z. B. vorhin eher überrascht, als du gesagt hast, ich hätte Vertrauen zu dir. Das spüre ich selbst gar nicht so richtig, das ist mir gar nicht so bewusst. *(Die Klientin bezieht sich auf eine frühere Deutung des Therapeuten von ihrer Beziehung und macht deutlich, dass sie ein anderes Verständnis hat.)*

Th. (06:00): Du hast kein deutliches Gefühl von Vertrauen, du verhältst dich nach meinem Eindruck zwar so … *(Der Therapeut formuliert seine Interpretation von ihrer Interpretation.)*

Kl.: Ja, stimmt … Aber da fehlt so ein Rest, wo ich mich ganz, ganz wohl fühlen würde, wo ich mich fallen lassen könnte … Das spüre ich manchmal deutlicher, wenn ich hier z. B. geweint habe. Dann spüre ich dich mehr oder anders, deine Aufmerksamkeit, dein Wohlwollen …

Th. (07:00): Wenn du selber emotional mehr beteiligt bist, spürst du mich auch deutlicher?

Kl.: Ja, das ist dann in Ordnung, das ist dann was Rundes, was mir auch gut tut, wo ich mich eingehüllt fühle.

Th. (07:15): Ich überlege mir gerade, ob wir ein Experiment machen könnten, das von dir verlangen würde, dich ein bisschen mehr anzuvertrauen …

Kl.: Oh!

Th. (07:30): … damit wir besser herausfinden können, was da geht und was nicht so leicht geht. – Was löst der Gedanke aus in dir?

Kl.: Ja, das ist so, dass ich mich nicht richtig traue … Obwohl ich es schon gerne ausprobieren würde …

Th. (08:00): Also, ich mache dir mal einen Vorschlag. Das heißt nicht, dass du den akzeptieren musst. Wir können auch überlegen, ob es etwas gibt, das für dich besser wäre. – Die Idee, die mir kommt, ist die: Ich könnte mich hier im Schneidersitz auf den Boden setzen, und du würdest dich vor mir auf den Rücken so hinlegen, dass dein Kopf auf meinen Beinen zu liegen kommt. Dann würde ich meine Hände unter deinen Kopf schieben und deinen Kopf leicht hin- und herbewegen. Du könntest dann spüren, wie weit du ihn mir in die Hände geben kannst.

Kl.: (Pause, lacht dann) Oh! … Vertrauen! – Mir ist kurz etwas schwindlig geworden bei der Vorstellung … Aber ich mach's trotzdem!

Th. (09:30): Mir wäre aber wichtig, dass du jetzt nicht die Flucht nach vorne antrittst und über das hinweg gehst, was für dich schwierig ist, sondern es wirklich mit Aufmerksamkeit und so behutsam machst, dass du genau mitkriegst, was dabei in dir passiert. – Es geht mir nicht darum, dass du irgendeine Leistung erbringst, sondern darum, dass du in dir etwas entdeckst.

Kl.: Ja. (Pause, verharrt bewegungslos)

Th. (10:15): Dass du Mut hast, weiß ich; den musst du mir nicht beweisen.

Kl.: (schweigt erst und beginnt dann, sanft zu weinen)

Th. (11:30): Was erlebst du denn?

Kl.: Es berührt mich, dass du das gesagt hast, dass du den Zwischenschritt angesprochen hast, weil ich glaube, dass ich das oft vergesse. Das war für mich wichtig, dass du das angesprochen hast … Da habe ich mich gesehen gefühlt. Ich wäre nämlich einfach drüber gesprungen und hätte es gemacht.

Th. (12:30): Und ich vermute, du wärest dann äußerlich zu mir gekommen, aber innerlich nicht, innerlich wärest du da auf deinem Stuhl geblieben.

Kl.: (lacht etwas) Stimmt! – Und kurz vorher habe ich gedacht: »Ich habe keine Lust.«

Th. (13:00): Keine Lust auf die Nähe? – Wie hört sich für dich deine Stimme an, wenn du sagst, »keine Lust«?

Kl.: (beginnt zu schluchzen) Ich möchte nicht gezwungen werden! – Ich möchte nicht zu der Nähe gezwungen werden.

Th. (13:45): Natürlich …

Kl.: (schnäuzt sich, weint wieder)

Th. (14:20): Das bringt viel in dir in Bewegung …

Kl.: Aber ich weiß nicht, was es ist. Ich denke … Ich weiß nicht …

Th. (15:15): Und du siehst für mich so aus, als ob du an einem ganz empfindlichen Punkt in dir bist. (Pause) Ich kriege den Eindruck, ich muss jetzt ganz vorsichtig mit dir sein.

Kl.: (Pause) Ich weiß nicht, was ist … Mein Kopf pulsiert.

Th. (16:15): Du wirkst auf mich sehr verletzlich, sehr empfindlich.

Kl.: (Pause) Es ist wie leer in mir, nichts. Keine Idee, kein Gedanke …

Th. (18:00): Es ist fast, als ob du gar nicht da wärest – keine Idee, kein Gedanke … nichts …

Kl.: (Pause)

Th. (18:45): Auch irgendwie verloren erlebe ich dich. So als ob du in einem Niemandsland bist jetzt …

Kl.: Hm … (Pause, schnäuzt sich) Ja, ich habe das Gefühl, ich bin wie eine leere Hülle. Als ob ich hier aus dem Kopf rausgehe …

Th. (20:00): Kannst du dem mal nachspüren? Wohin gehst du da?

Kl.: Weg, nach hinten weg, aber es bleibt schon noch eine Verbindung, ich gehe nur bis dahin (zeigt auf einen Punkt im Raum ca. einen Meter hinter sich).

Th. (20:30): Und vorne bleibt die leere Hülle?

Kl.: Ja, die kann ich sehen.

Th. (20:45): Und alles, was ich zu spüren bekäme, wenn ich dir näher käme, wäre diese leere Hülle. Du wärest nicht wirklich drin in deinem Körper. – Das verstehe ich sehr gut, wenn ich mich daran erinnere, dass du gesagt hast, du hast keine Lust, zu Nähe gezwungen zu werden. Das ist eine wirksame Art, dich dem Zwang innerlich zu entziehen. Wenn es äußerlich nicht geht, kannst du es immer noch innerlich so machen.

Kl.: Ja! (Pause; beginnt dann wieder zu weinen)

Th. (22:30): Gib dem Gefühl mal Raum.

Kl.: Ich denke an das Experiment … Ich habe dich da sitzen sehen mit meinem Kopf in deinen Händen …

Th. (23:20): Und da kommen dir die Tränen?

Kl.: Hm.

Th. (23:30): Bleib' doch mal bei dieser Vorstellung, wie du mich da sitzen siehst mit deinem Kopf in meinen Händen.

Kl.: Ich würde es schon gerne wollen …

Th. (24:00): Hast du eine Sehnsucht danach?

Kl.: Ja, aber nur kurz. Und dann bin ich wieder weg.

Th. (24:20): Mit der Sehnsucht warst du kurz in dir, und dann hast du dich wieder leer gemacht?

Kl.: Ja, genau. Mit einer leeren Hülle geht's ja nicht.

Th. (24:30): Und man hat nichts davon.

Kl.: Komisch … (Pause), so zu sein, so leer … (Pause). Jetzt wird mir klar, dass ich auch im Alltag oft so aus mir herausgehe und tagträume und nicht richtig da bin …

Th. (25:30): Aber da war auch die Sehnsucht …

Kl.: Aber nur ganz kurz! (lacht laut) Ich traue mich dann doch nicht …

Th. (26:20): Ja, wenn du nicht darüber hinweggehst, spürst du, wie scheu du eigentlich bist und wie schwer es ist, dich darauf einzulassen. Natürlich könntest du darüber hinweg gehen, und es als leere Hülle machen …

Kl.: … und funktionieren. – Jetzt wird mir auch klar, was das mit den Patienten ist. Ich muss da ja funktionieren, egal ob die jetzt riechen, ob die entsprechend aussehen mit den Narben, ich muss es ja machen, ich muss ja funktionieren …

Th. (27:20): Ist das dann nicht so eine erzwungene Nähe, die du da in deinem Beruf erlebst?

Kl.: Ja. (beginnt wieder zu weinen) Genau das ist es. (schluchzt heftig) Oh je! Das ist jedes Mal wie eine Vergewaltigung … Man muss das tun, und ich kann das ja auch …

Th. (28:30): … wenn du dich leer machst. Sonst ist es eine Vergewaltigung, wenn du in deinem Körper bleibst und spürst …

Kl.: Ja, das würde ich nie aushalten, wenn ich dableiben würde … Die sind oft verstümmelt, die Patienten. Die sind auch vergewaltigt worden durch die Operationen und die Bestrahlungen. Das würde ich nie aushalten, wenn ich da … Nur deshalb kann ich's gut, wenn ich das nicht spüre.

Th. (30:00): Wenn du die Nähe zu diesen Körpern zulassen würdest, die so vergewaltigt sind, wäre es auch für dich wie eine Vergewaltigung (Pause). Dann würdest du deutlich mitfühlen, was es heißt, in so einem körperlichen Zustand zu sein?

Kl.: Ja. Manchmal mach' ich's auch (seufzt tief) … Zum Beispiel hatte ich vor ein paar Wochen eine Patientin, die am Unterleib operiert worden war und am Schambein ein riesiges Ödem hatte. Das sieht fürchterlich aus und zieht entsprechende Sachen nach sich. Da habe ich gedacht: Natürlich, ich kann das, ich kann damit umgehen, ich kann der helfen, ich kann das alles. Aber ich habe mich dann schon zum Teil hineinversetzt … Und es ärgert mich dann auch: Ich *muss* es machen. Ich kann nicht sagen, »Ich schaff' das nicht.« Da habe ich gedacht, ich möchte lieber nicht wissen, was in ihr alles zerstört ist, verbrannt ist. Die kann ihr Sexualleben vergessen, das ist verloren … (weint). Ich mach' das ja auch gerne, aber mich ärgert, dass ich es zum Teil machen *muss*, auf Befehl … Und dann funktioniere ich: Ich kann das ja … *(An dieser Stelle versteht die Klientin ihre Vermeidung von Nähe, die der Therapeut zu Beginn der Sitzung angesprochen hatte, auf eine neue Art, d. h. als Widerstand gegen den Zwang zur Nähe und als den Versuch, ihren Tendenzen zur Konfluenz mit dem Leiden ihrer Patientinnen zu entkommen. Vielleicht ist deutlich geworden, dass diese neue Interpretation aus einer Pendelbewegung hervorging –*

einer Pendelbewegung zwischen den Details der Erfahrungen und Reflexionen der Klientin einerseits und einem mehr übergreifenden Blick auf den Zusammenhang und den Verbindungen zwischen den Details andererseits. Die Therapie folgte dem Muster eines hermeneutischen Zirkels.)

Die Sitzung dauerte noch ungefähr fünfzehn weitere Minuten.

Verständnis beginnt mit Vor-Verständnis

Weil wir Therapeuten auch Menschen sind, die Bedeutungen vergeben, müssen wir uns der Tatsache bewusst sein, dass wir zu Anfang einer jeden Begegnung nicht für uns in Anspruch nehmen können, in irgendeiner Weise ›besser‹ zu sein als das Klinikpersonal in Márquez' Geschichte: Unsere kulturelle Prägung, unsere jeweilige persönliche Geschichte, unsere materiellen Lebensbedingungen, unser Bildungs- und Berufshintergrund, unser jeweiliges Geschlecht, unsere situativen Erwartungen etc., von denen uns manches nicht einmal bewusst ist und zu einem gewissen Maß auch nie bewusst werden wird – kurz: unsere jeweilige Lebenswelt bestimmt die Art und Weise, mit der wir die Dinge betrachten und begreifen, einschließlich der Ereignisse in unseren Therapiestunden.

Heidegger stellt fest: »Auslegung ist nie ein voraussetzungsloses Erfassen eines Vorgegebenen … So ist das, was zunächst ›dasteht‹, nichts anderes als die selbstverständliche, undiskutierte Vormeinung des Auslegers« (1953, 150). Und Gadamer konstatiert, »daß das sogenannte Gegebene von der Interpretation nicht ablösbar ist« (1984, 33). Wenn wir als Gestalttherapeuten, die gelernt haben, mit dem »Offensichtlichen« zu arbeiten, diese Einsichten der hermeneutischen Phänomenologie akzeptieren, müssen wir sehr vorsichtig sein, damit wir das, was *für uns* offensichtlich ist (ich erinnere an Husserls »natürliche Einstellung«), nicht mit dem verwechseln, was man in irgendeinem objektiven Sinn des Wortes als »real« bezeichnet. Eine solche Verwechslung wäre gleichbedeutend damit, den Boden der Phänomenologie zu verlassen und sich stattdessen einem naiven Realismus zu verschreiben.

Für Gadamer »ist es die Interpretation, die die niemals vollständige Vermittlung zwischen Mensch und Welt leistet, und in diesem Maße ist die Tatsache, das wir irgendetwas immer *als* etwas verstehen, die einzige unmittelbare Gegebenheit« (1989, 30 – H.d.V.). Obwohl Perls' Denken in dieser Sache nicht sehr konsistent war, scheint er sich des interpretativen Charakters des Gegebenen doch manchmal bewusst gewesen zu sein. Unter den ersten Sätzen in seinem Kapitel über »Die Philosophie des Augenfälligen« findet man die folgende Überlegung: »Wir nehmen das Augenfällige als selbstverständlich hin. Wenn wir es aber ein wenig genauer betrachten, sehen wir hinter dem sogenannten Augenfälligen eine Menge Vorurteile, viel Mißtrauen, viel Aberglauben und so weiter« (1976, 201).

Ich möchte nun in der Form einer zweiten Feststellung das zusammenfassen, was ich in den letzten Absätzen gesagt habe:

> *2. Unser Verständnis einer jeden Situation beginnt notwendigerweise mit einem Vorurteil bzw., milder formuliert, mit einem Vorverständnis,*[9]

wie Gadamer nicht müde wurde zu wiederholen: Am Anfang jedes Verstehens steht eine gewissen Engstirnigkeit, ein enger »Horizont«. Es ist äußerst wichtig, sich dieser Tatsache bewusst zu sein, denn wenn man es nicht ist, befindet man sich in der Gefahr einer zu großen Sicherheit, gibt sich mit seinem Vorurteil bzw. Vorverständnis zufrieden und stellt keine weiteren Fragen mehr. Die Vorurteile werden sich dann irgendwann unerwartet bemerkbar machen: »Wer seiner Vorurteilslosigkeit gewiß zu sein meint, indem er sich auf die Objektivität seines Verfahrens stützt und seine eigene geschichtliche Bedingtheit verleugnet, der erfährt die Gewalt der Vorurteile, die ihn unkontrolliert beherrschen, als eine *vis a tergo*« (Gadamer 1990, 366).

Gadamer weist darauf hin, dass Vorurteile seit der Aufklärung in ein negatives Licht geraten sind, wodurch ein neues Vorurteil entstand: das Vorurteil gegen Vorurteile.[10] Aber aus Gadamers Sicht sind Vorurteile notwendig, denn wenn man sie nicht hätte, hätte man keinen Ausgangspunkt, von dem aus man sich dem Verständnis nähern kann. Manchmal bestätigen sich Vorurteile sogar durch die genauere Betrachtung.[11] »Einen bestimmten Blickwinkel auf die Welt zu haben, ist eine Voraussetzung dafür, überhaupt sehen zu können; daher ist Perspektivität im Allgemeinen auch keine Einschränkung für Erkenntnis, sondern macht sie erst möglich« (Cavell 1999, 1231).

»Nur dadurch, daß wir überhaupt einen Horizont haben, kann uns etwas begegnen, das unsren Horizont erweitert« (Gadamer in Dutt 1993, 18). Darum führte Gadamer noch einen zweiten Namen für das Vorurteil ein, der nicht ganz so negativ klingt: Er sprach auch von einem »Entwurf«, einer ersten Skizze, die mit Zurückhaltung und Unsicherheit zu betrachten, zu differenzieren sowie – immer nur in Annäherungen! – zu vervollständigen ist.

---

9 In seiner Kritik an Gadamers *Wahrheit und Methode* plädiert Hirsch (1972) dafür, zwischen »Vorurteil« und »Vorverständnis« zu unterscheiden – eine Unterscheidung, die Gadamer begrifflich etwas anders durchaus vornahm (vgl. Fußnote 11). Trotz dieser Kritik ist Hirsch mit Gadamer hinsichtlich der Notwendigkeit von Vorverständnissen einig: »Die vorläufige Auffassung von einem Text, die wir benötigen, bevor wir ihn verstehen können, ist die hermeneutische Version der Hypothese, die wir über Daten haben müssen, bevor wir sie erklären können«, weswegen »das Verstehen folglich teilweise vom Vorverständnis abhängt« (Hirsch 1972, 317 f.).

10 In den Worten von Horkheimer und Adorno: »Das mystische Grauen der Aufklärung gilt dem Mythos« (1969, 35).

11 Gadamer hielt es für wichtig, »die produktiven Vorurteile, die das Verstehen ermöglichen, von denjenigen Vorurteilen zu scheiden, die das Verstehen verhindern und zu Mißverständnissen führen« (1990, 301).

Die Möglichkeit zur Vervollständigung

Paradoxerweise muss man, um seinen Horizont zu erweitern, den ersten Entwurf zu überarbeiten und ein weitergehendes Verständnis zu erreichen, sich sogar auf ein bestimmtes Vorurteil verlassen: Man muss davon ausgehen – und damit formuliere ich meine dritte Feststellung: –, dass bei jedem Versuch, eine Situation oder Person zu verstehen,

3. das Potenzial existiert, zusätzliche und unterschiedliche Bedeutungen zu entwickeln und vollständigeren Sinn zu schaffen,

als das auf den ersten Blick möglich zu sein schien. Wenn man motiviert sein möchte, nach immer neuen und noch überzeugenderen Bedeutungen zu suchen, muss man letztlich sogar annehmen, dass das, was man verstehen will, bei der nötigen Beharrlichkeit irgendwann *vollständigen* Sinn ergeben wird; Gadamer spricht in diesem Zusammenhang vom »Vorgriff der Vollkommenheit« (1990, 299). Ich würde das gerne etwas umformulieren und von der »Möglichkeit zur Vervollständigung« sprechen, um einem möglichen Perfektionismus vorzubeugen, der im psychotherapeutischen Kontext unangebracht ist. Denn Vollkommenheit oder auch nur Vollständigkeit liegen oft in weiter Ferne, und in manchen Fällen kann sich die antizipierte Vollständigkeit als völliger Unsinn erweisen.

Doch selbst mit Gadamers Formulierung vom »Vorgriff der Vollkommenheit« ist keineswegs gemeint, dass es die *eine*, ›richtige‹, ›letzte‹ oder ›perfekte‹ Interpretation geben könne. Gadamer betonte vielmehr »die Tatsache, dass die Bedeutung des Lebens eines Menschen zu jedem beliebigen Zeitpunkt immer unsicher und unabgeschlossen bleibt, weil die Zukunft unbekannt und ihr Ende offen ist« (Guignon 1998, 572). Jede Interpretation ist fest verknüpft mit der Perspektive bzw. dem Horizont der verstehenden Person, die bzw. der auch ihre jeweilige »Zeitperspektive« (Frank, 1939; Lewin, 1963) umfasst.

Dieser Begriff bezeichnet in feldtheoretischer Terminologie den jeweils gegebenen Zeitpunkt, von dem ein bestimmtes Bemühen um Verständnis ausgeht. Von daher verbietet es sich, die »Vollkommenheit«, von der Gadamer spricht, auf eine jeweilige Deutung zu beziehen! Im Gegenteil, er spricht von der möglichen Vollständigkeit, die man dem Sinn in den Lebensäußerungen der *anderen* Person zuschreiben sollte – der Annahme, dass das Verhalten der Frau, die von sich sagt, sie sei nur gekommen, um zu telefonieren, *für sie* absolut sinnvoll ist.

Dennoch bleibt Gadamers »Vorgriff der Vollkommenheit« ein leicht in die Irre führender Begriff, zumindest wenn er nicht im Sinne eines heuristischen Prinzips, sondern als Beschreibung von Tatsachen aufgefasst wird. Davidson (1984) hat ein ähnliches Prinzip vorgeschlagen und es das »*principle of charity*«[12] genannt, was viel-

12 Auf deutsch etwa »Prinzip des Wohlwollens« oder »Prinzip der Nachsichtigkeit«.

leicht weniger missverständlich ist. Dieses Prinzip verlangt von dem Interpretierenden, im Zweifelsfalle solchen Deutungen den Vorzug zu geben, in deren Licht die zu verstehende Botschaft *konsistent* und *wahr* erscheint – jedenfalls zunächst einmal und so lange, wie keine Informationen vorliegen, die auf etwas Anderes hinweisen.

Wie Márquez' Kurzgeschichte deutlich zeigt, sollten wir Therapeuten dieses Prinzip auch auf unsere professionellen Diagnosen anwenden, unabhängig davon, ob sie aus psychoanalytischen Quellen, aus Katalogen wie ICD-10 oder DSM-IV oder anderen Systemen stammen einschließlich jener, die in der gestalttherapeutischen Literatur zu finden sind (vgl. z. B. Dreitzel 2004). Solche Systeme mögen als nützliche Ausgangspunkte bei dem Versuch dienen, unsere Klientinnen zu verstehen. Aber wir müssen dabei jene Untersuchungsergebnisse in Erinnerung behalten, die belegen, dass wir Kliniker (genauso wie andere Menschen) dazu neigen, an unseren einmal gebildeten diagnostischen Meinungen festzuhalten, indem wir jene Daten überbewerten, die unsere Meinungen bestätigen, oder überhaupt nur solche Daten zur Kenntnis nehmen – ein Phänomen, das in der Sozialpsychologie als *»spontaneous trait inference«* oder als *»prior belief effect«*[13] bezeichnet wird. Es führt zu sich selbst bestätigenden Diagnosen. Außerdem und auf noch grundsätzlicherer Ebene müssen wir begreifen, dass »Diagnosen …, wenn ein hermeneutischer Ansatz zugrunde gelegt wird, nicht als feststehende Entitäten oder naturwissenschaftliche ›Fakten‹ zu verstehen sind, sondern als vorübergehende Formationen, die sich mit der Zeit, historischen Epochen, Kulturen und herrschenden Vorurteilen und sozialen Praktiken ändern« (Chessick 1990, 271).

Dasselbe gilt im Allgemeinen auch für die Erfahrung, über die man als Privatperson oder Professionelle/r verfügt. Erfahrung vermittelt die angenehme Sicherheit, die sich daraus ergibt, dass man ähnliche Dinge und Ereignisse schon früher kennengelernt hat; so sind sie keine Überraschungen mehr, und man kann auf schon bewährte Bewältigungsstrategien zurückgreifen. So unterstützend, wie sich das einerseits anfühlen mag, so leicht kann es andererseits zu jener Bequemlichkeit und Trägheit führen, die einen für alles Neue unzugänglich macht (vgl. Miller 1990). Erfahrung im positiven Sinn des Wortes muss die Erwartung einschließen, dass es immer die Möglichkeit des Neuen gibt. Daher wird ein Mensch, der aus seiner Erfahrung wirklich klug geworden ist, sich für neue Erfahrungen öffnen und aus ihnen lernen.

> Erfahrung ist also Erfahrung der menschlichen Endlichkeit. Erfahren im eigentlichen Sinne ist, wer ihrer inne ist, wer weiß, daß er der Zeit und der Zukunft nicht Herr ist. Der Erfahrene nämlich kennt die Grenze alles Voraussehens und die Unsicherheit aller Pläne. (Gadamer 1990, 363)

---

13 Vgl. z. B. Lord, Ross, & Lepper (1979), Nisbett & Ross (1980), Arkes (1981), Darley & Gross (1983), Turk & Salovey (1985); einen aktuelleren Überblick gibt Darley (1998).

Authentische Fragen stellen

Die Grundlage einer solchen Einstellung ist eine an Sokrates erinnernde Aufgeschlossenheit: zu wissen, dass man nicht weiß. Die Sokratische Einsicht ermöglicht es, Fragen zu stellen, die ein vollständigeres Verständnis der Person oder Situation zum Ziel haben, mit der man konfrontiert ist. Ich meine hier natürlich *authentische* Fragen, keine Pseudo-Fragen, die ihre Antworten schon im Voraus festlegen. »Fragen heißt ins Offene stellen. Die Offenheit des Gefragten besteht in dem Nichtfestgelegtsein der Antwort« (Gadamer 1990, 369).

Die Hauptperson in Márquez' Geschichte gerät in eine aussichtslose Lage, weil niemand, noch nicht einmal ihr Ehemann, authentische Fragen stellt. Mehr noch: Niemand unterstellt ihr überhaupt die Kompetenz, sinnvolle Antworten zu geben. Aber bei jedem ehrlichen Versuch zu verstehen muss man »den Anderen mit der Unterstellung ansprechen, dass er fähig ist, sinnvoll, verantwortlich und, vor allem, *unerwartet* zu antworten« (Morson 1986, ix – H.i.O.).

Das führt mich zu meiner vierten Feststellung:

4. Verstehen beruht auf authentischen Fragen,

das heißt auf impliziten oder expliziten Fragen, die die zu ihnen gehörigen Antworten nicht schon vorherbestimmen. Das bedeutet, man muss bereit sein zuzuhören[14] und sich der Unsicherheit auszusetzen, die sich aus der nicht vorhersehbaren Wirkung der Mitteilung des Anderen ergibt. In diesem Sinne sagt Buber: »Ein echtes Gespräch kann man nicht vordisponieren« (1984, 296).

Interpretation und therapeutische Beziehung

Spätestens an diesem Punkt meiner Überlegungen dürfte deutlich geworden sein, dass Hermeneutik und Dialogik einander in mancher Hinsicht überschneiden. Es gibt hier eine grundlegende Analogie: »Jedes echte Verstehen ist seinem Wesen nach dialogisch. Verständnis verhält sich zu Mitteilung wie eine Zeile eines Dialogs zur nächsten« (Voloshinov 1929/1986, 102).

Da unter Gestalttherapeutinnen die dialogische Anthropologie Martin Bubers sehr viel besser bekannt ist als andere dialogische Ansätze,[15] möchte ich mit ein paar Worten auf die Parallele zwischen Hermeneutik und Dialogik eingehen,

---

14 Es gibt einen hermeneutischen Vorrang des Hörens. Obwohl man sich natürlich auch von anderen Sinneseindrücken beeindrucken lassen kann, kommt dem Hören ein besonderer Stellenwert zu, weil es nicht nur auf Geräusche und Klänge gerichtet ist, die man wahrnehmen kann, sondern auch auf *Sprache*, die verstanden werden kann. Das Hören eröffnet damit einen Zugang zu einem typisch und ausschließlich menschlichen Universum.

15 Ich denke hier z. B. an Bakhtin (1986), Buytendijk (1951), Lévinas (1987; 1989; 1992), oder Marcel (1992).

indem ich auf die bekannten »Grundworte« Bubers Bezug nehme, »Ich-Du« und »Ich-Es« (vgl. Buber 1984; Staemmler 1993).

Man kann diesen Grundworten unterschiedliche Formen des Verstehens zuordnen. Ein typisches Beispiel für das, was man als »Ich-Es-Verstehen« bezeichnen könnte, ist der Versuch herauszufinden, was für einen bestimmten Menschen charakteristisch ist, um dadurch sein Verhalten vorhersagen und/oder kontrollieren zu können. In diesem Fall ist Verständnis Teil einer Strategie, mit der der Andere manipulierbar gemacht werden soll.

> Sein Verhalten dient uns genauso als Mittel zu unseren Zwecken wie alle Mittel sonst. … Es ist die Methode der Sozialwissenschaften, wie sie dem Methodengedanken des 18. Jahrhunderts und seiner programmatischen Formulierung durch Hume entspricht, in Wahrheit ein der naturwissenschaftlichen Methodik nachgearbeitetes Klischee. (Gadamer 1990, 364 f.)

Ein anderer, weit verbreiteter Fall von Ich-Es-Verstehen besteht in dem Anspruch, den Anderen *besser* zu verstehen als er sich selbst versteht. In Márquez' Geschichte legen der Chefarzt und der Ehemann, nachdem er vom Chefarzt instruiert wurde, dieses Verhalten sehr deutlich an den Tag. Ich halte es für keinen Zufall, dass der Autor diese Charaktere mit der Attitüde des scheinbar wohlwollenden, arroganten Besitzergreifens ausstattet. Nach meinem Verständnis seiner Geschichte versucht er, ein Merkmal aufzudecken, das in helfenden Berufen häufig anzutreffen ist. Es ergibt sich aus der Dialektik der Beziehung zwischen dem Betreuer und dem Betreuten, die einige gewisse Ähnlichkeit mit der Dialektik der Beziehung zwischen dem Herrn und dem Knecht aufweist. »Der Anspruch, den anderen vorgreifend zu verstehen, erfüllt die Funktion, sich den Anspruch des anderen in Wahrheit vom Leibe zu halten« (Gadamer 1990, 366).

Leanne O'Shea hat in einem Artikel von einer persönlichen Erfahrung berichtet, die die Angst der Klientin, in der Ich-Es-Weise interpretiert zu werden, eindrucksvoll illustriert:

> Schon sehr bald nach dem Beginn meiner Arbeit mit einem neuen Therapeuten hatte ich einen Traum, der auf verstörende Weise erotisch war. Es war allerdings nicht so sehr sein sexueller Inhalt, der mich irritierte, sondern mehr die Tatsache, dass sich meine Sehnsucht und mein Verlangen im Traum eindeutig und explizit an meinen Therapeuten richteten. Ich fühlte mich durch den Traum wie nackt ausgezogen. Und obwohl mir klar war, dass der Traum mich auf etwas hinwies, das es zu untersuchen galt, erinnere ich mich daran, wie verletzlich und voller Scham ich mich fühlte, als ich an jenem Tag zur Therapiestunde kam. Es gelang mir nur in Andeutungen, auf den Traum Bezug zu nehmen, und obwohl ich die therapeutische Situation als sicher erlebte, war ich nicht fähig, den konkreten Inhalt des Traums zu erwähnen. Natürlich hatte dies vielfältige Gründe, aber im Rückblick habe ich das Gefühl, dass ein entscheidender Hinderungsgrund meine Besorgnis war, der Traum könnte auf eine bestimmte Weise gedeutet werden, nämlich als Ausdruck eines unbewussten sexuellen Verlangens nach meinem Therapeuten. Ob daran etwas Wahres

> war oder nicht, halte ich für irrelevant. Es ging mehr um meine Angst davor, dass meine eigene Fähigkeit, meinen Erfahrungen Sinn zu geben, durch die befürchtete Interpretation verloren gehen könnte. (O'Shea 2003, 106f.)

Außer dem Ich-Es-Verstehen gibt es aber auch ein ganz anderes Verstehen, nämlich eines, das mit Bubers Ich-Du durchaus zu vereinbaren ist. Es beruht auf der Bereitschaft, mir von der anderen Person etwas sagen zu lassen und zu akzeptieren, dass sie mir etwas Gültiges mitzuteilen hat. Es beruht auf dem *Willen zur Unsicherheit*, auf einer Offenheit, die nicht nur die Möglichkeit einschließt, dass ich durch den Anderen etwas lernen kann, sondern sogar, dass ich etwas gelten lassen kann, das meinen bisherigen Ansichten widerspricht. Die Verwandtschaft dieser hermeneutischen Haltung mit Bubers Dialogik ist klar ersichtlich, und manchmal wählt Gadamer Worte, die er sinngemäß von Buber übernommen haben könnte (dessen Schriften waren ihm bekannt). Zum Beispiel schreibt er einmal: »Das Gespräch hat eine verwandelnde Kraft. Wo ein Gespräch gelungen ist, ist uns etwas geblieben und ist in uns etwas geblieben, das uns verändert hat« (Gadamer 1993, 211). Und im Vorhinein ist nie absehbar, welche Veränderung eintreten wird. Ein Dialog, der sich um Ich-Du-Verstehen bemüht, ist ein *blind date* mit seinen unberechenbaren Folgen.

Zusätzlich schafft diese Art des Verstehens Verbindungen zwischen Menschen.[16] Um das zu verdeutlichen, bedient sich Gadamer eines Wortspiels:

> Im mitmenschlichen Verhalten kommt es darauf an ..., das Du als Du wirklich zu erfahren, d.h. seinen Anspruch nicht zu überhören und sich etwas von ihm sagen zu lassen. Dazu gehört Offenheit: Aber diese Offenheit ist am Ende nicht nur für den einen da, von dem man sich etwas sagen lassen will. Vielmehr, wer sich überhaupt etwas sagen läßt, ist auf eine grundsätzliche Weise offen. Ohne eine solche Offenheit füreinander gibt es keine echte menschliche Bindung. Zueinandergehören heißt immer zugleich Auf-ein-ander-Hörenkönnen. (1990, 367)

Ich möchte das noch mit einem weiteren Zitat unterstreichen, das an Bubers Begriffe erinnert und mir hilft, meine nächste Feststellung vorzubereiten; Gadamer sagt nämlich: »*In diesem Zwischen ist der wahre Ort der Hermeneutik*« (a.a.O., 300 – H.i.O.). Mit anderen Worten, wenn Verständnis entstehen soll, ist eine *gemeinsame* Bemühung erforderlich, an der sowohl derjenige beteiligt ist, der zu verstehen versucht, als auch diejenige, die verstanden werden soll bzw. will. Das »Zwischen«,

16 Obwohl in Gadamers Schriften der kognitive Aspekt des Verstehens mehr im Vordergrund steht als der emotionale, dürfte aus dem bisher Gesagten hervorgegangen sein, dass er sich nicht auf den kognitiven Aspekt beschränkt. Dennoch mag es für eine psychotherapeutische Theorie des Verstehens nützlich sein, den emotionalen Aspekt mehr hervorzuheben. Sterns (1992, 198ff.) Konzept der »Affektabstimmung« kann hier hilfreich sein: »Indem wir uns mit Hilfe der Vitalitätsaffekte aneinander orientieren und aufeinander abstimmen, können wir mit einem anderen Menschen ›zusammensein‹, das heißt eine Basis entwickeln, auf der wir innerliche Erfahrungen nahezu kontinuierlich miteinander teilen. Auf diese Weise entsteht das Gefühl der Verbundenheit, das Gefühl, aufeinander abgestimmt zu sein, das uns wie eine ununterbrochene Linie erscheint« (a.a.O., 224).

in dem das Verstehen sich ereignet, ist eine Ganzheit, die – in diesem Kontext ebenso wie sonst auch – *mehr und anders* ist als die Summe ihrer Teile. Es geht nicht nur darum, was die eine Person beiträgt, plus dem, was die andere beiträgt; es geht um das, was aus dem wechselseitigen Austausch innerhalb der Begegnung zwischen beiden Personen erwächst und was keine von ihnen mit den Mitteln, die sie individuell zu der Begegnung mitbrachten, je möglich geworden wäre: Es geht um eine *emergente*[17] Qualität.

Es wäre ohne die Begegnung nicht möglich geworden, weil jede Person in den Dialog als diejenige eintritt, die sie nun einmal ist, d. h. mit der Perspektive ihrer jeweils eigenen Erfahrungswelt und dem dazu gehörigen *persönlichen Hintergrund*, der sowohl einzigartig als auch *begrenzt* ist. Wenn man die Begriffe benutzt, von denen zuvor schon die Rede war, könnte man auch sagen: Jede Person tritt in den Dialog ein und bringt dabei ihre jeweiligen *Vorverständnisse* (bzw. Vorurteile) und ihren jeweiligen *begrenzten Horizont* mit. Vor dem *Beginn* eines Dialogs hat alles, was jemand denkt, sagt, fühlt und tut, seine Bedeutung zunächst nur im Kontext seines jeweiligen Horizontes.

Die Integration der Horizonte

Nehmen wir einmal an, zwischen dem Chefarzt und der Frau, die zum Telefonieren kam, hätte ein Dialog stattgefunden – ein Dialog, in dem der Chefarzt sich erlaubt hätte, unsicher zu sein, und bemüht gewesen wäre, die Frau auf die oben beschriebene Weise zu verstehen: Er hätte damit begonnen, authentische Fragen zu stellen und sich nach ihrer subjektiven Situation und deren Hintergrund zu erkundigen; im Weiteren hätte er zugehört, hätte sie als Person ernst genommen und ihr die Kompetenz zugestanden, ihm etwas Sinnvolles mitzuteilen, von dem er zuvor nichts wusste.

In diesem Fall wäre etwas Wichtiges mit ihm geschehen: Sein Horizont hätte sich erweitert, er hätte zumindest Teile dessen, was die Frau ihm mitteilte, in seine Auffassung von der Situation integriert, und dadurch wäre auch sein eigener Hintergrund nicht mehr derselbe gewesen wie zuvor. Er hätte sich verändert in dem Sinne, dass sein ›mentales Bild‹ von der Frau detaillierter, differenzierter und vollständiger geworden wäre. Er hätte eventuell sogar die Angemessenheit mancher seiner Vorannahmen in Frage gestellt. Der Horizont der Frau hätte den seinen beeinflusst und erweitert; mit anderen Worten: Sein Horizont wäre durch die Integration des Horizontes seiner Gesprächspartnerin gewachsen.

---

17 Ich benutze das Wort »emergent« hier im philosophischen Sinne: Emergente Eigenschaften eines Systems entstehen mit seinen höheren Ebenen von Komplexität und lassen sich nicht aus den Eigenschaften ableiten, über die es auf niedrigerer Systemebene verfügt. So ist z. B. die »Flüssigkeit« von Wasser nicht herzuleiten aus den Eigenschaften der einzelnen H_2O-Moleküle (vgl. Müller 1988, 50).

Die Integration von Horizonten unterscheidet sich von dem, was man umgangssprachlich meint, wenn man sagt, man »versetzt sich in jemanden hinein«. Denn das zu tun, würde bedeuten, den eigenen Horizont aufzugeben und die andere Person so zu sehen, wie sie sich selbst sah, *bevor* bzw. *ohne dass* ein hermeneutischer Dialog stattgefunden hätte. Das wäre eine schlichte Verdoppelung der anderen Perspektive ohne jeden Gewinn an Substanz. In gewissem Sinne wäre es sogar ein Verlust, denn es würde bedeuten, der Person das Gegenüber vorzuenthalten, das um Verständnis bemüht ist.

> Wenn der Verstehende versuchen würde, ›die Perspektive des Anderen einzunehmen‹, würde er sowohl sich selbst als auch den Anderen quasi einfrieren ... Die Aufgabe besteht aber darin, sich nicht in den Anderen hineinzuversetzen, sondern den eigenen Horizont so zu erweitern, dass er den Horizont des Anderen integrieren kann; das ist es, was passiert, wann immer sich Verstehen ereignet. (Atari 1991, 336)

In Gadamers Sprache findet wirkliches Verstehen durch den »*Vorgang der Verschmelzung solcher vermeintlich für sich seiender Horizonte*« (1990, 311) statt. Man könnte auch sagen, dass sich Verständnis als Resultat eines Dialogs durch eine gemeinsame Koordination von Bedeutungen innerhalb von menschlichen Beziehungen ergibt, der im Kontext eines bestimmten kulturellen Diskurses steht (vgl. Gergen 2000). Ich befürchte, dass das Wort »Verschmelzung« bei Gestalttherapeuten eine gewisse Aversion auslöst, weil sie es mit »Konfluenz« assoziieren. Obwohl das ein Beispiel für ein Missverständnis darstellen würde, das aus fehlenden authentischen Fragen an Gadamer, was er mit seinem Begriff genau meint, folgen würde, ziehe ich es vor, dieses mögliche Missverständnis durch eine andere Wortwahl zu umgehen:

> *5. Verstehen geht einher mit der Integration*[18] *des Hintergrunds des Anderen und daher mit einer entsprechenden Erweiterung des eigenen Horizontes.*

Sartre hat dasselbe noch prägnanter formuliert: »Verstehen heißt, sich ändern, über sich selbst hinausgehen« (1964, 18). Ich denke, es ist legitim, diesen Satz umzukehren und zu behaupten, dass man nichts verstanden hat, solange man nichts Neues dazugelernt und sich nicht irgendwie verändert hat. Noch einmal anders gesagt:

---

18 Ich habe zunächst erwogen, hier von »Assimilation« anstatt von »Integration« zu sprechen, um meine Formulierung ›gestalttherapeutischer‹ klingen zu lassen, mich dann aber entschieden, dieser Versuchung lieber nicht nachzugeben. Der Begriff der »Assimilation« steht (übrigens nicht nur in diesem Zusammenhang) in der Gefahr, die Bedeutung einer Vereinnahmung des anderen Horizontes anzunehmen (vgl. weiter unten den Abschnitt über die Gefahren und Grenzen des Verstehens). – Am Rande sei hier angemerkt, dass Sartre (1997, 33) mit Recht sehr kritisch von einer »Ernährungs-« bzw. »Verdauungsphilosophie« gesprochen hat. Die Metapher der Verdauung durchzieht die gestalttherapeutische Theorie seit Perls' *Das Ich, der Hunger und die Aggression* (1978). Sie hat inzwischen oftmals die Qualität von Jargon angenommen und zu vielerlei Kategorienfehlern und theoretischen Irrtümern geführt; darum benutze ich sie äußerst ungern. Für eine gründliche Diskussion dieser Problematik ist im Rahmen dieses Artikels jedoch kein Platz; einiges mehr dazu findet sich bei Staemmler und Staemmler (2008).

Die Antwort auf die Frage, ob man sich verändert hat oder nicht, kann als Maßstab für die Antwort auf die Frage dienen, ob man verstanden hat oder nicht.

Bedeutung ändert sich ständig

Hier nimmt ein potenziell unendlicher Prozess seinen Anfang: Wenn man sich verändert, während man jemanden versteht, versteht man ihn anders als zuvor, man selbst bleibt nicht, wer man war. Man hat sich einen neuen Hintergrund, einen neuen Horizont, eine neue Perspektive erschlossen, von der aus man nun die Person betrachtet, die man zu verstehen versucht. Früher oder später wird einem eine neue Interpretation einfallen. Und dasselbe gilt für den Anderen: Der Prozess, der sich aus seinem Wunsch ergeben hat, verstanden zu werden, hat auch für ihn Konsequenzen.

Der Andere ist mit den Fragen konfrontiert worden, die man ihm gestellt hat, und mit dem Horizont, der diese Fragen geformt hat. Um auf die Fragen antworten zu können, musste er sie zu einem gewissen Maß verstehen. Dafür war eine Erweiterung ihres bzw. seines Horizontes nötig, was auch für sie bzw. ihn eine Veränderung mit sich brachte. Niemand und nichts ist der- bzw. dasselbe geblieben, weder der um Verständnis Bemühte, noch die zu Verstehende, noch das, was es inhaltlich zu verstehen galt. Weil »die Bedeutungen, die wir den Ereignissen, unseren Erfahrungen, anderen Menschen und den Dingen in unserem Leben geben, gemeinsam konstruiert werden, sind sie ihrem Wesen nach ständiger Veränderung unterworfen« (Anderson 2000, 202).

Nach Gadamer – und dies ist meine sechste Feststellung –

6. »ist Verstehen kein nur reproduktives, sondern stets auch ein produktives Verhalten« (1990, 301 – H.d.V.).

Obwohl man annehmen kann, dass in vielen Fällen bereits zu Beginn eines hermeneutischen Prozesses mehr oder weniger verdeckte Bedeutungen existierten, besteht dieser Prozess niemals nur aus dem reinen ›Ent-decken‹ oder Auffinden bereits zuvor existierender Bedeutungen. Bedeutung ist nicht einfach ›da‹ und wartet nur darauf, entdeckt oder gefunden zu werden. Verstehen ist immer auch ein innovativer Vorgang, in dessen Verlauf *neuer* Sinn *geschaffen* wird. Es gilt die Folgerung, dass der Prozess des Verstehens

> *zu dem beiträgt, was verstanden werden soll,* oder anders gesagt: Die Tatsache, *dass* Verstehen stattfindet, ist wichtig für das, was verstanden wird. … Verständnis ist seinem Wesen nach kooperativ, und … das hat wichtige Konsequenzen für den Inhalt dessen, was verstanden wird. (de Gelder 1981, 44 – H.i.O.)

Wenn verschiedene Menschen zusammentreffen, wenn neue Horizonte ins Spiel kommen, wenn andere Zeiten ihre Zeitperspektiven zur Geltung bringen, tauchen neue Bedeutungen und Möglichkeiten des Verstehens auf. Perls' Diktum »Integration ist nie abgeschlossen« (1981, 308 – englisch: »*There is no end to integration.*«), ist von Petzold (z. B. 1993b, 157) häufig ergänzt worden: »... *and there is no end to creation.*« Dieser Satz lässt sich ohne Weiteres auf das Verstehen anwenden. Wenn Verstehen Teil des Menschseins ist, ist es Teil unserer Lebendigkeit. Und was ist das Wesen des Lebendigen, wenn nicht seine kontinuierliche Fortpflanzung und Kreativität?[19]

So gesehen, stehen die Prinzipien von Interpretation und Verstehen im Einklang mit dem Prozess-orientierten Denken der Gestalttherapie; sie können als Beispiele für den berühmten Satz des Heraklit gelten, »Bei einem Fluß ist es nicht möglich, zweimal hineinzusteigen in denselben« (1952, 27). Es gibt nicht so etwas wie *die* Interpretation, die ein- und für allemal wahr wäre. Das heißt, dass der Prozess des Verstehens nie zu Ende ist (auch wenn man ihn aus pragmatischen Gründen an einem bestimmten Punkt abbricht oder beendet). Menschen sind historische Wesen, die sich mit der Zeit kontinuierlich verändern; dasselbe gilt für ihre Umwelt. Darum kann kein Verständnis jemals vollständig sein. Und keine Methode, so raffiniert sie auch sein mag, kann jemals die Richtigkeit einer Interpretation garantieren. Wie Gadamer (1990) in *Wahrheit und Methode* gezeigt hat, gibt es keinen sicheren Weg, mit Hilfe irgendeiner Methode zur Wahrheit zu gelangen.[20]

> Das ganze hermeneutische Unternehmen und der Dialog, den es initiiert und provoziert, betont immer wieder die Unabgeschlossenheit menschlicher Intersubjektivität und Bezogenheit. Es erinnert uns ständig daran, dass ... die Bedeutungen, die zutreffend erscheinen, sich auch sogleich wieder in etwas Anderes, anscheinend ebenso Zutreffendes, verändern können. Die Wahrheit liegt in den Beziehungen der Menschen zu einer bestimmten Zeit und in einem bestimmten Kontext. (Barclay 1993, 99)

Gefahren und Grenzen des Verstehens

Im Abschnitt über »Interpretation und therapeutische Beziehung« habe ich bereits auf einige Gefahren hingewiesen: Verständnis lässt sich zu manipulativen Zwecken missbrauchen; und es lässt sich im Dienste einer arroganten Haltung benutzen, die meint, den Anderen besser (tiefenpsychologisch formuliert: »tiefer«) oder vollständiger zu verstehen als dieser sich selbst versteht. Beide Gefahren, zusammen genommen und ins Extrem gesteigert, können zu einem ›Verstehen‹ führen, mit dessen Hilfe eine Form totalitärer Kontrolle über den Anderen aus-

---

19 In der Kosmologie von Alfred North Whitehead (1979) ist die Kreativität das primäre Prinzip des Universums. Wenn er Recht hatte, ist es kein Wunder, dass man auch im Kontext der hier angestellten Überlegungen darauf stößt.

20 Mit Gadamers Wahrheitsbegriff hat sich Grondin (1982) gründlich auseinandergesetzt.

geübt, von ihm Besitz ergriffen und er in seiner Besonderheit in einem Maße ›assimiliert‹ wird, das einer Negation oder Zerstörung seiner Andersartigkeit gleichkommt.[21] Was der Frau in Márquez' Kurzgeschichte widerfährt, kann als abschreckendes Beispiel dienen. Theodor Reik, der berühmt ist für sein Buch über das *Hören mit dem dritten Ohr* (1976), hat diese Art des Verstehens einmal als »speziellen Fall … sublimierter Besitzergreifung und Einverleibung« beschrieben:

> Es ist gewissermaßen psychologischer Kannibalismus. Der Andere wird ins Ich aufgenommen, wird … zu einem Stück Ich. Im Vorgang des psychologischen Verstehens setzt sich also die Machtbegierde des Menschen nicht nur in ihren feinsten und sublimiertesten, sondern unbewußt auch in ihren rohesten Formen durch. (1935, 189 f.)[22]

Im Gegensatz dazu kann das Interpretieren und Verstehen eines Menschen von der Art, die ich »Ich-Du-Verstehen« genannt habe, weder besitzergreifend sein noch seine Alterität ignorieren. Diese Art des Verstehens ist sich ihrer eigenen Grenzen bewusst – mehr noch: Sie akzeptiert diese Grenzen nicht nur, sondern *will* sie und *verteidigt* sie, wenn sie bedroht sind. Das Ich-Du-Verstehen erkennt und anerkennt die paradoxen Bedingungen, auf denen es beruht: Die »Möglichkeit zur Vervollständigung« bzw. das »Prinzip des Wohlwollens«, von denen oben die Rede war, auf der einen Seite und das engagierte Akzeptieren seiner Grenzen auf der anderen Seite.

Was ich soeben »engagiertes Akzeptieren« genannt habe, könnte man auch als »freiwillige Selbstbegrenzung« bezeichnen: Das Ich-Du-Verstehen zieht es im Zweifelsfalle vor, auf das Erreichen seiner Vervollständigung zu verzichten, wenn die Integrität der oder des anderen dadurch gefährdet würde. Es ist fest davon überzeugt, dass – bei allen Ähnlichkeiten zwischen Menschen – die oder der Andere immer auch ein Geheimnis bleibt, das im Interesse der Menschlichkeit respektiert und unerschlossen bleiben muss (vgl. Arnold 1999, 43; Swanson, Norton, Parlett, Jacobs, Denham-Vaughan et al. 2009, 392 ff.). Ebenso, wie es

---

21 Ich habe meine Bedenken gegenüber dem Konzept der Assimilation bereits angedeutet. Diese Bedenken werden nunmehr vielleicht verständlicher: »Assimilation« heißt, wörtlich übersetzt, »angleichen«, »gleich machen«. In der Theorie der Gestalttherapie gibt es eine Tradition, in der Assimilation und Destruktion in positivem Sinne verknüpft werden: »Was assimiliert wird, wird nicht als ein Ganzes aufgenommen, sondern zuerst völlig zerstört (abgebaut) und umgewandelt – und dann vom Organismus selektiv nach Maßgabe seiner Bedürfnisse absorbiert. … Wenn Ihnen die Notwendigkeit einer aggressiven, destruktiven und rekonstruktiven Einstellung zu jeder Erfahrung, die Sie sich wirklich zu eigen machen wollen, klar ist, dann können Sie auch das schon erwähnte Erfordernis einsehen, Aggressionen hoch zu bewerten und sie nicht eilfertig – aufgrund eines Introjekts – als ›antisozial‹ abzutun« (1951/2007, 256 f.). Diese positive Verknüpfung von Assimilation mit Destruktion (bzw. Aggression) erscheint mir ethisch schwer zu rechtfertigen und nicht nur im hermeneutischen Kontext revisionsbedürftig (vgl. auch Petzold 2001; Staemmler & Staemmler 2008).

22 Was Reik auf individueller Ebene beschreibt, könnte man auf ethnischer Ebene als »Kolonialismus« bezeichnen: »Kolonialistische Machtausübung macht aus dem Kolonialisierten eine fixierte Realität, die zugleich sowohl das ›Andere‹ darstellt als auch völlig sichtbar und bekannt ist« (Bhabha 1990, 76).

die Gestalttherapie tut, begrüßt auch die hermeneutische Philosophie die Unterschiede zwischen Menschen.

Einer der bedeutendsten Ethiker unserer Zeit, Emmanuel Lévinas (1987; 1989; 1992), hat wortgewaltig unterstrichen, dass jede Ignoranz oder Missachtung der Alterität des Anderen als ein inhumaner Akt der Gewalt und Brutalität gelten muss. Sein deutscher Übersetzer fasste seine Position so zusammen: »Das ontologisch ergreifende – nicht das ethisch antwortende – Verstehen des Anderen ist ihm gegenüber Gewalt, weil es gerade die Anderheit des Anderen auslöscht, sich unterwirft« (Wenzler, in Lévinas 1989, 71).

In gewissem Sinn hat Gadamer die Position von Lévinas vorweggenommen, als er schrieb, »daß man *anders* versteht, *wenn man überhaupt versteht*« (1990, 302 – H.i.O.). Allerdings schrieb er das vor allem aus logischen Gründen und nicht so sehr aus ethischen wie Lévinas. Gadamers Argumentation verläuft so:

> Nun möchte ich sicher nicht behaupten, dass die Solidaritäten, die Menschen miteinander verbinden und die sie zu Dialogpartnern machen, immer ausreichen, um sie zu befähigen, gegenseitiges Verständnis oder gar völlige Übereinstimmung zu erreichen. Schon zwischen zwei Menschen würde das einen unendlichen Dialog erfordern. Und dasselbe wäre von dem inneren Dialog zu sagen, den die Seele mit sich selbst führt. Natürlich treffen wir immer wieder auf Grenzen; wir reden aneinander vorbei und liegen sogar mit uns selbst im Streit. Aber nach meiner Meinung könnten wir das überhaupt nicht tun, wenn wir nicht schon einen langen Weg gemeinsam gegangen wären, vielleicht ohne uns das selbst bewusst zu machen. (1989, 57)

Zum Schluss

Wie ich zu Anfang geschrieben habe, besteht der Zweck dieses Anhangs darin, einige vorläufige Gedanken zur Diskussion zu stellen, die als Ausgangspunkt für weitere Überlegungen dienen können und den Haupttext des vorliegenden Buches um den hermeneutischen Blickwinkel ergänzen sollen.

Die hermeneutische Philosophie und ihre möglichen Konsequenzen für die Psychotherapie stellen natürlich ein zu großes Gebiet dar, um in diesem relativ kurzen Text umfassend behandelt zu werden. Von daher nehme ich hier auch nur auf einen sehr kleinen Teil der hermeneutischen Tradition Bezug. Diese Tradition lässt sich bis ins Altertum zurückverfolgen, ins Mittelalter, und in ihrer modernen Form ins 19. Jahrhundert. Gut informierte Leser werden sicher Namen wie Schleiermacher (1996), Dilthey (1958) und Nietzsche (1964) vermissen, aber auch die Namen wichtiger Hermeneutiker des 20. Jahrhunderts wie Betti (1967), Ricoeur (1974), Habermas (1982), Feyerabend (1995), Rorty (1979), Derrida (1976) und viele andere.

Meine Vorliebe für Gadamer hat persönliche Quellen: Er war einer jener ›großen alten Männer‹, die ich das Glück hatte, selbst zu treffen, und die mich durch ihre persönliche Art besonders beeindruckt haben – ganz zu schweigen von dem, was er zu sagen hatte. Aber auch auf sein Werk konnte ich mich hier nur in Ausschnitten beziehen; viele Aspekte seiner Philosophie habe ich nicht diskutiert, z. B. den berühmten »hermeneutischen Zirkel«, den er von seinem Lehrer, Martin Heidegger, übernommen und weiterentwickelt hat.

Ebenso habe ich viele Facetten der Kritik an Gadamers Philosophie unerwähnt gelassen. Abgesehen von Hirsch (und hier auch nur in einer Fußnote) habe ich auf Gadamers Kritiker keinen Bezug genommen, noch nicht einmal auf seine berühmt-berüchtigte Diskussion mit Derrida am Goethe-Institut in Paris im April 1981 (vgl. Becker, 1981; Forget, 1984; Michelfelder & Palmer, 1989), die eine Menge Staub aufwirbelte (bemerkenswerterweise hauptsächlich, weil sie einander nicht verstanden). Außerdem habe ich jede Erörterung der Unterschiede weggelassen, die zwischen dem Verstehen von *Texten* auf der einen Seite (worauf sich die hermeneutische Philosophie in großen Teilen bezieht) und *Menschen* auf der anderen Seite bestehen. Ich habe diese Diskussion dadurch versucht zu vermeiden, dass ich nur auf solche hermeneutischen Quellen eingegangen bin, von denen ich annehme, dass ihre Einsichten sich ohne theoretische Probleme auf das Verstehen von Menschen anwenden lassen.

Es bleibt also noch viel zu tun, wenn wir als Gestalttherapeuten aus der hermeneutischen Literatur schöpfen und sie für unsere Theorie und Praxis nutzen wollen. Ich hoffe aber, dass mein Artikel den Vorgeschmack auf eine Mahlzeit liefern konnte, die ein Genuss zu werden verspricht.

Für mich liegen die wichtigsten Parallelen zwischen hermeneutischer Philosophie und gestalttherapeutischer Theorie in der Einstellung, die beide favorisieren: eine gut *kultivierte Unsicherheit* (vgl. Staemmler 1998; 1999e). In diesem Sinne möchte ich meine Überlegungen mit einem Zitat von Wittgenstein abschließen, der in seinem wertvollen kleinen Buch *Über Gewißheit* davor warnt, sich von der Attitüde der Sicherheit allzu sehr beeindrucken zu lassen: »Die Gewißheit ist gleichsam ein Ton, in dem man den Tatbestand feststellt, aber man schließt nicht aus dem Ton darauf, dass er berechtigt ist« (1990, 17).

Anhang 2:
KlientInnen-Fragebogen zu Kontakt und Beziehung

Liebe Klientin, lieber Klient,

bitte erlaube mir, auch falls wir ansonsten per »Sie« sind, dich hier mit »du« anzusprechen, um unnötig komplizierte Formulierungen (»du/Sie« etc.) zu vermeiden.

Wie du vermutlich weißt, arbeite ich nicht nur praktisch in meiner Praxis, sondern auch theoretisch, indem ich Artikel und Bücher zu Fragen der Psychotherapie schreibe. Eines der Themen, die mich besonders interessieren, betrifft die Frage, welche Auswirkungen die Beziehung zwischen KlientInnen und ihren TherapeutInnen auf den therapeutischen Veränderungsprozess hat.

Zur Zeit beschäftige ich mich speziell mit der Frage, wie KlientInnen, wenn sie besonders intensive therapeutische Sitzungen erleben, ihre TherapeutInnen dabei wahrnehmen. Hierzu möchte ich dir im Folgenden ein paar Fragen stellen. Ich freue mich, wenn du dir die Zeit nimmst, sie mir zu beantworten. Du kannst das bei Bedarf auch gerne anonym tun, indem du mir die beantworteten Fragen ohne Absenderangabe mit der Post zuschickst.

Hier sind meine Fragen:

1. Wie intensiv hast du unsere heutige Sitzung *insgesamt* empfunden? – Bitte gib eine Zahl zwischen 0 (= langweilig) und 10 (= extrem intensiv) an.
2. Zwischen welchen Intensitätsstufen (zwischen 0 und 10) bewegte sich für dich der Verlauf der Stunde? – Bitte gib *zwei* Zahlen an (z. B. 4 / 8).
3. Wenn du an die am *wenigsten* intensiven Momente zurückdenkst: In welchem Maße war ich als dein Therapeut als Person dabei für dich im Vordergrund deiner Aufmerksamkeit? – Bitte gib eine Zahl zwischen 0 (= gar nicht) und 10 (= sehr stark) an.
4. Wenn du an die *intensivsten* Momente zurückdenkst: In welchem Maße war ich als dein Therapeut als Person dabei für dich im Vordergrund deiner Aufmerksamkeit? – Bitte gib eine Zahl zwischen 0 (= gar nicht) und 10 (= sehr stark) an.
5. Wenn du an die Momente zurückdenkst, in denen ich für dich mehr im *Hintergrund* deiner Aufmerksamkeit war: Welche Bedeutung hatte ich in *diesen* Momenten für dich? – Bitte beschreibe das in deinen *eigenen Worten.*

6. Wenn du an die Momente zurückdenkst, in denen ich für dich stark im *Vordergrund* deiner Aufmerksamkeit war: Welche Bedeutung hatte ich in *diesen* Momenten für dich? – Bitte beschreibe das in deinen *eigenen Worten*.
7. Bitte formuliere in *eigenen Worten*, welche meiner Verhaltensweisen du in unseren Sitzungen im Allgemeinen als
   (a) besonders hilfreich bzw.
   (b) eher irrelevant bzw.
   (c) störend oder schädlich empfindest.
8. Falls dich meine Fragen zu weiteren Gedanken angeregt haben, die du mir gerne mitteilen möchtest – bitte!

Ich bedanke mich sehr für deine Mühe!

Herzliche Grüße
Frank

Literatur

Adamson, L. B., & Frick, J. E. (2003). The still face: A history of a shared experimental paradigm. *Infancy 4/4*, 451–473.

Ahern, E. C., Lyon, T. D., & Quas, J. A. (2011). Young children's emerging ability to make false statements. *Developmental Psychology 47/1*, 61–66.

Akkerman, S., & Niessen, T. (2012). Dialogical theories at the boundary. In M. Märtsin, B. Wagoner, E.-L. Aveling, I. Kadianaki & L. Whittaker (Hg.), *Dialogicality in focus: Challenges to theory, method and application* (S. 53–64). New York: Nova Science.

Alexander, R., Brickman, B., Jacobs, L., Trop, J., & Yontef, G. (1992). Transference meets dialogue. *The Gestalt Journal 15/2*, 61–108.

Alexy, R. (1978). Eine Theorie des praktischen Diskurses. In W. Oelmüller (Hg.), *Normenbegründung, Normendruchsetzung* (S. 22–58). Paderborn: Schöningh.

Altmeyer, M. (2016). *Auf der Suche nach Resonanz – Wie sich das Seelenleben in der digitalen Moderne verändert.* Göttingen: Vandenhoeck & Ruprecht.

Altmeyer, M., & Thomä, H. (Hg.) (2006). *Die vernetzte Seele – Die intersubjektive Wende in der Psychoanalyse.* Stuttgart: Klett-Cotta.

Anderson, H. (2000). Reflections on and the appeals and challenges of postmodern psychologies, societal practice, and political life. In L. Holzman & J. Morss (Hg.), *Postmodern psychologies, societal practice, and political life* (S. 202–208). New York & London: Routledge.

Antonovsky, A. (1997). *Salutogenese – Zur Entmystifizierung der Gesundheit.* Tübingen: DGVT.

APA – American Psychological Association (2017). *Ethical principles of psychologists and code of conduct.* http://www.apa.org/ethics/code/index.aspx – gefunden 8.2.2017.

Ardito, R. B., & Rabellino, D. (2011). Therapeutic alliance and outcome of psychotherapy: Historical excursus, measurements, and prospects of research. *Frontiers in Psychology 2*, 270/1–11.

Arendt, H. (1960). *Vita Activa – oder vom Tätigen Leben.* Stuttgart: Kohlhammer.

Aristoteles (1951). *Die Nikomachische Ethik.* Zürich: Artemis.

Arkes, H. R. (1981). Impediments to accurate clinical judgment and possible ways to minimize their impact. *Journal of Consulting and Clinical Psychology 49/3*, 323–330.

Arlow, J. A. (1969). Motor behavior as nonverbal communication in analysis. *Journal of the American Psychoanalytic Association 17*, 960–963.

Arnold, W. (1999). The eclipse of reason: Is dialogue meeting dialectics a myth? – On Max Horkheimer, critical thinking, and some origins of gestalt therapy. *The Gestalt Journal 22/1*, 37–44.

Aron, L. (1991). The patient's experience of the analyst's subjectivity. *Psychoanalytic Dialogues 1/1*, 29–51.

Aron, L. (1996). *A meeting of minds: Mutuality in psychoanalysis.* Hillsdale, NJ, & London: Analytic Press.

Aron, A., Mashek, D., McLaughlin-Volpe,T., Wright, S., Lewandowski, G. & Aron, E.N. (2005). Including close others in the cognitive structure of the self. In M.W. Baldwin (Hg.), *Interpersonal cognition* (S. 206–232). New York & London: Guilford Press.

Asay, T.P., & Lambert, M.J. (2001). Therapist relational variables. In D.J. Cain & J. Seeman (Hg.), *Humanistic psychotherapies: Handbook of research and practice* (S. 531–557). Washington, DC: American Psychological Association.

Asch, S.E. (1958). Effects of group pressure upon the modification and distortion of judgements. In E.E. Maccoby, T.M. Newcomb, & E.L. Hartley (Hg.), *Readings in social psychology* (3rd edition) (S. 174–183). New York: Holt, Rinehart & Winston.

Atari, W. A. (1991). Gadamer's conception of hermeneutic understanding. *Dirasat, Series A, 18/2*, 25–50.

Audet, C.T., & Everall, R.D. (2010). Therapist self-disclosure and the therapeutic relationship: A phenomenological study from the client perspective. *British Journal of Guidance & Counselling 38/3*, 327–342.

Avineri, S., & de-Shalit, A. (Hg.) (1992). *Communitarianism and individualism.* Oxford, UK, & New York: Oxford University Press.

Aylward, J. (1999). The contributions of Paul Goodman to the clinical, social, and political implications of boundary disturbances. *Gestalt Review 3/2*, 107–118.

Bacal, H.A (1998a). Optimal responsiveness and the therapeutic process. In H.A. Bacal (Hg.), *Optimal responsiveness: How therapists heal their patients* (S. 3–34). Northvale, NJ, & London: Aronson.

Bacal, H.A. (1998b). Optimal responsiveness and the specificity of selfobject experience. In H.A. Bacal (Hg.), *Optimal responsiveness: How therapists heal their patients* (S. 142–170). Northvale, NJ, & London: Aronson.

Bados, A., Balaguer, G., & Saldana, C. (2007). The efficacy of cognitive-behavioral therapy and the problem of drop-out. *Journal of Clinical Psychology 63/6*, 585–592.

Bakhtin, M.M. (1984). *Problems of Dostoevsky's poetics.* Minneapolis: University of Minnesota Press.

Bakhtin, M.M. (1986). *Speech genres and other late essays* (C. Emerson & M. Holquist, Hg.) Austin: University of Texas Press.

Baldwin, M. (2000). Interview with Carl Rogers on the use of the self in therapy. In M. Baldwin (Hg.), *The use of self in therapy* – Second edition (S. 29–38). New York: Haworth Press.

Balint, M. (1950). Changing therapeutical aims and techniques in psycho-analysis. *International Journal of Psycho-Analysis 31/1*, 117–124.

Balint, M., & Jones, E. (1958). Sandor Ferenczi's last years. *International Journal of Psycho-Analysis 39/5*, 68.

Barclay, M.W. (1993). The adequacy of hermeneutics in psychoanalysis and psychology. *Humanistic Psychologist 21/1*, 81–100.

Barrett-Lennard, G.T. (2004). *Relationship at the Centre: Healing in a troubled world.* New York: Wiley & Sons.

Barrett-Lennard, G.T. (2007). The relational foundations of person-centered practice. In M. Cooper, M. O'Hara, P.F. Schmid, & G. Wyatt (Hg.), *The handbook of person-centred psychotherapy and counselling* (S. 127–139). Basingstoke, UK: Palgrave Macmillan.

Basescu, S. (1977). Anxieties in the analyst: An autobiographical account. In K.A. Frank (Hg.), *The human dimension in psychoanalytic practice* (S. 153–163). New York et al.: Grune & Stratton.

Bateson, G. (1985). *Ökologie des Geistes – Anthropologische, psychologische, biologische und epistemologische Perspektiven*. Frankfurt am Main: Suhrkamp.

Bauman, Z. (1978). *Hermeneutics and social science: Approaches to understanding*. London: Hutchinson.

Bauman, Z. (1995). *Postmoderne Ethik*. Hamburg: Hamburger Edition.

Baumeister, R.F., DeWall, C.N., Ciarocco, N.J., & Twenge, J.M. (2005). Social exclusion impairs self-regulation. *Journal of Personality and Social Psychology 88/4*, 589–604.

Baumeister, R.F., & Leary, M.R. (1995). The need to belong: Desire for interpersonal attachments as a fundamental human motivation. *Psychological Bulletin 117/3*, 497–529.

Baumeister, R.F., Twenge, J.M., & Nuss, C.K. (2002). Effects of social exclusion on cognitive processes: Anticipated aloneness reduces intelligent thought. *Journal of Personality and Social Psychology 83/4*, 817–827.

Bauriedl, T. (1984). *Beziehungsanalyse – Das dialektisch-emanzipatorische Prinzip der Psychoanalyse und seine Konsequenzen für die psychoanalytische Familientherapie*. Frankfurt am Main: Suhrkamp.

Beck, U., & Beck-Gernsheim, E. (1990). *Das ganz normale Chaos der Liebe*. Frankfurt am Main: Suhrkamp.

Becker, J. (1981). *Begegnung: Gadamer und Lévinas – Der hermeneutische Zirkel und die Alteritas, ein ethisches Geschehen*. Frankfurt am Main & Bern: Peter Lang.

Bedi, R.P., Davis, M.D., & Williams, M. (2005). Critical incidents in the formation of the therapeutic alliance from the client's perspective. *Psychotherapy: Theory, Research, Practice, Training 42/3*, 311–323.

Beebe, B., Jaffe, J., Lachmann, F., Feldstein, S., Crown, C., & Jasnow, M. (2000). Systems models in development and psychoanalysis: The case of vocal rhythm coordination and attachment. *Infant Mental Health Journal 21/1-2*, 99–122.

Beisser, A.R. (1997). Die paradoxe Theorie der Veränderung. In A.R. Beisser, *Wozu brauche ich Flügel? – Ein Gestalttherapeut betrachtet sein Leben als Gelähmter* (S. 144–148). Wuppertal: Hammer.

Bellah, R., Madsen, R., Sullivan, W., Swidler, A., & Tipton, S. M. (1987). *Gewohnheiten des Herzens: Individualismus und Gemeinsinn in der amerikanischen Gesellschaft*. Köln: Bund.

Benjamin, J. (1990). *Die Fesseln der Liebe – Psychoanalyse, Feminismus und das Problem der Macht*. Basel & Frankfurt am Main: Stroemfeld & Roter Stern.

Berger, P.L. (1970). *Einladung zur Soziologie – Eine humanistische Perspektive*. Olten & Freiburg: Walter.

Berger, P.L., & Luckmann, T. (1969). *Die gesellschaftliche Konstruktion der Wirklichkeit – Eine Theorie der Wissenssoziologie*. Frankfurt am Main: S. Fischer.

Bergson, H. (1912). *Schöpferische Entwicklung*. Jena: Diederichs.

Bertau, M.-C. (2013). Voices of others unto the self, voices of others in the self: Polyphony as means and resource for constructing and reconstructing social reality. In A. Liégois,

R. Burggraeve, M. Riemslagh & J. Corveleyn (Hg.), *»After you!« Dialogical ethics and the pastoral counselling process* (S. 37–65). Leuven, Paris & Walpole, MA: Peeters.

Betti, E. (1967). *Allgemeine Auslegungslehre als Methodik der Geisteswissenschaften.* Tübingen: Mohr.

Bhabha, H. K. (1990). The other question: Difference, discrimination and the discourse of colonialism. In R. Ferguson, M. Gever, T. Minh-ha, & C. West (Hg.), *Out there: Marginalization and contemporary culture* (S. 71–87). Cambridge, MA, & London: MIT Press.

Birtchnell, J. (1993). *How humans relate: A new interpersonal theory.* Westport, CT, & London: Praeger.

Blankertz, S. (2000). *Gestalt begreifen – Ein Arbeitsbuch zur Theorie der Gestalttherapie* (2., überarbeitete und erweiterte Auflage). Wuppertal: Hammer.

Blankertz, S., & Doubrawa, E. (2005). *Lexikon der Gestalttherapie.* Wuppertal: Hammer.

Bleicher, J. (1980). *Contemporary hermeneutics: Hermeneutics as method, philosophy and critique.* London: Routledge & Kegan Paul.

Bleuler, E. (1916/1979). *Lehrbuch der Psychiatrie* (vierzehnte Auflage, neubearbeitet von Manfred Bleuler). Berlin: Springer & Heidelberg.

Bloom, D. (2011). One good turn deserves another … and another … and another: Personal reflection – Review of Relational Approaches in Gestalt Therapy (2009), edited by Lynne Jacobs and Rich Hycner. *Gestalt Review 15/3*, 296–311.

Bloom, D. (2012). Sensing animals/knowing persons: A challenge to some basic ideas in gestalt therapy. In T. L. Bar-Yoseph (Hg.), *Gestalt therapy: Advances in theory and practice* (S. 71–80). New York: Routledge.

Bloomgarden, A., & Mennuti, R. B. (Hg.) (2009). *Psychotherapist revealed: Therapists speak about self-disclosure in psychotherapy.* New York & London: Routledge.

Bocian, B., & Staemmler, F.-M. (Hg.) (2013). *Kontakt als erste Wirklichkeit – Zum Verhältnis von Gestalttherapie und Psychoanalyse.* Bergisch Gladbach: EHP.

Bodenmann, G., & Görtz, C. (2012). Hausaufgaben in der Paartherapie. *Zeitschrift für Psychiatrie, Psychologie und Psychotherapie 60/2*, 103–110.

Boeckh, A. (2006). *Die Gestalttherapie – Eine praktische Orientierungshilfe.* Stuttgart: Kreuz.

Boeckh, A. (2015). *Gestalttherapie – Eine praxisbezogene Einführung.* Gießen: Psychosozial.

Bohart, A. C., & Wade, A. G. (2013). The client in psychotherapy. In M. J. Lambert (Hg.), *Bergin and Garfield's handbook of psychotherapy and behavior change* (6th edition) (S. 219–257). New York: Wiley.

Bonanno, G. A., Papa, A., Lalande, K., Westphal, M., & Coifman, K. (2004). The importance of being flexible: The ability to both enhance and suppress emotional expression predicts long-term adjustment. *Psychological Science 15/7*, 482–487.

Bonhoeffer, D. (1964). *Widerstand und Ergebung – Briefe und Aufzeichnungen aus der Haft.* München: Kaiser.

Bordin, E. S. (1979). The generalizability of the psychoanalytic concept of the working alliance. *Psychotherapy: Theory, Research and Practice 16/3*, 252–260.

Bordin, E. S. (1994). Theory and research on the therapeutic working alliance: New directions. In A. O. Horvath & L. S. Greenberg (Hg.), *The working alliance: Theory, research, and practice* (S. 13–37). New York: Wiley & Sons.

Bowman, C.E. (2005). The history and development of gestalt therapy. A.L. Woldt & S.M. Toman, (Hg.), *Gestalt therapy: History, theory, and practice* (S. 3–20). Thousand Oaks, CA: Sage.

Bråten, S. (1998). *Intersubjective communication and emotion in early ontogeny*. Cambridge: Cambridge University Press.

Brahm, A. (2006). *Die Kuh, die weinte – Buddhistische Geschichten über den Weg zum Glück*. München: Lotos.

Bridges, N.A. (2001). Therapist's self-disclosure: Expanding the comfort zone. *Psychotherapy: Theory, Research, Practice, Training 38/1*, 21–30.

Brown, C., Deacon, A., Kerr, J., & Ralph, K. (2013). Meeting at relational depth in therapy: The lived encounter. In R. Knox, D. Murphy, S. Wiggins & M. Cooper (Hg.), *Relational depth: New perspectives and developments* (S. 13–20). Houndsmills, UK, & New York: Palgrave Macmillan.

Brownell, P. (2010). *Gestalt therapy: A guide to contemporary practice*. New York: Springer Publishing.

Bruner, J. (1997). *Sinn, Kultur und Ich-Identität – Zur Kulturpsychologie des Sinns*. Heidelberg: Auer.

Buber, M. (1936). *Ich und Du*. Berlin: Schocken.

Buber, M. (1950). *Pfade in Utopia – Über Gemeinschaft und deren Verwirklichung*. Heidelberg: Lambert Schneider.

Buber, M. (1962). *Werke, Band 1 – Schriften zur Philosophie*. München & Heidelberg: Kösel & Lambert Schneider.

Buber, M. (1965). *Nachlese*. Heidelberg: Lambert Schneider.

Buber, M. (1978). *Urdistanz und Beziehung – Beiträge zu einer philosophischen Anthropologie*. Heidelberg: Lambert Schneider.

Buber, M. (1982). *Das Problem des Menschen*. Heidelberg: Lambert Schneider.

Buber, M. (1984). *Das dialogische Prinzip*. Heidelberg: Lambert Schneider.

Bugental, J.F.T. (1987). *The art of the psychotherapist*. New York & London: Norton.

Burkitt, I. (1999). Relational moves and generative dances. In S. McNamee & K.J. Gergen (Hg.), *Relational responsibility: Resources for sustainable dialogue* (S. 71–79). Thousand Oaks: Sage.

Burmeister, J. (2009). Großgruppen – Eine Einleitung. *Zeitschrift für Psychodrama und Soziometrie 8/2*, 161–173.

Burns, D.D. (1999). *The feeling good handbook*. New York: Plume.

Burry, P.J. (2008). *Living with »The Gloria Films«: A daughter's memory*. Ross-on-Wye, UK: PCCS Books.

Buytendijk, F.J.J. (1951). Zur Phänomenologie der Begegnung. *Eranos-Jahrbuch 19* (1950), 431–486.

Cadwallader, E.H. (1984). Values in Fritz Perls's gestalt therapy – On the dangers of half-truths. *Counselling and Values 28/4*, 192–201.

Cavell, M. (1999). Knowledge, consensus and uncertainty. *International Journal of Psychoanalysis 80*, 1227–1235.

Chessick, R.D. (1990). Hermeneutics for psychotherapists. *American Journal of Psychotherapy 44/2*, 256–273.

Chidiac, M.-A., & Denham-Vaughan, S. (2007). The process of presence: Energetic availability and fluid responsiveness. *British Gestalt Journal 16/1*, 9–19.

Clarkson, P., & Mackewn, J. (1995). *Frederick S. Perls und die Gestalttherapie*. Köln: EHP.

Cohn, J. F., & Tronick, E. Z., (1983). Three-month-old infants' reaction to simulated maternal depression. *Child Development 54*, 185–193.

Cohn, R. (2009). *Von der Psychoanalyse zur themenzentrierten Interaktion – Von der Behandlung einzelner zu einer Pädagogik für alle* (16., durchgesehene Auflage). Stuttgart: Klett-Cotta.

Collins, S. (2015). *The core of care ethics*. Basingstoke, UK: Palgrave Macmillan.

Colm, H. (2007). The therapeutic encounter. In H. M. Ruitenbeek (Hg.), *The analytic situation: How patient and therapist communicate* (S. 151–173). New Brunswick, NJ, & London: Aldine Transaction.

Conradi, E. (2001). *Take care – Grundlagen einer Ethik der Achtsamkeit*. Frankfurt am Main & New York: Campus.

Cottingham, J. (1991). The ethics of self-concern. *Ethics 101/4*, 798–817.

Cooper, M. (2013). Experiencing relational depth in therapy: What we know so far. In R. Knox, D. Murphy, S. Wiggins & M. Cooper (Hg.), *Relational depth: New perspectives and developments* (S. 62–76). Houndsmills, UK, & NewYork: Palgrave Macmillan.

Cooper, M., Mearns, D., Stiles, W. B., Warner, M., & Elliott, R. (2004). Developing self-pluralistic perspectives within the person-centered and experiential approaches: A round-table dialogue. *Person-Centered & Experiential Psychotherapies 3/3*, 176–191.

Copsey, N., & Bar-Yoseph, T. L. (2005). An experiment in community psychotherapy. In T. L. Bar-Yoseph (Hg.), *The bridge: Dialogues across cultures* (S. 101–111). New Orleans, LA: Gestalt Institute Press.

Cozolino, L. J. (2006). *The neuroscience of human relationships: Attachment and the developing social brain*. New York: W. W. Norton.

Currie, G. (2007). *Framing narratives. In D. D. Hutto (Hg.), Narrative and understanding persons: Royal Institute of Philosophy Supplement 60* (S. 17–42). Cambridge: Cambridge University Press.

Daecke, K. (2009). Die politisch-emanzipatorische und wissenschaftliche Ausrichtung in Perls' Ansatz und ihre Bedeutung angesichts der ›spirituellen Wende‹ in der Gestalttherapie. In P. Schulthess & H. Anger (Hg.), *Gestalt und Politik – Gesellschaftliche Implikationen der Gestalttherapie* (S. 115–200). Bergisch-Gladbach: EHP.

Daecke, K. (2016). Zu den Versuchen der Transpersonalen Psychologie (TP), sich im Feld der Gestalttherapie zu verankern. *Gestalttherapie 30/1*, 52–74.

Damasio, A. R. (1997). *Descartes' Irrtum – Fühlen, Denken und das menschliche Gehirn*. München: DTV.

Darley, J. M. (Hg.) (1998). *Attribution and social interaction: The legacy of Edward E. Jones*. Washington, DC: APA.

Darley, J. M., & Gross, P. H. (1983). A hypothesis-confirming bias in labelling effects. *Journal of Personality and Social Psychology 44*, 20–23.

Darley, J. M., & Latané, B. (1968). Bystander intervention in emergencies: Diffusion of responsibility. *Journal of Personality and Social Psychology 8/4*, 377–383.

Davidson, D. (1984). *Inquiries into truth and interpretation*. Oxford: Clarendon Press.

de Gelder, B. (1981). »I know what you mean, but if only I understood you …« In H. Parret & J. Bouveresse (Hg.), *Meaning and understanding* (S. 44–60). Berlin & New York: de Gruyter.

de Jaegher, H., & di Paolo, E. (2007). Participatory sense-making: An enactive approach to social cognition. *Phenomenology and the Cognitive Sciences 6/4*, 485–507.

de Waal, F. (2015). *Der Mensch, der Bonobo und die zehn Gebote – Moral ist älter als Religion.* Stuttgart: Klett-Cotta.

Decety, J. (2007). A social cognitive neuroscience model of human empathy. In E. Harmon-Jones & P. Winkielman (Hg.), *Social neuroscience: Integrating biological and psychological explanations of social behavior* (S. 246–270). New York: Guilford Press.

Denham-Vaughan, S., & Clark, M. (2016). Moving towards more supportive fields: Communities of Practice (COPs), Community Action Networks (CANs), and Relational Communities of Practice (RCOPs). *British Gestalt Journal 25/2*, 20–32.

Derlega, V.J. (1993). *Self-disclosure.* Newbury Park et al.: Sage.

Derrida, J. (1976). *Die Schrift und die Differenz.* Frankfurt am Main: Suhrkamp.

Descola, P. (2013). *Jenseits von Natur und Kultur.* Berlin: Suhrkamp.

Dietz, R. (2016). Missverstandene Spiritualität. *Gestalttherapie 30/2*, 123–126.

Dilthey, W. (1958). *Gesammelte Schriften.* Stuttgart & Göttingen: Teubner; Vandenhoeck & Ruprecht.

Dollard, J., & Miller, N. E. (1950). *Personality and psychotherapy: An analysis in terms of learning, thinking, and culture.* New York: McGraw-Hill.

Dolliver, R. H. (1991). Perls with Gloria re-reviewed: Gestalt therapy techniques and Perls's practices. *Journal of Counseling & Development 69/4*, 299–304.

Dolliver, R. H., Gold, W., & Gold, D. C. (1980). The art of gestalt therapy or: What are you doing with your feet now? *Psychotherapy: Theory, Research and Practice 17/2*, 136–142.

Doubrawa, E. (2016). Die Politik des Ich-Du – Der Anarchist Martin Buber. In E. Doubrawa & F.-M. Staemmler, F.-M. (Hg.), *Heilende Beziehung – Dialogische Gestalttherapie* (S. 191–202). Wuppertal: Hammer.

Dreitzel, H. P. (1995). Emotionen in der Gestalttherapie – Ihre Bedeutung und Handhabung im therapeutischen Prozess. In H. G. Petzold (Hg.), *Die Wiederentdeckung des Gefühls. Emotionen in der Psychotherapie und der menschlichen Entwicklung* (S. 493–517). Paderborn: Junfermann.

Dreitzel, H. P. (2004). *Gestalt und Prozess – Eine psychotherapeutische Diagnostik oder: Der gesunde Mensch hat wenig Charakter* (unter Mitarbeit von Brigitte Stelzer). Bergisch Gladbach: Edition Humanistische Psychologie.

Dutt, C. (Hg.) (1993). *Hans-Georg Gadamer im Gespräch.* Heidelberg: Winter.

DVG – Deutsche Vereinigung für Gestalttherapie e. V. (2017). *Ethische Leitlinien.* http://www.dvg-gestalt.de/download/files/Ethik-Leitlinien_DVG.pdf – gefunden 8.2.2017.

Emcke, C. (2016). *Wir dürfen Reden halten in der Paulskirche, aber heiraten dürfen wir nicht?* http://www.sueddeutsche.de/kultur/friedenspreis-des-deutschen-buchhandels-wir-duerfen-reden-halten-in-der-paulskirche-aber-heiraten-duerfen-wir-nicht-1.3218297 – gefunden 26.10.2016.

Engster, D. (2005). Rethinking care theory: The practice of caring and the obligation to care. *Hypatia 20/3*, 50–74.

Engster, D. (2007). *The heart of justice – Care ethics and political theory*. Oxford, UK: Oxford Unidverity Press.

Epstein, S. (1991). Cognitive-experiential self-theory: An integrative theory of personality. In R. C. Curtis (Hg.), *The relational self: Theoretical convergences in psychoanalysis and social psychology* (S. 111–137). New York & London: Guilford Press.

Epstein, S. (1993). Implications of cognitive-experiential self-theory for personality and developmental psychology. In D. C. Funder, R. D. Parke, C. Tomlinson-Keasey & K. Widaman (Hg.), *Studying lives through time: Personality and development* (S. 399–438). Washington, DC: American Psychological Association.

Ermann, M. (1994). Sándor Ferenczis Aufbruch und Scheitern – Sein Umgang mit der Regression aus heutiger Sicht. *Psyche 48/8*, 706–719.

Ermann, M. (2014). *Der Andere in der Psychoanalyse – Die intersubjektive Wende*. Stuttgart: Kohlhammer.

Etzioni, A. (1994). *Jenseits des Egoismus-Prinzips – Ein neues Bild von Wirtschaft, Politik und Gesellschaft*. Stuttgart: Schäffer-Poeschel.

Etzioni, A. (1995). *Die Entdeckung des Gemeinwesens – Ansprüche, Verantwortlichkeiten und das Programm des Kommunitarismus*. Stuttgart: Schäffer-Poeschel.

Etzioni, A. (Hg.) (1998). *The essential communitarian reader*. Lanham, Boulder, New York, Toronto & Oxford: Rowman & Littlefield.

Etzioni, A. (1999). *Martin Buber und die kommunitarische Idee*. Wien: Picus

Etzioni, A. (2004). *The common good*. Cambridge, UK, & Malden, MA: Polity Press.

Fagan, J. (1970). The tasks of the therapist. In J. Fagan &I. L. Shepherd (Hg.), *Gestalt therapy now* (S. 88–106). New York: Harper Colophon.

Fairbairn, W. R. D. (1943). The repression and the return of bad objects (with special reference to the ›war neurosis‹). *British Journal of Medical Psychology 19/3-4*, 327–341.

Fairfield, M. (2013). The relational movement. *British Gestalt Journal 22/1*, 22–35.

Farber, B. A. (2003). Patient self-disclosure: A review of the research. *Journal of Clinical Psychology/In Session 59/5*, 589–600.

Fehm, L., & Helbig-Lang, S. (2009). Hausaufgaben in der Psychotherapie – Standardtechnik mit hohem Potenzial. *Psychotherapeut 54/5*, 377–390.

Ferenczi, S. (1910). *Die Introjektion in der Neurose – Sonderabdruck aus dem Jahrbuch für psychoanalytische und psychopathologische Forschungen, 1. Band*. Leipzig & Wien: Deuticke.

Ferenczi, S. (1970a). *Schriften zur Psychoanalyse, Band I*. Frankfurt am Main: S. Fischer.

Ferenczi, S. (1970b). *Schriften zur Psychoanalyse, Band II*. Frankfurt am Main: S. Fischer.

Ferenczi, S. (1988). *Ohne Sympathie keine Heilung – Das klinische Tagebuch von 1932*. Frankfurt am Main: S. Fischer.

Feuerbach, L. A. (1848). *Das Wesen des Christenthums*. Leipzig: Otto Wigand.

Feuerbach, L. A. (1868/1994). Zur Moralphilosophie. In H.-J. Braun (Hg.), *Solidarität oder Egoismus – Studien zu einer Ethik bei und nach Ludwig Feuerbach* (S. 353–429). Berlin: Akademie.

Feyerabend, P. K. (1995). *Über Erkenntnis – Zwei Dialoge*. Frankfurt am Main: Fischer.

Figgess, S. (2009). Working with trauma: A journey towards integration: Gestalt and EMDR. *British Gestalt Journal 18/1*, 34–41.

Finke, J. (2014). Eine Stellungnahme zu *Relational Depth* – Zur Konzeptualisierung der therapeutischen Beziehung in der Personzentrierten Psychotherapie. *Person – Internationale Zeitschrift für Personzentrierte und Experienzielle Psychotherapie und Beratung 18/2*, 123–126.

Fleming Crocker, S. (1983). Truth and foolishness in the »Gestalt Prayer«. *The Gestalt Journal 6/1*, 4–15.

Fonagy, P., Gergely, G., Jurist, E.L., & Target, M. (2004). *Affektregulierung, Mentalisierung und die Entwicklung des Selbst*. Stuttgart: Klett-Cotta.

Forget, P. (1984). *Text und Interpretation – Deutsch-französische Debatte mit Beiträgen von J. Derrida, Ph. Forget, M. Frank, H.-G. Gadamer, J. Greisch und F. Laruelle*. München: Fink.

Fowers, B.J. (2005). Psychotherapy, character and the good life. In B.D. Slife, J.S. Reber & F.C. Richardson (Hg.), *Critical thinking about psychology: Hidden assumptions and plausible alternatives* (S. 39–59). Washington, DC: American Psychological Association.

Fox, W.M. (1982). Why we should abandon Maslow's need hierarchy theory. *Journal of Humanistic Counseling, Education and Development 21/1*, 29–32.

Fraiberg, S. (1969). Libidinal object constancy and mental representation. *Psychoanalytic Study of the Child 24/1*, 9–47.

Frambach, L. (1996). Die Ursprünge der Gestalttherapie – Ein Versuch, ihren Gründer-Gestalten gerecht zu werden. *Gestalt-Kritik 5/2*, 40–47.

Francke, R. (2006). Die rechtliche Bedeutung des Abstinenzgebotes in der Psychotherapie. *Psychotherapeutenjournal 3*, 238–246.

Frank, J.D. (1971). Therapeutic factors in psychotherapy. *American Journal of Psychotherapy 25/3*, 350–361.

Frank, J.D. (1992). *Die Heiler – Wirkungsweisen psychotherapeutischer Beeinflussung – Vom Schamanismus bis zu den modernen Therapien*. Stuttgart: Klett-Cotta.

Frank, J.D. (1978). *Psychotherapy and the human predicament: A psychosocial approach*. New York: Schocken.

Frank, L.K. (1939). Time perspectives. *Journal of Social Philosophy 4*, 293–312.

Frankfurt, H.G. (1971). Freedom of the will and the concept of person. *Journal of Philosophy 68/1*, 5–20.

Frankfurt, H.G. (1999). *Necessity, volition, and love*. Cambridge, UK: Cambridge University Press.

Frankfurt, H.G. (2005). *Gründe der Liebe*. Frankfurt am Main: Suhrkamp.

Frankl, V.E. (1977). *Das Leiden am sinnlosen Leben – Psychotherapie für heute*. Freiburg: Herder.

Frenkel-Brunswik, E. (1949). Intolerance of ambiguity as an emotional and perceptual personality variable. *Journal of Personality 18/1*, 108–143.

Freud, S. (1905/1971). Bruchstück einer Hysterie-Analyse. In S. Freud, *Hysterie und Angst – Studienausgabe Bd. VI* (S. 87–186). Frankfurt am Main: S. Fischer.

Freud, S. (1909/1943). Über Psychoanalyse – Fünf Vorlesungen, gehalten zur zwanzigjährigen Gründungsfeier der Clark University. In S. Freud, *Gesammelte Werke, 8. Band* (A. Freud, E. Bibring, W. Hoffer, E. Kris & O. Isakower, Hg.) (S. 3–12). London: Imago.

Freud, S. (1912/1975). *Ratschläge für den Arzt bei der psychoanalytischen Behandlung. Schriften zur Behandlungstechnik – Studienausgabe Ergänzungsband* (S. 169–180). Frankfurt am Main: S. Fischer.

Freud, S. (1915/1975). Triebe und Triebschicksale. In S. Freud, *Psychologie des Unbewußten – Studienausgabe Bd. III* (S. 75–102). Frankfurt am Main: S. Fischer.

Freud, S. (1921). *Massenpsychologie und Ich-Analyse.* Leipzig et al.: Internationaler Psychoanalytischer Verlag.

Freud, S. (1933/1971). Neue Folge der Vorlesungen zur Einführung in die Psychoanalyse. In S. Freud, *Vorlesungen zur Einführung in die Psychoanalyse Und Neue Folge – Studienausgabe Bd. I* (S. 447–608). Frankfurt am Main: S. Fischer.

Freud, S. (1937/1975). Die endliche und die unendliche Analyse. *Schriften zur Behandlungstechnik – Studienausgabe Ergänzungsband* (S. 357–392). Frankfurt am Main: S. Fischer.

Friedman, J. A. (1995). Ferenczi's clinical diary: On loving and hating. *International Journal of Psychoanalysis 76*, 957–975.

Fromm, E. (1972). *Die Kunst des Liebens.* Frankfurt am Main: Ullstein.

Gadamer, H.-G. (1974). Hermeneutik. In J. Ritter (Hg.), *Historisches Wörterbuch der Philosophie* (S. 1062–1074). Darmstadt: Wissenschaftliche Buchgesellschaft.

Gadamer, H.-G. (1984). Text und Interpretation. In P. Forget (Hg.), *Text und Interpretation – Deutsch-französische Debatte mit Beiträgen von J. Derrida, Ph. Forget, M. Frank, H.-G. Gadamer, J. Greisch und F. Laruelle* (S. 24–55). München: Fink.

Gadamer, H.-G. (1989). Reply to Jacques Derrida. In D. P. Michelfelder & R. E. Palmer (Hg.), *Dialogue and deconstruction: The Gadamer-Derrida encounter* (S. 55–57). Albany, NY: State University of New York Press.

Gadamer, H.-G. (1990). *Wahrheit und Methode – Grundzüge einer philosophischen Hermeneutik, Band I.* Tübingen: Mohr.

Gadamer, H.-G. (1993). *Wahrheit und Methode – Ergänzungen, Register, Band II.* Tübingen: Mohr.

Geertz, C. (1987). *Dichte Beschreibung – Beiträge zum Verstehen kultureller Systeme.* Frankfurt am Main: Suhrkamp.

Gegenfurtner, N., & Fresser-Kuby, R. (Hg.) (2007). *Emotionen im Fokus – Gestalttherapie im Dialog mit Leslie Greenberg.* Bergisch Gladbach: EHP.

Geller, S. M., Greenberg, L. S., & Watson, J. C. (2010). Therapist and client perceptions of therapeutic presence: The development of a measure. *Psychotherapy Research 20/5*, 599–610.

Gelso, C. J., & Carter, J. A. (1985). The relationship in counseling and psychotherapy: Components, consequences, and theoretical antecedents. *The Counseling Psychologist 13/2*, 155–243.

Gendlin, E. T. (1990). The small steps of the therapy process: How they come and how to help them become. In G. Lietaer, J. Rombauts, & R. van Balen (Hg.), *Client-centered and experiential psychotherapy in the nineties* (S. 205–224). Leuven: Leuven University Press.

Gendlin, E. T. (1998). *Focusing-orientierte Psychotherapie – Ein Handbuch der erlebensbezogenen Methode.* München: Pfeiffer.

Gendlin, E. T. (2002). The experiential response – Teil 2: Resonanz und Response. *Focusing Journal 9*, 2–7.

Gendlin, E. (2015). *Ein Prozess-Modell.* Freiburg & München: Alber.

Gergen, K.J. (2000). From identity to relational politics. In L. Holzman & J. Morss (Hg.), *Postmodern psychologies, societal practice, and political life* (S. 130–150). New York & London: Routledge.

Gergen, K.J. (2009). *Relational being: Beyond self and community.* New York: Oxford University Press.

Ghent, E. (1989). Credo: The dialectics of one-person and two-person psychologies. *Contemporary Psychoanalysis 25/2*, 169–211.

Ghent, E. (1992a). Foreword. In N. J. Skolnick & S. C. Warshaw (Hg.), Relational perspectives in psychoanalysis (S. xiii–xxii). Hillsdale, NJ: Analytic Press.

Ghent, E. (1992b). Paradox and process. *Psychoanalytic Dialogues 2/2*, 135–159.

Gilligan, C. (1996). *Die andere Stimme – Lebenskonflikte und Moral der Frau.* München: dtv.

Gilligan, C. (2011). *Joining the resistance.* Cambridge, UK: Polity Press.

Glassman, B. (2001). *Zeugnis ablegen – Buddhismus als engagiertes Leben.* Berlin: Theseus.

Goleman, D. (2003). *Dialog mit dem Dalai Lama – Wie wir destruktive Emotionen überwinden können.* München: Hanser.

Goodman, P., & Goodman, P. (1994). *Communitas – Lebensformen und Lebensmöglichkeiten menschlicher Gemeinschaften.* Köln: EHP.

Gorman, P. (2004). *Motivation and emotion.* London & New York: Routledge.

Gorton, D. (1983). Der historische Hintergrund der Gestalttherapie. *Integrative Therapie 9/2-3*, 84–97.

Grawe, K. (1998). *Psychologische Therapie.* Göttingen: Hogrefe.

Grawe, K. (2004). *Neuropsychotherapie.* Göttingen: Hogrefe.

Greenberg, L.S. (2002). Working with emotion. *International Gestalt Journal 25/2*, 31–57.

Greenberg, LS. (2011). *Emotionsfokussierte Therapie.* München & Basel: Reinhardt.

Greenberg, L.S., & Elliott, R. (1997). Varieties of empathic responding. In A.C. Bohart & L.S. Greenberg (Hg.), *Empathy reconsidered: New directions in psychotherapy* (S. 167–186). Washington, DC: American Psychological Association.

Greenberg, L.S., Rice, L.N., & Elliott, R. (1993). *Facilitating emotional change: The moment-by-moment process.* New York & London: Guilford Press.

Greenberg, L.S., & Safran, J.D. (1987). *Emotion in psychotherapy: Affect, cognition and the process of change.* New York: Guilford Press.

Greenson, R.R. (1966). Das Arbeitsbündnis und die Übertragungsneurose. *Psyche 20/2*, 81–103.

Greenwald, J. (1980). Rolle und Funktionen des Gestalttherapeuten in der klassischen Gestalttherapie. In H. G. Petzold (Hg.), *Die Rolle des Therapeuten und die therapeutischen Beziehung* (S. 121–132). Paderborn: Junfermann.

Grondin, J. (1982). *Hermeneutische Wahrheit? – Zum Wahrheitsbegriff Hans-Georg Gadamers.* Königstein: Hain.

Guignon, C. (1998). Narrative explanation in psychotherapy. *American Behavioral Scientist 41/4*, 558–577.

Gutiérrez, G. (1992). *Theologie der Befreiung*; Mainz: Matthias-Grünewald-Verlag.

Habermas, J. (1982). *Zur Logik der Sozialwissenschaften – Fünfte, erweiterte Auflage.* Frankfurt am Main: Suhrkamp.

Habermas, J. (1986). Gerechtigkeit und Solidarität – Eine Stellungnahme zur Diskussion über ›Stufe 6‹. In W. Edelstein & G. Nunner-Winkler (Hg.), *Zur Bestimmung der Moral – Philosophische und sozialwissenschaftliche Beiträge zur Moralforschung* (S. 291–318). Frankfurt am Main: Suhrkamp.

Habermas, J. (2009). *Diskursethik.* Frankfurt am Main: Suhrkamp.

Hanson, J. (2005). Should your lips be zipped? How therapist self-disclosure and non-disclosure affects clients. *Counselling and Psychotherapy Research 5/2*, 96–104.

Harrigan, J. A., & Rosenthal, R. (1986). Nonverbal aspects of empathy and rapport in physician-patient interaction. In P. D. Blanck, R. Buck, & R. Rosenthal (Hg.), *Nonverbal communication in the clinical context* (S. 36–73). University Park & London: Pennsylvania State University Press.

Hartmann, N. (1926/1949). *Ethik.* Berlin: de Gruyter.

Hasler, G. (2017). *Resilienz: Der Wir-Faktor – Gemeinsam Stress und Ängste überwinden.* Stuttgart: Schattauer.

Haynal, A. (1989). *Die Technik-Debatte in der Psychoanalyse – Freud, Ferenczi, Balint.* Frankfurt am Main: Fischer.

Heidegger, M. (1953). *Sein und Zeit.* Tübingen: Niemeyer.

Heidegger, M. (1983). *Die Grundbegriffe der Metaphysik – Gesamtausgabe 29/30.* Frankfurt am Main: Klostermann.

Heisterkamp, G. (1993). *Heilsame Berührungen – Praxis leibfundierter analytischer Psychotherapie.* München: Pfeiffer.

Held, V. (2006). *The ethics of care: Personal, politcal, and global.* Oxford, UK: Oxford University Press.

Helwig, P. (1936/1965). *Charakterologie.* Stuttgart: Klett.

Henry, W. P., Strupp, H. H., Schacht, T. E., & Gaston, L. (1994). Psychodynamic approaches. In A. E. Bergin & S. L. Garfield (Hg.), *Handbook of psychotherapy and behavior change* (4th edition) (S. 467–508). New York: Wiley & Sons

Heraklit (1952). *Urworte der Philosophie.* Wiesbaden: Insel.

Hermans, H. J. M. (1999). The polyphony of the mind: A multi-voiced and dialogical self. In J. Rowan & M. Cooper (Hg.), *The plural self: Multiplicity in everyday life* (S. 107–131). London: Sage.

Hermans, H. J. M. (2002). The dialogical self as a society of mind. *Theory & Psychology 12/2*, 147–160.

Hermans, H. J. M. (2005). Self as a society: The dynamics of interchange and power. In M. W. Baldwin (Hg.), *Interpersonal cognition* (S. 388–414). New York & London: Guilford Press.

Hermans, H. J. M. (2011). The dialogical self: A process of positioning in space and time. In S. Gallagher (Hg.), *The Oxford handbook of the self* (S. 654–680). Oxford & New York: Oxford University Press.

Hermans, H. J. M., & Dimaggio, G. (Hg.) (2004). *The dialogical self in psychotherapy.* New York: Brunner-Routledge.

Hermans, H. J. M., & Gieser, T. (Hg.) (2012). *Handbook of dialogical self theory*. Cambridge: Cambridge University Press.

Hermer, M. (2009). Soziale Netzwerke und Qualität der therapeutischen Beziehung. In B. Röhrle & A.-R. Laireiter (Hg)., *Soziale Unterstützung und Psychotherapie* (S. 191–225). Tübingen: DGVT.

Hertz, M. (1928a). Wahrnehmungspsychologische Untersuchungen am Eichelhäher I. *Zeitschrift für vergleichende Physiologie 7/1*, 144–194.

Hertz, M. (1928b). Wahrnehmungspsychologische Untersuchungen am Eichelhäher II. *Zeitschrift für vergleichende Physiologie 7/4*, 617–656.

Hertz, M. (1929). Die Organisation des optischen Feldes bei der Biene I. *Zeitschrift für vergleichende Physiologie 8/3-4*, 693–748.

Hertz, M. (1930). Die Organisation des optischen Feldes bei der Biene II. *Zeitschrift für vergleichende Physiologie 11/1*, 107–145.

Hertz, M. (1931). Die Organisation des optischen Feldes bei der Biene III. *Zeitschrift für vergleichende Physiologie 14/4*, 629–674.

Hill, C. E., Nutt-Williams, E., Heaton, K. J., Thompson, B. J., & Rhodes, R. H. (1996). Therapist retrospective recall of impasses in long-term psychotherapy: A qualitative analysis. *Journal of Counseling Psychology 43/2*, 207–217.

Hill, C. E., Thompson, B. J., Cogar, M. C., & Denman, D. W. (1993). Beneath the surface of long-term therapy: Therapist and client report of their own and each other's covert processes. *Journal of Counseling Psychology 40/3*, 278–287.

Hinde, R. A. (1979). *Towards understanding relationships*. London: Academic Press.

Hirsch, E. D. (1972). *Prinzipien der Interpretation*. München: UTB & Fink.

Hobson, P. (2003). *Wie wir denken lernen – Gehirnentwicklung und die Rolle der Gefühle*. Düsseldorf & Zürich: Walter.

Höll, K. (2016). Dialogizität des Selbst und dialogischer Ansatz – Eine kritische Betrachtung postmoderner Ansätze in der Gestalttherapie. *Gestalttherapie 30/1*, 23–40.

Hoeth, F. (1980). Buchbesprechung *Gestalt-Therapie – Lebensfreude und Persönlichkeitsentfaltung – Wiederbelebung des Selbst* von Frederick S. Perls, Ralph F. Hefferline und Paul Goodman. *Gestalt Theory 2*, 115–117.

Hoffman, I. Z. (1996). The intimate and ironic authority of the psychoanalyst's presence. *Psychoanalytic Quaterly 65/1*, 102–136.

Hoffmann, N., & Hofmann, B. (2008). *Selbstfürsorge für Therapeuten und Berater*. Weinheim: Beltz.

Holodynski, M. (2006). *Emotionen – Entwicklung und Regulation* (unter Mitarbeit von Wolfgang Friedlmeier). Heidelberg: Springer.

Holt-Lunstad, J., Smith, T. B., & Layton, J. B. (2010). Social Relationships and Mortality Risk: A Meta-analytic Review. *PLoS Med 7/7*, e1000316.

Honneth, A. (1992). *Kampf um Anerkennung – Zur moralischen Grammatik sozialer Konflikte*. Frankfurt am Main: Suhrkamp.

Honneth, A. (2015). *Die Idee des Sozialismus – Versuch einer Aktualisierung*. Berlin: Suhrkamp.

Horkheimer, M., & Adorno, T. W. (1969). *Dialektik der Aufklärung – Philosophische Fragmente*. Frankfurt am Main: S. Fischer.

Horner, A. J. (2007). To touch – or not to touch. In H. M. Ruitenbeek (Hg.), *The analytic situation: How patient and therapist communicate* (S. 191–199). New Brunswick, NJ, & London: Aldine Transaction.

Horvath, A. O., Del Re, A. C., Flückiger, C., & Symonds, D. (2011). Alliance in individual psychotherapy. *Psychotherapy 48/1*, 9–16.

Horvath, A. O., & Marx, R. W. (1990). The development and decay of the working alliance during time-limited counselling. *Canadian Journal of Counselling 24/4*, 240–260.

Hüther, G., & Spannbauer, C. (2012). Wege zum Wir. In G. Hüther & C. Spannbauer (Hg.), *Connectedness – Warum wir ein neues Weltbild brauchen* (S. 7–13). Bern: Huber.

Husserl, E. (1913/1980). *Ideen zu einer reinen Phänomenologie und phänomenologischen Philosophie Husserl – Erstes Buch: Allgemeine Einführung in die reine Phänomenologie*. Tübingen: Niemeyer.

Husserl, E. (1962). *Phänomenologische Psychologie – Gesammelte Werke Bd. IX*. Den Haag: Nijhoff.

Hutterer-Krisch, R. (1996). Behandlungsfehler in der Psychotherapie. In R. Hutterer-Krisch (Hg.), *Fragen der Ethik in der Psychotherapie* (S. 133–154). Wien & New York: Springer.

Hycner, R. (1985). Dialogical gestalt therapy: An initial proposal. *The Gestalt Journal 8/1*, 23–49. (deutsch: 1999a)

Hycner, R. (1989). *Zwischen Menschen – Ansätze zu einer Dialogischen Psychotherapie*. Köln: EHP.

Hycner, R. (1990). The I-Thou relationship and gestalt therapy. *The Gestalt Journal 13/1*, 41–54. (deutsch: 1999b)

Hycner, R. (1991). *Between person and person: Toward a dialogical psychotherapy*. Highland, NY: Gestalt Journal Press.

Hycner, R. (1999a). Für eine dialogische Gestalttherapie – Erste Überlegungen. In E. Doubrawa & F.-M. Staemmler, F.-M. (Hg.), *Heilende Beziehung – Dialogische Gestalttherapie* (S. 53–75). Wuppertal: Hammer.

Hycner, R. (1999b). Die Ich-Du-Beziehung. Martin Buber und die Gestalttherapie. In E. Doubrawa & F.-M. Staemmler, F.-M. (Hg.), *Heilende Beziehung – Dialogische Gestalttherapie* (S. 76–85). Wuppertal: Hammer.

Hycner, R., & Jacobs, L. (Hg.) (1995). *The healing relationship in gestalt therapy: A dialogic/self psychology approach*. Highland, NY: Gestalt Journal Press.

Hycner, R., & Jacobs, L. (Hg.) (2010). *Relational approaches in gestalt therapy*. New York: Routledge, Taylor & Francis (GestaltPress).

Jacobs, L. (1978). *I-Thou relations in gestalt therapy*. Unveröffentlichte Dissertation.

Jacobs, L. (1989). Dialogue in gestalt theory and therapy. *The Gestalt Journal 12/1*, 25–67 (deutsch: 1999).

Jacobs, L. (1995a). Self psychology, intersubjectivity theory, and gestalt therapy: A dialogic perspective. In R. Hycner & L. Jacobs (Hg.), *The healing relationship in gestalt therapy: A dialogic/self psychology approach* (S. 129–158). Highland, NY: Gestalt Journal Press.

Jacobs, L. (1995b). Shame in the therapeutic dialogue. *British Gestalt Journal 4/2*, 86–90.

Jacobs, L. (1999). Ich und Du, Hier und Jetzt – Zu Theorie und Praxis des Dialogs in der Gestalttherapie. In E. Doubrawa & F.-M. Staemmler (Hg.), *Heilende Beziehung – Dialogische Gestalttherapie* (S. 86–114). Wuppertal: Hammer.

Jacobs, L. (2005). The inevitable intersubjectivity of selfhood. *International Gestalt Journal 28/1*, 43–70.

Jacobs, L. (2006). That which enables: Support as complex and contextually emergent. *British Gestalt Journal 15/2*, 10–19.

Jacobs, L. (2010). Kritische Auseinandersetzung mit Projektion – Ein Plädoyer für Dialog in einer post-cartesianischen Welt. *Gestalttherapie 24/1*, 23–34.

Jacobs, L. (2013). Erkenntnisse der psychoanalytischen Selbstpsychologie und Intersubjektivitätstheorie für Gestalttherapeuten In B. Bocian & F.-M. Staemmler (Hg.), *Kontakt als erste Wirklichkeit – Zum Verhältnis von Gestalttherapie und Psychoanalyse* (S. 251–278). Bergisch Gladbach: EHP.

Jacobs, L. (2017). Hopes, fears, and enduring relational themes. *British Gestalt Journal 26/1*, 7–16.

Jacobs, T.J. (1973). Posture, gesture, and movement in the analyst – Cues to interpretation and countertransference. *Journal of the American Psychoanalytic Association 21/1*, 77–92.

James, W. (1890). *The principles of psychology – Vol. I.* New York: Holt.

Jones, E.E., & Nisbett, R.E. (1972). The actor and the observer: Divergent perceptions of the causes of behavior. In E.E. Jones, D. Kanouse, H.H. Kelley, R.E. Nisbett, S. Valins & B. Weiner (Hg.), *Attribution: Perceiving the causes of behavior* (S. 79–94). Morristown, NJ: General Learning Press.

Jordan, J.V. (1991). Empathy and self boundaries. In J.V. Jordan, A.G. Kaplan, J.B. Miller, I.P. Stiver & J.L. Surrey (Hg.), *Women's growth in connection: Writings from the Stone Center* (S. 67–80). New York & London: Guilford Press.

Jordan, J.V. (2000). The role of mutual empathy in relational/cultural therapy. *Journal of Clinical Psychology 56/8*, 1005–1016.

Josephs, I.E. (Hg.) (2003). *Dialogicality in development.* Westport, CT, & London: Praeger.

Kant, I. (1781). *Kritik der practischen Vernunft.* Frankfurt & Leipzig: (keine Verlagsangabe).

Klaren, G., Levi, N., & Vidakovic, I. (Hg.) (2015). *Yes we care! Social, political and cultural relationship as therapy's ground: A gestalt perspective.* Nieuw Buinen, NL: European Association of Gestalt Therapy.

Köhler, W. (1933). *Psychologische Probleme.* Berlin: Julius Springer.

Körner, J. (1989). Kritik der »therapeutischen Ich-Spaltung«. *Psyche 43/5*, 385–396.

Knox, R. (2013). Relational depth from the client's perspective. In R. Knox, D. Murphy, S. Wiggins & M. Cooper (Hg.), *Relational depth: New perspectives and developments* (S. 21–35). Houndsmills, UK, & NewYork: Palgrave Macmillan.

Knox, S., & Hill, C.E. (2003). Therapist self-disclosure: Research-based suggestions for practitioners. *Journal of Clinical Psychology/In Session 59/5*, 529–539.

Köhler, W. (1929/1947). *Gestalt psychology: An introduction to new concepts in modern psychology.* New York: Liveright.

Koestler, A. (1968). *Das Gespenst in der Maschine.* Wien & München: Molden.

Koestler, A. (1978). *Der Mensch, Irrläufer der Evolution – Eine Anatomie der menschlichen Vernunft und Unvernunft.* Bern & München: Scherz.

Kogan, J. (1976). The genesis of gestalt therapy. In C. Hatcher & P. Himelstein (Hg.), *The handbook of gestalt therapy* (S. 235–257). New York: Aronson.

Kohut, H. (1973). *Narzißmus – Eine Theorie der psychoanalytischen Behandlung narzißtischer Persönlichkeitsstörungen*. Frankfurt am Main: Suhrkamp.

Kohut, H. (2011). Selected problems in self psychological theory. In P.H. Ornstein (Hg.), *The search for the self: Selected writings of Heinz Kohut 1978-1981*, Vol. 4 (S. 489–523). London: Karnac.

Kolodny, N. (2003). Love as valuing a relationship. *The Philosophical Review 112/2*, 135–189.

Korb, M.P., Gorrell, J., & van de Riet, V. (1989). *Gestalt therapy: Practice and theory* (2nd edition). Boston: Allyn & Bacon.

Kropotkin, P. (1904). *Gegenseitige Hilfe in der Entwicklung* (autorisierte deutsche Ausgabe besorgt von Gustav Landauer). Leipzig: Thomas.

Kuhlmann, C. (2008). *»So erzieht man keinen Menschen!« – Lebens- und Berufserinnerungen aus der Heimerziehung der 50er und 60er Jahre*. Wiesbaden: Verlag für Sozialwissenschaften.

Kwee, M.G.T. (Hg.) (2010). *New horizons in Buddhist psychology: Relational Buddhism for collaborative practitioners*. Chagrin Falls, OH: Taos Institute Publications.

Lachmann, F.M., & Beebe, B. (1998). Optimal responsiveness in a systems approach to representational and selfobject transference. In H.A. Bacal (Hg.), *Optimal responsiveness: How therapists heal their patients* (S. 305–326). Northvale, NJ, & London: Aronson.

Laing, R. D. (1969). *Phänomenologie der Erfahrung*. Frankfurt am Main: Suhrkamp.

Laireiter, A.-R. (2009). Zur funktionalen Äquivalenz von Sozialer Unterstützung und Psychotherapie. In B. Röhrle & A.-R. Laireiter (Hg)., *Soziale Unterstützung und Psychotherapie* (S. 123–189). Tübingen: DGVT.

Lakoff, G., & Johnson, M. (1999). *Philosophy in the flesh: The embodied mind and its challenge to Western thought*. New York: Basic Books.

Lambert, M.J. (2013). The efficacy and effectiveness of psychotherapy. In M.J. Lambert (Hg.), *Bergin and Garfield's handbook of psychotherapy and behavior change* (6th edition) (S. 169–218). New York: Wiley.

Lambert, M.J., & Barley, D.E. (2001). Research summary on the therapeutic relationship and psychotherapy outcome. *Psychotherapy: Theory, Research, Practice, Training* 38/4, 357–361.

Laplanche, J., & Pontalis, J.-B. (1972). *Das Vokabular der Psychoanalyse*. Frankfurt am Main: Suhrkamp.

Latané, B., & Darley, J.M. (1969). Bystander »apathy«. *American Scientist 57/2*, 244–268

Leibowitz, J. (1990). *Gespräche über Gott und die Welt*. Frankfurt am Main: Dvorah.

Lévinas, E. (1963). Martin Buber und die Erkenntnistheorie. In P.A. Schilpp & M. Friedman (Hg.), *Martin Buber* (S. 119–134). Stuttgart: Kohlhammer.

Lévinas, E. (1981). Dialog. In F. Böckle, F.-X. Kaufmann, K. Rahner & B. Welte (Hg.), *Christlicher Glaube in moderner Gesellschaft, Band 1* (S. 61–85). Freiburg et al.: Herder.

Lévinas, E. (1983). *Die Spur des Anderen – Untersuchungen zur Phänomenologie und Sozialphilosophie*. Freiburg & München: Alber.

Lévinas, E. (1986). *Ethik und Unendliches – Gespräche mit Philippe Nemo* (P. Engelmann, Hg.). Wien: Edition Passagen.

Lévinas, E. (1987). *Totalität und Unendlichkeit – Versuch über die Exteriorität*. Freiburg & München: Alber.

Lévinas, E. (1989). *Die Zeit und der Andere.* Hamburg: Meiner.

Lévinas, E. (1992). *Die Spur des Anderen – Untersuchungen zur Phänomenologie und Sozialphilosophie.* Freiburg & München: Alber.

Lévinas, E. (1995). *Zwischen uns – Versuche über das Denken an den Anderen.* München & Wien: Hanser.

Lévinas, E. (1997). *Vom Sein zum Seienden.* Freiburg/Br. & München: Alber.

Lewin, K. (1926). Vorsatz, Wille und Bedürfnis. *Psychologische Forschung 7*, 330–385.

Lewin, K. (1963). *Feldtheorie in den Sozialwissenschaften.* Bern & Stuttgart: Huber.

Lichtenberg, J. D. (1989). *Psychoanalysis and motivation.* Hillsdale, NJ: Analytic Press.

Lichtenberg, P. (1990). *Community and confluence: Undoing the clinch of oppression.* Hillsdale, NJ: The Analytic Press (GestaltPress).

Lichtenberg, P., & Gray, C. (2006). Awareness, contacting and the promotion of democratic-egalitarian social life. *British Gestalt Journal 15/2*, 20–27.

Linell, P. (2009). *Rethinking language, mind and world dialogically: Interactional and contextual theories of human sense-making.* Charlotte, NC: Information Age Publishing.

Litsch, F.-J. (2005). Was ist gesellschaftlich engagierter Buddhismus? http://www.buddhanetz.org/dharma/engagiert.htm – gefunden 25.6.2017.

Lord, C. G., Ross, L., & Lepper, M. R. (1979). Biased assimilation and attitude polarization: The effects of prior theories on subsequently considered evidence. *Journal of Personality and Social Psychology 37*, 2098–2109.

Lyotard, J.-F. (1993). *Die Phänomenologie.* Hamburg: Junius.

Macaluso, M. A. (2015). Beyond the Perls-Goodman-model: From the organism-environment field to the relational field. *Gestalt Review 19/3*, 233–250.

MacIntyre, A. (2001). *Die Anerkennung der Abhängigkeit – Über menschliche Tugenden.* Hamburg: Rotbuch.

Märtens, M., & Petzold, H. G. (1998). Wer und was wirkt wie in der Psychotherapie? – Mythos »Wirkfaktoren« oder hilfreiches Konstrukt? *Integrative Therapie 24/1*, 98–110.

Märtsin, M., Wagoner, B., Aveling, E.-L., Kadianaki, I., & Whittaker, L. (Hg.) (2012). *Dialogicality in focus: Challenges to theory, method and application.* New York: Nova Science.

Mahler, M. S., Pine, F., & Bergmann, A. (1980). *Die psychische Geburt des Menschen – Symbiose und Individuation.* Frankfurt am Main: Fischer.

Mahrer, A. R. (1998). How can impressive in-session changes become impressive postsession changes? In L. S. Greenberg, J. C. Watson, & G. Lietaer (Hg.), *Handbook of experiential psychotherapy* (S. 201–223). New York & London: Guilford Press.

Mann, D. (2010). *Gestalt therapy: 100 key points and techniques.* London & New York: Routledge.

Marcel, G. (1965). *Die Menschenwürde und ihr existentieller Grund.* Frankfurt am Main: Knecht.

Marcel, G. (1985). Leibliche Begegnung – Notizen aus einem gemeinsamen Gedankengang In H. G. Petzold (Hg.), *Leiblichkeit – Philosophische, gesellschaftliche und therapeutische Perspektiven* (S. 15–46). Paderborn: Junferman.

Marcel, G. (1992). *Metaphysisches Tagebuch 1915-1943 – Ausgewählt und herausgegeben von Siegfried Foelz.* Paderborn: Schöningh.

Marková, I. (2003). *Dialogicality and social representations: The dynamics of mind.* Cambridge: Cambridge University Press.

Marquez, G. G. (1993). »Ich bin nur zum Telefonieren gekommen.« In G. G. Marquez, *Zwölf Geschichten aus der Fremde* (S. 95–115). Köln: Kiepenheuer & Witsch.

Maslow, A. H. (1962). *Psychologie des Seins – Ein Entwurf.* München: Kindler.

Maslow, A. (1981). *Motivation und Persönlichkeit.* Reinbek bei Hamburg: Rowohlt.

Maturana, H. R., & Varela, F. J. (1987). *Der Baum der Erkenntnis.* Bern: Scherz.

McMillan, M., & McLeod, J. (2006). Letting go: The client's experience of relational depth. *Person-Centered & Experiential Psychotherapies 5/4*, 277–292.

McNamee, S., & Gergen, K. J. (Hg.) (1999). *Relational responsibility: Resources for sustainable dialogue.* Thousand Oaks: Sage.

Mead, G. H. (1934/1968). *Geist, Identität und Gesellschaft aus der Sicht des Sozialbehaviorismus.* Frankfurt am Main: Suhrkamp.

Mearns, D., & Cooper, M. (2005). *Working at relational depth in counselling and psychotherapy.* Los Angeles et al.: Sage.

Mearns, D., & Schmid, P. F. (2006). Being-with and being-counter: Relational depth: The challenge of fully meeting the client. *Person-Centered & Experiential Psychotherapies 5/4*, 255–265.

Melnick, J. (1980). The use of therapist-imposed structure in gestalt therapy. *The Gestalt Journal 3/2*, 4–20.

Melnick, J., & Nevis, S. M. (2006). Kreativität in intimen Langzeitbeziehungen In M. Spagnuolo Lobb & N. Amendt-Lyon (Hg.), *Die Kunst der Gestalttherapie – Eine schöpfperische Wechselbeziehung* (S. 259–271). Wien & New York: Springer.

Merleau-Ponty, M. (1984). *Die Prosa der Welt.* München: Fink.

Merleau-Ponty, M. (2003). *Das Auge und der Geist – Philosophische Essays* (W. Arndt, Hg.). Hamburg: Meiner.

Michelfelder, D. P., & Palmer, R. E. (Hg.) (1989). *Dialogue and deconstruction: The Gadamer-Derrida encounter.* Albany, NY: State University of New York Press.

Mill, J. S. (1861/2009). *Der Utilitarismus (M. Kühn, Hg.).* Hamburg: Meiner.

Miller, M. V. (1990). Toward a psychology of the unknown. *The Gestalt Journal 13/2*, 23–41.

Miller, M. V. (1994). Introduction to *The Gestalt Journal* edition. In F. S. Perls, R. F. Hefferline, & P. Goodman, *Gestalt therapy: Excitement and growth in the human personality* (S. vii–xxii). Highland, NY: Gestalt Journal Press.

Miller, S. C. (2005). Need, care and obligation. In S. Reader (Hg.), *The philosophy of need* (S. 137–160). Cambridge, UK: Cambridge University Press.

Mitchell, S. A. (1988). *Relational concepts in psychoanalysis: An integration.* Cambridge, MA, & London: Harvard University Press.

Mitchell, S. A. (2005). *Psychoanalyse als Dialog – Einfluss und Autonomie in der analytischen Beziehung.* Gießen: Psychosozial.

Mitchell, S. A., & Aron, L. (Hg.) (1999). *Relational psychoanalysis: The emergence of a tradition.* Hillsdale, NJ: Analytic Press.

Moreno, J. L. (1967). *Die Grundlagen der Soziometrie – Wege zur Neuordnung der Gesellschaft.* Köln & Opladen: Westdeutscher Verlag.

Morson, G.S. (Hg.) (1986). *Bakhtin: Essays and dialogues on his work.* Chicago & London: University of Chicago Press.

Moroda, K.J. (2009). Less is more: An argument for the judicious use of self-disclosure. In A. Bloomgarden & R.B. Mennuti (Hg.), *Psychotherapist revealed: Therapists speak about self-disclosure in psychotherapy* (S. 17–29). New York & London: Routledge.

Moser, T. (1989). *Körpertherapeutische Phantasien – Psychoanalytische Fallgeschichten neu betrachtet.* Frankfurt am Main: Suhrkamp.

Moser, T., & Staemmler, F.-M. (2013). »Das Wichtigste ist die Flexibilität« – Ein Interview. In B. Bocian & F.-M. Staemmler (Hg.), *Kontakt als erste Wirklichkeit – Zum Verhältnis von Gestalttherapie und Psychoanalyse* (S. 309–329). Bergisch Gladbach: EHP.

Müller, K. (1988). Gestalttheorie, Emergenztheorie und der Neofunktionalismus. *Gestalt Theory 10/1*, 46–56.

Murray, H.A. (1938). *Explorations in personality.* New York: Oxford University Press.

Murray, L., & Trevarthen, C. (1985). Emotional regulation of interaction between two-montholds and their mother. In T. Field & N. Fox (Hg.), *Social perception in infants* (S. 177–197). Norwood, NJ: Ablex.

Murray, R.M., Pugh, J.L., & Clance, P.R. (2004). The ethics of touch and imagery in psychotherapy: A gestalt resolution. In R.G. Lee (Hg.), *The values of connection: A relational approach to ethics* (S. 137–157). Hillsdale, NJ: GestaltPress/Analytic Press.

Neidhardt, F. (1999). Innere Prozesse und Außenweltbedingungen sozialer Gruppen. In B. Schäfers (Hg.), *Einführung in die Gruppensoziologie* (S. 135–156). Wiesbaden: Quelle & Meyer.

Newman, F., & Goldberg, P. (1996). *Performance of a lifetime: A practical-philosphical guide to the joyous life.* New York: Castillo International.

Nietzsche, F. (1930). *Unzeitgemässe Betrachtungen.* Stuttgart: Kröner.

Nietzsche, F. (1964). *Sämtliche Werke in zwölf Bänden.* Stuttgart: Kröner.

Nisbett, R.E., & Ross, L. (1980). *Human inference – Strategies and shortcomings of social judgement.* Englewood Cliffs, NJ: Prentice Hall.

Noddings, N. (2002). *Starting at home: Caring and social policy.* Berkeley, CA: University of California Press.

Norcross, J.C. (2011). Evidence-based therapy relationships. In J.C. Norcross (Hg.), *Psychotherapy relationships that work: Evidence-based responsiveness* – Second edition (S. 3–21). Oxford: Oxford University Press.

Norcross, J.C., & Lambert, M.J. (2011a). Psychotherapy relationships that work II. *Psychotherapy 48/1*, 4–8.

Norcross, J.C., Lambert, M.J. (2011b). Evidence-based therapy relationships. In J.C. Norcross (Hg.), *Psychotherapy relationships that work: Evidence-based responsiveness* – Second edition (S. 3–21). Oxford: Oxford University Press.

Norton, R.W. (1975). Measurement of ambiguity tolerance. *Journal of Personality Assessment 39/6*, 607–619.

Nunner-Winkler, G. (1993). Two moralities? A critical discussion of an ethic of care and responsibility versus an ethic of rights and justice. In M.J. Larrabee (Hg.), *An ethic of care: Feminist and interdisciplinary perspectives* (S. 143–156). New York & London: Routledge.

Nussbaum, M.C. (1993). Menschliches Tun und soziale Gerechtigkeit – Zur Verteidigung des aristotelischen Essentialismus. In M. Brumlik & H. Brunkhorst (Hg.), *Gemeinschaft und Gerechtigkeit* (S. 323–361). Frankfurt am Main: Fischer.

O'Connor, S.C., & Rosenblood, L.K. (1996). Affiliation motivation in everyday experience: A theoretical comparison. *Journal of Personality and Social Psychology 70/3*, 513–522.

O'Neill, B. (Hg.) (2009). *Community, psychotherapy and life focus: A gestalt anthology of the history, theory and practice of living in community*. Wollongong, Australia: Ravenwood Press.

O'Shea, L. (2003). Reflection on Cornell: The erotic field. *British Gestalt Journal 12/2*, 105–110.

Ogden, T.H. (1994). *Subjects of analysis*. London: Karnac.

Orange, D.M. (2004). *Emotionales Verständnis und Intersubjektivität – Beiträge zu einer psychoanalytischen Epistemologie*. Frankfurt am Main: Brandes & Apsel.

Orange, D.M. (2009). *Thinking for clinicians: Philosophical resources for contemporary psychoanalysis and the humanistic psychotherapies*. New York & London: Routledge.

Orange, D.M. (2011). *The suffering stranger: Hermeneutics for everyday clinical practice*. New York: Routledge.

Orange, D.M., Atwood, G.E., & Stolorow, R.D. (1997). *Intersubjektivität in der Psychoanalyse – Kontextualismus in der psychoanalytischen Praxis*. Frankfurt am Main: Brandes & Apsel.

Orlinsky, D. (2009). Die psychotherapeutische Beziehung, Soziale Unterstützung und die heilende Energie des Therapeuten – Eine Neo-Durkheimsche Perspektive. In B. Röhrle & A.-R. Laireiter (Hg)., *Soziale Unterstützung und Psychotherapie* (S. 47–76). Tübingen: DGVT.

Papadopoulos, D. (1999). *Lew S. Wygotski – Werk und Wirkung*. Frankfurt am Main & New York: Campus.

Parlett, M. (2015). *Future sense: Five explorations of whole intelligence for a world that's waking up*. Leicester, UK: Matador.

Perls, F.S. (1974). *Gestalt-Therapie in Aktion*. Stuttgart: Klett-Cotta.

Perls, F.S. (1976). *Grundlagen der Gestalttherapie – Einführung und Sitzungsprotokolle*. München: Pfeiffer.

Perls, F.S. (1978). *Das Ich, der Hunger und die Aggression – Die Anfänge der Gestalttherapie*. Stuttgart: Klett-Cotta.

Perls, F.S. (1980). *Gestalt, Wachstum, Integration – Aufsätze, Vorträge, Therapiesitzungen* (H.G. Petzold, Hg.). Paderborn: Junfermann.

Perls, F.S. (1981). *Gestalt-Wahrnehmung – Verworfenes und Wiedergefundenes aus meiner Mülltonne*. Frankfurt am Main: Verlag für Humanistische Psychologie.

Perls, F.S., Hefferline, R.F., & Goodman, P. (1951). *Gestalt therapy: Excitement and growth in the human personality*. New York: The Julian Press.

Perls, F.S., Hefferline, R., & Goodman, P. (1951/2006). *Gestalttherapie – Grundlagen der Lebensfreude und Persönlichkeitsentfaltung* (siebte, neu übersetzte Auflage). Stuttgart: Klett-Cotta.

Perls, F.S., Hefferline, R., & Goodman, P. (1951/2007). *Gestalttherapie – Zur Praxis der Wiederbelebung des Selbst* (neunte, völlig überarbeitete Auflage). Stuttgart: Klett-Cotta.

Perls, F.S., & Levitsky, A. (1980). Regeln und Spiele der Gestalttherapie In F.S. Perls, *Gestalt, Wachstum, Integration – Aufsätze, Vorträge, Therapiesitzungen* (H.G. Petzold, Hg.) (S. 193–204). Paderborn: Junfermann.

Perls, L. (1989). *Leben an der Grenze – Essays und Anmerkungen zur Gestalttherapie.* Köln: EHP.

Perls, L., & Polster, M. (1992). Interpretation is … In E. W. L. Smith (Hg.), *Gestalt voices* (S. 202). Norwood, NJ: Ablex.

Perls, L. & Rosenblatt, D. (2005). *Meine Wildnis ist die Seele des Anderen – Der Weg zur Gestalttherapie – Lore Perls im Gespräch mit Daniel Rosenblatt* (A. & E. Doubrawa, Hg.). Wuppertal: Hammer.

Petry, S. (1986). Ich und Du und Wir – Meditation über das »Gestaltgebet«. *Gestalt-Publikationen 3* (Zentrum für Gestalttherapie, Würzburg).

Petzold, H. G. (1973). *Gestalttherapie und Psychodrama.* Kassel: Nicol.

Petzold, H. G. (1986). Konfluenz, Kontakt, Begegnung und Beziehung als Dimensionen therapeutischer Korrespondenz in der Integrativen Therapie. *Integrative Therapie 12/4*, 320–341.

Petzold, H. G. (1993a). *Integrative Therapie – Modelle, Theorien und Methoden für eine schulenübergreifende Psychotherapie – 1. Klinische Philosophie.* Paderborn: Junfermann.

Petzold, H. G. (1993b). *Integrative Therapie – Modelle, Theorien und Methoden für eine schulenübergreifende Psychotherapie – 2. Klinische Theorie.* Paderborn: Junfermann.

Petzold, H. G. (1993c). *Integrative Therapie – Modelle, Theorien und Methoden für eine schulenübergreifende Psychotherapie – 3. Klinische Praxeologie.* Paderborn: Junfermann.

Petzold, H. G. (1995). Integrative Therapie in der Lebensspanne – Zur entwicklungspsychologischen und gedächtnistheoretischen Fundierung aktiver und leibzentrierter Interventionen bei ›frühen Schädigungen‹ und ›negativen Ereignisketten‹ in unglücklichen Lebenskarrieren. In H. G. Petzold (Hg.), *Psychotherapie und Babyforschung, Bd. II: Die Kraft liebevoller Blicke – Säuglingsbeobachtungen revolutionieren die Psychotherapie* (S. 325–490). Paderborn: Junfermann.

Petzold, H. G. (1996). Der »Andere« – der Fremde und das Selbst – Tentative, grundsätzliche und persönliche Überlegungen für die Psychotherapie anläßlich des Todes von Emmanuel Lévinas (1906-1995). *Integrative Therapie 22/2-3*, 319–349.

Petzold, H. (2001). »Goodmansche« Gestalttherapie als »klinische Soziologie« konstruktiver Aggression? – Goodman, die Situation der Psychotherapeuten heute und eine Welt voller Aggression – Integrative und gestalttherapeutische Aggressionstheorie angesichts von Terror, Gegenterror, Terrorismus (Teil 2). *Gestalt 42*, 35–58.

Petzold, H. G., Gröbelbauer, G., Gschwend, I. (1999). Patienten als »Partner« – oder als »Widersacher« und »Fälle« – Über die Beziehung zwischen Patienten und Psychotherapeuten – Kritische Gedanken und Anmerkungen. In H. G. Petzold & I. Orth, *Die Mythen der Psychotherapie – Ideologien, Machtstrukturen und Wege kritischer Praxis* (S. 363–392). Paderborn: Junfermann.

Petzold, H. G., & Müller, M. (2005). *Modalitäten der Relationalität – Affiliation, Reaktanz, Übertragung, Beziehung, Bindung – in einer »klinischen Sozialpsychologie« für die Integrative Supervision und Therapie.* http://www.fpi-publikation.de/artikel/textarchiv-h-g-petzold-et-al-/petzold-h-g-mueller-m-2005-2007-modalitaeten-der-relationalitaet.html – gefunden 4.4.2016.

Pfammatter, M., Junghan, U. M., & Tschacher, W. (2012). Allgemeine Wirkfaktoren der Psychotherapie – Konzepte, Widersprüche und eine Synthese. *Psychotherapie 17/1*, 17–31.

Philippson, P. (2001). *Self in relation*. Highland, NY: Gestalt Journal Press.

Piper, W.E., Azim, H.F.A., Joyce, A.S., & MacCallum, M. (1991). Transference interpretations, therapeutic alliance, and outcome in short-term individual psychotherapy. *Archives of General Psychiatry 48/10*, 946–953.

Piper, W.E., Ogrodniczuk, J.S., Joyce, A.S., McCullum, M., Rosie, J.A., O'Kelly, J.G., & Steinberg, P.I. (1999). Prediction of dropping out in time-limited, interpretive individual psychotherapy. *Psychotherapy 36/2*, 114–122.

Polster, E. (1995). *A population of selves: A therapeutic exploration of personal diversity*. San Francisco: Jossey-Bass.

Polster, E. (2009). *Zugehörigkeit – Eine Vision für die Psychotherapie*. Wuppertal: Hammer.

Polster, E. (2015). *Beyond therapy: Igniting life focus community movements*. New Brunswick, NJ: Transaction Publishers.

Polster, E., & Polster, M. (1975). *Gestalttherapie – Theorie und Praxis der integrativen Gestalttherapie*. München: Kindler.

Polster, E., & Polster, M. (2002). *Das Herz der Gestalttherapie – Beiträge aus vier Jahrzehnten*. Wuppertal: Hammer.

Portele, G.H., & Roessler, K. (1994). *Macht und Psychotherapie – Ein Dialog*. Köln: EHP.

Prenn, N. (2009). I second that emotion! On self-disclosure and its metaprocessing. In A. Bloomgarden & R.B. Mennuti (Hg.), *Psychotherapist revealed: Therapists speak about self-disclosure in psychotherapy* (S. 85–99). New York & London: Routledge.

Rawls, J. (1975). *Eine Theorie der Gerechtigkeit*. Frankfurt am Main: Suhrkamp.

Reddemann, L. (2005). Selbstfürsorge. In O.F. Kernberg, B. Dulz & J. Eckert (Hg.), *WIR: Psychotherapeuten über sich und ihren »unmöglichen« Beruf* (S. 563–568). Stuttgart & New York: Schattauer.

Regan, A.M., & Hill, C.E. (1992). Investigation of what clients and counselors do not say in brief therapy. *Journal of Counseling Psychology 39/2*, 168–174.

Reich, J.W., Zautra, A.J. & Hall, J.S. (Hg.) (2010). *Handbook of adult resilience*. New York & London: Guildford Press.

Reich, W. (1927/1971). *Die Funktion des Orgasmus – Sexualökonomische Grundprobleme der biologischen Energie*. Köln: Kiepenheuer & Witsch.

Reik, T. (1935). *Der überraschte Psychologe – Über Erraten und Verstehen unbewußter Vorgänge*. Leiden: Sijthoff's.

Reik, T. (1976). *Hören mit dem dritten Ohr – Die innere Erfahrung eines Psychoanalytikers*. Hamburg: Hoffmann & Campe.

Renn, K. (2009). Resonanz. In G. Stumm & A. Pritz (Hg.), *Wörterbuch der Psychotherapie* (S. 593–594). Wien & New York: Springer.

Renn, K. (2016). *Magische Momente der Veränderung – Was Focusing bewirken kann – Eine Einführung*. München: Kösel.

Rennie, D.L. (1992). Qualitative analysis of the client's experience of psychotherapy: The unfolding of reflexivity. In S.G. Toukmanian & D.L. Rennie (Hg.), *Psychotherapy process research: Paradigmatic and narrative approaches* (S. 211–233). Newbury Park, CA: Sage.

Rennie, D. L. (2000). Grounded theory methodology as methodical hermeneutics. *Theory and Psychology 10/4*, 481 502.

Rhodes, R. H., Hill, C. E., Thompson, B. J., & Elliott, R. (1994). Client retrospective recall of resolved and unresolved misunderstanding events. *Journal of Counseling Psychology 41/4*, 473–483.

Ricoeur, P. (1974). *Die Interpretation – Ein Versuch über Freud.* Frankfurt am Main: Suhrkamp.

Ricoeur, P. (1996). *Das Selbst als ein Anderer.* München: Fink.

Riker, J. H. (2005). The life of the soul: An essay in ecological thinking. *Psychology of the Self Online.*

Röhrle, B., & Laireiter, A.-R. (Hg). (2009). *Soziale Unterstützung und Psychotherapie.* Tübingen: DGVT.

Röhrle, B., Sommer, G., & Nestmann, F. (Hg.) (1998). *Netzwerkintervention.* Tübingen: DGVT.

Rogers, C. R. (1965). A humanistic conception of man. In R. E. Farson (Hg.), *Science and human affairs* (S. 18-31). Palo Alto, CA: Science and Behavior Books.

Rogers, C. R. (1972). *Die klient-bezogene Gesprächstherapie.* München: Kindler.

Rogers, C. R. (1973). *Die Entwicklung der Persönlichkeit – Psychotherapie aus der Sicht eines Therapeuten.* Stuttgart: Klett.

Rogers, C. R. (1974). *Encounter-Gruppen – Das Erlebnis der menschlichen Begegnung.* München: Kindler.

Rogers, C. R. (1984). Die zwischenmenschliche Beziehung als Zentrum von Beratung und Therapie. In C. R. Rogers & B. Stevens (Hg.), *Von Mensch zu Mensch – Möglichkeiten, sich und anderen zu begegnen* (S. 103–119). Paderborn: Junfermann.

Rogers, C. R. (1991). Die notwendigen und hinreichenden Bedingungen für Persönlichkeitsentwicklung durch Psychotherapie. In C. R. Rogers & P. F. Schmid (Hg.), *Person-zentriert – Grundlagen von Theorie und Praxis* (S. 165–184). Mainz: Grünewald.

Rogers, C., & Buber, M. (1992). Carl Rogers im Gespräch mit Martin Buber (W. M. Pfeiffer, Hg.). In M. Behr, U. Esser, F. Petermann, W. M. Pfeiffer & R. Tausch (Hg.), *Personenzentrierte Psychologie und Psychotherapie – Jahrbuch 1992* (S. 184–201). Köln: GwG.

Rogoff, B. (1990). *Apprenticeship in thinking: Cognitive development in social context.* New York & Oxford: Oxford University Press.

Rombach, H. (1980). *Phänomenologie des gegenwärtigen Bewußtseins.* Freiburg & München: Alber.

Rombach, H. (1987). *Strukturanthropologie – »Der menschliche Mensch«.* Freiburg & München: Alber.

Rorty, R. (1979). *Philosophy and the mirror of nature.* Princeton, NJ: Princeton University Press.

Rosa, H. (2006). Kommunitarismus. In M. Düwell, C. Hübenthal & M. H. Werner (Hg.), *Handbuch Ethik* (zweite, aktualisierte und erweiterte Auflage) (S. 218–230). Stuttgart & Weimar: Metzler.

Rosa, H. (2016). *Resonanz – Eine Soziologie der Weltbeziehung.* Berlin: Suhrkamp.

Rosa, H. (2017). Die Beziehung ist das Entscheidende. *Buddhismus aktuell 3*, 44–48.

Rothe, F., & Sbandi, P. (2002). Kommunikation als Ausdruck zwischenmenschlicher Bezogenheit. *Integrative Therapie 28/2*, 154–170.

Safran, J. D., Crocker, P., McMain, S., & Murray, P. (1990). Therapeutic alliance ruptures as a therapy event for empirical investigation. *Psychotherapy 27/2*, 154–165.

Safran J. D., & Muran, J. C. (2000). *Negotiating the therapeutic alliance: A relational treatment guide*. New York & London: Guilford Press.

Safran, J. D., Muran, J. C., Samstag, L. W., & Stevens, C. (2001). Repairing alliance ruptures. *Psychotherapy 38/4*, 406–412.

Saner, R. (1989). Culture bias of gestalt therapy: Made-in-U.S.A. *The Gestalt Journal 12/2*, 57–71.

Sapriel, L. (1998). Can gestalt therapy, self-psychology and intersubjectivity theory be integrated? *British Gestalt Journal 7/1*, 33–44.

Sartre, J.-P. (1964). *Marxismus und Existentialismus – Versuch einer Methodik*. Reinbek: Rowohlt.

Sartre, J.-P. (1997). *Die Transzendenz des Ego – Philosophische Essays 1931-1939*. Reinbek: Rowohlt.

Sassenfeld, A. (2015). *Relationale Psychotherapie – Grundlagen und klinische Prinzipien*. Gießen: Psychosozial.

Schäfers, B. (2002). Die soziale Gruppe. In H. Korte & B. Schäfers (Hg.), *Einführung in Hauptbegriffe der Soziologie* (S. 127–142). Opladen: Leske & Budrich.

Schleiermacher, F. (1996). *Schriften* (A. Arndt, Hg.). Frankfurt am Main: Deutscher Klassiker Verlag.

Schlesinger, G. (1995). Attachment, relationship, and love. In M. Lionells, J. Fiscalini, C. H. Mann & D. B. Stern (Hg.), *Handbook of interpersonal psychoanalysis* (S. 63–77). Hillsdale, NJ: Analytic Press.

Schmid, P. F. (2002). Anspruch und Antwort – Personzentrierte Psychotherapie als Begegnung von Person zu Person. In W. W. Keil & G. Stumm (Hg.), *Die vielen Gesichter der Personzentrierten Psychotherapie* (S. 75–105). Wien & New York: Springer.

Schmid, P. F. (2015). Person and society: Towards a person-centered sociotherapy. *Person-Centered & Experiential Psychotherapies 14/3*, 217–235.

Schmidt-Lellek, C. J. (2006). *Ressourcen der helfenden Beziehung – Modelle dialogischer Praxis und ihre Deformationen*. Bergisch Gladbach: EHP.

Schmidt-Lellek, C. J., & Heimannsberg, B. (Hg.) (1995). *Macht und Machtmißbrauch in der Psychotherapie*. Köln: EHP.

Schmitz, H. (1980). *Neue Phänomenologie*. Bonn: Bouvier.

Schmitz, H. (1989). *Leib und Gefühl – Materialien zu einer philosophischen Therapeutik* (H. Gausebeck & G. Risch, Hg.). Paderborn: Junfermann.

Schore, A. N. (2003). *Affektregulation und die Reorganisation des Selbst*. Stuttgart: Klett-Cotta.

Schulte, H. (1924/2002). Versuch einer Theorie der paranoischen Eigenbeziehung und Wahnbildung. In G. Stemberger (Hg.), *Psychische Störungen im Ich-Welt-Verhältnis – Gestalttheorie und psychotherapeutische Krankheitslehre* (S. 27–47). Wien: Krammer.

Schulthess, P. (2009). Gestalt und Politik. In P. Schulthess & H. Anger (Hg.), *Gestalt und Politik – Gesellschaftliche Implikationen der Gestalttherapie* (S. 45–69). Bergisch-Gladbach: EHP.

Schulz von Thun, F. (1989). *Miteinander reden 2 – Stile, Werte und Persönlichkeitsentwicklung*. Reinbek bei Hamburg: Rowohlt.

Schulz von Thun, F. (2017). *Von wem stammt das Werte- und Entwicklungsquadrat?* http://www.schulz-von-thun.de/files/wurzeln_des_werte-_und_entwicklungsquadrates.pdf – gefunden 7.3.2017.

Seikkula, J. (2011). Becoming dialogical: Psychotherapy or a way of life? *The Australian and New Zealand Journal of Family Therapy 32/3*, 179–193.

Shostrom, E. L. (Producer) (1965). *Three approaches to psychotherapy* (Motion pictures). Corona del Mar, CA: Psychological & Educational Films.

Simkin, J. S. (1994). *Gestalttherapie – Mini-Lektionen für Einzelne und Gruppen*. Wuppertal: Hammer.

Simon, F., Clement, U., & Stierlin, H. (1999). *Die Sprache der Familientherapie: ein Vokabular – Kritischer Überblick und Integration systemtherapeutischer Begriffe, Konzepte und Methoden* (5., völlig überarbeitete und erweiterte Auflage) Stuttgart: Klett-Cotta.

Singer, E. (1977). The fiction of analytic anonymity. In K. A. Frank (Hg.), *The human dimension in psychoanalytic practice* (S. 181–192). New York et al.: Grune & Stratton.

Slife, B. D. (2004). Taking practice seriously: Toward a relational ontology. *Journal of Theoretical and Philosophical Psychology 24/2*, 157–178.

Slife, B. D., & Wiggins, B. J. (2009). Taking relationship seriously in psychotherapy: Radical relationality. *Journal of Contemporary Psychotherapy 39/1*, 17–24.

Slife, B., Harris, M., Wiggins, B., & Zenger, N. (2005). *Radical relational therapy in practice: Presentation at the meeting of the APA, Washington, D.C.* http://brentslife.com/article/upload/psychotherapy/Radical%20Relational%20Therapy%20in%20Practice.pdf – gefunden 17.2.2016.

Smith, E. W. L. (1976). The roots of gestalt therapy. In E. W. L. Smith (Hg.), *The growing edge of gestalt therapy* (S. 3–36). New York: Brunner/Mazel.

Smith Lawry, S. (1998). Touch and clients who have been sexually abused. In E. W. L. Smith, P. R. Clance & S. Imes (Hg.), *Touch in psychotherapy: Theory, research, and practice* (S. 201–210). New York & London: Guilford Press.

Smuts, J. C. (1938). *Die holistische Welt*. Berlin: Alfred Metzner.

Snyder, C. R., Parenteau, S. C., Shorey, H. S., Kahle, K. E., & Berg, C. (2002). Hope as the underlying process in the psychotherapeutic change process. *International Gestalt Journal 25/2*, 11–29.

Sodian, B. (1991). The development of deception in young children. *Developmental Psychology 9/1*, 173–188.

Sontag, S. (1968). *Kunst und Antikunst – 24 literarische Analysen*. Reinbek bei Hamburg: Rowohlt.

Spagnuolo Lobb, M. (2006). Die therapeutische Begegnung – Eine improvisierte Kokreation M. Spagnuolo Lobb & N. Amendt-Lyon (Hg.), *Die Kunst der Gestalttherapie – Eine schöpferische Wechselbeziehung* (S. 45–59). Wien & New York: Springer.

Sparrer, I., Varga von Kibéd, M., & Remmert, G. W. (2017). *Lösungen mit System: Methoden der lösungsfokussierten systemischen Strukturaufstellungen*. http://www.seminarhaus-schmiede.de/pdf/loesungen-mit-system-wertequadrat.pdf – gefunden 7.3.2017.

Spiegelberg, H. (1960). *The phenomenological movement – Vol. II*. Den Haag: Nijhoff.

Spinelli, E. (1996). *Demystifying therapy*. London: Constable.

Spree, A. (2001). Kritik der Interpretation. In T. Eicher & V. Wiemann (Hg.), *Arbeitsbuch Literaturwissenschaft* – 3., vollst. überarb. Aufl. (S. 185–216). Paderborn: Schöningh.

Sreckovic, M. (2015). Selbst und Welt – Bemerkungen zur Neuauflage. In H. Trüb, *Heilung aus der Begegnung – Überlegung zu einer dialogischen Psychotherapie* (S. 109–232). Bergisch Gladbach: EHP.

Sroufe, L. A. (1996). *Emotional development: The organization of emotional life in the early years.* Cambridge: Cambridge University Press.

Staemmler, F.-M. (1977). *Theoretische und praktische Probleme des Übertragungskonzepts in analytischer und nicht-analytischer Psychotherapie.* Unveröffentlichte Diplom-Arbeit an der Universität Würzburg.

Staemmler, F.-M. (1988). Schritt für Schritt – Drei kommentierte gestalttherapeutische Sitzungen. *Gestalt-Publikationen 7* (Zentrum für Gestalttherapie, Würzburg).

Staemmler, F.-M. (1989). »Etiketten sind für Flaschen, nicht für Menschen« – Anmerkungen zur Diagnostik-Diskussion in der Gestalttherapie. *Gestalttherapie 3/1*, 71–77.

Staemmler, F.-M. (1993). *Therapeutische Beziehung und Diagnose – Gestalttherapeutische Antworten.* München: Pfeiffer.

Staemmler, F.-M. (1994). Can ›I-Thou‹ be the basis of gestalt therapy? A reply to Yontef and Beaumont. *British Gestalt Journal 3/2*, 125–126.

Staemmler, F.-M. (1995). *Der ›leere Stuhl‹ – Ein Beitrag zur Technik der Gestalttherapie.* München: Pfeiffer.

Staemmler, F.-M. (1996). Grenze? – Welche Grenze? – Zur Problematik eines zentralen gestalttherapeutischen Begriffs. *Integrative Therapie 22/1*, 36–55.

Staemmler, F.-M. (1997a). Prozeß und Diagnose – Einführende Gedanken zur Eröffnung der 10. Münchner Gestalttage, 1996. In M. Billich, H. Koch, & R. Merten (Hg.), *Dokumentation der 10. Münchner Gestalttage 1996 – Prozeß und Diagnose – Gestalttherapie und Gestaltpädagogik in Praxis, Theorie und Wissenschaft* (S. 9–23). Eurasburg: GFE.; auch in *Gestalt-Kritik 6/1*, 31–38.

Staemmler, F.-M. (1997b). Gemeinsame Konstruktionen – Über den ›Gegenstand‹ der Paartherapie am Beispiel geschlechtsspezifischer Mißverständnisse. *Gestalttherapie 11/1*, 57–69.

Staemmler, F.-M. (1998). Wie ein Fisch im Wasser – Gestalttherapie in den Zeiten der Unsicherheit. *Gestalttherapie 12/2*, 35–49.

Staemmler, F.-M. (1999a). Verstehen und Verändern – Dialogisch-prozessuale Diagnostik. In R. Fuhr, M. Sreckovic & M. Gremmler-Fuhr (Hg.), *Handbuch der Gestalttherapie* (S. 673–687). Göttingen: Hogrefe.

Staemmler, F.-M. (1999b). Der Geist der Gestalttherapie in Aktion – Methoden und Techniken. In R. Fuhr, M. Sreckovic, & M. Gremmler-Fuhr (Hg.), *Handbuch der Gestalttherapie* (S. 439–460). Göttingen: Hogrefe.

Staemmler, F.-M. (1999c). Die Kraft der Beziehung – Was eine Gestalttherapie in Bewegung hält. In E. Doubrawa & F.-M. Staemmler, F.-M. (Hg.), *Heilende Beziehung – Dialogische Gestalttherapie* (S. 115–125). Wuppertal: Hammer.

Staemmler, F.-M. (1999d). Hermeneutische Ansätze in der klassischen Gestalttherapie. *Gestalt 36*, 43–60.

Staemmler, F.-M. (1999e). Kultivierte Unsicherheit – Gedanken zu einer gestalttherapeutischen Haltung. In E. Doubrawa & F.-M. Staemmler (Hg.), *Heilende Beziehung – Dialogische Gestalttherapie* (S. 126–143). Wuppertal: Hammer.

Staemmler, F.-M. (2001). Das Hier und Jetzt ist auch nicht mehr das, was es mal war – Kometenschweif, Janus-Kopf und die Unendlichkeit von Möglichkeiten. In F.-M. Staemmler (Hg.), *Gestalttherapie im Umbruch – Von alten Begriffen zu neuen Ideen* (S. 177–219). Köln: EHP.

Staemmler, F.-M. (2002). Realität und Wirklichkeit: Innen oder außen? – Zur Klärung einiger Verwirrungen an der gestalttherapeutischen »Grenze«. *Gestalt-Publikationen 37* (Würzburg: Zentrum für Gestalttherapie).

Staemmler, F.-M. (2005). Physi(kali)sche Metaphern und Konsistenzprinzip – Kulturelle Feldbedingungen als Voraussetzungen für das Verstehen von Individuen. *Gestalt-Publikationen 40* (Zentrum für Gestalttherapie, Würzburg).

Staemmler, F.-M. (2006). Babylonische Sprachverwirrung? – Über die vielfältigen Verwendungen und Bedeutungen des Feldbegriffs. *Gestalttherapie 20/2*, 30–62.

Staemmler, F.-M. (2009a). *Das Geheimnis des Anderen – Empathie in der Psychotherapie: Wie Therapeuten und Klienten einander verstehen*. Stuttgart: Klett-Cotta.

Staemmler, F.-M. (2009b). *Einige Gedanken zu dem Satz »Was ist, darf sein, und was sein darf, kann sich verändern«*. http://www.frank-staemmler.de/www.frank-staemmler.de/Publikationen_files/Was%20ist,%20darf%20sein.pdf – ständig verfügbar.

Staemmler, F.-M. (2009c). *Was ist eigentlich Gestalttherapie? – Eine Einführung für Neugierige*. Bergisch Gladbach: EHP.

Staemmler, F.-M. (2010). The willingness to be uncertain: Preliminary thoughts about interpretation and understanding in gestalt therapy. In L. Jacobs & R. Hycner (Hg.), *Relational approaches in gestalt therapy* (S. 65–110). New York: Routledge, Taylor & Francis (GestaltPress).

Staemmler, F.-M. (2011). Das Jetzt – Die Bedeutung der Zeit in der Gestalttherapie, oder: Die Zeiten der Bedeutung in der Gestalttherapie. *Gestalttherapie 25/2*, 87–103.

Staemmler, F.-M. (2013a). Kontakt als erste Wirklichkeit – Intersubjektivität in der Gestalttherapie In B. Bocian & F.-M. Staemmler (Hg.), *Kontakt als erste Wirklichkeit – Zum Verhältnis von Gestalttherapie und Psychoanalyse* (S. 21–33). Bergisch Gladbach: EHP.

Staemmler, F.-M. (2013b). Der Schiefe Turm von Pisa – oder: Das unstimmige Konzept der »frühen Störung«. In B. Bocian & F.-M. Staemmler (Hg.), *Kontakt als erste Wirklichkeit – Zum Verhältnis von Gestalttherapie und Psychoanalyse* (S. 215–250). Bergisch Gladbach: EHP.

Staemmler, F.-M. (2015a). *Das dialogische Selbst – Postmodernes Menschenbild und psychotherapeutische Praxis*. Stuttgart: Schattauer.

Staemmler, F.-M. (2015b). Die vielen Stimmen des Selbst – Zur Dialogizität und Pluralität psychischer Prozesse. *Gestalttherapie 29/2*, 72–88.

Staemmler, F.-M. (2016a). Taking another turn: The relational turn in gestalt therapy revisited. *British Gestalt Journal 25/2*, 3–19.

Staemmler, F.-M. (2016b). *Kränkungen – Verständnis und Bewältigung alltäglicher Tragödien*. Stuttgart: Klett-Cotta.

Staemmler, F.-M. (2017). Gestalttherapie – Für ein erotisches Verhältnis zur Welt. *Zeitschrift für Gestaltpädagogik 28/1*, 22–34.

Staemmler, F.-M., & Bock, W. (1998). *Ganzheitliche Veränderung in der Gestalttherapie – Neuausgabe.* Wuppertal: Hammer.

Staemmler, F.-M., & Staemmler, B. (2008). Das Ich, der Ärger und die Anhaftung – Zur Kritik der Perls'schen Aggressionstheorie und -methodik. In F.-M. Staemmler & R. Merten (Hg.), *Therapie der Aggression – Perspektiven für Individuum und Gesellschaft* (S. 29–168). Bergisch Gladbach: EHP.

Steering Committee (2002). Empirically supported therapy relationships: Conclusions and recommendations of the Division 29 Task Force. In J. C. Norcross (Hg.), *Psychotherapy relationships that work: Therapist contributions and responsiveness to patients* (S. 441–443). Oxford: Oxford University Press.

Stemberger, G. (1999). Zum Schicksal einiger gestalttheoretischer Begriffe und Konstrukte in der Gestalttherapie In R. Hutterer-Krisch, I. Luif & G. Baumgartner (Hg.), *Neue Entwicklungen in der Integrativen Gestalttherapie – Wiener Beiträge zum Theorie-Praxis-Bezug* (S. 60–81). Wien: Facultas.

Stemberger, G. (Hg.) (2002). *Psychische Störungen im Ich-Welt-Verhältnis – Gestalttheorie und psychotherapeutische Krankheitslehre.* Wien: Krammer.

Stern, D. N. (1992). *Die Lebenserfahrung des Säuglings.* Stuttgart: Klett-Cotta.

Stern, D. N. (2005). *Der Gegenwartsmoment – Veränderungsprozesse in Psychoanalyse, Psychotherapie und Alltag.* Frankfurt am Main: Brandes & Apsel.

Stern, D. N. (2011). *Formen der Vitalität – Die Erforschung dynamischen Erlebens in Psychotherapie, Entwicklungspsychologie und den Künsten.* Frankfurt am Main: Brandes & Apsel

Stoehr, T. (Hg.) (1994). *Crazy hope and finite experience: Final essays of Paul Goodman.* San Francisco: Jossey Bass.

Stolorow, R. D. (2009). Individuality in context. *International Journal of Psychoanalytic Self Psychology 4/4*, 405–413.

Stone, V. E. (2007). An evolutionary perspective on domain specificity in social intelligence. In E. Harmon-Jones & P. Winkielman (Hg.), *Social neuroscience: Integrating biological and psychological explanations of social behavior* (S. 316–349). New York: Guilford Press.

Storch, M., Cantieni, B., Hüther, G., & Tschacher, W. (2006). *Embodiment – Die Wechselwirkung von Körper und Psyche verstehen und nutzen.* Bern: Hans Huber.

Sullivan, H. S. (1964). *The fusion of psychiatry and social science.* New York: W. W. Norton.

Swanson, C., Norton, L., Parlett, M., Jacobs, L., Denham-Vaughan, S., Denham-Vaughan, J., & Staemmler, F.-M. (2009). *Philosophie mit Tränen – Eine Studiengruppe von Gestalttherapeutinnen besucht Dachau.* In P. Schulthess & H. Anger (Hg.), *Gestalt und Politik – Gesellschaftliche Implikationen der Gestalttherapie* (S. 363–396). Bergisch-Gladbach: EHP.

Swift, J. K. (2015). Therapieabbrüche verhindern – Acht wirksame Strategien. *Psychotherapie im Dialog 16/4*, 46–50.

Swift, J. K., & Greenberg, R. P. (2012). Premature discontinuation in adult psychotherapy: A meta-analysis. *Journal of Consulting and Clinical Psychology 80/4*, 547–559.

Tajfel, H, (1970). Experiments in intergroup discrimination: Can discrimination be traced to some such origin as social conflict or a history of hostility? Not necessarily. Apparently the mere fact of division into groups is enough to trigger discriminatory behavior. *Scientific American 223/5*, 96–102.

Taureck, B. H. F. (2002). *Emmanuel Lévinas zur Einführung*. Hamburg: Junius.

Tepper, D.T., & Haase, R.F. (1978). Verbal and nonverbal communication of facilitative conditions. *Journal of Counseling Psychology 25/1*, 35–44.

Teschke, D. (1996). Existentielle Momente in der Psychotherapie – Eine empirische Untersuchung mit gestalttherapeutischer Perspektive. *Gestalttherapie 10/1*, 71–83.

Thich Nhat Hanh (1998). *Interbeing: Fourteen guidelines for engaged buddhism* (3rd edition). Berkeley, CA: Parallax.

Thomson, G. (2005). Fundamental needs. In S. Reader (Hg.), *The philosophy of need* (S. 175–186). Cambridge, UK: Cambridge University Press.

Tobin, S. (2004). The integration of relational gestalt therapy and EMDR. *International Gestalt Journal 27/1*, 55–82.

Tolstoi, L. N. (1961). *Volkserzählungen; Jugenderinnerungen*. München: Winkler.

Tomasello, M. (1993). On the interpersonal origins of self-concept. In U. Neisser (Hg.), *The perceived self: Ecological and interpersonal sources of self-knowledge* (S. 174–184). Cambridge: Cambridge University Press.

Treadway, D C. (2009). For your client's sake: Practicing clinically constructive self-disclosure. In A. Bloomgarden & R. B. Mennuti (Hg.), *Psychotherapist revealed: Therapists speak about self-disclosure in psychotherapy* (S. 275–280). New York & London: Routledge.

Trevarthen, C., & Aitken, K. J. (2001). Infant intersubjectivity: Research, theory, and clinical applications. *Journal of Child Psychology and Psychiatry 42/1*, 3–48.

Tronick, E. Z. (1998). Dyadically expanded states of consciousness and the process of therapeutic change. *Infant Mental Health Journal 19/3*, 290–299.

Tronick, E. Z. (2005). Why is connection with others so critical? The formation of dyadic states of consciousness and the expansion of individuals' states of consciousness: Coherence governed selection and the co-creation of meaning out of messy meaning making. In J. Nadel & D. Muir (Hg.), *Emotional development* (S. 293–315). Oxford University Press.

Tronick, E. Z. (2007). *The neurobehavioral and social-emotional development of infants and children*. New York: W. W. Norton.

Tronick, E. Z., Als, H., Adamson, L., Wise, S., & Brazelton, T. B. (1978). The infant's response to entrapment between contradictory messages in face-to-face interaction. *Journal of the American Academy of Child and Adolescent Psychiatry 17*, 1–13.

Tronto, J. C. (1993). *Moral boundaries: A political argument for an ethic of care*. New York & London: Routledge.

Trüb, H. (1951/2015). *Heilung aus der Begegnung – Überlegung zu einer dialogischen Psychotherapie*. Bergisch Gladbach: EHP.

Tubbs, W. (1972). Beyond Perls. *Journal of Humanistic Psychology 12/2*, 5.

Tudor, K. (2014). Das In-Beziehung-Sein, das Vertikale und das Horizontale: Eine Kritik an »Relational Depth«. *Person – Internationale Zeitschrift für Personzentrierte und Experienzielle Psychotherapie und Beratung 18/2*, 115–122.

Tugendhat, E. (2012). Spiritualität, Religion, Mystik. *Gestalttherapie 26/2*, 2–12.

Turk, D. C., & Salovey, P. (1985). Cognitive structures, cognitive processes, and cognitive behavior modification: Judgments and inferences of the clinician. *Cognitive Therapy and Research 9/1*, 19–33.

Twenge, J. M., Baumeister, R. F., DeWall, C. N., Ciarocco, N. J., & Bartels, J. M. (2007). Social exclusion decreases prosocial behavior. *Journal of Personality and Social Psychology 92/1*, 56–66.

Twenge, J. M., Catanese, K. R., & Baumeister, R. F. (2002). Social exclusion causes self-defeating behavior. *Journal of Personality and Social Psychology 83/3*, 606–615.

Valtorta, N. K., Kanaan, M., Gilbody, S., Ronzi, S., & Hanratty, B. (2016). Loneliness and social isolation as risk factors for coronary heart disease and stroke: Systematic review and meta-analysis of longitudinal observational studies. *Heart 102*, 1009–1016.

Voloshinov, V. N. (1929/1986). *Marxism and the philosophy of language*. Cambridge, MA: Harvard University Press.

Vygotsky, L. (1929/1989). Concrete human psychology. *Soviet Psychology 27/2*, 52–77.

Vygotskij, L. S. (1931/1992). *Geschichte der höheren psychischen Funktionen*. Münster & Hamburg: LIT.

Vygotskij, L. S. (1934/2002). *Denken und Sprechen*. Weinheim & Basel: Beltz.

Vygotsky, L. S. (1981). The genesis of higher mental functions. In J. V. Wertsch (Hg.), *The concept of activity in Soviet psychology* (S. 144–188). New York: Sharpe.

Wachtel, P. L. (2014a). An integrative relational point of view. *Psychotherapy 51/3*, 342–349.

Wachtel, P. L. (2014b). *Cyclical psychodynamics and the contextual self: The inner world, the intimate world, and the world of culture and society*. London & New York: Routledge.

Wagner-Moore, L. E. (2004). Gestalt therapy: Past, present, theory, and research. *Psychotherapy: Theory, Research, Practice, Training 41/2*, 180–189.

Waldenfels, B. (2007). *Antwortregister*. Frankfurt am Main: Suhrkamp.

Watzlawick, P., Beavin, J. H., & Jackson, D. D. (1969). *Menschliche Kommunikation – Formen, Störungen, Paradoxien*. Bern: Hans Huber.

Werner, E. E., & Smith, R. S. (1977). *Kauai's children come of age*. Honululu: University Press of Hawaii.

Werschkull, F. (2007). *Vorgreifende Anerkennung – Zur Subjektbildung in interaktiven Prozessen*. Bielefeld: transcript.

Wertheimer, M. (1991). Einige Probleme in der Theorie der Ethik. In M. Wertheimer, *Zur Gestaltpsychologie menschlicher Werte – Aufsätze 1934-1940* (H.-J. Walter, Hg.) (S. 35–63). Opladen: Westdeutscher Verlag.

Wheeler, G. (1993). *Kontakt und Widerstand – Ein neuer Zugang zur Gestalttherapie*. Köln: EHP.

Wheeler, G. (2006a). *Jenseits des Individualismus – Für ein neues Verständnis von Selbst, Beziehung und Erfahrung*. Wuppertal: Hammer.

Wheeler, G. (2006b). Kontakt und Kreativität: Der Gestaltzyklus im Kontext M. Spagnuolo Lobb & N. Amendt-Lyon (Hg.), *Die Kunst der Gestalttherapie – Eine schöpferische Wechselbeziehung* (S. 185–202). Wien & New York: Springer.

Wheeler, G. (2006c). Die Zukunft der Aggression – Eine gestalttherapeutische Meditation: Menschliche Natur, Theorie und Politik. In F.-M. Staemmler & R. Merten (Hg.), *Aggression, Selbstbehauptung, Zivilcourage – Zwischen Destruktivität und engagierter Menschlichkeit* (S. 14–38). Bergisch Gladbach: EHP.

Whitehead, A. N. (1979). *Prozeß und Realität – Entwurf einer Kosmologie*. Frankfurt am Main: Suhrkamp.

Willi, J. (1994). Die bedrohte Regulation der psychischen und sozialen Ökologie des Menschen. In P. Buchheim, M. Cierpka & T. Seifert (Hg.), *Neue Lebensformen – Zeitkrankheiten und Psychotherapie – Leiborientiertes Arbeiten* (S. 143–158). Berlin et al.: Springer.

Williams, M. H. (1997). Boundary violations: Do some contended standards of care fail to encompass commonplace procedures of humanistic, behavioral and eclectic psychotherapies? *Psychotherapy Theory Research & Practice 34/3*, 239–249.

Winnicott, D. W. (1984). *Reifungsprozesse und fördernde Umwelt*. Frankfurt am Main: Fischer.

Wittgenstein, L. (1990). *Über Gewißheit*. Frankfurt am Main: Suhrkamp.

Yalom, I. D. (2008). *In die Sonne schauen – Wie man die Angst vor dem Tod überwindet*. München: btb.

Yontef, G. M. (1983). Gestalttherapie als dialogische Methode. *Integrative Therapie 9/2-3*, 98–130. Auch in In E. Doubrawa & F.-M. Staemmler (Hg.) (2003), *Heilende Beziehung – Dialogische Gestalttherapie* (S. 27–58). Wuppertal: Hammer.

Yontef, G. M. (1991). Techniques in gestalt therapy. *British Gestalt Journal 1/2*, 114–115.

Yontef, G. M. (1999). *Awareness, Dialog, Prozess – Wege zu einer relationalen Gestalttherapie*. Köln: EHP

Yontef, G. M. (2002). The relational attitude in gestalt therapy theory and practice. *International Gestalt Journal 25/1*, 15–35.

Yontef, G. M., & Schulz, F. (2016). Dialogue and experiment. *British Gestalt Journal 25/2*, 9–21.

Zahavi, D. (2000). Self and consciousness. In D. Zahavi (Hg.), *Exploring the self: Philosophical and psychopathological perspectives on self-experience* (S. 55–74). Amsterdam & Philadelphia: Benjamins.

Zahavi, D. (2001). Beyond empathy: Phenomenological approaches to intersubjectivity. *Journal of Consciousness Studies 8/5-7*, 151–167.

Zahavi, D. (2005). *Subjectivity and selfhood: Investigating the first-person perspective*. Cambridge, MA, & London: MIT Press.

Zander, L. (2015). Affiliationstheorie. In M. Galliker & U. Wolfradt (Hg.), *Kompendium psychologischer Theorien* (S. 20–23). Berlin: Suhrkamp.

Zimmermann, J., Wolf, M., Bock, A., Peham, D., & Benecke, C. (2013). The way we refer to ourselves reflects how we relate to others: Associations between first-person pronoun use and interpersonal problems. *Journal of Research in Personality 47/3*, 218–225.

Zinker, J. C. (1982). *Gestalttherapie als kreativer Prozeß*. Paderborn: Junfermann.

Zinker, J., & Nevis, S. M. (1999). Die Ästhetik der Gestalt-Paartherapie. In G. Wheeler & S. Backman (Hg.), *Gestalttherapie mit Paaren* (S. 331–369). Wuppertal: Hammer.

Zur, O. (2009). Therapist self-disclosure: Standard of care, ethical considerations, and therapeutic context. In A. Bloomgarden & R. B. Mennuti (Hg.), *Psychotherapist revealed: Therapists speak about self-disclosure in psychotherapy* (S. 31–51). New York & London: Routledge.

Verzeichnisse

Stichwörter

Namen

Aufgrund der großen Menge an Namen wurde auf die Erstellung eines Namensverzeichnisses verzichtet. Falls Sie nach den Textstellen mit einem bestimmten Namen suchen, können Sie sich mit Ihrem Anliegen per Email an den Autor wenden: frank.staemmler@me.com

Abbildungen

Beispiele aus der Praxis

Theoretische Ergänzungen

– *Bücher von Frank-M. Staemmler in unserem Programm* –

Frank-M. Staemmler

WAS IST EIGENTLICH GESTALTTHERAPIE?

Eine Einführung für Neugierige

Hg. Deutsche Vereinigung für Gestalttherapie
Mit einem Vorwort von Sabine Engelmann.
96 S., zahlreiche Abb. und Fotos · Hardcover · ISBN 978-3-89797-062-5

Frank-M. Staemmler

GANZHEITLICHES ›GESPRÄCH‹, SPRECHENDER LEIB, LEBENDIGE SPRACHE

Hg. Deutsche Vereinigung für Gestalttherapie DVG
49 S., Abb. · ISBN 978-3-89797-030-4

Frank-M. Staemmler / Rolf Merten (Hg.)

AGGRESSION, SELBSTBEHAUPTUNG, ZIVILCOURAGE

Zwischen Destruktivität und engagierter Menschlichkeit

248 S., Tab., Abb. · ISBN 978-3-89797-036-6

Frank-M. Staemmler / Rolf Merten (Hg.)

THERAPIE DER AGGRESSION

Perspektiven für Individuum und Gesellschaft

244 S., Abb. · ISBN 978-3-89797-044-1

Frank-M. Staemmler (Hg.)

GESTALTTHERAPIE IM UMBRUCH

Von alten Begriffen zu neuen Ideen

222 S. · ISBN 978-3-89797-013-7

Bernd Bocian / Frank-M. Staemmler (Hg.)

KONTAKT ALS ERSTE WIRKLICHKEIT: ZUM VERHÄLTNIS VON GESTALTTHERAPIE UND PSYCHOANALYSE

332 S., Abb., Tab. · ISBN 978-3-89797-082-3

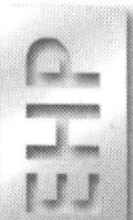

Hans Trüb

HEILUNG AUS DER BEGEGNUNG

Überlegung zu einer dialogischen Psychotherapie

Geleitwort Martin Buber; Anmerkungen zur 1. Aufl. Ariё Sborowitz
Hg. und Einleitung Milan Sreckovic: Selbst und Welt, oder: Bemerkungen zur Neuauflage

251 S. · ISBN 978-3-89797-091-5

Als ›Urvater‹ der Dialogischen Psychotherapie hat Hans Trüb als erster in der Auseinandersetzung mit der klassischen Psychoanalyse, der Psychologie C. G. Jungs und dem Dialog-Ansatz von Martin Buber die Grundlagen der modernen Relationalen Psychotherapie geschaffen, ohne dass diese immense Leistung je ausreichend gewürdigt wurde. Sein Grundlagentext liegt nun endlich wieder in einer neuen Ausgabe vor und ermöglicht so einen völlig neuen Blick auf die Entwicklung der Psychotherapie in den letzten 100 Jahren, den Milan Sreckovic' Einführung in diese Neuausgabe mit einer ersten Anregung für die weitere Forschung gewährt. Diese neue Textausgabe stellt einen bedeutenden Beitrag auch für die nachhaltige Theorieentwicklung in der modernen Psychotherapie dar. Ohne Trübs Vorüberlegungen, an denen er seit den 1920er-Jahren gearbeitet hat, wären die relationalen Ansätze in den Humanistischen Psychotherapien und besonders in der Gestalttherapie, aber auch die neuesten intersubjektiven Ansätze in der Psychoanalyse nicht denkbar.

»Ohne Maurice Friedmans Übersetzung der Schriften Trübs ins Englische hätte es vermutlich keine Bewegung gegeben, die als dialogische Psychotherapie bezeichnet werden kann.« (Richard Hycner)

»Welch ein Glücksfall! Es ist ein aufschlussreiches und ein berührendes Buch, das Milan Sreckovic hier in die Welt gebracht hat.« (Mona Siegel, in: Der Mensch. Zeitschrift für Salutogenese und anthropologische Medizin. 52.2016)

»Die Zukunft der Psychotherapie gehört einem dialogischen Beziehungsverständnis, einer dialogischen Praxis und einem dialogischen Verständnis des Selbst, wie Hans Trüb es bereits so leidenschaftlich propagierte.« (Frank-M. Staemmler)

Gianni Francesetti, Michela Gecele, Jan Roubal (Hrsg.)

GESTALTTHERAPIE IN DER KLINISCHEN PRAXIS

Von der Psychopathologie zur Ästhetik des Kontakts

Hg. EAGT (European Association for Gestalt Therapy), DVG (Deutsche Vereinigung für Gestalttherapie), ÖVG (Österreichische Vereinigung für Gestalttherapie) Vorworte von Leslie Greenberg, Veronica Klingemann, Beatrix Wimmer, Lotte Hartmann-Kottek

733 S., Abb. · Hardcover · ISBN 978-3-89797-085-4

Gestalttherapie ist heutzutage das Psychotherapie-Verfahren mit den weltweit höchsten Effektstärken (Phil Brownell: zwischen 1.12 und 1.42 / R. Elliott: 0.93). Das Handbuch wird endlich auch im deutschsprachigen Raum dafür sorgen, dass der Gestalttherapie zum Nutzen der Patienten, der kassenärztlichen Versorgung und der gesamten gesundheitspolitischen Situation die Bedeutung zukommt, die ihr zusteht.

Das Handbuch stellt in mehrfacher Hinsicht ein Novum in der gestalttherapeutischen Literatur dar. Es vereinigt zum ersten Mal Spezialisten unterschiedlicher Generationen aus mehr als 20 Ländern, die den aktuellen Stand der internationalen Forschung repräsentieren und zahlreiche bisher bestehende Desiderate aus der Gestalttherapie füllen. Grundlegende theoretische Prinzipien für die klinische Praxis, besondere Sichtweisen, Therapie in bestimmten Lebenssituationen und klinische Anwendungen bei spezifischen Leidensformen, Psychopathologie aus gestalttherapeutischer, beziehungsorientierter Perspektive. Die deutsche Version dieses internationalen Projekts ist speziell auf die Situation, die Forschung und die Literatur im deutschsprachigen Raum bearbeitet und ergänzt worden.

»Gestalttherapie bei schweren Störungen und Diagnosen wie Borderline oder Narzissmus, Psychopathologie an der Kontaktgrenze, die Idee einer prozessorientierten Diagnostik: diese revolutionären Ideen werden hoffentlich einen Einfluss auf bestehende Ansichten zu Behandlung und Psychopathologie haben und dabei helfen, der Gestalttherapie eine Stimme im allgemeinen Dialog zu schwereren Störungen verleihen.«
(Leslie Greenberg im Vorwort zur englischsprachigen Ausgabe)

EHP

VERLAG ANDREAS KOHLHAGE

Christoph J. Schmidt-Lellek

RESSOURCEN DER HELFENDEN BEZIEHUNG

Modelle dialogischer Praxis und ihre Deformationen

390 S. · ISBN 978-3-89797-040-3

Der Autor wendet sich an Professionelle in allen helfenden und beratenden Berufen und an Studierende (Psychologie, Psychotherapie, Medizin, Sozialarbeit, Sozialpädagogik, psychosoziale Beratung, Seelsorge, Supervision, Coaching) und lenkt die Aufmerksamkeit auf eine zentrale Kategorie für die Qualität helfenden Handelns: auf das Beziehungsgeschehen zwischen den Beteiligten: die Bedeutung der dialogischen Haltung für helfendes Handeln und die Ressourcen, die eine Reflexionskultur in den helfenden Berufen unterstützen. Diese werden Praktikern hier zum ersten Mal zugänglich gemacht. Eine differenzierte Auseinandersetzung mit Ressourcen und Modelltypen erleichtert es, deren Bedeutung für die Praxis zu erkennen und zugleich ihre möglichen Ambivalenzen (»Helfer-Kitsch«, Grenzverletzungen, Machtmissbrauch) wahrzunehmen und zu reflektieren.

»Eine bedeutende Erweiterung des Wissens, auch in beruflicher und praktischer Hinsicht.« (Prof. Dr. Nando Belardi, Technische Universität Chemnitz)

»Die Darstellung hat eine Qualität, die auch Studierenden und interessierten Laien zugänglich ist.« (Prof. Dr. Bernhard Koring, Technische Universität Chemnitz)

»Der Autor behandelt die Thematik der Helferberufe aus einer disziplinübergreifenden Perspektive, was nicht nur ein neuer Ansatz ist, sondern auch zu höchst differenzierten, bisher nicht berücksichtigten Forschungsergebnissen führt.« (Prof. Dr. Dr. Werner Wiater, Universität Augsburg)

Richard Hycner

ZWISCHEN MENSCHEN

Ansätze zu einer Dialogischen Psychotherapie

Übersetzt von Irmgard Hölscher.
Vorwort von Maurice Friedmann / Nachwort von James Bugental.
185 Seiten · ISBN: 978-3-926176-09-7

Psychotherapie als Einzeltherapie ist Dialog. Eine Person, der Klient, spricht zu einer anderen Person, dem Therapeuten; letzterer erwidert etwas, und ersterer hört manchmal zu, profitiert manchmal von dem Wortwechsel zwischen ihnen. Das ist, auf der oberflächlichsten Ebene, Psychotherapie. Aber nur an der Oberfläche. Diese Beschreibung verfehlt deshalb das wirkliche Herzstück des psychotherapeutischen Unterfangens. Das ›Herzstück‹ ist das Geschehen zwischen zwei Menschen, das gegenseitig bedeutungsvoll und evozierend ist und sein muss. Anders gesagt: Echter Dialog setzt voraus, dass jede der zwei Personen in der eigenen Gegenwärtigkeit und in der Gegenwärtigkeit der anderen Person steht.

Richard Hycner zeigt das Gerüst, das der Dialog errichten und in dem die Arbeit der Psychotherapie sich weiterentwickeln kann.

Dialogische Beratung und Psychotherapie werden hier vor allem verstanden als integrativer Ansatz, der die Beiträge von Martin Buber, Hans Trüb, Carl Rogers, Rollo May, Laura Perls, Erv und Miriam Polster, Boszormenyi-Nagy, Irvin Yalom und Maurice Friedman genial zusammenführt.

»Eine faszinierende Darstellung, die gewiss bei allen Veränderungsagenten, Beratern, Therapeuten und Ärzten auf großes Echo stoßen wird. Eine wegweisende Leistung, die die Prozesse beschreibt, die sich in der therapeutischen Beziehung, dem ›Dazwischen‹ als heilendem Faktor, manifestieren.« (Mauricc Friedman)

Richard Hycner, Ph. D. ist Klinischer Psychologe in privater Praxis in Salona Beach, Kalifornien, und viele Jahre in der Leitung des »Institute for Dialogical Psychothcrapy« in San Diego. Er war Dekan der »Professional School of Psychological Studies«, wo er Gestalttherapie und Existenzielle Psychotherapie lehrte. Dr. Hycner ist Verfasser mehrerer Aufsätze im Bereich der Klinischen Psychologie und Phänomenologie, war Co-Herausgeber des »Journal for Dialogical Psychotherapy« und Mitautor von Büchern zur Relationalen Gestalttherapie, zur Beziehung in der Psychotherapie und Autor eines Buchs zur Paartherapie.